Genogramme in der Familienberatung

Genogramme in der Familienberatung

Monica McGoldrick, Randy Gerson, Sueli Petry

Monica McGoldrick
Randy Gerson
Sueli Petry

Genogramme in der Familienberatung

5., überarbeitete Auflage

Aus dem amerikanischen Englisch von Irmela Erckenbrecht

hogrefe

Bibliografische Information der Deutschen Nationalbibliothek
Die Deutsche Nationalbibliothek verzeichnet diese Publikation in der Deutschen Nationalbibliografie; detaillierte bibliografische Daten sind im Internet über http://www.dnb.de abrufbar.

Anregungen und Zuschriften bitte an:
Hogrefe AG
Lektorat Psychologie
Länggass-Strasse 76
3012 Bern
Schweiz
Tel. +41 31 300 45 00
info@hogrefe.ch
www.hogrefe.ch

Lektorat: Dr. Susanne Lauri
Herstellung: René Tschirren
Umschlaggestaltung: Claude Borer, Riehen
Satz: punktgenau GmbH, Bühl
Druck und buchbinderische Verarbeitung: Finidr s.r.o., Český Těšín
Printed in Czech Republic

Das vorliegende Buch ist eine Übersetzung aus dem amerikanischen Englisch. Der Originaltitel lautet „Genograms – Assessment and Treatment", 4th edition, erschienen bei W.W. Norton & Company, New York, 2020.

5., überarbeitete Auflage 2022

ISBN 978-3-456-86159-3
https://doi.org/10.1024/86159-000

Für unsere Familien,
denen wir all unsere Stärken verdanken
und denen wir das Vermächtnis
all unserer Bemühungen hinterlassen werden.

Inhalt

Erweitertes Inhaltsverzeichnis

Liste der Abbildungen

Fallbeispiele

Besondere Genogramme

Danksagungen

Für ihre Hilfe bei der Entwicklung dieses Buchprojekts bin ich vielen Menschen dankbar. Mein besonderer Dank gebührt Randy Gerson für seine prägende Mitgestaltung bei der Beschreibung der Grundlagen von Genogrammen, die er dank seines kreativen Umgangs mit Computeranwendungen darüber hinaus universell zugänglich machte. Dankbar bin ich ihm aber auch für seine Mühe bei dem gemeinsamen Versuch, Genogramme zu computerisieren, auch wenn wir in dieser Hinsicht unser Ziel nie ganz erreichen konnten. Ich danke auch meinem langjährigen Freund und Kollegen, Michael Rohrbaugh, der mich als Erster davon überzeugte, ein Buch über Genogramme zu schreiben, meine Hypothesen dann aber auch immer wieder kritisch hinterfragte und mir so dabei half, mein Denken über Genogramme und deren Potenzial als Instrument der Forschung und klinischen Anwendung weiter zu klären.

Meine Schwestern Morna und Neale sowie meine Neffen Guy und Hugh Livingston und meine angeheiratete Nichte Maria Sperling halfen mir zwischen ihren verschiedensten Lebensabenteuern bei der Entwicklung der einzelnen Genogramme. Meine guten Freunde Betty Carter, Froma Walsh, Carol Anderson, Nydia Garcia Preto, Paulette Moore Hines, Barbara Petkov, Roberto Font, Ken Hardy, Charlee Sutton, Jayne Mahboubi, Eliana Gil, Nollaig Byrne, Imelda Colgan McCarthy, Nancy Boyd Franklin, Elaine Pinderhughes, Celia Falicov, Liz Nicolai, Evelyn Lee, Miguel Hernandez, Marlene Watson, John Folwarski, Vanessa Mahmoud, Vanessa Jackson, Roxana Llerena Quinn, Carolyn Moynihan Bradt, Joanne Gilles-Donovan, Doug Schoeninger, Jim Bitter, Ron Arons und David McGill waren mir eine unschätzbare Hilfe bei der Reflexion über Genogramme und deren Bedeutung für das Verständnis von Familien. Mein wieder gefundener Freund und Seelenverwandter Fernando Colon inspirierte und ermutigte mich zur Erforschung von nicht durch Verwandtschaft bestimmten Lebensnetzwerken. Mein Freund Robert Jay Green hinterfragte meinen bedingungslosen Glauben an Genogramme und half mir dadurch, die tiefere Bedeutung von Familie und Heimat für mich selbst zu klären. Michael Crouch, einer der kreativsten Köpfe beim Einsatz von Genogrammen in der Medizin, erwies sich als hochgeschätzte Bereicherung bei der Erarbeitung dieser Neuauflage – und dies nicht nur wegen des von ihm beigesteuerten Kapitels, sondern auch wegen seiner zum großen Nutzen des Textes eingebrachten sprachlichen Kompetenzen bei der kritischen Durchsicht des Gesamtmanuskripts.

Äußerst dankbar sind wir auch Dan Morin, dem Begründer von www.genopro.com, für seine langjährige Freundschaft und unermüdliche Unterstützung. Unser Dank gilt auch seinem Kollegen Arturo Alvarado für die vielen, vielen Stunden, die er damit verbrachte, uns beim Erstellen der Genogramme für dieses Buch zu helfen. Auch unserem EDV-Berater Ben Forest, der mich über die Jahre aus etlichen Computerabstürzen und anderen Albträumen rettete, sodass ich weiterschreiben und neue Genogramme entwerfen konnte, gebührt ein großes Dankeschön.

Am meisten aber danke ich Sueli Petry für ihr Engagement und ihre harte Arbeit, die die Verwirklichung dieser vierten Auflage überhaupt erst möglich machten. Am Anfang war sie eine Studentin mit großem Interesse an Genogrammen, dann wurde sie zur Freundin und Kollegin sowie zur beständigen Stütze bei der Reflexion aller mit Genogrammen zusammenhängender Fragen.

Mein zutiefst empfundener Dank geht schließlich an all die Menschen, die im Mittelpunkt meines eigenen Genogramms stehen: Sophocles Orfanidis, meinem Ehemann seit 50 Jahren, und John Daniel Orfanidis, meinem Sohn, dessen Geburt mit der ersten Auflage dieses Buches zusammenfiel, der beim Erscheinen der dritten Auflage die ersten Schritte ins Erwachsenenleben machte und jetzt, pünktlich zur vierten Auflage, Ehemann und Vater geworden ist. Durch meine Schwiegertochter Anna De Palma, ihre Eltern Renee und Bill de Palma und unseren Enkel Owen erfuhr unser eigenes Genogramm eine ganz wunderbare Erweiterung. Ich hoffe, dass Owen, gemeinsam mit meinem geliebten Großneffen Renzo Livingston, eines Tages meine Begeisterung für Genogramme – und ganz besonders für unser eigenes Genogramm – teilen wird. In jeden Fall freue ich mich sehr darauf, die Fortsetzung meines eigenen Genogramms und die Erweiterung unserer Familie durch die nächsten Generationen mitzuerleben.

Gar nicht erst gegeben hätte es dieses Buch natürlich ohne die grundlegende Unterstützung meiner Eltern und all der anderen Familienangehörigen, die vor mir kamen – seien sie bluts- oder seelenverwandt – und Teil meines Genogramms sind. Ohne all diese Menschen, die mich tragen, hätte ich dies alles gar nicht schreiben können. Mit ihrer Hilfe schreibe ich für alle, die – sowohl im biologischen als auch im geistigen, emotionalen oder spirituellen Sinne – nach mir kommen werden. Ich fühle die positive Unterstützung meiner Eltern, meiner Tante Mamie, meiner Schwestern und Neffen bei allem, was ich tue. Wer immer es gerade konnte, hat mitgeholfen, mitgelesen und mir immer wieder hilfreiches Feedback gegeben.

Die Arbeit an diesem Buch war nicht immer einfach zu organisieren und so manches Mal drohte sie, mir über den Kopf zu wachsen. Deshalb möchte ich an dieser Stelle auch ganz ausdrücklich all denen danken, die mir durch ihre praktische Hilfe und ihr Organisationstalent den Rücken freihielten, den Haushaltshilfen, den Bürokräften und allen, die im Hintergrund wirkten und mir dadurch erlaubten, mich auf meine Arbeit zu konzentrieren: Margaret Bush, die mir alles darüber beibrachte, wie sich tägliche Abläufe effizient organisieren lassen; Ann Dunston, die allen Mitgliedern unserer Familien über fast 40 Jahre hinweg hilfreich zur Seite stand und jeden unserer Umzüge mitmachte – von 1956 bis zu ihrem Tod 1993! Sehr herzlich danke ich auch den Haushaltshilfen und Tagesmüttern, die uns halfen, unseren Sohn großzuziehen: Alexandra Doroshenko, Andrea Lauritzen, Angela McInerney, Karen Welsh, Meg Tischio und Patricia Proano. Mein großer Dank geht außerdem an alle, die seit 1972 unsere Büros so zuverlässig geführt haben: Myra Wayton, Jeaninne Stone, Rene Campbell, Fran Snyder und, vor allem in letzter Zeit, Georgann Sorensen. Mit großer Güte und Gelassenheit haben sie alles am Laufen gehalten. Ohne sie wäre ich nie in der Lage gewesen, mich auf diese Arbeit zu konzentrieren.

Schließlich danke ich Deborah Malmud, der bei Weitem kreativsten und konstruktivsten Lektorin, mit der ich je zusammengearbeitet habe. Auf sie ist immer Verlass.

Monica McGoldrick

Mit Monica an diesem Buch zu arbeiten war für mich ein faszinierendes Erlebnis. Vom ersten Moment an, als ich als Studentin in ihr Seminar kam, war sie mir eine wunderbare Mentorin. Für die Kollegialität und Freundschaft in den letzten 20 Jahren bin ich ihr zutiefst dankbar. Mit ihrem Intellekt, ihrer Standhaftigkeit und ihrer ernsthaften Arbeitsethik war sie für mich eine stete Herausforderung, über die Familien, die wir beraten, und über die Beziehungen, Vermächtnisse und Muster, die ihre Geschichten ausmachen, noch gründlicher nachzudenken. Teil dieses Prozesses zu sein war eine unglaubliche Erfahrung für mich.

Das erste Interesse an Genogrammen und familiären Mustern regte sich bei mir, als ich im ersten Jahr meines Master-Studienganges im Fach Psychologie Monicas Video über das Vermächtnis von Verlusten sah. Sowohl die in dem Video dargestellte Familie als auch Monica, die das Genogramm dieser Familie lebendig werden ließ, bewegten mich zutiefst. Es war eine so eindrucksvolle Erfahrung, dass mir klar war: Über Familiensysteme möchte ich noch sehr viel mehr in Erfahrung bringen! Monica ist meine Mentorin und meine Freundin. Für ihre Freundschaft, ihre Energie, ihre Lebensfreude und für die Liebe und den Respekt, den sie ihrer Arbeit entgegenbringt, bin ich ihr unendlich dankbar.

Ebenfalls als großes Privileg empfinde ich die Zusammenarbeit mit meiner lieben Freundin und Mentorin Nydia Garcia-Preto, die mich dazu brachte, Genogramme noch weiter zu präzisieren und den Kontext der für die Familientherapie so wichtigen familiären Erfahrungen von Migration, Hautfarbe, Kultur und Ethnizität mit aufzunehmen. Für ihre Freundschaft danke ich ihr ebenso wie meinen Kollegen Barbara Petkov, Paulette Hines, Charlee Sutton, Roberto Font, Angelina Belli und den vielen anderen Menschen aus dem erweiterten Netzwerk des Multicultural Family Institute, an dem wir gemeinsam an Genogrammen und familientherapeutischen Themen arbeiten.

Ich möchte auch meinen Eltern danken. Meine Mutter, Catarina Separovich de Carvalho, änderte ihren Namen in Catherine, als sie amerikanische Staatsbürgerin wurde. Sie lebte immer als Außenseiterin, zuerst als Kind einer jugoslawischen Familie in Brasilien, später als brasilianische Einwanderin in den USA. Sie und mein Vater, Aristides Berilo de Carvalho, waren täglich mit Unterdrückung konfrontiert. Trotzdem vermittelten sie uns den Glauben an harte Arbeit, unverbrüchliche Liebe und das Gute im Leben – Werte, die ganz sicherlich von den früheren Generationen in meinem Genogramm an sie weitergegeben worden waren. Mein Dank gilt auch den vielen anderen Familienmitgliedern, Freunden, die zu meinem Genogramm gehören. Schließlich danke ich Karl Petry, meinem Ehemann und Lebensgefährten, der mich täglich liebevoll ermutigt und unterstützt.

Sueli Petry

Gemeinsame Danksagung

Gemeinsam danken wir dem gesamten Team vom Verlag W. W. Norton, das uns bei unserem Projekt so tatkräftig unterstützte, vor allem natürlich unserer wunderbaren Lektorin Deborah Malmud und unserer extrem fleißigen, großzügigen und einfühlsamen Redakteurin Elizabeth Baird. Dankbar sind wir auch unserer Projektmanagerin Mariah Eppes und unserer Produktionsmanagerin Katelyn MacKenzie, die uns beide von Anfang an eng dabei unterstützten, unsere Ideen auf bestmögliche Weise umzusetzen. Unser gemeinsamer Dank gilt aber auch den vielen anderen Mitarbeitern, die hinter den Kulissen von W. W. Norton diese Neuausgabe möglich machten und bei ihrer Verwirklichung mitgeholfen haben.

Vorwort

Dieses Buch ist aus dem langjährigen Interesse am sinnvollen Einsatz von Genogrammen in der klinischen Arbeit sowie in Forschung und Lehre entstanden. In den letzten 50 Jahren haben sich Genogramme als praktische Instrumente zur Dokumentation von Familienmustern im Gesundheitssystem sowohl in den USA als auch international zunehmend etabliert. Ein Traum, den wir beim Schreiben hatten, scheint schon in naher Zukunft zu einer realen Möglichkeit zu werden: eine Computersoftware, die es erlaubt, eine Datenbank anzulegen, mit deren Hilfe Genogramme nicht nur grafisch dargestellt, sondern auch vergleichend analysiert werden können. In den letzten Jahrzehnten sind Genogramme in der Genealogie, Medizin, Psychologie, Sozialarbeit, Familienberatung, Pflege und in vielen anderen Bereichen des Gesundheitssystems, ja sogar in der Rechtspflege, vielfach angewandt worden. Diese vierte Auflage von *Genogramme in der Familienberatung* spiegelt den zunehmenden Einsatz von Genogrammen bei klinischen Interventionen wider, vor allem die sich weiter entwickelnde Verwendung von Genogrammen im Familienspiel. Das Buch versucht, der Vielfalt von Familienformen und -mustern in unserer Gesellschaft und den vielen Anwendungen von Genogrammen in der klinischen Praxis besser gerecht zu werden. Das Genogramm als Instrument der Familienberatung ist noch immer im Werden begriffen. Basierend auf dem Feedback unserer Leser sowie verschiedenen neueren Entwicklungen auf unserem Fachgebiet, haben wir das Buch erweitert und die benutzten Symbole seit der dritten Auflage leicht verändert. Wir gehen davon aus, dass sich das Genogramm durch seinen ständigen Einsatz in der klinischen Praxis mit der Absicht, die Komplexität familiärer Prozesse transparent zu machen, auch in Zukunft kontinuierlich weiter fortentwickeln wird.

Genogramme bieten faszinierende Einblicke in die reiche Dynamik einer Familie. Doch wie vermitteln wir anderen diese Faszination? Wer die jeweiligen Familien kennt, mag auch anonymisierte Genogramme spannend finden – wem die Mitspieler in diesem Drama unbekannt sind, sieht jedoch nur bedeutungslose Rechtecke und Kreise auf einem Blatt Papier. Die Lösung dieses Dilemmas bestand für uns in der Entscheidung, Fälle aus der klinischen Praxis in den Hintergrund treten zu lassen und zur Illustration unserer Ausführungen vorwiegend berühmte Familien heranzuziehen, die wir in einem gewissen Maße alle kennen. Allerdings sind wir Familientherapeuten und keine Historiker; die Informationen, die wir über die beschriebenen Familien erlangen konnten, sind also ziemlich begrenzt. Den Großteil unserer Quellen bildeten Biografien, Zeitungen und das Internet. Es ist durchaus möglich, dass manche unserer Leser mehr über die betreffenden Familien wissen, als wir aus den veröffentlichten Quellen ermitteln konnten. Wir entschuldigen uns schon jetzt für etwaige Ungenauigkeiten und hoffen, dass das Material, das wir in diesem Buch nur skizzieren konnten, Sie dazu anregen mag, die faszinierenden Geschichten der Familien Erikson, Fonda, Freud, Kennedy, Robeson und Roosevelt etc. weiterzuverfolgen. Erstaunlicherweise ist das familiäre Umfeld vieler der interessantesten historischen Persönlichkeiten nur unzureichend beschrieben worden. Aber vielleicht werden zukünftige Biografen ja der systemischen Perspektive gegenüber aufgeschlossener sein und sogar Genogramme einsetzen, um die Darstellung von Individuen und deren Familien zu vertiefen.

Monica McGoldrick und Sueli Petry

1

Genogramme: Grafische Darstellung von Familiensystemen

Das Genogramm ist eine moderne Version eines Familienstammbaums, die mehr abbildet als bloß die Vorfahren einer Person. Es zeigt, wohin diese Person gehört und welche Muster in ihrer Familie über mehrere Generationen hinweg eine Rolle spielen. Es bietet bei Weitem die beste Möglichkeit, grundlegende Informationen aus systemischer Sicht über Familien zusammenzutragen. Durch den Einsatz von Genogrammen können Therapeuten tiefere Einsichten in die offensichtlichen Probleme erlangen, mit denen Menschen so oft zu kämpfen haben: Wut, Depression, Angst, Beziehungskonflikte oder gar den Abbruch von Beziehungen. Genogramme können die Beziehungs- und Funktionsmuster einer Familie viel leichter kenntlich machen als ein schriftlicher Text oder Fragebogen.

In den letzten 50 Jahren sind Genogramme zu dem am häufigsten verwendeten und als besonders praktisch bekannten Instrument für die Dokumentation und das Verständnis familiärer Muster geworden. Dieses Buch erklärt die praktischen, theoretischen, grafischen und klinischen Aspekte von Genogrammen. Genogramme sprechen uns an, weil sie so anschaulich sind und die übersichtliche grafische Darstellung komplexer Familienmuster erlauben.

Genogramme können unsere klinische Arbeit mit Klienten leiten – und sie können uns helfen, unsere eigenen Familien besser zu verstehen.

Was ist ein Genogramm?

Genogramme dokumentieren Informationen über die Mitglieder einer Familie und ihre Beziehungen über mindestens drei Generationen. Genogramme bilden diese Informationen in grafischer Form ab, ermöglichen so einen raschen Überblick über komplexe Familienstrukturen und bilden eine reichhaltige Quelle für die Hypothesenbildung darüber, wie sich die vorliegenden klinischen Probleme im Laufe der Zeit in einer Familie entwickelt haben. Auch für die generationenübergreifende Ermittlung von Mustern, wichtigen Ereignissen, Beziehungen und Quellen der Resilienz in Familien können sie äußerst nützlich sein.

Die Anwendungsmöglichkeiten von Genogrammen reichen vom einfachen Skizzieren grundlegender demografischer Informationen über eine Familie (Turabian, 2017) im Rahmen eines 10–15-minütigen medizinischen, pflegerischen oder therapeutischen Erstgesprächs (Libbon et al., 2019; Wright & Leahey, 1999) bis hin zu einer mehrere Generationen umfassenden, über den gesamten Verlauf einer Therapie hinweg laufend verfeinerten und vervollständigten Dokumentation eines emotionalen Familiensystems mithilfe des systemischen Ansatzes nach Bowen. Gespräche zur Erstellung eines Genogramms können uns helfen, komplexe, auch über mehrere Haushalte sich erstreckende Familiensysteme in schwierigen sozialen Kontexten zu erfassen. Indem sie neue Perspektiven auf vergangene Erfahrungen und zukünftige Möglichkeiten erschließen, können sie zudem eingefahrene Familiennarrative aufbrechen sowie Klienten dabei helfen, Probleme zu sehen, die ihnen vorher nicht bewusst waren, und diese zu ihren aktuellen Problemen in Relation zu setzen.

Neben dem standardisierten Format erläutert dieses Buch die Prinzipien für die Interpretation von Genogrammen. Es erklärt auch, wie sich Hypothesen über individuelle, familiäre, umfassendere kulturelle und soziale Muster entwickeln und studieren lassen. Die hier dargestellten Leitlinien unterliegen der ständigen Weiterentwicklung, so wie auch die Darstellung und unser systemisches Denken über Familien weiter voranschreiten. Wir erklären die Symbole und Konventionen, die Genogramme zur besten „Kurzschrift“ für die Zusammenfassung familiärer Informationen und das Beschreiben familiärer Muster machen.

Das Begleitbuch *The Genogram Casebook* dient als Manual für den klinischen Einsatz von Genogrammen in der systemisch orientierten Therapie. Das zweite Begleitbuch *The Genogram Journey: Reconnecting with Your Family* (früherer Titel: *You Can Go Home Again*, 1995) erklärt, wie sich Genogramme nutzen lassen, um in den eigenen familiären Beziehungen systemische Veränderungen zu initiieren. *The Genogram Journey* richtet sich eher an ein breites Publikum als an Fachleute und greift in erster Linie auf Genogramme berühmter Familien zurück – darunter die der Familie Beethoven, der Marx Brothers und der Kennedys –, um generationenübergreifende Muster zu veranschaulichen. Es erklärt, wie sich die Reaktion auf dysfunktionale Muster – wie traumatischer Verlust, Abbruch von Beziehungen, Konflikte und andere problematische familiäre Muster – bewusst verändern lässt.

Genogramme zeigen, zu wem wir gehören

Ein systemischer Ansatz leitet den Einsatz von Genogrammen für die klinische Diagnose und Intervention. Dieser Ansatz sieht Familienmitglieder als in Leben und Tod unlösbar miteinander verbunden, ebenso wie alle Mitglieder einer Gesellschaft, aber auch die gesamte restliche Natur. Weder Menschen noch ihre Probleme (oder die Lösungen für ihre Probleme) existieren je in einem Vakuum. Wie Paolo Freire sagte: „Niemand geht allein irgendwohin, auch wenn er scheinbar allein dort ankommt... Wir tragen die Erinnerung an viele dichte Gewebe mit uns, unser Selbst ist getränkt mit unserer Geschichte und unserer Kultur" (1994, S. 31).

Alle Menschen sind unlösbar in größere, interaktive Systeme verwoben, von denen die Familie von grundlegender Bedeutung ist. Die Familie ist das primäre und – außer in ungewöhnlichen Umständen – auch das mächtigste System, dem wir jemals angehören. In diesem Zusammenhang verstehen wir unter „Familie" das gesamte verwandtschaftliche Netzwerk von mindestens drei Generationen – und zwar so, wie es jetzt existiert, und so, wie es sich im Laufe der Zeit entwickelt hat (McGoldrick, Garcia Preto & Carter, 2016b). Familie umfasst laut unserer Definition all die Menschen, die durch ihre gemeinsame biologische, rechtliche, kulturelle und emotionale Geschichte sowie ihre implizite gemeinsame Zukunft miteinander verbunden sind. Das körperliche, soziale und emotionale Befinden der Familienmitglieder ist zutiefst von wechselseitiger Abhängigkeit geprägt, wobei Veränderungen in einem Teil des Systems sich in anderen Teilen niederschlagen. Zudem neigen familiäre Interaktionen und Beziehungen dazu, im höchsten Maße reziprok zu sein, also von Mustern geprägt und repetitiv. Das sind die Muster, die uns erlauben, aus einem Genogramm vorsichtige Voraussagen abzuleiten.

Eine unserer grundlegenden Annahmen lautet, dass Symptome eine Anpassung des Systems an seinen Gesamtkontext zu einem gegebenen Zeitpunkt widerspiegeln. Das Verhalten der Mitglieder des Systems findet auf vielen Ebenen seinen Nachhall – von der biologischen und intrapsychischen bis zur zwischenmenschlichen Ebene, betrifft also die unmittelbare und erweiterte Familie ebenso wie die Gesellschaft, Kultur und alles darüber hinaus. Auch familiäre Verhaltensweisen, einschließlich möglicher Probleme und Symptome, erlangen im Bezug zum soziokulturellen wie auch zum historischen Kontext der Familie eine weitergehende emotionale und normative Bedeutung. Eine systemische Perspektive umfasst also auch eine Einschätzung des vorliegenden Problems im Hinblick auf all diese multiplen Verbindungen.

Familien sind nach biologischen (einschließlich emotionalen), legalen und kulturellen Strukturen und Prozessen ebenso wie nach Generation, Alter, Geschlecht und anderen Faktoren organisiert. Wo jemand in der Familienstruktur und darüber hinaus in dem größeren Kontext positioniert ist, kann die Funktion, die Beziehungsmuster und die Art von Familie beeinflussen, die er in der nächsten Generation gründet. Geschlecht und Position in der Geschwisterreihe sind Schlüsselfaktoren, die Beziehungen und Charakteristika prägen. Angesichts verschiedener struktureller Konfigurationen im Genogramm können wir daher Hypothesen über mögliche Persönlichkeitsmerkmale, Beziehungsprobleme und Funktionsweisen treffen. Ethnizität (McGoldrick et al., 2016) und Kohortenzugehörigkeit oder Lokalisation im geschichtlichen Kontext (Elder, 1977, 1992; Phelps et al., 2002) beeinflussen ebenfalls die strukturellen Muster der Familie. Alle diese Faktoren werden Teil des Genogramms.

Familiäre Strukturen sichtbar machen

Normalerweise wird das Genogramm in der ersten Sitzung erstellt und später, wenn neue Informationen hinzukommen, entsprechend revidiert. Die anfängliche Diagnostik bildet also die Basis für die anschließende Behandlung. Es muss jedoch betont werden, dass Familientherapeuten Diagnostik und Behandlung üblicherweise nicht voneinander trennen: Jede Interaktion mit der Familie tangiert die Diagnostik und beeinflusst damit auch die nächste Intervention. Im laufenden Prozess kontinuierlich neue Informationen zu integrieren, stärkt die Verlässlichkeit unseres Wissens über unsere Patienten und ihre Familien.

Genogramme helfen Therapeuten, eine Familie kennenzulernen. Sie stellen eine wichtige Möglichkeit dar, zu der Familie im Rahmen der Therapie „Zugang" zu finden. Durch die Schaffung einer systemischen Perspektive, mit deren Hilfe bestimmte Familienprobleme durch Raum und Zeit verfolgt werden können, versetzen sie uns schon beim Genogramminterview in die glückliche Lage, emotional besetzte Themen neu formulieren, „entgiften" und normalisieren zu können. Genogramme können extrem wertvoll sein, wenn wir mit Klienten daran arbeiten, negative Familiengeschichten in Narrative der Resilienz und Transformation umzuformulieren. Außerdem bietet das Genogramminterview eine jederzeit verfügbare Gelegenheit zum systemischen Befragen, durch das man sich nicht nur die gewünschten Informationen beschaffen, sondern sich auch noch besser mit der Familie verbinden und sie aus systemischer Perspektive verstehen kann. Im gesamten Buch, besonders aber in Kapitel 3 zum Genogramminterview, machen wir Vorschläge für Fragen, die helfen können, familiäre Muster im Kontext eines Genogramms zu verstehen und zu klären. (Unser Begleitbuch *The Genogramm Journey* enthält am Ende eines jeden Kapitels eine ausführliche Liste systemischer Fragen, mit deren Hilfe sich die durch die Arbeit mit einem Genogramm abzeichnenden Muster besser verstehen lassen.) Genogramme helfen so allen Beteiligten dabei, das „größere Bild" zu erkennen, sowohl im Hinblick auf aktuelle Probleme als auch im historischen Sinne. Die in einem Genogramm enthaltenen Informationen über Struktur, Beziehungsmuster und Funktionalität bzw. Dysfunktionalität einer Familie können sowohl horizontal (d.h. innerhalb des aktuellen familiären Kontexts) als auch vertikal (d.h. über mehrere Generationen hinweg) betrachtet werden. Eine Vorlage für ein einfaches Genogramm findet sich in **Abbildung 1-1: Vorlage für ein Genogramm**.

Durch das Abfragen der gesamten Bandbreite des aktuellen familiären Kontexts werden wir in die Lage versetzt, nicht nur die Verbundenheit der Familienmitglieder untereinander, sondern auch das weiter gefasste System – die erweiterte Familie, den Freundeskreis, die jeweiligen Netzwerke, die gesamte Gesellschaft und Kultur – sowie die Stärken und Verletzlichkeiten der Familie im Kontext der Gesamtsituation zu beurteilen. Eine Familie umfasst nach dieser Definition alle Personen, mit denen wir eine

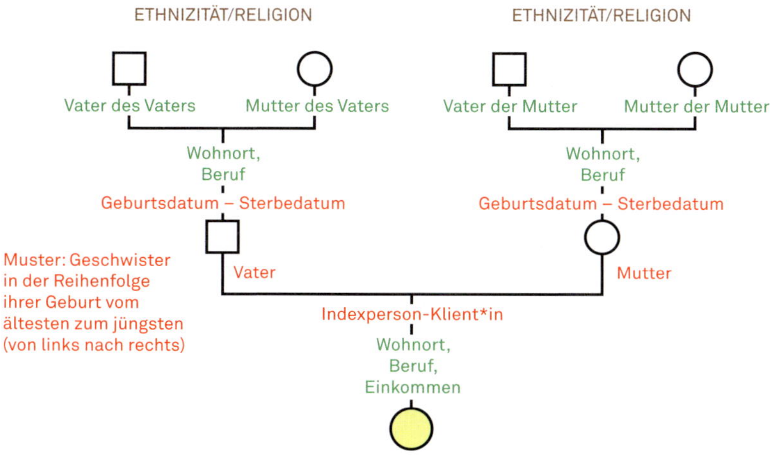

Abbildung 1-1: Vorlage für ein Genogramm

gemeinsame Geschichte und potenzielle Zukunft haben, also nicht nur jene, die biologisch mit uns verwandt sind. Folglich berücksichtigen wir im Genogramm die Liste aller „Mitwirkenden" – Mitglieder der Kernfamilie und der erweiterten Familie ebenso wie bedeutende nicht blutsverwandte Bezugspersonen, Freunde und sogar Haustiere, die einmal in der Familie gelebt oder eine wichtige Rolle gespielt haben. Wir dokumentieren auch relevante Ereignisse (Umzüge, Lebenskrisen) und Probleme (Krankheiten, Traumata, Dysfunktionen), die sich auf die Familienmitglieder ausgewirkt haben könnten. Aktuelle Verhaltensweisen und Probleme einzelner Familienmitglieder lassen sich so im Genogramm von mehreren Blickwinkeln aus betrachten. Die Indexperson („IP", die Person mit dem fraglichen Problem oder Symptom) kann im Kontext mehrerer Subsysteme gesehen werden, zum Beispiel in der Geschwisterreihe, in Beziehungsdreiecken, komplementären und symmetrischen Wechselbeziehungen oder im Verhältnis zum übergeordneten Metasystem, innerhalb des umfassenden soziokulturellen Kontexts.

Genogramme erlauben es, Familienstrukturen in klarer Form zu umreißen. Gleichzeitig können Beziehungen und ihre Charakterisierungen immer wieder ergänzt und aktualisiert werden. Für den klinischen Bericht bietet das Genogramm eine effiziente Zusammenfassung. Allen Personen, die mit dem Fall bisher noch nicht befasst waren, ermöglicht es, rasch eine Vielfalt von Informationen über eine bestimmte Familie zu erfassen und nach möglichen Problemfeldern und Ressourcen abzufragen. Während tabellarische Notizen oder Fragebögen in Patientenakten leicht untergehen, sind die Informationen eines Genogramms stets unmittelbar erkennbar und können bei jedem Termin, bei dem mehr über die Familie in Erfahrung gebracht wird, ergänzt und korrigiert werden. Genogramme können auch als „Momentaufnahmen" zu jedem beliebigen Zeitpunkt in der Familiengeschichte angefertigt werden, also das Lebensalter der Beteiligten und ihre Beziehungen zueinander in der Vergangenheit dokumentieren, um so die familiären Muster, die sich im Laufe der Zeit entwickelt haben, transparenter zu machen. Eine entsprechende Software wird bald erlauben, die Familiengeschichte chronologisch zu verfolgen und wichtige Details in Schlüsselentwicklungen im Hinblick auf Beziehungen, Erkrankungen usw. über den gesamten Lebenszyklus der Familie hinweg deutlich zu machen.

Das grafische Format von Genogrammen erleichtert es, die Komplexität eines Familiensystems zu erfassen und dabei sowohl die Familiengeschichte als auch die familiären Muster und Ereignisse, die für die Therapie einer Person von andauernder Bedeutung sein können, mit einzubeziehen. So wie die Sprache unsere Denkprozesse anspornt und organisiert, können Familiendiagramme helfen, auf systemische Weise über die Verbindungen zwischen Ereignissen und Beziehungen in Lebensgeschichten einerseits und Mustern von Gesundheit und Krankheit andererseits nachzudenken.

Das Sammeln von Genogramminformationen sollte ein integraler Bestandteil jeder umfassenden klinischen Anamnese sein, nicht nur, um festzuhalten, wer zur Familie gehört und wie die einzelnen Familienmitglieder miteinander verbunden sind, sondern auch, um zu klären, welche Aspekte der aktuellen Situation und familiären Geschichte für den Fall relevant sein könnten. Das Genogramm dient in erster Linie der Interpretation von Entwicklungen und Geschehnissen. Die darin enthaltenen Informationen sollen uns in die Lage versetzen, vorsichtige Hypothesen für die weitere therapeutische Evaluation zu formulieren. Wie eine Gebrauchsanweisung für die Formulierung klinischer Voraussagen lässt es sich allerdings nicht benutzen; dennoch kann es auf systemische Phänomene aufmerksam machen, die für die aktuelle Dysfunktion, aber auch für mögliche Quellen der Resilienz wichtig sein können.

Familien im sozialen Kontext sehen

Um eine Familie systemisch verstehen zu können, ist es wichtig, auch das Umfeld mit einzubeziehen. Dazu gehören Freundeskreis, Paten, Nachbarn, ja vielleicht sogar Personen, die schon lange tot sind, wenn sie als Quellen von Hoffnung und Inspiration (bzw. von Pessimismus und Verzweiflung) fungieren. Es umfasst alle Menschen, die im Herzen der Person im Zentrum eines Genogramms wohnen, ihr bei Bedarf in einer finanziellen oder anderen Notsituation jederzeit aushelfen würden, ihr Kraft und Mut geben. Genau dieses Netzwerk und nicht nur die leibliche, noch lebende Verwandtschaft ist relevant, wenn es darum geht, ein tiefergehendes Verständnis für Menschen zu gewinnen und ihnen bei der Aktivierung ihrer Ressourcen zu helfen. Einige der Mitglieder dieses Netzwerks können zudem die ursprünglichen Urheber negativer Selbstgesprächs-„Skripte“ sein, die zu revidieren oder neutralisieren so wichtig sein kann.

Genogramme stellen individualistisches, lineares Denken infrage und fördern eine systemische Sichtweise

Viele Kräfte in unserer Gesellschaft wirken so auf uns ein, dass wir Schlüsselaspekte unserer Geschichte gar nicht wahrnehmen. Dazu gehört zum Beispiel die Tatsache, dass Frauen und Menschen mit dunkler Hautfarbe in unseren Geschichtsbüchern weitgehend ignoriert und auch heute noch gesellschaftlich diskriminiert werden. Ungeschriebene soziale, den Status quo stützende „Gesetze" legen uns nahe, lieber nicht über diese Ungleichheiten nachzudenken und die menschliche Psychologie nicht aus systemischer Perspektive zu sehen. Stattdessen werden wir dazu gebracht, so zu handeln, als könnte jede/r Einzelne sein Schicksal selbst bestimmen.

Genogramme hinterfragen diesen Ansatz; sie verlangen, dass wir Menschen Fragen stellen, die über jede „höfliche Konversation" weit hinausgehen und nicht selten Geheimnisse offenbaren, die unsere Familien sorgsam gehütet haben und die aufzudecken uns vielleicht selbst unsere Lehrer nicht ermutigen. Die Beschäftigung mit Genogrammen ist daher notgedrungen ein Akt der Rebellion, der uns dazu bringt, Fragen zu stellen, die über das, was uns über die Geschichte unserer Familie und unserer Kultur üblicherweise erzählt wird, weit hinausgehen und uns erlauben, ein vollständigeres Verständnis unseres Selbst zu gewinnen. Die Arbeit mit den Mustern, die sich in Genogrammen zeigen, erfordert ein Denken „abseits ausgetretener Pfade".

Es kann zum Beispiel sein, dass wir die Genogramme unserer Lehrenden oder auch von Autoren unserer Lehrbücher zeichnen müssen, um Gewissheit darüber zu erlangen, ob wir ihrer Sicht trauen können. Zum Beispiel wollte unser geistiger „Stammvater" Sigmund Freud (dessen Genogramm wir in Kapitel 8 genauer besprechen werden) die Bedeutung der Familiengeschichte immer herunterspielen. Genogramme zur Anwendung zu bringen kann also eine echte Herausforderung sein. Doch das Erforschen von Familienmustern im Verlauf des Lebenszyklus kann auch sehr heilsam sein – ein Antidot gegen die Negativität. Es kann uns öffnen für die Wertschätzung von Stärken und Resilienzen von Familien bei der Bewältigung ihrer Probleme und Kämpfe. Schließlich sind wir am Leben, weil unsere Vorfahren die Resilienz und Kreativität besaßen, zu überleben und weiterzumachen, trotz der Rückschläge und Widrigkeiten, die sie erleiden mussten.

Genogramme bringen den Kalender zum Sprechen

Familien wiederholen sich. Was in einer Generation geschieht, wird in der nächsten oft erneut eintreffen, d.h., dieselben Themen werden von Generation zu Generation immer wieder in Szene gesetzt, wobei das tatsächliche

Verhalten durchaus verschiedene Formen annehmen kann. Bowen nennt dies die „generationenübergreifende Übertragung“ von Familienmustern. Seine These lautet, dass Beziehungsmuster in früheren Generationen einen impliziten Modellcharakter für das Familiengeschehen in der nächsten Generation besitzen. Solche Musterwiederholungen mithilfe von Genogrammen aufzuspüren und ihnen nachzugehen ist eines unserer grundlegenden Instrumente bei der Diagnose und Intervention.

Genogramme „bringen den Kalender zum Sprechen“, indem sie mögliche Verbindungen zwischen verschiedenen Ereignissen in der Familie offenlegen. Durch historisch orientiertes Abfragen des Familiensystems und Diagnostizieren früherer Krisen und Übergangsstadien im familiären Lebenszyklus, Muster zurückliegender Krankheiten und früherer Verschiebungen in Familienbeziehungen, die durch Verluste und andere kritische Lebenskrisen hervorgerufen wurden und zu einem Wandel in der Familienstruktur führten, stellen sie aktuelle Probleme in den Kontext der evolutionären Muster der Familie. Werden die Familienmitglieder mit Blick auf die Probleme, Regeln, Mythen und emotional besetzten Themen früherer Generationen nach der aktuellen Situation befragt, treten häufig repetitive Muster zutage. Dies bietet die Grundlage für Hypothesen darüber, welche Faktoren zur gegenwärtigen Krise in der betreffenden Familie beigetragen haben könnten.

In Verbindung mit Genogrammen erstellen wir in der Regel auch eine Familienchronologie, die die Familiengeschichte in zeitlicher Reihenfolge zusammenfasst. Die Chronologie umfasst Knotenpunkte und kritische Ereignisse in der Familiengeschichte, vor allem in Bezug auf den Lebenszyklus, und hilft dabei, sich wiederholende Muster zu erkennen (Elder, 1977, 1986, 1992; McGoldrick, Garcia Preto & Carter, 2016b; Nerin, 1986, 1993; Stanton, 1992; Walsh, 1983).

Kontext der Problembestimmung: Unsere multiplen Identitäten und das Gefühl, „zu Hause“ zu sein

Ein Genogramm ist eine Karte, die uns grundlegend verortet und dabei multiple Dimensionen der Erfahrung, Geschichte, Beziehungen und Funktionalität beleuchten kann, sich jedoch immer im Kontext übergeordneter gesellschaftlicher Merkmale – Kultur, Politik, Religion, Spiritualität, sozioökonomische Situation, Geschlecht, ethnische Zugehörigkeit – bewegt und jedem Mitglied der Gesellschaft einen bestimmten sozialen Ort zuweist.

In unseren Genogrammen fokussieren wir zunehmend auf unsere multiplen Identitäten und die verschiedenen Kontexte, denen wir angehören. Unsere Identität wird von dem Gefühl bestimmt, „zu Hause zu sein“.

Der systemische Ansatz setzt ein Verständnis sowohl des gegenwärtigen als auch des historischen Familienkontexts voraus (siehe **Abbildung 1-2:**

Kontext für die Problembestimmung). Während Familien und Gesellschaften sich im Laufe der Zeit fortentwickeln, tragen sie sowohl historische, über Generationen auf sie gekommene Muster als auch horizontale, Individuen, Familien und Gesellschaften betreffende Faktoren weiter (McGoldrick, Garcia Preto & Carter, 2016b)

Auf familiärer Ebene umfasst die vertikale Achse die Familiengeschichte sowie die Verhaltens- und Beziehungsmuster, die von einer Generation zur nächsten weitergegeben werden, und zwar primär durch den Prozess der Triangularisierung, d.h. der Bildung von Beziehungsdreiecken (Bowen, 1978; Guerin et al., 1996; McGoldrick, 2016; Titelman, 2007; siehe auch McGoldricks Video *Triangles & Family Therapy: Strategies and Solutions* auf www.psychotherapy.net).

Diese Konfigurationen stellen einen wichtigen Aspekt unserer Arbeit im Rahmen einer genogrammgestützten Diagnose dar. Die horizontale Achse auf familiärer Ebene beschreibt die Familie, wie sie sich im Laufe der Zeit fortentwickelt und mit den Veränderungen und Übergängen im Lebenszyklus umzugehen versteht. Zu diesem horizontalen Bereich gehören sowohl vorhersehbare Entwicklungskrisen als auch unvorhersehbare Ereignisse, die den Lebenszyklus stören können, wie der frühzeitige Tod eines Familienmitglieds, die Geburt eines behinderten Kindes, Migration, chronische Erkrankung, Verlust der Arbeitsstelle und so weiter.

Auf soziokultureller Ebene betrifft die vertikale Achse die kulturellen und gesellschaftlichen Hintergründe, Stereotypen, Machtmuster, sozialen Hierarchien und Überzeugungen, die mit unterschiedlicher Intensität und Suggestivkraft von einer Generation zur nächsten weitergegeben werden und auf die betreffenden Individuen unterschiedliche Auswirkungen haben können. Negative soziale und kulturelle Stereotypen und Vorurteile gegenüber der kulturellen Gruppe der Familie, insbesondere natürlich traumatische Erlebnisse, können auf die Familie insgesamt, aber auch für die einzelnen Mitglieder im Laufe des Lebens unterschiedliche Folgen haben – man denke nur an die Auswirkungen des Holocaust auf Juden, aber auch auf Deutsche; die Auswirkungen von Sklaverei und Kolonisation auf Afroamerikaner sowie auf Weiße (die von dieser Ausbeutung und der Ideologie der „white supremacy“ profitierten); die mit Gewaltverbrechen verbundenen Auswirkungen der Homophobie und Transphobie sowohl auf Angehörige der LGBT-Community als auch auf deren heterosexuelles Umfeld.

Die horizontale Achse bezieht sich darauf, was gesellschaftliche Verbindungen, gegenwärtige Ereignisse und sozialpolitische Entscheidungen zu einem bestimmten Zeitpunkt für die Familie und das Individuum bedeuten. Sie stellt dar, welche Konsequenzen „ererbte“ (vertikal vermittelte) gesellschaftliche Einstellungen wie Rassismus, Sexismus, Klassendiskriminierung, Homophobie und ethnische oder religiöse Vorurteile für die sozialen, politischen und ökonomischen Strukturen haben, die bei einigen Mitgliedern der Gesellschaft Optionen beschneiden und bei anderen Machtpositionen fördern (McGoldrick, Garcia Preto & Carter, 2016b). Sind die Belas-

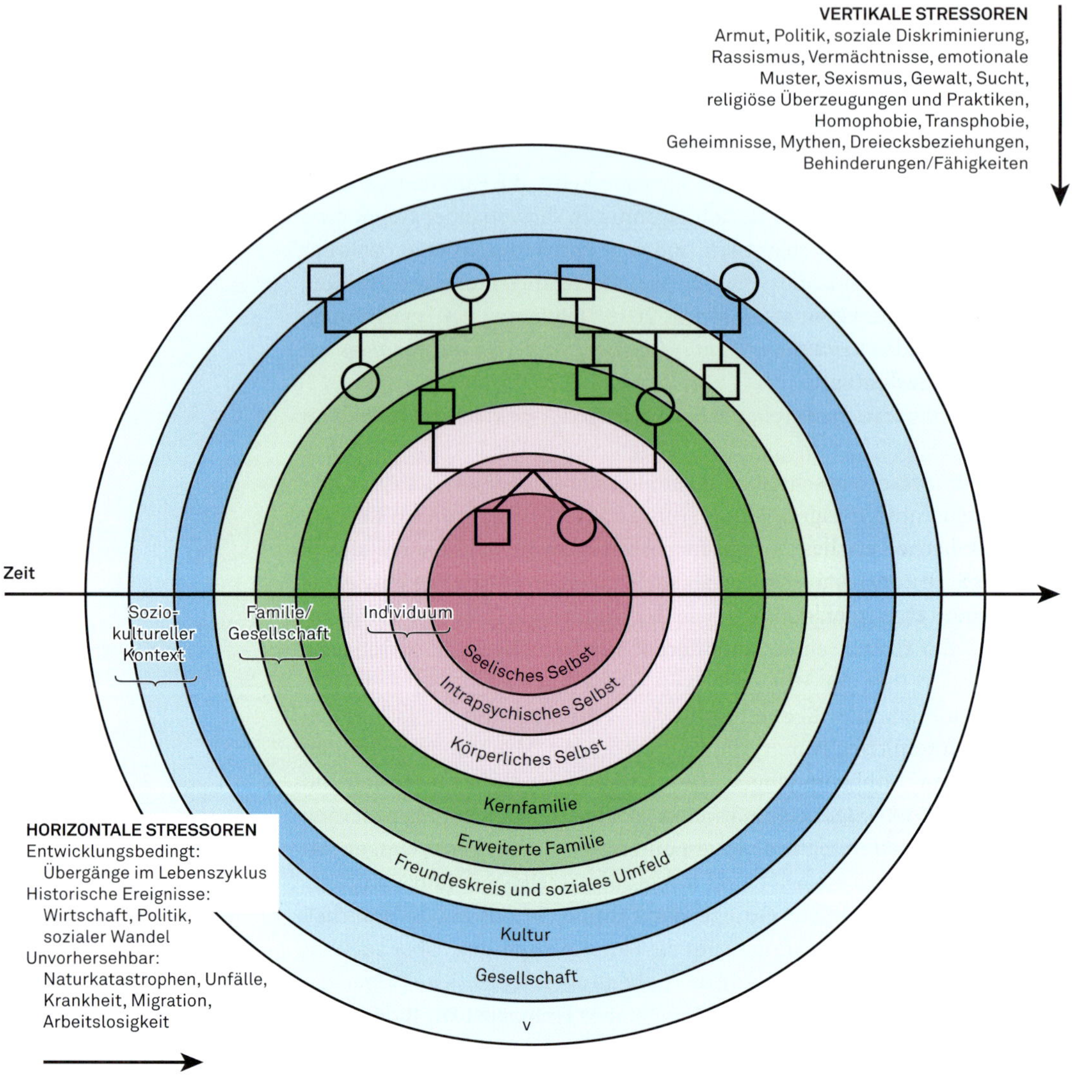

Abbildung 1-2: Kontext für die Problembestimmung

tungen auf der horizontalen Achse zu groß, kommt es zu Dysfunktionen. Stressfaktoren auf der vertikalen Achse können zusätzliche Probleme schaffen, sodass selbst eine geringe Belastung in diesem Bereich heftige Auswirkungen auf ein System haben kann, das bereits mit vielen vertikalen Stressfaktoren zu kämpfen hat.

Hat zum Beispiel eine junge Mutter viele ungelöste Probleme mit ihrer Mutter oder mit ihrem Vater (vertikale Angst), hat sie möglicherweise besondere Schwierigkeiten, mit den üblichen Widrigkeiten der Elternschaft (horizontale Angst) zurechtzukommen. Das zufällige Zusammentreffen historischer Ereignisse oder gleichzeitig auftretende Ereignisse in verschiedenen Teilen der Familie kommen oft nicht willkürlich zustande, sondern können systemisch miteinander zusammenhängen, auch wenn die Verbindungen sich unserem Blick zunächst entziehen mögen (McGoldrick, 2011). Genogramme können äußerst nützlich sein, wenn es darum geht, die „Vermittlung von Angst" durch die Generationen sowie den aktuellen familiären Kontext zu verfolgen.

Wichtig ist auch die Tatsache, dass kritische Ereignisse zu bestimmten Zeitpunkten mit größerer Wahrscheinlichkeit auftreten als zu anderen Zeitpunkten, und zwar besonders häufig in den Krisen- und Übergangsstadien im familiären Lebenszyklus. Auch Probleme und Symptome treten gehäuft in solchen Übergangsstadien auf; die Familienmitglieder werden sich der Aufgabe bewusst, angesichts notwendiger Veränderungen in der Familienstruktur auch die innerfamiliären Beziehungen neu zu ordnen, um zur nächsten Phase übergehen zu können (McGoldrick, Garcia Preto & Carter, 2016b). Der dysfunktionalen Familie gelingt der Übergang nicht; sie ist nicht in der Lage, die Sackgasse durch eine entsprechende Neuorganisation zu überwinden und sich weiterzuentwickeln. Die in einem Genogramm dargestellten historischen Entwicklungen und Beziehungsmuster enthalten wichtige Hinweise auf das Wesen dieser Sackgasse – zum Beispiel darauf, dass ein bestimmtes Symptom dazu dienen kann, ein besonderes Beziehungsmuster zu erhalten oder zu vermeiden oder das Vermächtnis früherer Generationen zu schützen.

In Familien existiert eine wahre Vielfalt möglicher Beziehungsmuster. Von besonderem Interesse sind Muster der Nähe und der Distanz. Menschen können sich sehr nah, sehr fern oder irgendwo dazwischen sein. Das eine Extrem bilden Familienmitglieder, die ein sehr distanziertes oder konfliktreiches Verhältnis oder die Beziehung untereinander ganz und gar abgebrochen haben; das andere Extrem bildet die emotionale Verschmelzung der Mitglieder einer Familie. Familienmitglieder, die sich in einer solchen, nur schwach differenzierten Beziehung befinden, sind für Dysfunktion besonders anfällig, die immer dann mit großer Wahrscheinlichkeit auftreten wird, wenn das Ausmaß an Stress oder Angst das Bewältigungsvermögen der Familie zu übersteigen beginnt. Je enger die Grenzen eines Systems, desto immuner ist es gegenüber Einflüssen seiner Umwelt und desto rigider werden aber auch die Familienstrukturen.

Mitglieder eines engen, geschlossenen Familiensystems reagieren fast schon automatisch aufeinander und bleiben von Ereignissen außerhalb des Systems, die die Anpassung an veränderte Bedingungen verlangen, relativ unberührt. Verschmelzung kann jedoch sowohl mit positiven als auch mit negativen Beziehungen verbunden sein, mit großer Zuneigung ebenso wie mit Feindseligkeit oder Zorn. In beiden Fällen hält das Band allzu großer Abhängigkeit die Familie zusammen. Mithilfe von Genogrammen lassen sich die Grenzen des Familiensystems ermitteln und Schlussfolgerungen darüber ziehen, welche Subsysteme der Familie von Verschmelzung betroffen sind und daher gegenüber neuen Impulsen und Veränderungen von außen wahrscheinlich abgeschottet bleiben.

Dreiecke: Bowen (1978) und viele andere wiesen darauf hin, dass Zweierbeziehungen zur Instabilität neigen. Oft wird daher eine konfliktbelastete

Zweierbeziehung um eine dritte Person erweitert, die den Konflikt verdeckt oder entschärft und damit das System stabilisiert – ein Prozess, den man „Triangularisierung" nennt. In der Dreierkonstellation werden Koalitionen möglich, zwei Personen können sich gegenüber einer dritten Person zusammenschließen. Die Grundeinheit eines emotionalen Systems bildet also das Beziehungsdreieck. Genogramme machen es besonders gut möglich, Schlüsseldreiecke im familiären System zu identifizieren, die generationenübergreifende Wiederholung von Beziehungsdreiecken zu erkennen und Strategien zur Veränderung zu entwerfen (Fogarty, 1973; Guerin et al., 1996; Kerr, 2019; Titelman, 2007).

Alle Mitglieder einer Familie bilden zusammen ein funktionales Ganzes

Die Verhaltensweisen verschiedener Familienmitglieder wirken komplementär oder reziprok. Das bedeutet aber nicht, dass alle Familienmitglieder die gleiche Macht besitzen, wenn es darum geht, Beziehungen zu beeinflussen. Deutlich erkennbar wird dies durch die ungleiche Machtverteilung zwischen Männern und Frauen, Eltern und Kindern, älteren und jüngeren Familienmitgliedern oder zwischen Familienmitgliedern, die verschiedenen Kulturen oder sozialen Schichten angehören oder eine unterschiedliche Hautfarbe haben (McGoldrick, 2011). Vielmehr bedeutet es, dass die Zugehörigkeit zu einem System Menschen für reziproke Einflüsse öffnet und sie mit dem Verhalten aller anderen Mitglieder des Systems auf untrennbare Weise verbindet. Wir gehen folglich davon aus, dass in einer Familie ein gewisses Gleichgewicht besteht, ein ausgeglichenes Verhältnis von Geben und Nehmen, Aktion und Reaktion. Ein Mangel (zum Beispiel an Verantwortlichkeit) in einem Teil des Systems kann so durch einen Überfluss (zum Beispiel Überverantwortlichkeit) in einem anderen Teil ausgeglichen werden. Genogramme helfen, Kontraste und Eigenheiten zu benennen, die das komplementäre bzw. reziproke Gleichgewicht in der Familie näher bestimmen.

Die Geschichte der Genogramme

Trotz des heute weltweiten Einsatzes von Genogrammen in der Familientherapie, der Familienmedizin und in anderen Bereichen der Gesundheitssysteme dauerte es eine ganze Generation, bis die Symbole, auf die man sich geeinigt hatte, von den verschiedenen Disziplinen – auch von der Familientherapie – letztlich akzeptiert wurden. Tatsächlich wissen wir nicht, wer das erste Genogramm entwickelt hat, für deren Verbreitung setzte sich jedoch vor allem Dr. Murray Bowen ein, von dem auch wir davon erfahren haben. Er sagte, er wisse nicht, wer das Genogramm „erfunden" habe, und nannte es auch eher „Familiendiagramm" („family diagram"), als zu dem neueren Begriff „Genogramm" zu greifen. Die erste Genogrammskizze, die wir finden konnten, wurde von Dr. Bowen 1958 während eines Vortrags auf einem Kongress der American Orthopsychiatric Association in einem Workshop mit dem Titel „Psychotherapy of the Family as a Unit" („Psychotherapie der Familie als Einheit") vorgestellt; zugegen waren verschiedene andere frühe Schlüsselfiguren wie Virginia Satir und Dr. Steven Fleck (Bowen & Butler, 2013).

1967 schockierte Dr. Bowen die Fachwelt, als er bei einem Forschungskongress seine eigene Familienarbeit präsentierte (später anonym von Jim Framo, 1972, publiziert). Im selben Jahr veröffentliche Gordon den ersten medizinischen Artikel über Genogramme, die er „Stammbaumdiagramme" („pedigree charts") nannte (Gordon, 1972). Im ersten Band der Georgetown Family Symposia Papers (1974) finden sich mehrere Genogramme in den Beiträgen von Andres, Colon und Hall (Andres & Lorio, 1974). Im Jahr darauf brachten Eileeen Pendagast und Charles Sherman einen Artikel mit dem Titel „A Guide to The Genogram" in der Zeitschrift *The Family* heraus, eine Publikation des Center for Family Learning in New Rochelle, New York. 1976 bezogen Phil Guerin und Eileen Pendagast ein Kapitel über den Einsatz von Genogrammen in Guerins Text „Family Therapy" („Familientherapie") (1976) mit in ihre Ausführungen ein. 1978 enthielt ein beliebtes Lehrbuch zur Familienmedizin ein Kapitel, das den routinemäßigen klinischen Einsatz von „Familienstammbäumen" („family tree"; Medalie, 1978) propagierte. 1980 schuf ein zweiter Artikel in einer medizinischen Fachzeitschrift ein breiteres Bewusstsein für den Einsatz von Genogrammen im Bereich der Familienmedizin (Jolly et al., 1980).

1980 veröffentlichten Betty Carter und ich (M. M.) in unserem Buch *The Family Life Cycle* ein Genogrammformat, dessen Urheberschaft wir wegen seiner im Text ausführlich erörterten, zentralen Rolle bei der Förderung von Genogrammen in der klinischen Arbeit Bowen zusprachen. Im selben Jahr (1980) veröffentlichte Jack Bradt, ein Psychiater und Kollege von Bowen, ein kleines Büchlein namens *The Family Diagram* („Das Familiendiagramm") (Bradt, 1980), das ebenfalls eine Vorlage enthielt. Wie schon der Titel zeigt, bevorzugte er den Begriff „Familiendiagramm", den er passender, da inklusiver fand.

Viele der frühen Leitfiguren sowohl in der Familientherapie als auch in der Familienmedizin entwickelten ihre „Lieblingssymbole". Einige vermieden es auch weiterhin, den neueren Begriff „Genogramm" zu nutzen, und sprachen lieber von „Familiendiagramm", wie es auch viele Anhänger von Bowen taten („family diagram"; eine nähere Besprechung findet sich bei Butler, 2008; andere, wie Virginia Satir, sprachen abweichend von „family charts").

Einige kritisierten Genogramme, weil sie den legalen, biologischen und emotionalen Kontext des Lebens von Patienten zu stark in den Vordergrund stellen würden. Der australische Therapeut Michael White (2006) hielt das Sammeln von Genogramminformationen für problematisch, weil es bestimmte Erfahrungen aus der Herkunftsfamilie „privilegieren" und andere Beziehungen außer Acht lassen oder nicht ausreichend würdigen würde. Andererseits zeigten er und andere Mitglieder der Narrativen Therapie-Bewegung ein starkes Interesse an den Familiengeschichten marginalisierter Mitglieder der Gesellschaft. Wir glauben, dass genau dieser Aspekt – die Herausarbeitung historischer Muster – zu den geradezu magischen Stärken von Genogrammen gehört. Sie können Teile der Familiengeschichte offenlegen, die den Familienmitgliedern selbst verborgen sind. Das Lüften solcher Familiengeheimnisse hilft den Beteiligten, ihre aktuellen Probleme besser zu verstehen, und macht den Weg für zukünftige Lösungen frei. Ja, zu den aufregendsten Aspekten von Genogrammen gehört, wie sie die Familienmitglieder über die eindimensionalen und linearen Perspektiven hinausführen, die für psychologische Erklärungen oft so charakteristisch sind. Tatsächlich lehren sie, systemisch zu denken, denn sobald die Familienmitglieder und ihre Therapeuten ein Muster erkennen, erweitert sich ihr Gesichtsfeld, sodass auch andere Muster erkennbar werden.

Es ist genau diese Komplexität der grafischen Darstellung, die es erlaubt, mehr als ein Muster gleichzeitig zu sehen. Genogramme sind per se sehr viel mehr als genealogische Stammbäume. Dass sie auch informelle zwischenmenschliche Bindungen abbilden, macht klar, was Genogramme zeigen sollen: wohin Menschen gehören, woher sie kommen, wer sie in ihrem Leben beeinflusst hat und welche Ressourcen sie nutzen könnten, um ihre Probleme zu überwinden.

Selbst unter Klinikern mit ähnlicher theoretischer Orientierung bestand jedoch nur ein lockerer Konsens darüber, welche spezifischen Informationen es bei der Genogrammerstellung zu ermitteln galt, wie sie dokumentiert werden sollten und welche Bedeutung ihnen beizumessen war. Aus diesem Grund schloss sich in den frühen 1980er-Jahren eine Arbeitsgruppe führenden familientherapeutischer Fachleute zusammen mit dem Ziel, ein standardisiertes Format für Genogramme zu erarbeiten.

Die Bedeutung einheitlicher Genogrammsymbole

Wenn wir systemische Informationen über Familien austauschen wollen, können wir dies nur mithilfe vorher vereinbarter Symbole tun. Symbole sind nur dann nützlich, wenn wir alle sie kennen und wissen, wofür sie stehen. Es hat wenig Zweck, eine Sprache mit so vielen Symbolen zu schaffen, dass wir uns nicht mehr daran erinnern können, was sie im Einzelnen bedeuten.

Das Standardformat, das wir in diesem Buch verwenden, geht auf ein von der *North American Primary Care Research Group* eingesetztes Komitee zurück, das die praktischsten Symbole definieren und sich auf ein einheitliches Format einigen sollte. Systemisch arbeitenden Therapeuten war klar, dass sie eine gemeinsame Sprache brauchten, um Informationen über Familien auszutauschen. Es war die Hoffnung auf die Entwicklung digitaler Genogramme, die mich (M. M.) dazu brachte, mich an der Standardisierung von Genogrammen zu beteiligen, um so die systemische Forschung und klinische Arbeit weiter voranzubringen.

Führende Fachleute aus der Familientherapie und Familienmedizin arbeiteten zusammen an einer Standardisierung, die wir in der 1985 erschienenen ersten Auflage dieses Buches veröffentlichten. Mit dabei waren solche Schlüsselpersönlichkeiten wie Murray Bowen für die Familientherapie sowie Jack Froom und Jack Medalie für die Familienmedizin. Während viele Anhänger Bowens noch immer meinen, Genogramme passten eigentlich nicht zu dessen grundlegenden Konzepten (Butler, 2008), nahm Bowen selbst an der Ausarbeitung standardisierter Symbole teil. Ich selbst (M. M.) arbeitete direkt mit ihm an der Vereinbarung darüber, welche Symbole in die Standardliste aufgenommen werden sollten. Er und die anderen bekannten Kliniker, die bereits mit Genogrammen gearbeitet hatten, wurden zu Mitgliedern des von der *North American Primary Care Research Group* eingesetzten Komitees, das die praktischsten Genogrammsymbole definieren und sich auf ein standardisiertes Format einigen sollte.

Seit dieser Zeit gehört dieses Format in der klinischen Arbeit tatsächlich zum Standardrepertoire, wenn es darum geht, Familiengeschichten zu erfragen und grafisch festzuhalten. Seit seiner Veröffentlichung in der ersten Auflage dieses Buches 1985 hat es allerdings eine Reihe von Modifikationen durchlaufen, die auf Empfehlungen verschiedener Gruppen aus der ganzen Welt zurückgingen. Denjenigen unter uns, die sich an Bowens acht Konzepten orientieren, gelten sie als Schlüsselinstrument für die Abbildung der Faktoren, die Bowens systemischem Konzept der „Differenzierung des Selbst" zuzuordnen sind. Gearbeitet wird derzeit noch an der Einbeziehung von Bowens Konzept der gesellschaftlichen Prozesse, den von Elaine Pinderhughes (Pinderhughes et al., 2017) und anderen ausführlich erforschten „emotionalen Prozessen in der Gesellschaft", die sich mit dem „emotionalen Prozess in Familiensystemen" so oft überschneiden.

Auch das in dieser vierten Ausgabe unseres Buches verwendete Format verstehen wir weiterhin als im Werden begriffen. Wir sind uns bewusst, dass wir bis zu dem Zeitpunkt, an dem jeder, der Genogramme nutzt, weiß, wofür die Symbole stehen und nach welchen Regeln sie in einem Genogramm angeordnet werden, nicht von einer gemeinsamen Sprache ausgehen können. Auch wenn wir andere stets dazu ermuntert haben, Genogramme je nach Spezialgebiet und Forschungsbereich um eigene, spezielle Codes zu erweitern, wird es eine allgemeine Verständigung darüber geben müssen, was ein Genogramm zeigen soll, um für die Fachwelt von echtem Nutzen zu sein.

Der immer vielfältigere Einsatz von Genogrammen wird natürlich weitere Veränderungen notwendig machen und wir hoffen, dass wir alle dabei unsere Kompetenzen erweitern und gleichzeitig – um mit Bateson (1979, S. 32) zu sprechen – erkennen werden: „Landkarten sind etwas ganz anderes als das echte Territorium." Trotzdem können uns Karten Orientierung geben und uns helfen, besser zu verstehen, wo wir sind, wo wir waren und wohin wir uns bewegen.

Zum Beispiel haben wir mit Computern bessere Möglichkeiten, Symbole für Namen, Daten, Orte, Berufe, Krankheiten und so weiter zu standardisieren und mit Farbcodes zu versehen, was vielen Therapeuten über Jahre ein Anliegen war (Bradt, 1980; Jordan, 2004; Lewis, 1989). Wir werden auch Wege finden, dreidimensionale Karten zu kreieren, die es uns erlauben, uns in die Daten einer Indexperson hinein- oder hinauszuzoomen, um wahlweise einzelne Details oder größere Zusammenhänge in den Fokus zu stellen oder Einzelpersonen und Familien über Zeit und Raum langfristig zu verfolgen.

Vielfältige Anwendungsmöglichkeiten für Genogramme

2006 berichtete die *New York Times* über die Salzburger Festspiele, „aus Mitleid mit den armen Opernbesuchern, die das sonst alles ganz allein hätten herausbekommen müssen“, hätte man dem Publikum eine Art Genogramm an die Hand gegeben, um die komplizierten Familienverhältnisse in einer Mozartoper zu erklären. „Das Ganze bewegte sich irgendwo zwischen einer Kinderzeichnung und dem Diagramm eines Moleküls, in dem die verschiedenen Liebesaffären und Schicksalsschläge mit Herzen, Pfeilen und kurzen verbalen Erklärungen gekennzeichnet waren“ (Oestreich, 2006). Hätte man dort doch bloß mehr über Genogramme gewusst!

Eine Kollegin, Deborah Schroder (2015), setzt in der Familientherapie auf den kreativen Einsatz künstlerischer Genogramme, und wir selbst entwickelten gemeinsam mit unserer Kollegin Eliana Gil die in Kapitel 11 dieses Buches beschriebenen Familienspielgenogramme.

Und wenn Sie bei Google nach „Star Wars Stammbaum“ oder „Star Wars Genogramme“ suchen, werden Sie sehen, dass es eine ganze Reihe von Versuchen gibt, die Familie Skywalker mithilfe entsprechender grafischer Darstellungen zu erklären. Arturo Alvarado von www.genopro.com hat sogar ein schönes, kurzes Video gedreht, um anhand der Star-Wars-Familie klarzumachen, worum es bei Genogrammen geht. Das Video ist auch bei YouTube zu sehen (https://www.youtube.com/watch?v=MuXvG9tbUMs, schriftliche Erklärungen unter https://www.genopro.com/genogram/examples/).

Zunehmend werden wir und unsere Kollegen auch gebeten, Genogramme zu mehrjährigen Fernsehserien mit komplizierten Familienbeziehungen – wie *Last Tango in Halifax, Downton Abbey, Doc Martin, Game of Thrones* oder *This is Us* („Das ist Leben“) – zu zeichnen, um Neulingen im Publikum den Einstieg zu erleichtern. So haben wir zum Beispiel das Genogramm für die vier Generationen umfassende Familie Pearson aus *This Is Us* („Das ist Leben“) erstellt (**Abbildung 1-3: Familie Pearson aus *This Is Us* – „Das ist Leben“**) erstellt. Auf den ersten Blick macht es klar, was Genogramme so praktisch macht. Jeder Versuch einer verbalen Erklärung dieser Familienbeziehungen würde schnell zu kompliziert, um sie korrekt wiederzugeben oder gar im Gedächtnis zu behalten.

Die Geschichte beginnt mit einer weißen Familie, die Drillinge bekommt. Wer die Symbole versteht, sieht gleich, dass einer der Drillinge bei der Geburt gestorben ist. Ein am selben Tag geborenes und von seinen Eltern ausgesetztes afroamerikanisches Baby wurde von der Familie adoptiert. Die Serie springt zwischen verschiedenen Zeitebenen hin und her und zeigt die eng miteinander verwobenen familiären Beziehungen. Die im Genogramm sichtbaren Details machen es sehr viel einfacher, die Beziehungen über längere Zeiträume zu verfolgen. Wenig überraschend ist eine gewisse Verschmelzung zwischen den beiden überlebenden Drillingen, Kevin und Kate, die oft die Gedanken des anderen lesen zu können scheinen und eine starke nonverbale Verbindung haben, die für andere Menschen ein Mysterium bleibt. Zwischen Kevin und Randall dagegen gab es immer einen gewissen Grad an Konkurrenz, zumal sie sich als Kinder ein Zimmer teilen mussten, miteinander im Sport und in der Schule wetteiferten und mit rassistischer Diskriminierung höchst unterschiedliche Erfahrungen machten. Alle Beziehungen sind zutiefst von vorausgehenden familiären Erfahrungen geprägt, zum Beispiel von dem Geheimnis, dass die Adoptivmutter Kontakt zu dem leiblichen Vater des Adoptivsohns hatte, ohne ihm dies jemals zu erzählen.

Dank des sich erstaunlich schnell entwickelnden, neuen Fachgebiets der genetischen Genealogie haben wir alle auf eine Art und Weise, die bisher kaum jemand für möglich hielt, plötzlich Zugang zu unserer genetischen Geschichte. Schon der Titel von Adam Rutherfords Buch zu dem Thema, *A*

Abbildung 1-3: Familie Pearson aus der Fernsehserie *This is Us* („Das ist Leben“) – einige Familiengeheimnisse und Beziehungen

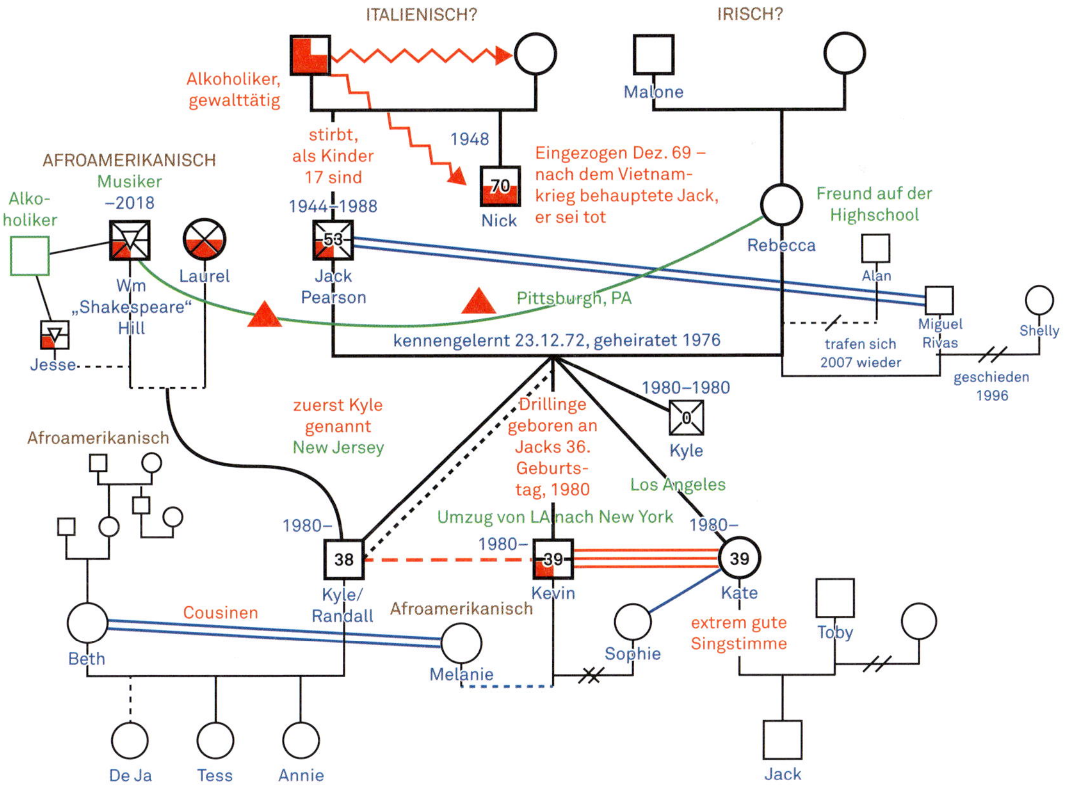

Brief History of Everyone Who Ever Lived („Eine Kurze Geschichte von jedem, der jemals gelebt hat (2017), lässt erahnen, dass wir alle über unsere systemischen Verbindungen untereinander ungeheuer viel zu lernen haben. Dabei stehen wir erst ganz am Anfang neuer Möglichkeiten des Lernens über unser familiäres und kulturelles Erbe – von unserer fernen Verbindung zu Dschingis Khan oder Marie Antoinette bis zu den näheren Realitäten eines kulturellen und ethnischen Erbes, das von der familiären Legendenbildung tief verschüttet sein kann (Jacobs 2017; Harmon, 2006; Shapiro, 2019; siehe auch z. B. https://thegeneticgenealogist.com). Viele von uns haben ihre Genogramme mithilfe von DNA-Proben erweitert und dadurch auf der ganzen Welt neue Familienmitglieder hinzugewonnen. Unseren Familienstammbaum mithilfe von Computern zu zeichnen wird uns helfen, die komplexen Sachverhalte, die sich uns darüber neu erschließen, ebenfalls mit einzuarbeiten. Mag sein, dass dabei manche Geheimnisse enthüllt werden und wir feststellen müssen, dass unsere Eltern oder Geschwister nicht die sind, für die wir sie gehalten haben.

Darstellung größerer gesellschaftlicher Muster

In den letzten Jahren konzentrierte sich ein Großteil der Literatur über Genogramme darauf, sie so zu erweitern, dass sie einen größeren Kontext erfassen können, wobei die grafische Übersichtlichkeit dieser erweiterten Genogramme im Allgemeinen zu wünschen übriglässt. Es ist jedoch möglich, in einem Genogramm die Ressourcen und Institutionen abzubilden, zu denen Zugang bzw. mangelnder Zugang besteht (**Abbildung 1-4: Genogramm mit gesellschaftlichem Kontext**). Gleich ein ganzes Buch wurde über „Community-Genogramme" geschrieben, deren grafische Darstellung allerdings nicht an das klassische Genogramm erinnern und auch vom Prinzip des drei Generationen umfassenden Stammbaums abweichen (Rigazio-DiGilio et al., 2005).

Erweiterte Genogramme wiederzugeben ist schwierig, weil multiple Dimensionen sich grafisch nicht immer klar darstellen lassen. Einmal wieder zeigt sich das uralte Problem, dass ohne ausgefeilte Computergrafik eine Abwägung zwischen der Menge der abbildbaren Informationen und der Klarheit der Darstellung nötig wird. Rigazio-Digilio und ihr Team (2005) machten Vorschläge für die Darstellung größerer, temporärer und kontextueller Gemeinschaften. Ihre an Eco-Maps erinnernde Darstellungen bilden in einem Kugelgitter Ereignisse und Situationen ab, die die Erfahrungen einer Person über längere Zeiträume geprägt haben. Das sind keine Genogramme im eigentlichen Sinne, da der Familienstammbaum keine zentrale Rolle spielt; vielmehr versuchen sie, Aspekte des Kontexts, in dem Menschen leben, sichtbar zu machen. Wir freuen uns auf die Weiterentwicklung umfassender Genogrammen, die helfen, übergeordnete kulturelle Faktoren ebenso zu erfassen wie ganz konkrete familiäre Zusammenhänge.

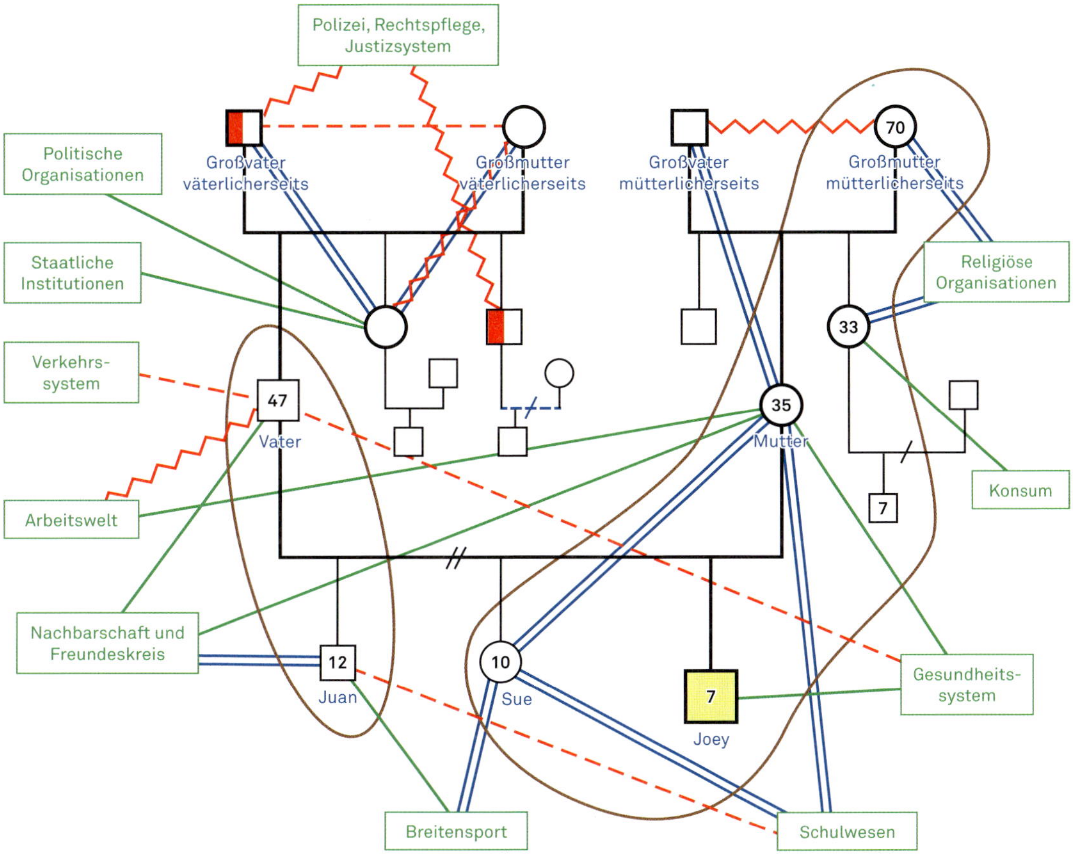

Abbildung 1-4: Genogramm mit gesellschaftlichem Kontext

Viel diskutiert wird auch das „kulturelle Genogramm", das sich speziell auf die kulturellen Aspekte der Geschichte einer Familie konzentriert, sowie religiöse oder spirituelle Genogramme, die darstellen, wie Religion und Spiritualität sich durch die Generationen von Familien ziehen. Ein wachsendes Bewusstsein für die grundlegenden Auswirkungen von Rassismus, Sexismus und ökonomischer oder sozialer Unterdrückung von Einzelpersonen und Familien führt zum Glück zunehmend zu Diskussionen darüber, wie Genogramme uns helfen können, den traumatischen Auswirkungen sozialer Ungerechtigkeit zu begegnen (Goodman, 2013; Hardy & Laszloffy, 1995).

Vielfach wurde versucht, Genogramme so zu erweitern, dass sie größere soziale Strukturen berücksichtigen und so das Verständnis bestimmter Muster erleichtern können. Scharwiess (1994) nutzte ein Genogramm, um die mehrere Generationen und Kontinente bis nach Russland und in die USA reichenden Stief- und Halbgeschwisterbeziehungen einer Familie während der Teilung und späteren Wiedervereinigung Ost- und Westdeutschlands zu illustrieren.

Ein Thema, das wir im Zuge der Globalisierung unserer Gesellschaft vertiefen müssen, ist die Berücksichtigung kulturell sehr unterschiedlich geprägter Familienmuster. In manchen Ländern werden Frauen seit Jahrhunderten dazu erzogen, mit der Heirat ihre Herkunftsfamilie zu verlassen und in die Familie des Mannes überzuwechseln. In anderen, vor allem westlichen Ländern wie den USA sehen wir immer häufiger eine Entfremdung zwischen Familienmitgliedern, was zu Problemen führt, die wir dann wiederum in unseren Therapien aufzuarbeiten haben. Unser Verständnis davon, familiäre Muster in verschiedenen kulturellen Kontexten abzubilden, muss die Tatsache mit einbeziehen, dass Eheschließungen, Schwiegerfamilien, ältere Menschen und die Rangfolge der Geschwister in verschiedenen Kulturen eine sehr unterschiedliche Bedeutung annehmen können und dass diese kulturellen Unterschiede in den Fokus unserer Diskussion gehören.

Genogramme in Medizin und Pflege

Genogramme gelten als probates Mittel, ärztliche, pflegerische und andere Fachkräfte im Gesundheitssystem für die relevanten psychosozialen Probleme ihrer Patienten zu sensibilisieren, deren Evaluation, Diagnose und Versorgung zu verbessern, vor allem in kritischen Zeiten (wie zur Zeit der Diagnose einer schweren Krankheit) einen willkommenen Rahmen für die Diagnose und zwischenmenschlichen Interaktion zu schaffen, Problemen vorzubeugen oder familientherapeutische Interventionen zu initiieren (Alexander & Clark, 1998; Baird & Grant, 1998; Bannerman, 1986; Campbell et al., 2002; Christie-Seely, 1986; Crouch & Davis, 1987; Dumas et al., 1995; Garrett et al., 1987; Like et al., 1988; Mullins & Christie-Seely, 1984; Olsen et al., 2004; Shellenberger et al., 1988; Sproul & Gallagher, 1982; Troncale, 1983; Wright & Leahy, 1999, 2013; Zide & Gray, 2000).

Die Forschung hat gezeigt, dass die Familie einen wichtigen Einfluss auf Gesundheit und Krankheit hat und dass eheliche und familiäre Beziehungen eine ebenso große Bedeutung für Krankheitsverläufe besitzen wie biologische Faktoren (Rolland, 1994, 2018; Campbell et al., 2002; Siegel, 2015, 2016). Der Wert familiärer Daten bei der Einschätzung von Risiken für häufige Krankheiten wird zunehmend anerkannt (Wattendorf & Hadley, 2005). Das Humangenomprojekt und die damit verbundene Erkennung erblicher Ursachen vieler Erkrankungen sowie die Einführung nationaler Leitlinien für die klinische Praxis basierend auf der systemischen Auswertung präventiver Interventionen machen die Notwendigkeit des Einbeziehens solcher Daten umso deutlicher (Wattendorf & Hadley, 2005). Weil Genogramme Informationen über die Familiendemografie sowie die Geschichten schwerer Erkrankungen, Beziehungen und genetischer Risiken in übersichtlicher Form platzsparend versammeln, sind sie wesentliche Komponenten der medizinischen und pflegerischen Evaluation (Campbell et al., 2002; Rolland, 1994, 2018).

Es war die Familienmedizin, in deren Rahmen der Einsatz von Genogrammen zuerst entwickelt wurde, um die Krankengeschichten von Familien effizient und zuverlässig erfassen zu können. Vertreter der Familienmedizin waren es auch, die als Erste eine Standardisierung der Symbole vorschlugen (Jolly et al., 1980). In der Medizin gab es zahlreiche Bemühungen, das Genogramm als grundlegendes Diagnoseinstrument zu etablieren. Scherger (2005) schrieb über die Notwendigkeit, eine wirklich familienorientierte Versorgung anzubieten, und die ausdrückliche Berücksichtigung von Genogramminformationen könne dazu seiner Meinung nach einen wichtigen Beitrag leisten. Er stritt engagiert für den Einsatz neuer Informationstechnologien, da ein betont kontextueller Ansatz die einzige ernsthafte Möglichkeit biete, Familien in unserer heutigen Gesellschaft eine angemessene Betreuung zukommen zu lassen. Zuerst müssten wir jedoch die nötige Technologie entwickeln, um systematisch auf Familien zugehen zu können, und Ärzte fortbilden, diese Technologie einzusetzen, wenn sie nicht in dem von der Versicherungsindustrie angezettelten Papierkrieg zerrieben werden sollen.

In einem inzwischen als Klassiker geltenden Artikel im *Journal of the American Medical Association* schrieben Rainsford und Schuman (1981) über die Bedeutung von Genogrammen und Familienchronologien für das Aufspüren komplexer, von Stress geprägter Krankheitsfälle, die vom Gesundheitssystem meist die größte Aufmerksamkeit fordern. Angesichts solcher Fälle erscheint es äußerst sinnvoll, eine Grundlage dafür zu schaffen, die für die betroffenen Familien relevanten Muster der Stressbewältigung sowohl für die einzelnen Mitglieder als auch für die gesamte Familie nachvollziehbar zu machen, zumal sie für alle der genannten öffentlichen Systeme eine enorme Belastung darstellen können. Rainsford und Schuman dokumentierten die von Stress geprägten Ereignisse und medizinischen Interventionen in der besagten Familie über einen Zeitraum von sieben Jahren und zeigten dabei, wie wichtig es ist, ein langfristiges Bild von der Entwicklung aller Familienmitglieder zu gewinnen, um einen bestimmten Arztbesuch eines dieser Mitglieder richtig zu verstehen. Genogramme geben die Möglichkeit, Arztbesuche zu anderen familiären Stressfaktoren in Beziehung zu setzen, und zwar nicht nur im Hinblick auf eine Person, sondern auch im Hinblick auf alle anderen Familienmitglieder. Würde man eine solche Übersicht in jede Diagnose einschließen, wäre es sehr viel einfacher zu sehen, wann zusätzliche Ressourcen notwendig würden, um dauerhaften Folgen ernsthafter Dysfunktion vorzubeugen, besonders bei Familien mit einer Vielzahl von Problemen.

Michael Crouch (siehe Kapitel 10) gehörte sicher zu den einflussreichsten Förderern von Genogrammen, schrieb aber auch als einer der Ersten darüber, wie wichtig es sein kann, mit dem eigenen Genogramm zu arbeiten, um die berufliche Entwicklung voranzubringen – ein Ansatz, der viele Jahre lang von Bowen und seinen Anhängern vertreten wurde. Crouch konstruierte sogar ein Genogramm für die Fachbereiche Familien- und Allgemeinmedizin (siehe Abbildung 10-6: Genogramm der Familien- und Allgemeinmedizin, Seite 334) und demonstrierte damit das Potenzial von Genogrammen, auch andere Systeme als Familien abzubilden. Susan McDaniel von der University of Rochester Medical School lässt all ihre Assistenzärzte ein eigenes

Genogramm zeichnen und über den Umgang ihrer Herkunftsfamilie mit Problemen und Krankheit reflektieren, ehe sie wegen eines Falles um Konsultation ersuchen. In einem bemerkenswerten Text beschreiben sie und ihr Team sowohl ihre eigenen Familien und deren Umgang mit Krankheit als auch die gemeinsame Arbeit an einem Krankheitsfall (McDaniel et al., 1993).

Das Genogramm der Familientherapie

In Anerkennung der Tatsache, dass wir uns selbst als Teil eines historischen und kulturellen Kontexts begreifen müssen, wenn wir herausfinden wollen, wohin wir in Zukunft gehen können, möchten wir den wertvollen Einsichten von Michael Crouch folgen und zwei „Genogramme" vorstellen, die sich mit der Geschichte der Familientherapie in den USA beschäftigen. Immerhin gibt es „Vorfahren" aus mindestens vier verschiedenen „kulturellen" Gruppen, die zu unserer familientherapeutischen Praxis bis heute beitragen.

Die erste Gruppe erwuchs mit einem großen Energieschub in den 1960er- bis 1980er-Jahren aus einer Partnerschaft aus einigen Vertretern von Psychiatrie und Sozialer Arbeit, die von der Idee begeistert waren, in die Lösung der Probleme eines Familienmitglieds die gesamte Familie einzubeziehen. Soziale Arbeit hat ein geringeres Prestige, versucht aber schon seit langem, soziale Probleme systemisch zu begreifen und anzugehen. Befeuert wurden die Bemühungen beider Gruppen durch die Deinstitutionalisierung von Psychiatriepatienten, die vorher (d.h. vor der Möglichkeit der medikamentösen Behandlung) häufig den größten Teil ihres Erwachsenenlebens in psychiatrischen Einrichtungen verbracht hatten.

In den Jahrzehnten nach dem Zweiten Weltkrieg entwickelten diese Psychiater ein Interesse an systemischer Theorie und begannen mehr und mehr, die Probleme einer Person im gesamten familiären Kontext zu betrachten. Dies stand im Gegensatz zum Freud'schen psychoanalytischen Fokus auf den intrapsychischen Prozessen des Individuums, der in dem Fachbereich zur dominanten Ideologie geworden war. Verschiedene Fachleute, die in der Psychiatrie in gewisser Weise Außenseiter waren (die wiederum als am wenigsten prestigeträchtiges Fachgebiet der Medizin galt), ließen sich von der allgemeinen Systemtheorie inspirieren und arbeiteten zunehmend mit Vertretern der Sozialen Arbeit, Anthropologie, Soziologie und anderen zusammen.

Ein weiterer Schub ergab sich 1963 aus dem *Community Mental Health Center Act*. Eine starke Fürsprecherin hatte das Gesetz in Eunice Kennedy Shriver, einer Soziologin, die viele Jahre lang Soziale Arbeit geleistet hatte. Inspiriert hatten sie dazu vor allem auch die psychischen Probleme ihrer Schwester Rosemary. Sie überzeugte ihren Bruder John F. Kennedy, das neue Gesetz zu unterschreiben, und zwar noch in der Woche, ehe er ermordet wurde. (Das Genogramm der Familie Kennedy werden wir an späterer Stelle in diesem Buch besprechen.) Der *Community Mental Health Center Act* sollte den Bedarfen jener Menschen dienen, deren psychotherapeutische Betreuung im herrschenden Gesundheitssystem so lange ignoriert worden war. Das Einbeziehen der Familie und des sozialen Umfelds gehörte zu den herausragenden Merkmalen des neuen Gesetzes.

Meine eigene Geschichte (M. M.) in der Familientherapie begann 1966 an einem neu eröffneten Community Mental Health Center in Connecticut. Klinische Sozialarbeiter waren in den 1960er-Jahren maßgebend in der primären Versorgung psychisch kranker Menschen und allein aus diesem Grund schon natürliche Verbündete der Psychiatrie. Die dynamischste Entwicklung erlebte die systemische Theorie und Praxis in den USA dann in den späten 1960er- und den 1970er-Jahren (siehe **Abbildung 1-5: Genogramm der Familientherapie**).

Zu den ersten systemischen Zentren gehörte das Mental Research Institute (MRI) in Palo Alto (Kalifornien), das sich aus einem früheren Projekt des Anthropologen und Kybernetikers Gregory Bateson entwickelt hatte. Batesons systemische Ideen hatten grundlegende Auswirkungen auf das Fachgebiet, und das MRI zog einige sehr kreative Männer an, darunter Don Jackson, Jay Haley, Paul Watzlawick, John Weakland und Carlos Sluzki. Frauen gab es nur wenige, unter ihnen jedoch als wichtige Schlüsselfigur die Sozialarbeiterin Virginia Satir, die 1955 das allererste familientherapeutische Trainingsprogramm initiierte (Luepnitz, 1989) und 1959 zur wichtigsten Ausbilderin des MRI wurde. Im Rückblick auf die „Vorfahren" des Fachbereichs wurde Harry Stack Sullivan das Verdienst zugesprochen, mit seiner „Interpersonalen Psychiatrie" auf das systemische Denken Einfluss genommen zu haben. Eine entscheidende Wirkung auf Sullivans Denken hatte nach dessen eigenen Worten jedoch wiederum das Werk von Jane Addams, einer Begründerin des Fachgebiets der Sozialen Arbeit. Ihre Rolle wird in der offiziellen Geschichtsschreibung häufig ignoriert – einer der Gründe, warum es uns so wichtig war, unser Genogramm zu erstellen.

Das MRI entwickelte bald eine Zusammenarbeit mit dem New York Family Institute, das später zum Ackerman Family Institute wurde, geleitet von Nathan Ackerman und mehreren anderen, darunter Kitty la Perriere und Don Block. Gemeinsam begründeten die beiden Organisationen eine Zeitschrift für systemische Familientherapie, *Family Process*, bis heute eine führende Fachzeitschrift auf systemischem Gebiet.

Die ersten führenden Familientherapeuten waren größtenteils Psychiater: Murray Bowen, Carl Whitaker, Ivan Boszormenyi-Nagy, Salvador Minuchin, Dick Auserswald und viele andere, die sich vom systemischen Denken angezogen fühlten. Viele der frühen Innovationen gehen aber auch zurück auf klinische Sozialarbeiter (darunter Virginia Satir, Peggy Papp, Betty Carter, Olga Silverstein, Marianne Walters, Froma Walsh, Carol Anderson, Harry Aponte und Braulio Montalvo) sowie einige Psychologen (darunter La Perriere, Jim Framo und Carolyn Attneave).

Interessanterweise wurden Suchtprobleme damals nicht in der Rubrik psychischer Gesundheitsprobleme geführt und diese Trennung setzt sich bis heute fort. Größtenteils hat die Suchttherapie sich von Interventionen bei

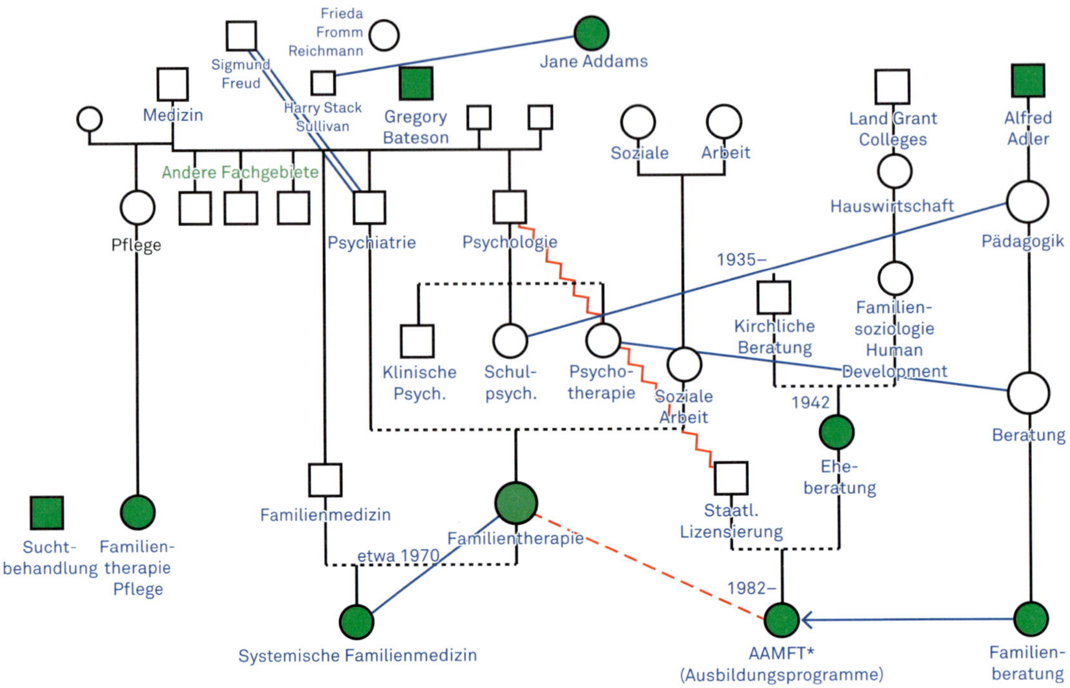

(*American Association for Marriage and Family Therapy)

Abbildung 1-5: Genogramm der Familientherapie (1960er- bis 1980er-Jahre)

anderen psychischen Problemen getrennt entwickelt, auch wenn es sinnvoll wäre, alle psychischen Probleme, die Menschen (und mit ihnen ihre Familien) betreffen können, aus einer ähnlichen, systemischen Perspektive zu denken.

Der zweite „kulturelle" Strang der heutigen Familientherapie hat seine Wurzeln in den 1862 gegründeten Land Grant Colleges, die Frauen erstmals eine Collegeausbildung ermöglichten. Ausgehend von dem dort ebenfalls vertretenen Fachbereich einer über den Wirkungskreis in Ehe und Familie weit hinausweisenden Hauswirtschaft entstand über einen entwicklungstheoretischen Ansatz schließlich der neue Schwerpunkt der Beratung. Ein Treffen von Vertretern der säkularen und der kirchlichen Beratung, wie sie insbesondere im Süden der USA verbreitet war, führte zur Verschmelzung beider Richtungen zu einer gemeinsamen Organisation, zuerst als *Association for Marriage Counseling*, dann als *Association for Marriage and Family Counseling* und schließlich als *American Association for Marriage und Family Therapy (AAMFT)*.

Eine dritte „kulturelle" Gruppe, die ein Interesse an Familien und der Familientherapie entwickelten, waren Berater, die größtenteils die pädagogischen Abteilungen der Land Grant Colleges durchlaufen hatten. Während Freuds Einfluss am meisten in der Psychiatrie, Psychologie und ein wenig auch in der Sozialen Arbeit zu spüren war, wurde Alfred Adler, ein früherer psychiatrischer Kollege Freuds, wahrscheinlich der erste wirkliche Familientherapeut – jedenfalls war er der Erste, von dem wir wissen, dass er die ganze Familie einberief, um die Probleme eines einzelnen Familienmitglieds zu lösen. Er tat dies schon 1919, wobei sein Fokus in der Regel auf einem der Kinder der jeweiligen Familie lag.

Erst in letzter Zeit, 60 Jahre nach der Entwicklung der systemischen Theorie und Praxis (und deren Unterminierung durch diverse Kräfte), scheint es ein Zusammenkommen der Familientherapie in ihrer ursprünglichen Form mit Beratungsrichtungen aller Art zu geben, darunter die psychologische, schulische, berufliche, Ehe- und Paar-Beratung, seelsorgerische Beratung, Suchtberatung und so weiter.

Ein vierter Strang der Familientherapie entwickelte sich aus dem Fachbereich der Pflege mit Vertreterinnen wie Lorraine Wright und Maureen Leahey (2013); eine Weiterentwicklung in systemischer Theorie und Praxis scheint hier noch immer im Gange zu sein.

Veränderungen seit den 1990er-Jahren

Mächtige Kräfte im Zusammenwirken von „Managed Care" durch private *Health Maintenance Organizations (HMOs)*, Pharmaindustrie und Versicherungsindustrie haben die gesundheitliche Versorgung psychisch kranker Menschen in Nordamerika sowie die Bedingungen für psychologische Interventionen seit etwa 1989 in wesentlichen Punkten stark verändert. Die Familientherapie geriet gegenüber anderen, auf das Individuum fokussierten, vor allem verhaltenstherapeutisch orientierten und kurzen Interventionen immer mehr ins Hintertreffen. Gleichzeitig gibt es ein wachsendes Interesse an den Grenzbereichen der Psychologie und der Frage, inwieweit zum Beispiel körperliche Bewegung, Yoga, Kampfsport und Meditation zur psychischen ebenso wie zur physischen Gesundheit beitragen können.

Um die systemischen Veränderungen in unserem Fachgebiet seit etwa 1990 zu illustrieren, haben wir ein zweites Genogramm erstellt (**Abbildung 1-6: Genogramm der Familientherapie seit 1990**). Mit aufgenommen sind Kooperationen und problematische Beziehungen zu Versicherungskonzernen, Pharmaindustrie und HMOs, die die gesundheitliche Versorgung auch auf dem Gebiet der psychischen Gesundheit praktisch übernommen haben. Die Psychiatrie hat ihr „Kind" verstoßen, und die Familientherapie taugt höchstens noch als „Stieffrau" in arrangierten Zweckehen, wenn die drei großen Machtzentren sie gelegentlich doch noch einmal brauchen. Die Psychiatrie lässt die Familientherapie ebenso wie die systemische Theorie und Praxis insgesamt ins Leere laufen und hat praktisch alle Methoden der Intervention außer der medikamentösen Behandlung aufgegeben.

Die klinische Psychologie hat zwar innerhalb der *American Psychological Association (APA)* die Abteilung 43 mit der Bezeichnung *Society for Couple and Family Psychology* gegründet, um der Familienpsychologie wenigstens eine organisatorische Anbindung zu geben, hat diese jedoch nie als Spezialgebiet der Psychologie anerkannt und jede systemische Ausrichtung in den

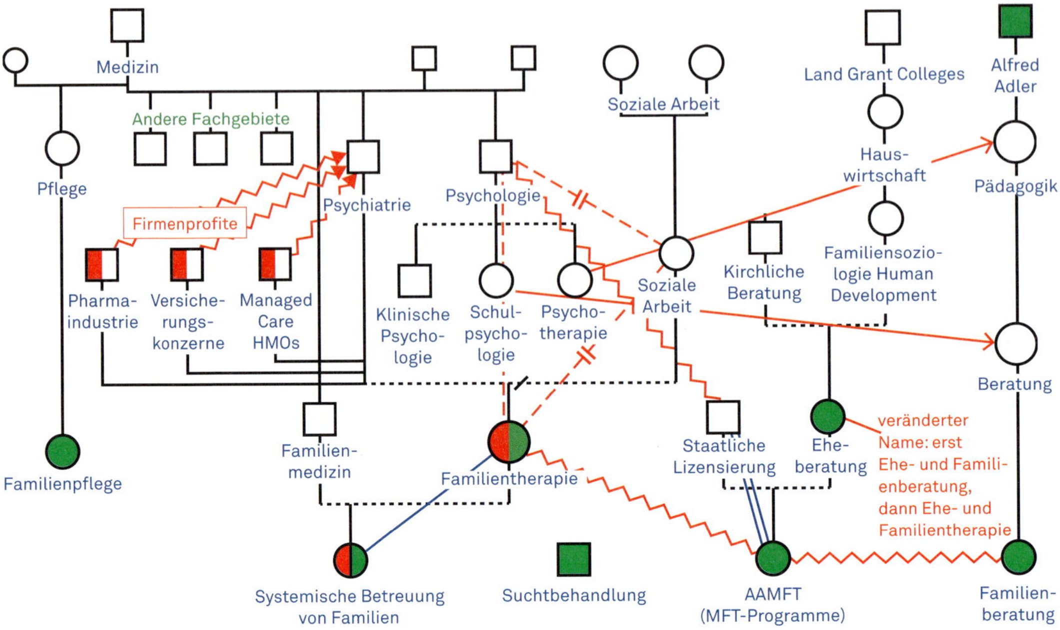

Abbildung 1-6: Genogramm der Familientherapie seit 1990

letzten Jahren in ihrer Bedeutung herabgesetzt. Auch die Soziale Arbeit, eigentlich die natürlichste „Heimat" für systemisches Denken und Handeln, hat die Familientherapie aufgegeben. Die Eheberatung wiederum scheint sich mit den lizenzgebenden Behörden „verschwägert" zu haben und ist zu einer „staatlich lizensierten" Familientherapie geworden, ohne an der systemischen Theorie und Praxis festzuhalten.

Unser vorläufiger Versuch, die Entwicklung der Familientherapie in Form eines Genogramms aufzuzeichnen, gibt natürlich nur eine ganz bestimmte Sicht auf die Komplexität der Geschichte unseres Fachgebiets wieder – so wie jedes Genogramm immer nur einen vorläufigen Blick auf die Komplexität der Entwicklung einer Familie oder eines anderen Systems darstellt. Ein Genogramm kann nie die volle Komplexität innerer Prozesse wiedergeben. Dennoch kann es hoffentlich deutlich machen, wie wichtig und hilfreich es sein kann, Genogramme einzusetzen, um die eigene Geschichte klarer zu sehen und unser kontextuelles Verständnis von Familien, Organisationen und sozialen Bewegungen aus systemischer Perspektive ständig zu erweitern.

Einsatz von Genogrammen in Forschung und Praxis

Obgleich das Genogramm fast so alt ist wie die Fachgebiete der Familientherapie, Familienmedizin und Familienpflege, wird sein enormes Potenzial als Forschungsinstrument nur schleppend wahrgenommen. Dies ist erstaunlich, denkt man nur an die Fähigkeit von Genogrammen, eine breite Vielfalt familiärer Informationen festzuhalten und die persönliche Geschichte und das Umfeld von Patienten übersichtlich und jederzeit abrufbar zu dokumentieren.

In der klinischen Praxis helfen Genogramme dabei, den systemischen Blick einzunehmen und die Probleme eines jeden Menschen im Kontext zu begreifen. Viele Publikationen haben deutlich gemacht, dass sich das Genogramm rund um den Erdball als weitverbreitetes und effektives klinisches Instrument bewährt.

Bowens Systemisches Coaching

Das erste Einsatzgebiet von Genogrammen war das von Murray Bowen entwickelte Systemische Coaching, wie eine reichhaltige Literatur dokumentiert (Bowen, 1978; Carter, 1991; Carter & McGoldrick, 1976; Colon, 1973, 2005, 2019; Crouch, 1985; Friedman, 1971, 1987; Guerin & Fogarty, 1972; Hall, 1987; McGoldrick, 2004a, 2004b, 2011, 2016, 2019; McGoldrick & Carter, 2001; Pinderhughes, 2019; Titelman, 1998, 2003, 2007, 2015; Lerner, 1984, 1990, 1994, 1997).

In der Folge hat sich die klinische Anwendung von Genogrammen erweitert; die therapeutische Wirkung der gemeinsamen Arbeit mit den Klienten an ihren Genogrammen wird in der Literatur immer wieder bestätigt. Sie gibt ihnen das Gefühl, gehört werden, gibt ihnen die Chance, Neues über ihre familiäre Prozesse zu entdecken, und bewährt sich auch in der Ausbildung zur Ehe- und Familientherapie (Dunn & Levitt, 2000).

Mittlerweile sind viele verschiedene Variationen vorgeschlagen worden, zum Beispiel Genogramme zum „Family Sculpting“ (Banmen, 2002; Papp et al., 1973; Satir & Baldwin, 1983), kulturelle Genogramme (Congress, 1994; Hardy & Laszloffy, 1995), „Gendergramme“ (White & Tyson-Rawson, 1995), sexuelle Genogramme (Hof & Berman, 1986), Genogramme im Familienspiel (siehe Kapitel 11) sowie Genogramme zu verschiedenen Lebenssituationen. Wir erwähnen hier nur einige dieser Vorschläge, um unseren Lesern einen Eindruck vom reichen klinischen Potenzial von Genogrammen zu geben.

Spirituelle und religiöse Genogramme

Eine ganze Reihe von Autoren ging den Möglichkeiten spiritueller und religiöser Genogramme nach (Dunn & Dawes, 1999; Frame, 2000a, 2000b, 2001; Hodge, 2001a, 2005a, 2005b; Willow et al., 2011).

Genogramme in der Ausbildung und Berufsberatung

Viele beschrieben den Wert von Genogrammen für die Berufsberatung (Brott, 2001; Daughhetee, 2001; Gibson, 2005; Granello et al., 2000; Magnuson, 2000; Malott & Magnuson, 2004; Moon et al., 1993; Okiishi,

1987). Auch als Basis für den Unterricht erwachsener Analphabeten sind Genogramme schon genutzt worden. Das Genogramminterview diente dabei als Ausgangspunkt für das Niederschreiben der eigenen Geschichte, die zu lesen es anschließend zu üben galt (Darkenwald & Silvestri, 1992). Andere setzten beruflich orientierte Genogramme ein, um Karriereentscheidungen zu optimieren (Gibson, 2005; Moon et al., 1993).

Genogramme in verschiedenen Lebensphasen

Auch die Nützlichkeit von Genogrammen bei der Arbeit mit Menschen in verschiedenen Lebensphasen wurde mehrfach beschrieben, so zum Beispiel mit Kindern (Fink et al., 1993), mit Paaren vor der Heirat (Shellenberger et al., 1989), in anderen Paar- und Familiensituationen (Foster et al., 2002) sowie mit älteren Menschen (Bannerman, 1986; Erlanger, 1990; Golden & Mohr, 2000; Gwyther, 1986; Ingersoll-Dayton & Arndt, 1990; Shellenberger et al., 1989; Shields et al., 1995).

Genogramme im Gesundheitswesen

Die umfassendste Diskussion dieses Themas findet sich in John Rollands Text aus dem Jahr 2018 mit dem Titel *Helping Couples and Families Navigate Illness and Disability*. Viele andere berichten ebenfalls positiv über die Einsatzmöglichkeiten von Genogrammen in der Gesundheitsversorgung. So schreiben zum Beispiel Ingersoll-Dayton und Arndt (1990) überzeugend über das Forschungspotenzial mithilfe von Genogrammen in der gerontologischen Sozialarbeit oder Altenpflege, vor allem im Umgang mit Pflegenden, die sich in ihrer Rolle überlastet fühlen. Hockley (2000) diskutiert Genogramme als Trostspender für Menschen in der Palliativ- oder Hospizpflege; andere betonen ihren Nutzen für die Erkennung kardiovaskulärer Risiken (Wimbush & Peters, 2000).

Olsen et al. (2004) setzen sich stark dafür ein, Genogramme, Eco-Maps und genetische Familienstammbäume zu kombinieren, um die gesundheitliche Diagnose in der Pflege zu verbessern. Während sich Stammbäume aus unserer Sicht leicht in Genogramme integrieren lassen und deshalb nicht als getrenntes Instrument angesehen werden sollten, macht eine solch umfassende Diagnose aus verschiedenen Gründen absolut Sinn. Olsen und ihr Team beschreiben ihre Einsatzmöglichkeiten wie folgt:

- bei der Benennung von Risikofaktoren
- bei der Aufklärung von Patienten sowie deren Angehörigen vor klinischen Entscheidungen über Pflegestrategien, zur psychosozialen Unterstützung und Aufklärung bei Kinderwunsch; zur Risikominimierung, Prävention, Umsetzung von Screening-Programmen, Diagnose, Überweisung und langfristigen Behandlung einer Erkrankung
- bei der Aufklärung vor Entscheidungen über anstehende Untersuchungen
- beim Erkennen erblicher Muster

- bei der Risikoeinschätzung für verschiedene Familienmitglieder
- bei der Bestimmung reproduktiver Optionen
- bei der Unterscheidung genetischer von anderen Risikofaktoren
- zur Herstellung eines Vertrauensverhältnisses mit Patienten
- bei der Unterweisung von Patienten sowie deren Angehörigen
- beim Aufspüren von Kommunikationsmustern und -barrieren
- beim Erkennen emotionaler Muster und Verhaltensmuster im generationenübergreifenden Kontext
- beim Erkennen wechselseitiger Abhängigkeiten, aber auch besonderer Nähe in Familien
- beim Erkennen von Gemeinsamkeiten und individuellen Charakterzügen bei Familienmitgliedern
- bei der Klärung von Optionen für Veränderungen in Familien (z.B. bei der Frage, wer in Zukunft mit wem in einem Haushalt zusammenleben soll)
- beim Vermeiden der Ausgrenzung eines Familienmitglieds als „Sündenbock"
- beim Gewinnen eines Überblicks über familiäre Bindungen innerhalb und außerhalb fester Familiengrenzen
- beim Aufspüren von Ressourcen, deren Muster und Zugänglichkeit sowie der Überlegung, welche zusätzlichen Ressourcen nötig sein könnten

Genogramme bei der Therapie mit Pflegekindern

Über dieses Thema haben wir und andere geschrieben; in Kapitel 11 dieses Buches haben wir zwei Fälle aufgenommen (Altshuler, 1999; Petry & McGoldrick, 2005).

Genogramme zum besseren Verständnis größerer Systeme

Rembel et al. (2007) unterstreichen den Wert von Genogrammen, Eco-Maps und Eco-Grammen bei der Darstellung größerer Systeme, die auf das Individuum und sein familiäres System einwirken (Brown, 2004; Franklin & Jordan, 1995; Gilbert & Franklin, 2003; Hodge, 2000, 2005b; Murray & Murray, 2004). Auch die komplexen Beziehungsstrukturen in Patchwork- und kulturell diversen Familien können Genogramme erhellen. Und sie können spezifische Interventionen wie das genogrammgestützte Familienspiel (siehe Kapitel 11) ermöglichen.

Genogramme zur besseren Genauigkeit klinischer Forschungsinformationen

Olsen et al. (2004) sprechen das wichtige Thema der Genauigkeit von Informationen an, die offenbar zunimmt, wenn ergänzend andere Familienmitglieder befragt und Daten aus den Krankenakten einbezogen werden.

Je häufiger sie im Laufe der Zeit aktualisiert und überprüft werden, desto genauer werden sie. Mithilfe eines Genogramm oder einer Eco-Map können auch über längere Zeit ständig neue Informationen aus den verschiedensten Quellen ergänzt werden, ohne dass man bei jeder Begegnung wieder von vorne anfangen muss.

Ethische und rechtliche Implikationen von Genogrammen

Das Sammeln und Aufzeichnen weitreichender Daten aus dem persönlichen Umfeld eines Patienten wirft natürlich Fragen der Vertraulichkeit und des Datenschutzes auf, die es sorgfältig zu prüfen gilt. Selbstverständlich sind alle Informationen über Verwandte und Familienmitglieder vertraulich zu behandeln und dürfen nur mit Zustimmung dieser Personen freigegeben werden. Gleichzeitig sollen Patienten ermutigt werden, genetische Informationen mit ihren Angehörigen zu besprechen, vor allem wenn die zukünftige Gesundheit dieser Angehörigen oder ihrer Kinder betroffen sein könnte. Zu entscheiden, wem was mitgeteilt werden soll, ist ein wichtiger Bestandteil des vertraulichen Gesprächs mit Patienten. Auch in der Forschung gilt es natürlich, Privatsphäre und Vertraulichkeit zu schützen. Anlass zur Sorge gibt die Möglichkeit, dass ein Krankenversicherungsschutz aufgrund genetischer Informationen verweigert werden könnte. In den USA schützt der *Health Insurance Portability & Accountability Act (HIPAA)* von 1996 (*Department of Health and Human Services*) die Rechte von Patienten; der *Genetic Information Nondiscrimination Act* von 2005 (S. 306, H.R. 1227) verbietet den Rückgriff auf genetische Informationen, um einen Versicherungsschutz zu verweigern oder zu beenden.

Modifikation von Genogrammformat und -funktion

Einige Kollegen schlagen Modifikationen des Genogrammformats vor, so zum Beispiel Friedman et al. (1988) das „Time-line"-Genogramm, Watts Jones (1998) das Genogramm der „funktionalen" Familie, Friesen and Manitt (1991) das „Bindungsdiagramm", Rogers und Holloway (1990) ein von den Betroffenen selbst zu erstellendes Genogramm sowie Burke und Faber (1997) ein „Genogrid" zur Darstellung der Netzwerke lesbischer Familien.

Andere versuchen, mithilfe von Genogrammen Systeme wie eine medizinische Praxis abzubilden (McIlvain et al., 1998), oder erweitern das Genogrammkonzept kreativ durch ein sogenanntes „Gendergramm", das Genderbeziehungen im Laufe eines Lebens dokumentiert (White & Tyson-Rawson, 1995).

Genogramme zu kulturellem Hintergrund und Migration

Genogramme werden auch genutzt, um Familiennarrative und kulturell geprägte Hintergründe aufzuzeichnen (Congress, 1994; Estrada & Haney, 1998; Hardy & Laszloffy, 1995; Keiley et al., 2002; Kelly, 1990; McCullough-

Chavis & Waites, 2004; McGill, 1992; Shellenberger et al., 2007; Sherman, 1990; Thomas, 1998). Makungu Akinyela (persönliche Mitteilung) verwendet Genogramme in einem Seminar am Fachbereich Afroamerika-Studien der Georgia State University in Atlanta. In diesem Seminar können die Studierenden ihre eigenen Familiengeschichten zurückverfolgen und sie in den Kontext der aktuellen Forschungsliteratur über Politik, Geschichte, Migration und kulturelle Entwicklung afroamerikanischer Familien stellen. Die Studierenden erkennen so die Verbindung zwischen der gelebten Erfahrung ihrer eigenen Familien und dem politischen, ökonomischen und sozialen Kontext, aus dem sie hervorgegangen sind. Yznaga (2008) beschreibt den Wert von Genogrammen für die Stärkung der interkulturellen Kompetenz mexikanischer Immigranten.

Der umfassendste Versuch der Erweiterung von Genogrammen um die multikontextuelle Perspektive ist Celia Falicovs *Multidimensional Ecosystemic Comparative Approach (MECA)*. Falicov erweitert die Darstellungsmöglichkeiten von Genogrammen durch das explizite Bemühen, den kulturellen Einflüssen in der klinischen Praxis und Ausbildung einen viel größeren Platz einzuräumen. Dazu gehören MECA-Karten und MECA-Genogramme, die vier Aspekte von Familien besonders betonen: ihren ökologischen Kontext, ihren Lebenszyklus, ihre innere Struktur und ihre ganz spezifische Geschichte von Migration und Akkulturation (2012, 2015). Mit einem wunderbaren Detailreichtum zeigt sie auf, wie multikontextuelle Dimensionen aufgenommen und die kulturellen Erfahrungen von Familien in ihren jeweiligen Lebenszyklen abgebildet werden können.

Genogramme in der Betreuung von Armeeangehörigen und ihrer Familien

Weiss et al. (2010) beschäftigen sich eingehend mit den spezifischen Bedarfen von Armeeangehörigen und ihren Familien, einschließlich besonderen Notationen, die für diese Arbeit relevant sein können.

Einsatz von Genogrammen in anderen therapeutischen Richtungen

Genogramme werden auch dazu genutzt, therapeutische Strategien wie das Neufassen und „Entgiften" von Familienvermächtnissen (Gewirtzman, 1988) zu unterstützen. In der lösungsorientierten Therapie (Kuehl, 1995; Zide & Gray, 2000) kommen sie ebenso zum Einsatz wie bei der Betreuung von Kindern, die in Pflegefamilien oder wechselnden Wohn- und Familienkonstellationen aufwachsen (Altshuler, 1999; Colon, 2019; McMillen & Groze, 1994). Wachtel (2016), die aus einer psychodynamischen Richtung kommt, nennt Genogramme „Fenster zur Psyche", deren Öffnung die Chance birgt, die Weltsicht von Klienten zu erweitern und bewusste wie unbewusste Gefühle leichter zugänglich zu machen. Ihrer Erfahrung nach geben Genogramme Gelegenheit, die schmerzlichsten, konfliktreichsten und mit den größten Verletzungen verbundenen Erfahrungen auf konstruktive Weise anzusprechen, sodass sie für Anregungen offen sind. Schutzenberger (1998) nutzt Variationen von Genogrammen in der generationsübergreifenden Psychotherapie, um in den Familienstammbäumen von Klienten verborgene Verbindungen aufzuspüren. Bill Nerin (1986, 1993), ein Schüler von Virginia Satir und Vertreter der Familienrekonstruktion, begreift Genogramme und Familienchronologien als Schlüsselkomponenten in Ausbildung und Therapie, um das Werden der eigenen Persönlichkeit nachvollziehbar zu machen.

Chrzastowski (2011) stößt eine wichtige Diskussion über den Einsatz von Genogrammen in der narrativen Therapie an. Sie sieht in Genogrammen (eventuell ergänzt durch Fotos von Familienmitgliedern) willkommene Mittel zu dem Zweck, Gespräche über Erinnerungen in Gang zu bringen, die Menschen mit gestörten, allzu nahen Bindungen helfen können, zu ihren emotionalen Reaktionen ein wenig Distanz zu gewinnen, oder – im Fall von emotional distanzierten Bindungsstilen – durch das Gespräch wieder an Gemeinsamkeiten anzuknüpfen. Genogramme bieten nach Chrzastowski eine einzigartige Möglichkeit, Familiengeschichten zu ergründen und neu zu erzählen.

Verarbeitung von Verlust und Trauma, Stärkung von Resilienz

In ihrem Buch *Strengthening Family Resilience* (2016a) leistet Froma Walsh einen wichtigen Beitrag zur Diskussion von „resilienzorientierten Familiengenogrammen", die „Beziehungslebenslinien" und positive Bindungen an Mitmenschen und das soziale Umfeld, aber auch an Haustiere in den Vordergrund stellen. Umgesetzt hat sie dies gemeinsam mit John Rolland in einem Projekt in Los Angeles, um der Gewalt in Gangs entgegenzuwirken. Ihr ausführlicher Anhang bietet Richtlinien für die Entwicklung resilienzorientierter Genogramme. Andere haben sich speziell auf den Einsatz von Genogrammen bei der Verarbeitung von Trauma und Verlust fokussiert (Goodman, 2013; Jordan, 2004, 2006; Kuhn, 1981; McGoldrick, 2004).

Einsatz von Genogrammen in der Ausbildung

Wie sinnvoll es sein kann, dass Lernende als Schlüsselelement ihrer klinischen Ausbildung ihre eigenen Genogramme analysieren, ist vielfach beschrieben worden (Carter & McGoldrick, 1976; Kağnıcı, 2011, 2014; Magnuson & Shaw, 2003; McGoldrick, 1982; Soh-Leong, 2008). Aten, Madson and Johnston Kruse (2008) entwickelten ein Schema für die Entwicklung eines Genogramms zu den Supervisionserfahrungen von Studierenden, um sich mit dem Wunsch, selbst Supervisorin oder Supervisor zu werden, noch bewusster auseinandersetzen zu können.

In die Zukunft gedacht

Computergestützte Genogramme werden es uns bald sehr viel leichter machen, Familiengeschichten zu verfolgen. Das Sammeln und das grafische Darstellen von Genogramminformationen im Rahmen einer Datenbank wird die Analyse spezifischer Muster erlauben. Genetische Phänomene, Krankheiten, Genderprobleme, Geschwisterreihen, emotionale Dreiecke, Verluste oder Traumata in früheren Generationen, Korrelationen zwischen verschiedenen Symptomkonstellationen etc. werden so noch leichter sichtbarer sein.

Mithilfe einer Chronologie werden wir die Ereignisse zu jedem gewählten Zeitpunkt, auch in der Lebenszeit früherer Generationen, in der Familiengeschichte darstellen können. Genealogische Software macht uns dies seit Jahrzehnten vor.

Speziell für die klinische Arbeit entwickelte neue Softwareprogramme werden die computeraffine Generation von Therapeuten ermutigen, Genogramme in ihre klinische Arbeit und in die Lehre zu integrieren. Was die Entdeckung des Forschungspotenzials von Genogrammen betrifft, stehen wir noch ganz am Anfang. Selbst die Standardisierung von Genogrammsymbolen und -notationen steckt noch in den Kinderschuhen. Wir hoffen, dass dieses Buch weitere Diskussionen darüber anfachen wird, wie sich die enorme Aussagekraft computergestützter Genogramme vielfältig einsetzen lässt. Mit einer angemessenen Verschlüsselung versehen, können sie Teile von Datenbanken werden, die zahllose Varianten wechselnder Darstellungen – inklusive deren Gegenüberstellung – ermöglichen, um zum Beispiel bestimmte Zeitpunkte, Kontexte oder Themen (wie Ausbildung, Gesundheit und Krankheit, emotionale Beziehungen etc.) in der Geschichte einer Familie auf einen Blick zu verdeutlichen. Unsere Fähigkeit, Muster zu analysieren und zu erforschen, wird dies enorm steigern, zumal alle Angaben im Laufe der Behandlung modifiziert und korrigiert werden können.

Die Möglichkeit, die grundlegenden demografischen, funktionalen und mit den innerfamiliären Beziehungen verbundenen Informationen in einem per Computerprogramm generierten Genogramm bei jedem Termin in der klinischen Praxis zu erweitern, wäre von unschätzbarem Wert für die Gesundheitsforschung. Zur Nutzung ihres Potenzials, tiefere Informationsschichten freizulegen, ließen sich solche Programme relativ einfach an spezifische Forschungszwecke anpassen. Zur Erhebung der Daten wären keine speziellen Forschungsformate erforderlich, stattdessen wäre sie Teil der täglichen klinischen Arbeit und im Bedarfsfall bloß um für die Forschung interessante Aspekte ergänzt.

Um diesen Zustand zu erreichen, werden jedoch mehrere Entwicklungen erforderlich sein:

- Computerisierung von Genogrammen als flexible Grafiken, gestützt auf eine direkt für die Forschung erschließbare und zu sofortigem Feedback

führende Datenlage, die zu erheben für alle Seiten, auch für die Patienten, nützlich ist
- Klärung aller relevanten Fragen zu Verschlüsselung und Datenschutz, damit die Vertraulichkeit der Krankenakten gewahrt bleibt
- extreme Bedienfreundlichkeit der Programme, sodass Kliniker sich ermuntert fühlen, neue Informationen und Updates sorgfältig einzupflegen
- Verbesserte Rückmeldung erzielter Forschungsergebnisse an die klinische Praxis, damit alle Beteiligten sehen, dass es sich lohnt, die erhobenen Daten gewissenhaft zu dokumentieren

Ein Vorbehalt

In diesem Buch werden, basierend auf den jeweiligen Genogrammen, Aussagen über bestimmte Familien getroffen. Wir möchten unsere Leser noch einmal daran erinnern, dass es sich bei all diesen Beobachtungen nur um vorläufige Hypothesen handelt. Prinzipiell trifft dies für alle Interpretationen von Genogrammen zu: Sie liefern Hinweise für die weitergehende Exploration. Die aufgrund eines Genogramms getroffenen Vermutungen sind keine Tatsachenfeststellungen, sondern immer nur Interpretationen. Genogramme sollten als Landkarten gesehen werden, die bestimmte Eigenheiten des Terrains sichtbar machen und uns auf diese Weise in dem komplexen Terrain des Familienlebens Orientierung geben.

Viele der in diesem Buch dargestellten Genogramme enthalten wesentlich mehr Informationen, als wir mit unserer Erörterung abdecken können. Mögen unsere Leser sie dazu nutzen, die eigenen Fähigkeiten bei der Anwendung und Interpretation von Genogrammen weiter zu vertiefen.

Selbstverständlich muss der Informationsgehalt eines Genogramms immer beschränkt bleiben, auch wenn Computer es uns erlauben werden, mehr Informationen zu sammeln, als wir mit einem Mal in einer Abbildung darstellen können. In der klinischen Praxis werden sehr viel mehr wichtige Informationen über die Lebensgeschichten von Klienten gesammelt, als je in einem einzelnen Genogramm zusammengefasst werden können. Bald jedoch werden wir in der Lage sein auszuwählen, welche Aspekte eines Genogramms wir zu einem bestimmten Zweck darstellen wollen, während die restlichen Fakten in einer Datenbank verbleiben, wo sie für eine spätere Verwendung jederzeit abgerufen werden können.

Die Genogramme berühmter Menschen wurden mithilfe öffentlich zugänglicher biografischer Angaben zusammengestellt und enthalten wahrscheinlich etliche Ungenauigkeiten. Aufgrund unserer jahrelangen Beschäftigung mit Genogrammen wissen wir nur allzu gut, wie schwierig es sein kann, zuverlässige Informationen zu bekommen. Aber wir hoffen auch, Sie werden unsere Faszination für den Reichtum all dieser verschiedenen Lebensgeschichten mit uns teilen. Für unsere Fehler entschuldigen wir uns im Voraus.

2 Genogramme erstellen

Informationen über eine Familie zu sammeln und ein Genogramm zu zeichnen sollte aus klinischer Sicht nie ein Selbstzweck, sondern immer Teil eines übergeordneten Prozesses sein, in dem es darum geht, sich Familien zuzuwenden, ihre Probleme zu bestimmen und ihnen zu helfen. Während die Familienmitglieder – ausgehend von dem Problem, für das sie Hilfe suchen – ihre Geschichte erzählen, werden die Informationen gesammelt und strukturiert. Obgleich dies mit einer gewissen Routine im Rahmen einer jeden Anamnese geschehen kann, sollten die Informationen stets auf ein bestimmtes, allen Beteiligten verständliches Ziel hin zusammengetragen und mit Respekt behandelt werden. Einzelheiten über familiäre Zusammenhänge zu erfragen, geht über das Sammeln rein technischer Fakten weit hinaus. Jede Frage kann die sensibelsten, peinlichsten oder traumatischsten Erfahrungen zutage fördern. Wichtig ist daher, sich von vornherein klarzumachen, dass es nicht nur um ein bloßes Abarbeiten von Fragen oder Sammeln „nackter" Daten gehen kann.

Beim Zeichnen von Genogrammen wiederum kommt es darauf an, bestimmte Regeln einzuhalten, damit die Genogrammsymbole eine gemeinsame „Sprache" sprechen und alle beteiligten Fachleute auf einen Blick den gleichen Eindruck gewinnen. Der Wert eines Genogramms liegt ja gerade darin, dass seine Symbolsprache wie eine Art „Kurzschrift" ist, mit der sich die demografischen Daten, die Beziehungen und die Funktionalität einer Familie mit wenigen Mitteln klar skizzieren lassen. Die grafischen Dimensionen des Genogramms wollen wir in diesem Kapitel darlegen und an einem Beispiel anschaulich machen, wie sich ein Genogramm in einem ganz konkreten Fall erstellen lässt. In späteren Kapiteln werden wir dann die tiefer liegenden familiären und kulturellen Muster sowie die klinischen und forschungsrelevanten Implikationen von Genogrammen erklären.

Um die für die Erstellung eines Genogramms nötigen Informationen zu gewinnen, werden eines oder mehrere Familienmitglieder befragt. Bezieht man mehrere Familienmitglieder ein, erhöht dies natürlich die Verlässlichkeit der Informationen und bietet die Gelegenheit, Perspektiven zu vergleichen und Interaktionen direkt zu beobachten. Mehrere Aussagen und Schilderungen können einander ergänzen und so ein vollständigeres Bild ergeben, aber natürlich auch dazu führen, dass wir es am Ende eventuell mit mehreren Versionen der Familiengeschichte zu tun haben.

Timing des Genogramminterviews

Das Befragen mehrerer Familienmitglieder ist nicht immer realisierbar; häufig werden Genogramminterviews mit nur einer Person geführt. Die für die Erstellung eines Genogramms benötigte Zeit kann daher stark variieren. Obgleich die grundlegenden Informationen im Prinzip in 15 Minuten oder weniger gesammelt werden können (Wright & Leahey, 1999), kann sich ein umfassendes familiendiagnostisches Gespräch mit mehreren Familienmitgliedern auch über ein oder zwei Stunden hinziehen. Manchmal dauert es sogar noch länger, da die Familienmitglieder sich anfänglich eventuell nicht wohl genug fühlen, um traumatische Aspekte ihrer Geschichte zu offenbaren. Daher macht es Sinn, eher nicht damit zu rechnen, alle wichtigen Informationen in einem Interview zu bekommen. Nach „toxischen“ Themen wie sexuellem oder körperlichem Missbrauch zu fragen ist meist ohnehin nicht beim ersten Gesprächstermin möglich, vor allem, wenn Klienten sich in Gefahr bringen könnten, wenn sie in Gegenwart anderer Familienmitglieder ehrlich darauf antworten. Selbst eine Frage nach dem Familieneinkommen, auch wenn sie für die Problemeinschätzung nötig ist, muss möglicherweise warten, bis ein entsprechendes Vertrauensverhältnis aufgebaut ist und den Betroffenen klar ist, warum solche persönlichen Informationen wichtig sind.

In der Praxis wird die Befragung daher häufig gern auf mehrere Sitzungen verteilt, wobei das Genogramm dann mit wachsendem Vertrauen und weiterer Vertiefung der Gespräche allmählich immer weiterentwickelt wird. Der große Vorteil von Genogrammen ist ja gerade, dass sie sich ständig korrigieren und erweitern lassen, sobald man neue Einzelheiten über die Familiengeschichte erfährt. Im Laufe der Zeit wird das Genogramm so zu einer immer präziseren und umfassenderen Landkarte der Familiengeschichte.

Die Familienstruktur erfassen

Das Grundgerüst eines jeden Genogramms besteht aus der grafischen Darstellung der biologischen, rechtlichen und emotionalen Beziehungen der Familienmitglieder über mehrere Generationen. Die Zeichnung enthält Quadrate und Kreise, die die Familienmitglieder repräsentieren, sowie Linien, die ihre Beziehungen zueinander beschreiben. In der Regel gehen wir bis zu den Großeltern der Indexperson (IP) zurück und schließen mindestens drei Generationen ein (vier oder fünf Generationen, wenn die Indexperson Kinder und Enkel hat).

Komplexe Genogramme erstellen

Genogramme können sehr umfangreich werden und es gibt keine Regeln, die alle Eventualitäten abdecken. Wir möchten zeigen, wie wir einige der häufigsten Probleme gelöst haben. Als Erstes ist es wichtig vorauszuplanen. Sind drei Viertel der Seite schon von den drei Geschwistern des Vaters gefüllt, kommt es zwangsläufig zu Problemen, wenn wir beispielsweise erfahren, dass die Mutter das jüngste von 12 Kindern ist. Es hilft also schon, sich zuerst eine Übersicht über die Anzahl der Geschwister und Ehen in der Elterngeneration zu verschaffen, ehe man zu zeichnen beginnt. Die folgenden Fragen helfen, die zu erwartenden Komplexitäten besser einzuschätzen und die Grafik von Anfang an realistisch zu planen:

- Wie oft war jedes Elternteil verheiratet?
- Wie viele Geschwister hat jedes Elternteil?
- Das wievielte Kind ihrer Eltern waren beide Elternteile?

Die Antworten auf diese drei Fragen helfen, den Platz auf der Seite sinnvoll einzuteilen. Trotzdem gibt es natürlich Zeiten, in denen die Verhältnisse einfach zu kompliziert sind, um auf eine Seite zu passen, und man entscheiden muss, ob man sich auf die Schlüsselmitglieder der Familie der Indexperson beschränkt, eine neue Seite hinzufügt oder ein größeres Blatt Papier (z. B. von einem Flipchart) nimmt, um die vier weiteren Ehen eines Vaters und alle von ihm mit großgezogenen Kinder aufzuführen.

In der Regel steht die Indexperson im Mittelpunkt des Genogramms; Einzelheiten über andere Familienmitglieder werden so verzeichnet, wie sie für die Indexperson von Bedeutung sind Die Komplexität des Genogramms ist also von der Ergiebigkeit der zur Verfügung stehenden Informationen abhängig. Würde man zum Beispiel bei einer Kernfamilie mit vielen Problemen und traumatischen Ereignissen alle diesbezüglichen Einzelheiten hinzufügen, könnte das Genogramm schnell voll und unübersichtlich werden. Es gibt also natürliche Grenzen dessen, was ein Genogramm alles zeigen kann, vor allem, wenn es um komplexe Beziehungen und mehrere Ehen geht. Um bestimmte Schlüsselaspekte besser herausarbeiten zu können, muss manches gelegentlich auch neu angeordnet und neu gezeichnet werden. Gelegentlich kommt man an einen Punkt, an dem sich diese Art von Komplexität in einem einzelnen Genogramm nicht mehr abbilden lässt, sodass womöglich ein zweites Genogramm angelegt werden muss. Dies könnte zum Beispiel zeigen:

- die Schlüsselfaktoren zum aktuellen Zeitpunkt;
- die Schlüsselfaktoren beim Einsetzen der Symptome;
- die Chronologie der Ereignisse aus der Sicht einer Person oder für einen bestimmten Zeitraum, zum Beispiel für die Zeit, als die Symptome einsetzten;
- die Schlüsselfaktoren rund um ein bestimmtes Trauma in der Vergangenheit.

Schlüsselinformationen mit wenigen Symbolen darstellen

Beim Erstellen eines Genogramms ist das Interesse zunächst darauf gerichtet, über jedes Familienmitglied die wichtigsten Fakten in Erfahrung zu bringen. Diese bilden die elementare Familienstatistik – objektive Daten, die auch durch öffentliche Dokumente verifizierbar sind. All diese Informationen haben im Genogramm einen ganz bestimmten Platz.

Demografische Informationen

Ethnischer Hintergrund und Migration (Ethnische Zugehörigkeit steht im Genogramm oberhalb der Familienmitglieder, auf die sie zutrifft; eine doppelte Wellenlinie auf der senkrechten Linie über dem Symbol der Person markiert Migration.)

- **Alter** (im Symbol der Person)
- **Geburts- und Sterbedatum** (links und rechts über dem Symbol der Person)
- **Wohnort** (über dem Symbol der Person, wenn abweichend von der Indexperson)
- **Einkommen** (neben dem Symbol der Person)
- **Bildungsniveau** (neben dem Symbol der Person)

Damit die „Genogrammsprache" verständlich und übersichtlich bleibt, einigte man sich gleich zu Beginn darauf, die Anzahl der verwendeten Symbole zu begrenzen. Auch wir haben versucht, uns bei der Erweiterung der Symbolik zurückzuhalten, damit alle Interessierten sie leicht erlernen und sich einprägen können. Sind in der klinischen Arbeit weitere Einzelheiten gefragt, müssen andere Quellen herangezogen werden. Die Symbole sollen grundlegende Muster sowie lebensverändernde Probleme mit Beziehungen und Funktionalität illustrieren. Darüber hinaus gehende Informationen müssen anderweitig notiert oder – je nach Schwerpunkten und Interessen – mit eigenen Symbolen versehen werden.

Zum Beispiel gibt es kein Symbol für Suizid, obwohl dies in einem Familiensystem ein sehr gravierendes Ereignis ist, über das man in der klinischen Praxis gern möglichst viel in Erfahrung bringen will. Gelegentlich wurde deshalb auch ein Symbol für Suizid vorgeschlagen, doch dann bräuchten wir auch Symbole für Mord, plötzliches Verschwinden und andere Arten des traumatischen Verlusts. Angesichts der Toxizität von Suiziden – wohl die Todesursache, die zu den größten Traumata führt – sind die damit verbundenen Erlebnisse für ein Verständnis betroffener Familien auf jedem Fall wesentlich. Solche zusätzlichen Informationen, auch über andere Suizide oder Suizidversuche in der Familie und in ihrem Umfeld, sollten in der Chronologie und im Genogramm notiert werden. Alle Einzelheiten und Auswirkungen lassen sich jedoch nie abbilden, deshalb muss immer eine Auswahl getroffen werden. Hier sind einschlägige klinische Erfahrung und Urteilsvermögen gefragt. Wir setzen deshalb hier auf die wichtigsten Indikatoren für lebensverändernde Faktoren und gehen davon aus, dass unsere Kollegen andere Informationen hinzufügen, die sie für wichtig halten, solange es im jeweiligen Genogramm Platz dafür gibt.

Über die Jahre ist eine Reihe von Symbolen hinzugekommen, darunter solche für Migration und Familiengeheimnisse, aber auch für Haustiere, die häufig extrem wichtige Familienmitglieder sind. Ja, in manchen Situationen sind Haustiere die einzigen, die Familienmitglieder noch berühren! Und sie spielen eine wichtige Rolle für die Funktion oder Dysfunktion der Familie, wenn das Tier zum Beispiel Teil der Therapie eines Familienmitglieds ist oder krank wird und stirbt.

Alle, die mit spezifischen Bevölkerungsgruppen arbeiten, ermutigen wir, sich zusätzliche Symbole auszudenken, sofern nötig und praktikabel, damit ihre Genogramme tatsächlich die Muster beleuchten können, um die es ihnen in ihrer Forschung oder klinischen Arbeit geht.

Grundlegende Symbole und ihre Platzierung im Genogramm

Abbildung 2-1: Grundlegende Genogrammsymbole zeigt die wichtigsten Symbole und ihre mögliche Platzierung in einem Genogramm:

- Männliche Personen werden durch Quadrate, weibliche durch Kreise wiedergegeben; sich als nicht binär bezeichnende Personen bekommen ein modifiziertes, neues Symbol.

Abbildung 2-1: Grundlegende Genogrammsymbole

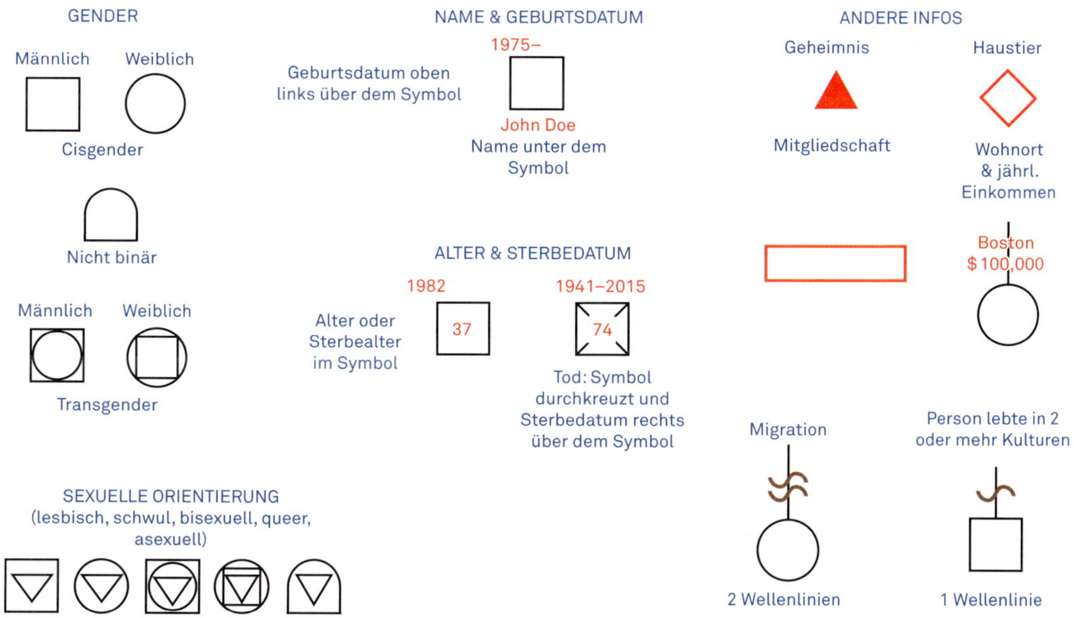

- Ein Quadrat um einen Kreis steht für einen Transgender-Mann, ein Kreis um ein Quadrat für eine Transgender-Frau.
- Ein Dreieck im Symbol kennzeichnet die sexuelle Orientierung (lesbisch, schwul, bisexuell, queer oder asexuell).
- Der Name der Person steht unter dem Symbol.
- Das Geburtsdatum steht links über dem Symbol.
- Das Sterbedatum steht rechts über dem Symbol.
- Wohnort und Einkommen der Person stehen über den Geburts- und Sterbedaten.
- Eine institutionelle Mitgliedschaft (wie bei den AA, einer religiösen Gruppe, einer Bruderschaft oder sonstigen Organisation) wird durch ein Rechteck dargestellt, in das der Name der Organisation eingetragen wird.
- Haustiere (manchmal, ähnlich wie Pflegekinder, mit einer gepunkteten Linie an die Familie angebunden) können mit einem Karo angezeigt werden.
- Migration wird mit zwei Wellenlinien über dem Symbol markiert. Eine Person, die auch schon in anderen Kulturen gelebt hat, ohne immigriert zu sein, bekommt eine Wellenlinie.
- Ein ausgefülltes Dreieck steht für ein Geheimnis, sei es eine Affäre, der Abbruch einer Beziehung, die Elternschaft für ein Kind, ein Suizid oder etwas anderes. Es ist sinnvoll zu notieren, worum es bei dem Geheimnis geht.
- Einkommen und derzeitiger Wohnort werden in der Regel direkt über den Geburts- und Sterbedaten eingetragen (andere finanzielle Informationen wie größere Schulden sind ebenfalls relevant und sollten auf ähnliche Weise aufgeführt werden).
- Andere demografische Informationen über jedes Familienmitglied, wie Berufstätigkeit, Funktionalität oder andere Notationen, können neben dem Symbol der Person stehen, wo immer dafür noch Platz vorhanden ist.

Darstellung von Paarbeziehungen

Paarbeziehungen (siehe **Abbildung 2-2: Paarbeziehungen**) werden in einem Genogramm bei einem heterosexuellen Paar durch eine Linie dargestellt, die vom männlichen Partner senkrecht nach unten, dann nach rechts und schließlich wieder hinauf zur weiblichen Partnerin führt. Ein LGBTQ-Paar wird auf die gleiche Weise mit einer Linie verbunden, sofern es verheiratet ist.

- Der männliche Partner (Quadrat) in einer heterosexuellen Beziehung steht immer links, die weibliche Partnerin (Kreis) immer rechts. Dies gilt gleichermaßen für Eltern und Großeltern.
- Die Großeltern väterlicherseits stehen daher bei heterosexuellen Paaren immer links, die Großeltern mütterlicherseits immer rechts.
- War das Paar eine Weile zusammen, ohne verheiratet zu sein, wird es mit einer gestrichelten Linie verbunden. Lebte oder lebt es zusammen, wird zusätzlich das Kürzel ZL notiert; die Jahreszahl des Zusammenziehens kann hinzugefügt werden.

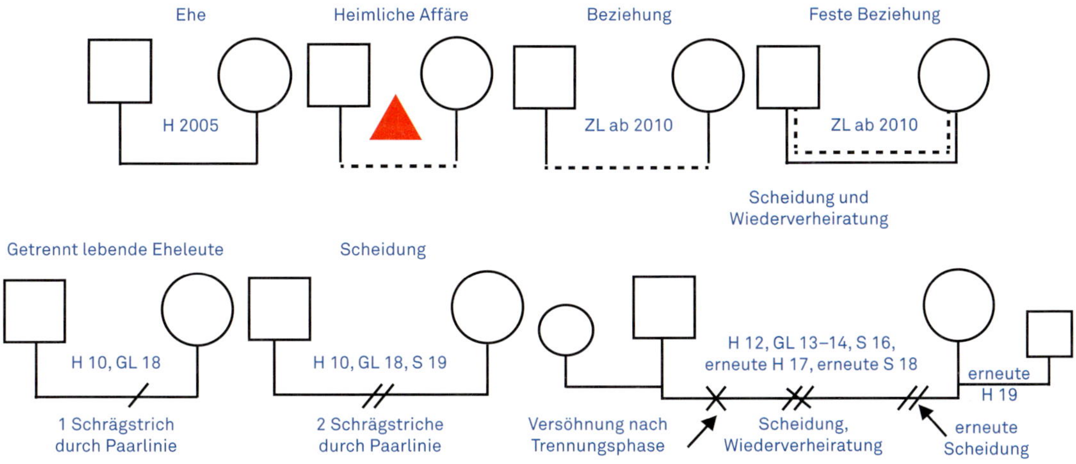

Abbildung 2-2: Paarbeziehungen

- Eine gestrichelte Linie parallel zu einer durchgezogenen Linie kennzeichnet ein nicht verheiratetes Paar in einer festen Beziehung. Auch hier kann notiert werden, seit wann es zusammenlebt.
- Die Trennung eines Paares wird durch einen rechten Schrägstrich durch die Paarlinie angezeigt.
- Eine Scheidung wird durch zwei rechte Schrägstriche markiert.
- Trennte sich ein Paar vorübergehend und kam dann wieder zusammen, zeigt ein Rückwärtsschrägstrich an, dass die Trennung beendet wurde.
- Lässt sich ein Paar scheiden und heiratet später erneut, macht der Rückwärtsschrägstrich die Scheidung rückgängig.
- Bei mehreren Ehen kann es sich als unmöglich erweisen, den männlichen Teil links und den weiblichen rechts sowie die Kinder in chronologischer Reihenfolge zu halten. An diesem Punkt muss ausgewählt werden. Legen Sie die Priorität auf die Schlüsselpersonen, mit denen Sie arbeiten, sowie deren wichtigste Bezugspersonen und Kinder.

Kinder im Genogramm

Kinder im Genogramm richtig zu platzieren, ist wichtig, um ihre Beziehungen zu den Geschwistern und den erwachsenen Bezugspersonen verständlich zu machen (**Abbildung 2-3: Kinder und Eltern**).

- Kinder werden in der Reihenfolge ihrer Geburt von links nach rechts an die Paarlinie ihrer Eltern „angehängt".
- Ein leibliches Kind bekommt eine durchgezogene Linie.
- Ein Kind, das nach der Geburt oder in der Kindheit stirbt, wird höher und kleiner eingezeichnet als die anderen Kinder, um die Verlusterfahrung zu betonen.
- Eine Fehlgeburt wird durch einen kleinen Kreis, eine Abtreibung durch ein kleines x gekennzeichnet.

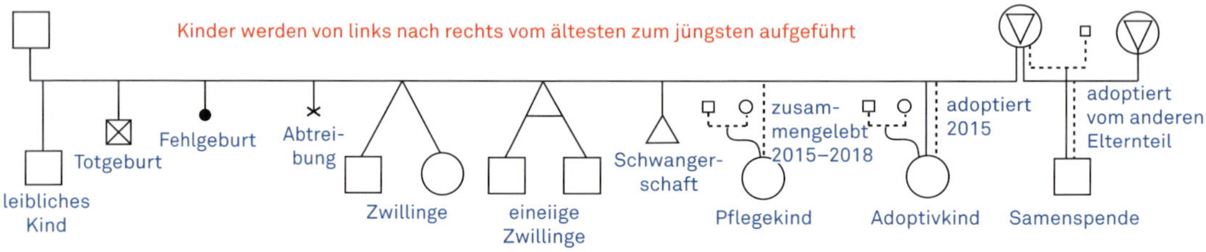

Abbildung 2-3: Kinder und Eltern

- Bei Zwillingen enden die schrägen Verbindungslinien zu den Eltern am selben Punkt der Paarlinie. Auch hier gilt die Abbildung in der Reihenfolge der Geburt von links nach rechts. Bei eineiigen Zwillingen werden die schrägen Verbindungslinien durch einen zusätzlichen Querstrich miteinander verbunden.
- Eine Schwangerschaft wird durch ein Dreieck angezeigt (sofern das Geschlecht des Kindes bekannt ist, kann ein Quadrat oder Kreis hineingezeichnet werden).
- Ein Pflegekind bekommt eine gestrichelte Linie. Mit Jahreszahlen kann notiert werden, von wann und bis wann das Kind bei der Familie lebte.
- Ein adoptiertes Kind wird mit einer durchgezogenen und einer gestrichelten Linie mit der Paarlinie der Eltern verbunden, um die Dauerhaftigkeit der Verbindung zu betonen. Auch hier kann das Datum der Adoption hinzugefügt werden.
- Ein durch Samenspende gezeugtes Kind kann ebenfalls mit einer gestrichelten Linie mit dem Spender verbunden werden, sodass sich seine durchgezogene Linie mit der des Paares kreuzt.

Symbole für Suchtprobleme und andere körperliche und psychische Störungen

Die Symbole für Störungen zeigen lediglich das Vorliegen einer Suchtproblematik oder einer schwerwiegenden psychischen oder körperlichen Erkrankung an. In der klinischen Praxis gilt es dann, Details zu erkunden und das eigene Wissen zu vertiefen, um das Problem umfassend zu verstehen (**Abbildung 2-4: Suchtprobleme, körperliche und psychische Störungen**). Die Bezeichnung der Erkrankung sollte in der Regel nahe dem Symbol vermerkt werden. Eine spezielle Genogrammsoftware wird es bald erlauben, sowohl physische als auch psychische Erkrankungen im Detail zu verfolgen. Dann kann im Einzelfall überlegt werden, ob bestimmte Erkrankungen zu diagnostischen Zwecken bevorzugt dargestellt oder eher – um andere familiäre Muster besser sichtbar zu machen – im Hintergrund gehalten werden sollen. Nimmt eine Person (z. B. bei den AA) an einem Therapieprogramm teil oder hat sie eine starke Bindung an eine bestimmte Organisation (wie eine Kirchengemeinde oder andere Gruppe), kann dies durch spezifische Markierungen innerhalb ihres Symbols sichtbar gemacht und bei Bedarf um die Daten der Teilnahme ergänzt werden.

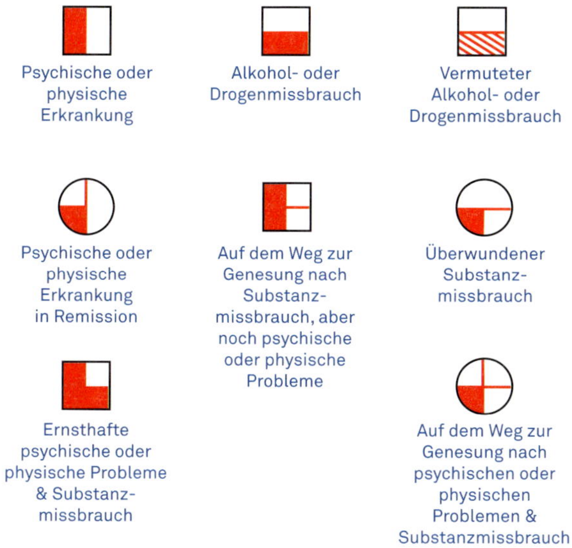

Abbildung 2-4: Suchtprobleme, körperliche und psychische Störungen

- Wenn die linke Seite des Symbols ausgefüllt ist, kennzeichnet das eine physische oder psychische Erkrankung.
- Suchtprobleme werden durch das Ausfüllen der unteren Hälfte des Symbols markiert. Werden Suchtprobleme vermutet, ohne dass dies wirklich gesichert ist, wird die untere Hälfte des Symbols zur gestreiften Fläche.
- Befindet sich jemand auf dem Weg der Genesung von einer Erkrankung, füllen wir nur die untere linke Hälfte aus, trotzdem teilt eine senkrechte Linie das gesamte Symbol.
- Befindet sich jemand auf dem Weg der Genesung von einem Suchtproblem, wird nur die untere linke Hälfte ausgefüllt, trotzdem teilt eine waagerechte Linie das gesamte Symbol.
- Hat jemand sowohl Suchtprobleme als auch eine psychische Erkrankung, werden drei Viertel des Symbols ausgefüllt.
- Ist eine Person psychisch krank, hat die Suchtprobleme aber schon hinter sich gelassen, wird die linke Hälfte ausgefüllt.

Muster der Funktionalität

Informationen zur Funktionalität, von denen manche sich aus den demografischen Daten (Ausbildung, Berufstätigkeit, Gesundheitszustand und Beziehungen usw.) ergeben, umfassen mehr oder weniger objektive Angaben über den gesundheitlichen, emotionalen und verhaltensbezogenen Zustand der Familienmitglieder. Objektive Anzeichen – wie etwa regelmäßiges Fehlen bei der Arbeit oder wiederholte Trunkenheit – können hier wichtige Hinweise geben, zumal die Berichte anderer Familienmitglieder oft vage bleiben („Er ist in letzter Zeit irgendwie seltsam", „Sie wird immer unzuverlässiger"). Es kann lange dauern, bis jemand die volle Dysfunktionalität eines Familienmitglieds einräumt.

Manchmal ist das aktuelle Problem der Familie sogar schon in früheren Generationen aufgetreten. Symptome wie Alkoholismus, sexueller Missbrauch, Suizidneigung, psychosomatische Probleme sowie die Neigung zu körperlicher Gewalt werden häufig von Generation zu Generation weitergegeben. Gleiches gilt für den Umgang mit Suchtproblemen oder Erkrankungen. Dies geschieht allerdings nicht unbedingt auf lineare Weise. Ein alkoholkranker Vater kann Kinder haben, die abstinent leben, deren Kinder können dann aber wiederum mit dem Trinken beginnen. Werden diese Wiederholungen erkannt, lässt sich die aktuelle Situation gleich viel besser verstehen; oft werden dann auch Interventionen zur Vermeidung dieser Prozesse möglich.

Bei allen Familien sollten grundsätzlich die Stärken stets ebenso beachtet werden wie die Probleme (Walsh, 2016), denn mithilfe ihrer Stärken und Resilienz – und nicht durch Betonung ihrer Dysfunktion – können wir ihnen am besten bei der Bewältigung ihrer Probleme helfen. Deshalb sollten Indikatoren für eine gute Funktionalität ebenso notiert werden wie die für eine Dysfunktion. Die über die einzelnen Personen gesammelten Informationen können neben ihrem Symbol im Genogramm stehen. Veränderungen über längere Zeiträume finden ebenfalls in einer Familienchronologie Platz.

Wir hoffen, dass eine entsprechende Software es uns in der Zukunft ermöglichen wird, die individuelle Funktionalität in ihrer Entwicklung zu verfolgen; dies gilt auch für den Substanzmissbrauch (täglicher Marihuana-Konsum, Komatrinken am Wochenende, Schmerzmittelmissbrauch und so weiter) und dessen Veränderung über längere Zeiträume.

Darstellung von Beziehungen in Genogrammen

Beziehungslinien sind die am wenigsten verlässlichen Elemente in einem Genogramm, weil sie die Dinge zwangsläufig vereinfachen. Wir können unmöglich alle denkbaren Beziehungsvariationen verzeichnen, die sich ja außerdem im Laufe der Zeit auch immer wieder wandeln können. Die grundlegenden Beziehungslinien für Enge, Distanz, Konflikt und Abbruch wie auch für einige andere wichtige Muster wie Missbrauch und Pflege (siehe **Abbildung 2-5: Symbole für zwischenmenschliche Interaktionsmuster**) können trotzdem durchaus aussagekräftig sein. Andere wichtige Aspekte von Beziehungen dagegen, wie zum Beispiel ein deutliches Machtgefälle, sind Schlüsselfaktoren, die wir in einem Genogramm leider nicht abbilden können. Ähnliches gilt für andere, subtilere Aspekte wie Ambivalenz und Abhängigkeit.

Die zur Verfügung stehenden Symbole kennzeichnen folgende Beziehungsmuster:

- Eine einfache Linie zeigt an, dass zwei Personen miteinander verbunden sind. Zwei parallele Linien bedeuten, dass sie eine enge Beziehung haben. Drei Linien sprechen für eine starke wechselseitige Abhängigkeit („Verschmelzung").

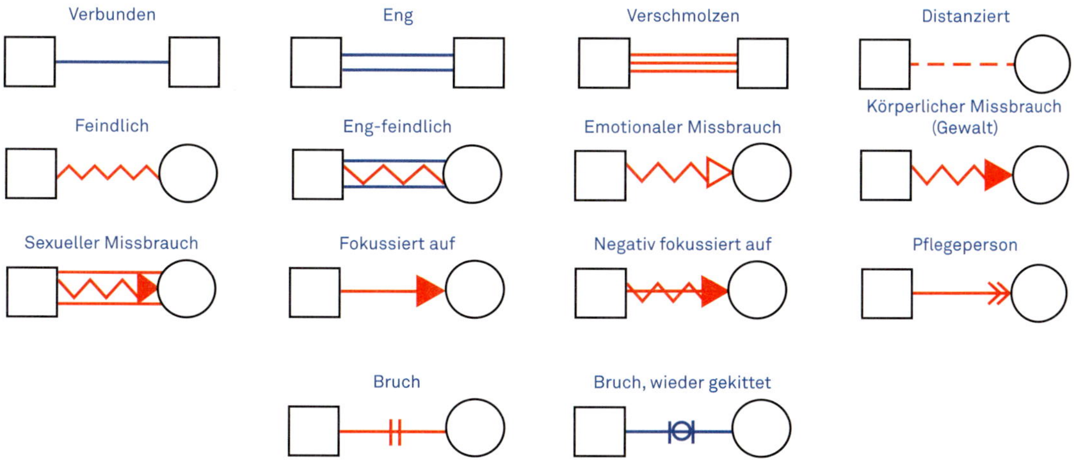

Abbildung 2-5: Symbole für zwischenmenschliche Interaktionsmuster

- Eine gestrichelte Linie steht für eine distanzierte Beziehung, eine Zickzacklinie für Konflikte und eine Zickzacklinie zwischen zwei durchgehenden Linien für eine zugleich enge und feindliche Beziehung.
- Eine Zickzacklinie mit einer nicht ausgefüllten Pfeilspitze markiert emotionalen Missbrauch.
- Eine Zickzacklinie mit einer ausgefüllten Pfeilspitze steht für körperlichen Missbrauch.
- Eine Zickzacklinie mit ausgefüllter Pfeilspitze zwischen zwei durchgehenden Linien kennzeichnet sexuellen Missbrauch. In allen Beziehungen, in denen Missbrauch eine Rolle spielt, zeigt die Pfeilrichtung an, wer wen missbraucht.
- Eine einfache Linie mit ausgefüllter Pfeilspitze macht klar, dass eine Person auf eine andere fokussiert ist. Bei einer Zickzacklinie ist eine negative Fokussierung gemeint.
- Eine einfache Linie mit doppelter Pfeilspitze zeigt an, dass eine Person für eine andere als Pflegeperson fungiert.
- Eine einfache Linie mit zwei Schrägstrichen symbolisiert den Bruch einer Beziehung.
- Eine einfache Linie mit zwei Schrägstrichen mit einem Kreis dazwischen zeigt einen Bruch, der wieder gekittet werden konnte.

Familiäre Beziehungen und Rollen

Mit einer entsprechenden Genogrammsoftware wird es natürlich einfacher sein, die Informationen und Beziehungslinien so zu verändern, dass sie für jeden Zeitpunkt in der Geschichte der Familie die Stressfaktoren deutlich machen. Herauszufinden, wann genau sich die Beziehungsmuster verändert haben, ist wichtig, um die emotionalen Prozesse einer Familie nachvollziehen zu können. Von allen Aspekten der Genogrammerstellung beruht die Darstellung der Beziehungen zwischen den Familienmitgliedern natürlich am stärksten auf Schlussfolgerungen. Die Charakterisierung der Beziehungen basiert auf den Angaben der Familienmitglieder sowie auf der direkten Beobachtung. Obgleich Beschreibungen wie „verschmolzen" oder „feindlich" operational nur schwer zu definieren sind und für Vertreter verschiedener Schulen unterschiedliche Konnotationen aufweisen, haben sich diese Symbole in der klinischen Praxis als äußerst hilfreich erwiesen. Natürlich verändern sich die Beziehungen in einer Familie im Laufe der Zeit, deshalb ist dieser Aspekt eines Genogramms am subjektivsten und am stärksten dem Wandel unterworfen. Außerdem könnte man argumentieren, dass jeder konfliktreichen Beziehung eine intensive Verbindung zugrunde liegt, sodass sich darin per definitionem Verschmelzung ebenso widerspiegelt wie Konflikt. Tatsächlich werden die Linien für „verschmolzene" und „feindselige" Beziehungen oft benutzt, um eine Beziehung mit intensiver Bindung ebenso wie mit einem offenen Konflikt hervorzuheben.

Zu den wichtigsten Beziehungsindikatoren in Genogrammen gehören Beziehungsabbrüche, weil sie auf die betroffenen Familien so große Auswirkungen haben. Äußerst relevant ist darüber hinaus, die Daten für Beginn und Ende von Beziehungsabbrüchen zu vermerken, denn solche Brüche haben erfahrungsgemäß Einfluss auf andere Muster von Krankheit und Dysfunktion. Ebenso wie Todesfälle rufen sie im gesamten Familiensystem Reaktionen hervor. Murray Bowen pflegte zu sagen, er betrachte Beziehungsabbrüche als bedeutsamste familiäre Variable mit Einfluss auf das gesamte System (Kerr & Bowen, 1988). Brüche können von heftigen Auseinandersetzungen oder stummer Distanzierung begleitet sein.

Fragen zu Beziehungen

Es ist wichtig, möglichst viele verschiedene Einblicke in die Beziehungen innerhalb der betroffenen Familie zu gewinnen. So könnten Sie zum Beispiel den Ehemann fragen: „Was meinen Sie, wie nah sich Ihre Mutter und Ihr älterer Bruder standen?" Anschließend könnten Sie die Ehefrau um ihre Einschätzung dieser Beziehung bitten. Das Ziel besteht darin, Unterschiede sowie Übereinstimmungen bei der Einschätzung innerfamiliärer Beziehungen aufzudecken und das Genogramm um Angaben zu bereichern, die sowohl für die Familie als auch für die sie beratenden Fachleute Aussagekraft besitzen.

Fragen zu familiären Beziehungen

- Gibt es Familienmitglieder, die nicht miteinander sprechen oder eine Zeit lang nicht miteinander gesprochen haben? Gibt es Familienmitglieder, die in einem ernsthaften Konflikt miteinander standen oder stehen?
- Gibt es Familienmitglieder, die sich besonders nahestehen?
- Wer hilft, wenn Hilfe gebraucht wird?
- Wem vertrauen sich die Familienmitglieder an?

- Alle Paare haben im Laufe ihrer Ehe einmal irgendwelche Konflikte. Welche Probleme und Konflikte haben Sie erlebt? Wie steht es mit der Ehe Ihrer Eltern und den Ehen Ihrer Geschwister?
- Wie würden Sie das Verhältnis zu Ihren Kindern beschreiben? Haben andere Familienmitglieder Probleme mit Ihren Kindern?
- Wie sind die Machtverhältnisse in den familiären Beziehungen? Gibt es Familienmitglieder, die von anderen eingeschüchtert werden? Gibt es Familienmitglieder, die größere Macht haben, darüber zu bestimmen, was in den Beziehungen geschieht? Es geht dabei nicht nur um Familienmitglieder, die in der Familie mehr Charisma oder emotionale Macht besitzen, sondern auch um solche Personen, die wegen ihres Familien- oder gesellschaftlichen Status, wegen ihres Geschlechts, ihrer Hautfarbe, ihres Geldes, ihres sozioökonomischen Status, ihres Alters und ihrer sexuellen Orientierung mehr Macht ausüben können.

Fragen zur Struktur familiärer Rollen

Besonders aufschlussreich sind in der Familie verwendete Etikettierungen oder Spitznamen. Oft existiert für jedes Familienmitglied eine Etikettierung, die seine Position innerhalb der Familie erstaunlich gut beschreibt („der Tyrann", „die Supermutter", „der Star", „die Rebellin", „das Nesthäkchen" etc.). Daraus ergeben sich nützliche Anhaltspunkte für das Verständnis emotionaler Muster innerhalb des familiären Systems. Beziehungsstrukturen und komplementäre Rollen lassen sich zum Beispiel mithilfe der folgenden Fragen erhellen:

- Gilt ein Mitglied der Familie bei den anderen allgemein als Schlichter oder Seelentröster? Besonders problematisch? Ewig kränkelnd? Böse? Exzentrisch? Egoistisch? Besonders stark? Besonders schwach? Dominant? Unterwürfig? Erfolgreich? Versager? Retter?
- Wer gilt als warmherzig? Kalt? Fürsorglich? Distanziert?

Manchmal kann es auch sinnvoll sein, danach zu fragen, wie andere Mitglieder der Familie bestimmte Beziehungen oder Charaktereigenschaften beschreiben würden: „Was meinen Sie, wie Ihr älterer Bruder Ihre Beziehung zu Ihrer Frau beschreiben würde?" „Wie hätte Ihr Vater Sie beschrieben, als Sie 13 Jahre alt waren, so alt wie jetzt Ihr eigener Sohn?" Auch hier gilt, dass das Sammeln möglichst vieler Perspektiven das Bild von der Familie bereichern und den Weg zu wichtigen, neuen Informationen weisen kann.

Auch Muster der Nähe und Distanz sowie besonders konfliktträchtiger Beziehungsstrukturen innerhalb der Familie können von Generation zu Generation weitergegeben werden. Genogramme offenbaren häufig komplexe Beziehungsmuster, die wir allzu leicht übersehen könnten, wenn wir sie nicht über mehrere Generationen verfolgen würden. Solche Muster zu erkennen kann Familien helfen, der Wiederholung in zukünftigen Generationen bewusst entgegenzuwirken.

Haushalt, Schlüsselinformationen und die Platzierung von Familienmitgliedern im Genogramm

Beim Zeichnen eines Genogramms beginnen wir zunächst mit drei Generationen, um es dann nach Bedarf zu erweitern. Wir ziehen eine Linie rund um den Schlüsselhaushalt, um auf einen Blick sichtbar zu machen, wer mit wem zusammenlebt und welche andere Schlüsselfaktoren für die unmittelbare familiäre Situation wichtig sind.

Abbildung 2-6: Haushalt, Schlüsselinformationen und Platzierung von Familienmitgliedern zeigt ein Genogramm für Alisa Bahr, eine 30-jährige Psychologin, die 2014 zur Therapie kam. Sie war das mittlere von drei Kindern. Ihr älterer Bruder, Joe, war nach San Francisco gezogen und arbeitete im IT-Bereich. Die jüngere Schwester, Ellen, wohnte noch bei den Eltern, Sam und Betty, und ihrem Hund, Muff (wie ein Pflegekind per gestrichelter Linie mit der Paarlinie verbunden).

- *Alisas Symbol ist größer und tiefer platziert als die Symbole ihrer beiden Geschwister*, um anzuzeigen, dass sie die Indexperson ist und im Zentrum unseres Genogramms steht.
- *Die Symbole von Alisas Eltern, Sam und Betty, sind ebenfalls größer und tiefer platziert als die ihrer Geschwister* (Sarah und Edna), um klarzumachen, dass sie Teil der Kernfamilie sind.

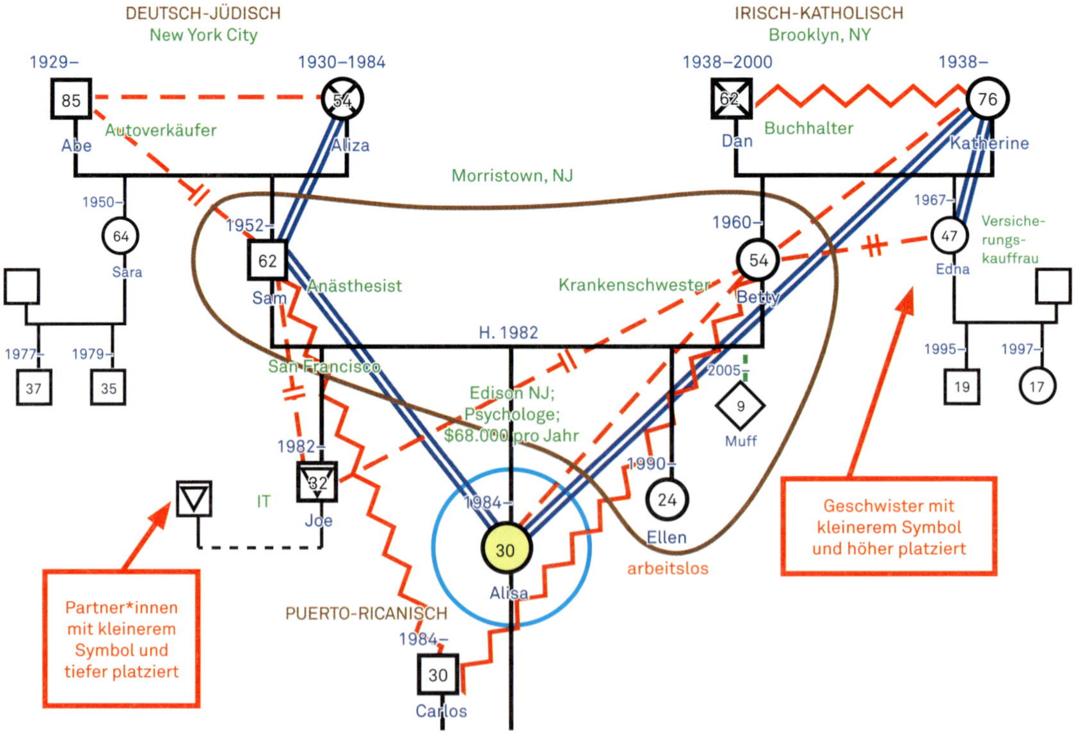

Abbildung 2-6: Haushalt, Schlüsselinformationen und Platzierung von Familienmitgliedern

- *Partner*innen von Geschwistern und ihre Kinder werden kleiner und tiefer eingetragen* (hier z. B. Joes Partner), um zu zeigen, dass sie nicht zur Kernfamilie gehören.
- Sams Mutter starb vor zwei Jahren, und sein Vater heiratete in zweiter Ehe eine geschiedene Frau mit zwei Kindern. *Die zweite Frau des Vaters und ihr vorheriger Ehemann und ihre Kinder werden ebenfalls kleiner dargestellt als der Vater selbst.*
- *Aus dem Beziehungsgeflecht herausragende Beziehungen werden deutlich angezeigt:* Sam und sein Vater haben die Beziehung abgebrochen. Zwischen Betty, der Mutter, und ihrer Schwester ist es ebenfalls zum Bruch gekommen, sie hat eine eher distanzierte Beziehung zu ihrer Mutter.
- Schlüsselinformationen über den *kulturellen Hintergrund* (Großbuchstaben), *Beruf, Einkommen, Wohnort und Beziehungen innerhalb der Familie* sind im Genogramm gekennzeichnet.
- Die *Schlüsselmitglieder des Haushalts oder mehrerer Haushalte* sind von einer Linie umgeben. In diesem Beispiel lebt die Indexperson, Alisa, allein und ihre Eltern leben mit der jüngeren Schwester, Ellen, und dem Hund zusammen.

Relevante Informationen für jedes Familienmitglied

Die folgenden Informationen wären für jedes Familienmitglied relevant, auch wenn wir sie nicht in jedem Fall erlangen können:
- Daten für Geburt, Heirat, Trennung, Scheidung, Krankheiten und Tod (einschließlich Todesursache)
- Position in der Geschwisterreihe
- ethnischer, sozialer und religiöser Hintergrund
- Veränderungen der sozialen Schichtzugehörigkeit durch Ausbildung, Einkommen oder Heirat
- Veränderungen bei der konfessionellen Zugehörigkeit
- Beruf und Ausbildung
- gegenwärtige Lebensumstände
- Charakteristika aktueller Beziehungen (Nähe, Konflikt, Beziehungsabbruch)

Ein Genogramm kann zeigen, wie sich die Familie im Laufe der Zeit entwickelt hat, also durchaus auch eine historische Perspektive eröffnen. Beim Sammeln der Daten und Fakten tun sich in der Familiengeschichte oft gewisse Lücken auf. Manchmal gewinnen die Familienmitglieder selbst ein solches Interesse an der Geschichte ihrer Familie, dass sie zu forschen beginnen, um die Lücken zu schließen und mehr zu erfahren. In jedem Fall können sie ermutigt werden, neue Informationen zu erlangen, indem sie Verwandte befragen, Familienbibeln konsultieren, örtliche Chroniken lesen, medizinische oder genealogische Aufzeichnungen sichten oder über das Internet Dienste wie Ancestry.com in Anspruch nehmen.

Genogramme ausgestalten

Am Beispiel von Alisa Bahrs Familie wollen wir nun in den folgenden Abschnitten zeigen, wie sich Genogramme parallel zu den sich vertiefenden Therapiegesprächen weiter ausgestalten lassen. Dabei möchten wir betonen, dass es nicht die eine „korrekte" Art und Weise gibt, diese Informationen zu sammeln. Anstatt einen festen Fragenkanon abzuarbeiten, neigen wir dazu, uns von den Antworten der Klienten zu weiterführenden Fragen inspirieren zu lassen, zumal wir damit gleich unser tiefergehendes Interesse an dem, was sie uns bereits über ihr Umfeld und ihr Problem erzählt haben, vermitteln können. Generell sollte aber jedes Genogramm ein Minimum an Informationen enthalten, mindestens bis zu den Großeltern der Indexperson zurückgehen und alle Mitglieder der Generation der Indexperson und deren Nachkommen mit einbeziehen: Geschwister, Partner*innen, Kinder, Nichten und Neffen, Haustiere, Freunde sowie andere Unterstützungssysteme. Die Symbole der Familienmitglieder werden mit Linien verbunden, die ihre biologischen und rechtlichen Beziehungen kennzeichnen.

Erstellen wir ein Genogramm ohne Computersoftware (wir verwenden in der Regel die Software von genopro.com), beginnen wir in der Regel mit einer noch unbeschrifteten Vorlage über drei Generationen (siehe Abbildung 1-1: Vorlage für ein Genogramm, Seite 31). So geht es mit dem Zeichnen am einfachsten.

Zusätzlich zum Genogramm legen wir eine Familienchronologie an, um jederzeit auf einen Zeitstrahl zurückgreifen zu können, auf dem wichtige familiäre Ereignisse und symptomatische Muster verzeichnet sind. Beim Eintragen von Informationen springen wir also zwischen der Familienchronologie, den Fallnotizen zur Symptomentwicklung und anderen wichtigen familiären oder persönlichen Informationen sowie dem Genogramm selbst hin und her. Eine entsprechende Computersoftware wird dies in Zukunft hoffentlich vereinfachen und uns außerdem erlauben, besondere Muster gleichzeitig anzuschauen, während wir komplexe Daten in eine Datenbank einpflegen. Da dies bisher jedoch leider noch nicht möglich ist, erklären wir hier, wie Genogramme „händisch" gezeichnet werden, und lassen dabei auch gleich das systemische Denken darüber einfließen, wie sich Probleme entwickeln – und wie aus systemischer Sicht Heilung erwachsen kann.

Farben und Symbolgrößen

In den Genogrammen in diesem Buch setzen wir Farben und verschiedene Symbolgrößen ein, um bestimmte Arten von Informationen zu unterscheiden:

1) Das Symbol der Indexperson (IP) wird grundsätzlich mit der Farbe Gelb ausgefüllt.
2) Der grundlegende Text für Namen und Daten sowie das vorliegende Problem ist in Blau gehalten. Die Größe des Symbols hängt von der Position

der jeweiligen Person in der Familie ab (Schlüsselperson: groß, andere Schlüsselmitglieder der Familie oder des sozialen Umfelds: mittelgroß, Partner*innen oder Kinder von Geschwistern, Cousinen etc.: klein).

3) Zusätzliche allgemeine Informationen (Wohnort, Beruf, Einkommen und andere allgemeine demografische Informationen) werden in grüner Schrift gedruckt.
4) Der kulturelle und religiöse Hintergrund sind braun gehalten. Gleiches gilt für das Symbol für Migration und die Linie rund um einen Haushalt.
5) Positive Beziehungslinien sind blau.
6) Negative Beziehungslinien sind rot. Das Gleiche gilt für Informationen über Beziehungsabbrüche, emotionale Distanz, Missbrauch, körperliche oder psychische Erkrankungen und andere größere Probleme in der Familie. Verbindungslinien zu Organisationen sind grundsätzlich grün.

Am Anfang von Alisa Bahrs Genogramm stand folglich ein gelb ausgefüllter Kreis (siehe **Abbildung 2-7: Genogramm mit Indexperson (IP), aktuellem Problem, Beruf und Wohnort**). Alisas Name und das Datum des Erstgesprächs (4.9.2014) finden sich oben links, ihr aktuelles Problem unten links. Ihr Geburtsdatum hat seinen Platz links über ihrem Symbol, ihr Alter ist in ihr Kreissymbol eingetragen. Das Symbol der Indexperson (IP) wird von manchen auch mit doppelten Strichen betont, wir finden es jedoch einfacher, das Symbol einfach größer zu zeichnen und tiefer anzusetzen als das der Geschwister. Alisas Wohnort, Beruf und jährliches Einkommen sind über ihrem Geburtsdatum zu finden.

Das aktuelle Problem wird hier in Rot links unten angegeben: Alisas Frustration über die negative Haltung ihrer Eltern gegenüber ihrem Freund Carlos. Das Datum, an dem mit dem Genogramm begonnen wurde, wird in der Regel in der oberen linken Ecke notiert. Alisas Beruf (Psychologin), ihr Wohnort (Edison, NJ) und ihr Einkommen ($68 000 pro Jahr) sind direkt über ihrem Symbol und ihrem Geburtsdatum (1984) eingetragen.

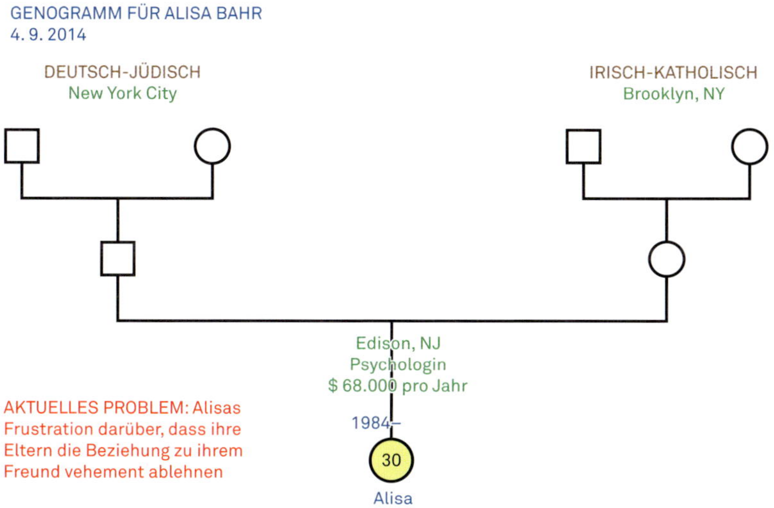

Abbildung 2-7: Genogramm mit Indexperson (IP), aktuellem Problem, Beruf und Wohnort

Abbildung 2-8: Kultureller/religiöser Hintergrund und Kernfamilie zeigt, dass der Vater von Alisa aus einer deutsch-jüdischen Familie stammt, während ihre Mutter einen irisch-katholischen Hintergrund hat. Zudem sehen wir die grundlegenden Informationen über ihre nächsten Verwandten und ihren Freund Carlos ablesen. Alisa ist das mittlere von drei Geschwistern. Ihr Bruder, Joe, ist schwul, lebt in San Francisco und arbeitet im IT-Bereich. Alisa hat eine sechs Jahre jüngere Schwester namens Ellen, die noch bei den Eltern wohnt und arbeitslos ist. Der Vater ist Anästhesist, die Mutter Krankenschwester, beide leben ebenfalls in New Jersey, in Morristown. Die Linie rund um die Eltern und die Schwester zeigen, dass sie in einem gemeinsamen Haushalt leben, zu dem auch ein neunjähriger Hund namens Muff gehört.

Alisa hat einen eigenen Haushaltskreis, woraus erkenntlich wird, dass sie allein lebt. Weil Alisa und Carlos nicht verheiratet sind, verbindet sie keine durchgezogene, sondern eine gestrichelte Linie. Carlos ist Sozialarbeiter, was bedeuten könnte, dass sein beruflicher Status gegenüber ihrem Status als niedriger angesehen werden könnte – ein möglicher Faktor für die negative Einstellung der Eltern. Wir sehen auch, dass Carlos einen puerto-ricanischen Hintergrund hat, eine weitere mögliche Quelle für die elterlichen Ressentiments. Hier würde man weiterfragen, um die Bedeutung kultureller und beruflicher Unterschiede für die Familie näher einzuschät-

Abbildung 2-8: Kultureller/religiöser Hintergrund und Kernfamilie

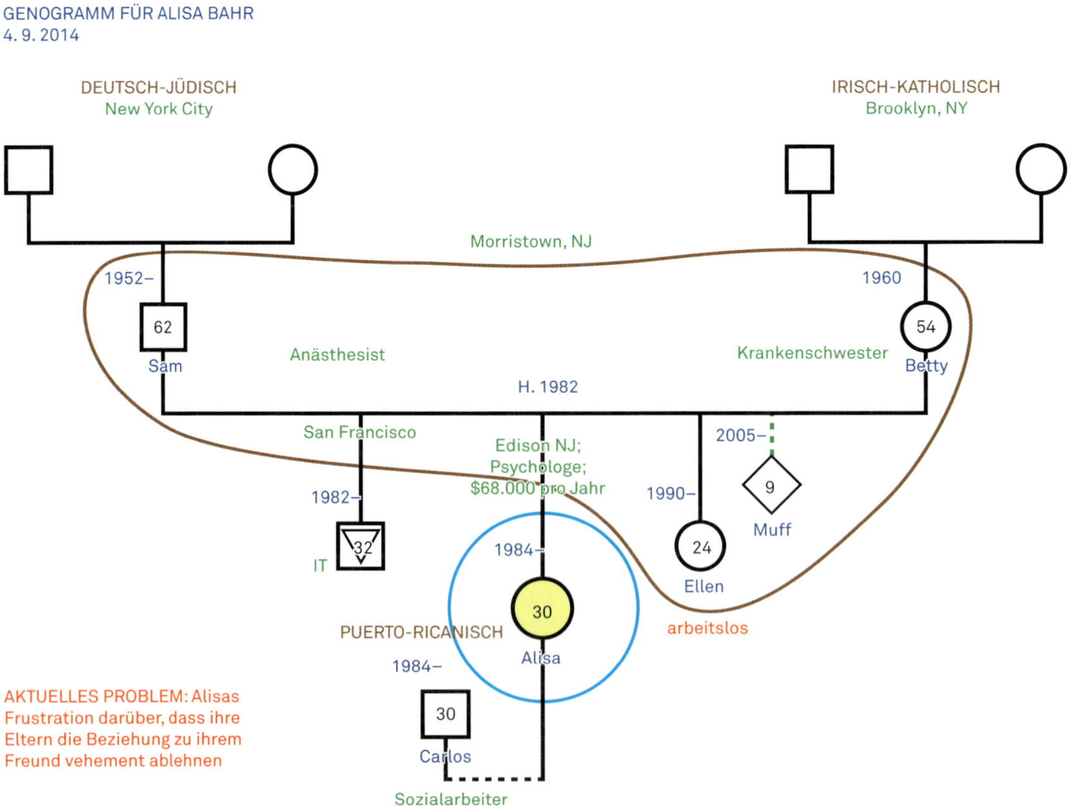

zen, zumal sichtbar ist, dass auch die Eltern aus jeweils sehr unterschiedlichen Kulturen stammen. Interessant wäre auch die Frage, wie die Eltern mit diesen Unterschieden selbst umgegangen sind, als sie zusammenkamen.

Außerdem zeigt sich, dass die Eltern im Geburtsjahr des ältesten Sohnes geheiratet haben, was Fragen nach den näheren Umständen ihrer Heirat aufwerfen könnte. (Damit sich solche Hypothesen bilden und hinterfragen lassen, ist es sinnvoll, stets die genauen Daten für Eheschließungen, Geburten und Todesfälle in das Genogramm einzutragen.) Falls die Schwangerschaft vor der Heirat bestand, könnten die Eltern befürchten, dass Alisa ebenfalls schwanger wird, ehe sie wirklich dazu bereit ist. Aus dem Genogramm wird auch deutlich, dass der älteste Sohn schwul ist und auf der anderen Seite des Landes lebt, darüber hinaus, dass die jüngere Tochter arbeitslos ist, was die Vermutung aufbringen könnte, dass Alisa unter dem Druck steht, sich als die „gute Tochter“ zu erweisen.

Schon beim Aufbau eines Genogramms entstehen so kontinuierlich Hypothesen über die Muster, die ins Auge springen und die sich zeitnah überprüfen lassen. Man weiß nie, ob Menschen in die Stereotypen passen, die wir über familiäre Muster hegen, doch unsere Hypothesen helfen uns, unsere Fragen und unser Verständnis davon, wie das aktuelle Problem in die Situation der betreffenden Familie passt, weiter zu verfeinern.

Abbildung 2-9: Herkunftsfamilien fügt die Familien von Alias Eltern hinzu. Alisas Vater, Sam, war der jüngere Bruder einer älteren Schwester. Nach Angaben seiner Schwester stand er seiner Mutter Aliza sehr nahe, nach der im Übrigen Alisa auch benannt worden ist. Aliza starb in dem Jahr, als

Abbildung 2-9: Herkunftsfamilien

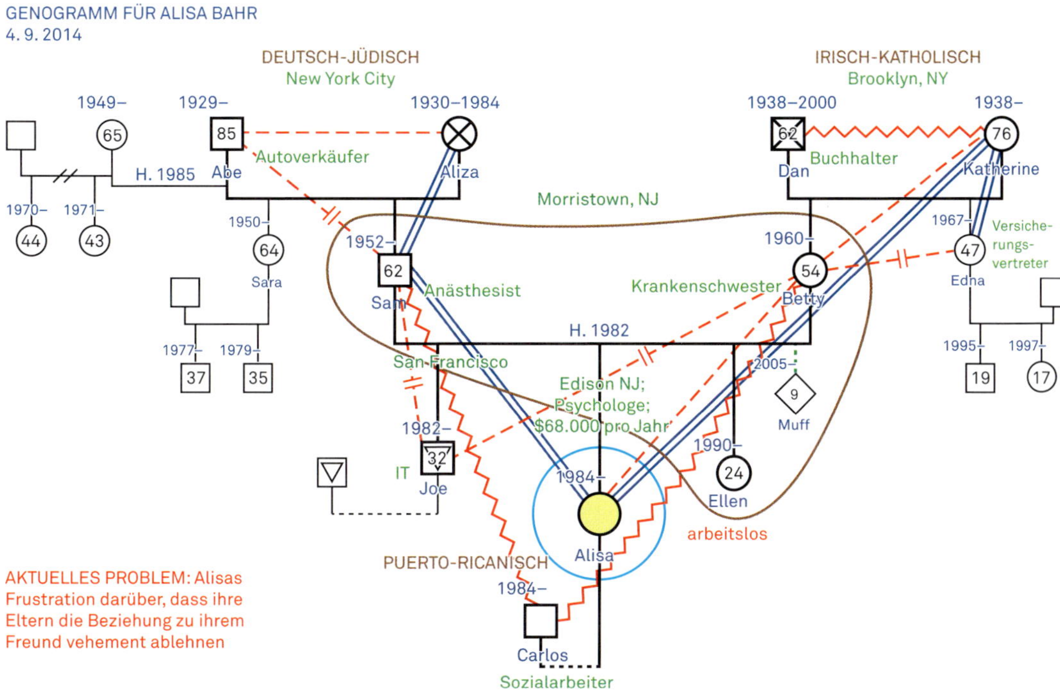

Alisa geboren wurde, die von Anfang an „Papas Liebling“ war. Schon immer distanziert dagegen war Sams Verhältnis zu seinem Vater, der nach dem Tod seiner Frau bald mit einer anderen Frau zusammenkam, die wiederum geschieden war und zwei Töchter hatte. Seit der raschen Wiederheirat des Vaters hat Sam die Beziehung zu ihm praktisch abgebrochen. Der Vater lebt mit seiner neuen Frau in Florida.

Alisas Mutter Betty ist die ältere von zwei Schwestern, hatte aber mit der jüngeren Schwester zeit ihres Lebens Konflikte und seit 14 Jahren gar keinen Kontakt mehr zu ihr. Betty hatte das Gefühl, die jüngere Schwester sei das Lieblingskind und sie selbst ein Aschenbrödel, sei für ihre Erfolge von den Eltern niemals wertgeschätzt worden und habe immer im Schatten ihrer attraktiveren jüngeren Schwester gestanden. Alisa wiederum hat sich ihrer Mutter niemals nah gefühlt, hat aber eine enge Beziehung zu Katherine, ihrer Großmutter mütterlicherseits.

Als Nächstes fügten wir Indikatoren für die Funktionalität der Familie hinzu (**Abbildung 2-10: Familie Alisa Bahr: Beziehungsprobleme, Geheimnisse und andere Stressfaktoren**). Hier zeigt sich, dass beide Großelternpaare keine positive Beziehung zueinander hatten. Die Großeltern väterlicherseits waren distanziert und gingen einander offenbar aus dem Weg, während die Großeltern mütterlicherseits eine offen negative Beziehung verband. Sam stand seiner Mutter nah, war aber mit seinem Vater nie gut klargekommen, während Alisa gegenüber ihrer Mutter eher Distanz verspürte, zumal sie das Gefühl hatte, dass sie ihre jüngere Schwester, die sie als Rivalin empfand, stets bevorzugte. Beide Großelternpaare missbillig-

Abbildung 2-10: Familie Alisa Bahr: Beziehungsprobleme, Geheimnisse und andere Stressfaktoren

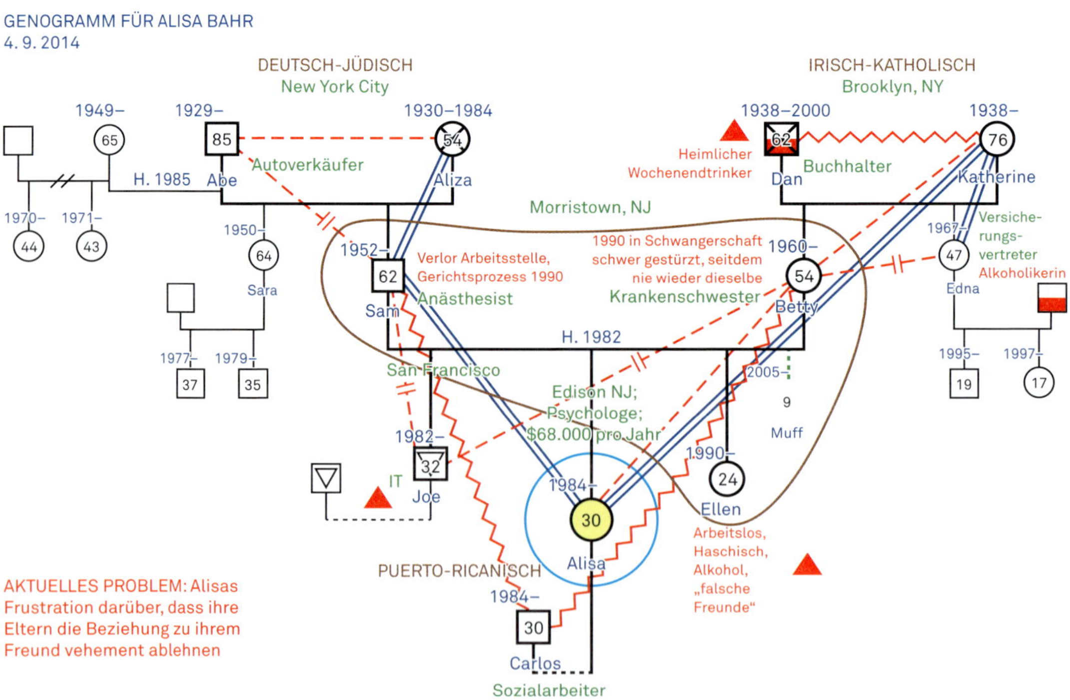

ten die Beziehung der Eltern, so wie Alisas Eltern jetzt ihrer Beziehung mit Carlos negativ gegenüberstanden.

Als weiteres Schlüsselproblem fällt der Bruch der Eltern mit dem ältesten Sohn, Joe, ins Auge, den sie auch nur selten überhaupt erwähnen. Ähnliche „Geheimnisse" verbinden sich mit Bettys Vater, der über Jahre hinweg heimlicher Alkoholiker war, und Bettys Bruch mit ihrer Schwester Edna vor mehr als zehn Jahren. Hinzu kommt, dass die Eltern nicht über die Dysfunktion ihrer jüngsten Tochter, Ellen, sprechen, die nie selbstständig geworden zu sein scheint, noch immer zu Hause wohnt und von ihren Eltern unterstützt wird. Sie hat nur selten, wenn überhaupt einmal, einen Job gehabt, konsumiert reichlich Marihuana und Alkohol und neigt dazu, sich den „falschen Freunden" anzuschließen.

Die Familienchronologie: An diesem Punkt haben wir genug Informationen gesammelt, um eine Familienchronologie erstellen zu können (**Chronologie 2-1: Alisa Bahrs Familienchronologie**). Die chronologische Entwicklung einer Familie wird aus dem Genogramm nicht unmittelbar ersichtlich, da es eher die Familienstruktur als die zeitliche Abfolge der Geschehnisse zum Vorschein bringt.

Chronologie 2-1: Alisa Bahrs Familienchronologie

1982 Sam und Betty lernten sich kennen, als sie auf derselben Krankenhausstation arbeiteten. Schon bald darauf wurde Betty schwanger. Sowohl ihre irisch-katholischen als auch seine deutsch-jüdischen Eltern waren entsetzt und weigerten sich, an der kleinen Hochzeitsfeier teilzunehmen, die das Paar organisiert hatte, als Betty bereits im vierten Monat war.

1982 Im Dezember kam Joe zur Welt.

1984 April. Aliza, die Großmutter väterlicherseits, starb unerwartet mit 54 Jahren an einem Aneurysma.

1984 Juni. Alisa Bahr wurde geboren und nach ihrer Großmutter benannt.

1985 Januar. Abe, der Großvater väterlicherseits, heiratete eine Frau mit zwei jugendlichen Töchtern und zog mit ihnen nach Florida. Dies führte zu einem ernsthaften Zerwürfnis mit seinem Sohn, Sam, Alisas Vater.

1990 Sam geriet in einen Konflikt mit der Krankenhausleitung, verlor seine Anstellung und musste das Krankenhaus, für das er 15 Jahre lang gearbeitet hatte, vor Gericht verklagen.

1990 Betty war mit ihrem dritten Kind schwanger und stürzte in der Badewanne. Sie sagt, sie sei seitdem nie wieder dieselbe gewesen.

1990 Betty und Sams jüngste Tochter, Ellen, kam zur Welt.

2000 September. Joe zog mit 18 Jahren zum Studium nach Kalifornien. Im Jahr davor hatte er seinen Eltern eröffnet, dass er homosexuell sei. Die Familie sprach seitdem nur selten von ihm, weigerte sich, mit seiner sexuellen Orientierung umzugehen, und machte daraus ein Familiengeheimnis.

2000 10. Oktober. Alisas Großvater mütterlicherseits starb unerwartet mit 62 Jahren. Der Buchhalter hatte seit Jahren an den Wochenenden heftig getrunken, worüber jedoch ebenfalls nicht gesprochen wurde.

2000 November, zu Thanksgiving. Zwischen Betty und ihrer Schwester, Edna, der sie nie besonders nah gestanden hatte, kam es endgültig zum Zerwürfnis. Betty sagte, sie habe genug von den Beleidigungen ihrer Schwester.

2005 Bei Ellen wurde in der Schule Marihuana gefunden, sie begann, den Unterricht zu schwänzen und sich auf Partys zu betrinken. Ihre Probleme setzten sich über Jahre fort, sie zog nie zu Hause aus, brach ein Studium ab, jobbte nur gelegentlich einmal und hatte wechselnde Beziehungen mit „inakzeptablen" Freunden, als Alisa 2014 mit der Therapie begann.

2014 Die 30-jährige Psychologin Alisa Bahr kam zur Therapie, weil sie frustriert war über die Ablehnung ihrer Eltern gegenüber Carlos, einem Sozialarbeiter mit puerto-ricanischem Migrationshintergrund, mit dem sie seit einiger Zeit zusammen war. Sie war das Lieblingskind der Eltern gewesen, eine ausgezeichnete Schülerin und sehr erfolgreich in ihrer Ausbildung. Doch seitdem sie mit Carlos, ihrer ersten ernsthaften Beziehung, zusammenkam, hörte sie von den Eltern nur noch Kritik.

Alisas Eltern, Sam und Betty, hatten ihren ältesten Sohn offenbar zu einer Zeit gezeugt, als ihre Beziehung noch ganz jung war und von deren beiden Elternpaaren stark missbilligt wurde. Beide Elternpaare meinten, das eigene Kind sei „zu gut" für den jeweils anderen. Keiner der Eltern kam zur Hochzeitsfeier. Wie erwähnt, starb die Großmutter väterlicherseits kurz vor Alisas Geburt. Wenig später heiratete der Vater erneut und zog fort, was zum Bruch mit seinem Sohn, Alisas Vater, führte; dessen neugeborene Tochter wurde nun zu seinem geliebten mittleren Kind.

Als Ellen, das dritte Kind, zur Welt kam, standen beide Elternteile unter großem Stress. Der Vater hatte Probleme mit der Krankenhausleitung bekommen, verlor seine Stelle und musste gegen das Krankenhaus, für das er 15 Jahre lang gearbeitet hatte, vor Gericht ziehen. Zur gleichen Zeit stürzte Betty, im achten Monat schwanger, in der Badewanne, verletzte sich an der Hüfte und meinte, seitdem nie wieder dieselbe gewesen zu sein.

Zweifellos trug die Herkunft der Familie zu den Geschehnissen bei und hatte auch Einfluss auf die aktuelle Reaktion der Familie auf Alisas Beziehung mit Carlos. In den folgenden Abschnitten wollen wir einige Schlüsselmuster, die an ihrem Genogramm bemerkenswert sind, näher beleuchten. (Eine genauere Analyse unserer Arbeit mit der Familie findet sich in *The Genogram Casebook* [2016] und in dem Video *Triangles and Family Therapy: Strategies and Solutions* unter: www.psychotherapy.net)

Schlüsselmuster erkennen

Kulturelle Faktoren einbeziehen

Genogramme sollten immer Informationen über die Probleme von Klienten enthalten, die aus einem kontextuellen Rahmen entstehen

Genogramme unterstützen uns dabei, unser verwandtschaftliches Netzwerk im Hinblick auf die Kultur, die soziale Schicht, die ethnische Zugehörigkeit, das eigene Geschlecht, die Religion und die Migrationsgeschichte im Kontext zu sehen. Wenn wir Menschen bitten, ihre ethnische Zugehörigkeit zu erklären, fordern wir sie auf, Fragen der kulturellen Kontinuität und Identität näher zu beleuchten und damit deutlicher hervortreten zu lassen. Genogramme sollten immer Informationen über die Probleme von Klienten enthalten, die aus einem kontextuellen Rahmen entstehen. So wie man nach den Namen, Daten und Lebensumständen der Familienmitglieder fragt, sollten wir stets auch nach dem kulturellen Hintergrund fragen. Klienten in den USA sind häufig von ihrer kulturellen Geschichte abgeschnitten. Daher kann ein Genogramm, das sie einer sozialen Schicht zuordnet und sie in einen ethnischen, kulturellen und religiösen Kontext stellt, ihnen manchmal helfen, besser zu verstehen, wer sie sind. Dieser Aspekt ist daher ebenso wichtig wie die Fragen nach Mustern bei den Geschwisterbeziehungen, plötzlichen Verlusten und generationsübergreifenden Beziehungsdreiecken.

Schon das Erstellen eines Genogramms ist mit dem Erzählen von Geschichten verbunden und unterstreicht den Respekt für die Sichtweise des Individuums, ermuntert aber gleichzeitig auch dazu, vielfältige Perspektiven einzunehmen und zuzulassen. Das Einbeziehen von kulturellem Kontext und historischer Entwicklung, insbesondere bei dem Blick auf Phasen der Veränderung, ermöglicht es, aktuelle Probleme der Familie in ihrem größeren Zusammenhang zu verstehen.

Alisas Familie ist typisch für multiethnische Familien in den USA, die ihre kulturell bedingten Probleme herunterspielen. Erst auf genaues Nachfragen hin erwähnte Alisa die Abwehr ihrer Eltern gegen Carlos als mögliche Folge ihrer Vorurteile gegen Menschen mit – aus deren Sicht – geringerem ethnischem Status. Dabei ist dies eine deutliche Parallele dazu, wie ihre beiden Großelternpaare auf die Beziehung ihrer Eltern reagiert hatten. Ihre deutsch-jüdischen Großeltern hatten das Gefühl, eine irische Schwiegertochter würde ihrem gesellschaftlichen Status schaden; ihre irisch-katholischen Großeltern sahen sich durch einen jüdischen Schwiegersohn in ihrem Status bedroht. Andererseits hatte sich die Familie in den Folgejahren an die Verbindung der Eltern und damit an die kulturelle Erweiterung des familiären Rahmens gewöhnt – ein mögliches Modell für die Eltern, dem Freund ihrer Tochter aufgeschlossener gegenüberzutreten.

Umgang mit Verlusten

Verlust ist die schwierigste emotionale Erfahrung, mit der wir Menschen zurechtkommen müssen. Wie der Begründer der Familientherapie, Norman Paul, zu sagen pflegte: Wenn Sie in einem Genogramm nur ein einziges Muster finden können, lassen Sie es die Reaktion auf Verluste sein. Wir versuchen immer, dem Thema des Verlusts in Genogrammen nachzugehen. In der Familie Bahr sehen wir mindestens zwei Situationen, in denen es nach Verlusten zu Beziehungsabbrüchen kam: Einmal, als die Großmutter väterlicherseits plötzlich mit nur 54 Jahren starb und der Vater innerhalb von fünf Monaten erneut heiratete, was einen Bruch mit seinem Sohn zur Folge hatte.

Einige Jahre später starb der Großvater mütterlicherseits plötzlich mit 62 Jahren und nur wenige Monate später brach seine Tochter, Betty, die Beziehung zu ihrer Schwester, Edna, ab. Offenbar stellte Betty selbst keine Verbindung zwischen dem Tod des Vaters und dem Bruch mit der Schwester her, eine übliche Dissoziation in Familien, die zu Beziehungsabbrüchen neigen. In großer zeitlicher Nähe kam es außerdem zum Bruch mit dem ältesten Sohn, der praktisch ohne jegliche emotionale Unterstützung seiner Eltern zum College aufbrechen musste. Die Beziehung zu einem Familienmitglied abzubrechen, weil man sein Verhalten missbilligt, scheint in dieser Familie tatsächlich ein Muster zu sein. Dazu passt auch, dass beide Großelternpaare sich weigerten, an Sam und Bettys Hochzeitsfeier teilzunehmen, weil sie deren Verbindung und die voreheliche Schwangerschaft missbilligten.

Angesichts dieses Musters werteten wir es als extrem gutes Zeichen, dass Alisa therapeutische Hilfe suchte, als ihre Eltern ihre Ablehnung gegenüber ihrer Beziehung mit Carlos zu zeigen begannen. Offenbar wollte sie die Wiederholung eines solchen Beziehungsabbruchs vermeiden. Es sprach für ihre Resilienz, sich Hilfe von außen zu suchen, anstatt sich ihrerseits gegen die Eltern zu verhärten.

Geschwisterkonstellationen

Sam, Alisas Vater, war der jüngere Bruder einer älteren Schwester, während Betty, Alisas Mutter, die ältere Schwester einer jüngeren Schwester war. Dies könnte nahelegen, dass das Paar seine innere Balance daraus bezog, dass in deren Beziehung Betty die „ältere" Schwester und Sam der „jüngere" Bruder war, obwohl sein sozialer Status als Arzt gegenüber ihrem Status als Krankenschwester eher eine männlich dominante Rolle vermuten ließe, wie sie innerhalb des Gesundheitssystems für Ärzte und Krankenschwestern so lange Zeit typisch war. Betty hatte keinen Bruder, und ihre engste innerfamiliäre Bindung scheint die zu ihrem Vater gewesen zu sein, der stark kontrollierend aufgetreten ist. Ihre Vater/Tochter-Beziehung könnte sich in der Beziehung zu einem Ehemann wiederholen, der in einem Beruf mit hohem Sozialstatus arbeitete, auch wenn er ein jüngerer Bruder war.

Betrachtet man die Geschwisterkonstellation der drei Kinder, mag erstaunen, dass die Eltern so bereitwillig mit dem ältesten und einzigen Sohn brachen. Sein Platz scheint jedoch bald von der erfolgsorientierten mittleren Tochter besetzt worden zu sein, die schon als Ersatz für die geliebte verstorbene Großmutter gleichen Namens fungierte, zumal der Großvater sich schon kurze Zeit nach ihrem Tod einer neuen Frau zugewandt hatte und zu deren Familie gezogen war.

Die jüngste Tochter der Familie Bahr scheint in vielerlei Hinsicht eher als Einzelkind aufgewachsen zu sein. Der Altersunterschied zu ihrer Schwester, Alisa, beträgt sechs Jahre. Zudem wurde sie gewissermaßen in eine ganz andere Familie geboren, deren Hoffnungen und Träume zerschlagen zu sein schienen, als sie zur Welt kam: Finanziell war die Situation schwierig, weil der Vater seine Stelle verloren hatte, gleichzeitig stand der Vater wegen des Gerichtsverfahrens gegen seinen ehemaligen Arbeitgeber unter enormem Druck. Die Mutter wiederum kämpfte nach einem Sturz in der Badewanne, bei dem sie sich an der Hüfte verletzt hatte, mit bleibenden körperlichen Problemen. Man könnte die Hypothese aufstellen, dass keines der Elternteile viel Energie für dieses dritte Kind hatte. Die beiden ersten Kinder, die kaum zwei Jahre auseinander lagen und beide ausgesprochen intelligent und talentiert waren, hatten sich womöglich stärker gegenseitig unterstützen können.

Lebenszyklus

Schauen wir uns diese Familie aus der Lebenszyklusperspektive an, sehen wir, dass die Eltern Probleme mit dem Übergang zur Paarbeziehung hatten, sodass es vielleicht nicht überraschend ist, dass Alisa genau in dieser Lebensphase in die Therapie kam. Auch die Wahl eines Partners mit einem anderen kulturellen Hintergrund entspricht dem damaligen Verhalten ihrer Eltern. Der Übergang zur Selbstständigkeit scheint für alle drei Kinder dieser Familie ein Problem zu sein. Joe zog früh aus (und weit weg), sobald er mit der Schule fertig war, und ist seitdem praktisch aus der Familie ausgeschlossen, weil er vorher seinen Eltern sagte, dass er schwul sei. Es scheint, als habe er das Elternhaus damit endgültig verlassen. Das jüngste Kind, Ellen, dagegen, ist nie richtig selbstständig geworden, hat auch keine Ausbildung abgeschlossen oder praktische Arbeitserfahrungen gesammelt, die ihr ein von den Eltern unabhängiges Leben ermöglichen könnten. Die Eltern scheinen sie weiterhin zu unterstützen, ohne ihr irgendwelche klaren Grenzen zu setzen.

Sozioökonomische Faktoren

Unterschiede bei Ausbildung und sozialem Status können die Beziehungen zwischen Geschwistern erheblich belasten. In diesem Fall war Betty deutlich erfolgreicher als ihre Schwester. Edna hatte einen Versicherungsvertreter ohne Collegeabschluss geheiratet und scheint selbst keine Berufsausbildung gemacht zu haben (Betty dagegen ist Krankenschwester geworden). Im Vergleich zur wohlhabenderen und karriereorientierten Familie ihrer Schwester hatte sie wohl eher zu kämpfen. Wir können vermuten, dass Ellen, wenn sich die Dinge nicht ändern, sich im Verhältnis zu ihren Geschwistern zeit ihres Lebens in einer ähnlichen Position befinden wird.

Spezifische Genogramme zur Förderung von Resilienz

Gelegentlich ist es sinnvoll, separate Genogramme anzulegen, um bestimmte Arten von Informationen herauszustellen, zum Beispiel eines für grundlegende demografische Daten, eines für Beziehungsmuster, eines für Muster der familiären Funktionalität und Kreativität, eines für die Verbindungen der Familie nach außen, eines für Interessen und Werte und andere sozusagen als Schnappschüsse von wichtigen Zeitpunkten in der Familiengeschichte oder vom Zeitpunkt des Einsetzens der zu behandelnden Symptome. Wir könnten uns sogar vorstellen, dass in der Krankenakte der Zukunft all diese verschiedenen Genogramme Platz finden, sodass sich vor allem Faktoren der Resilienz noch besser erkennen und nutzen ließen.

Wie bereits betont, sollte man darauf achten, dass das Genogramm den Kontext der Familie zeigt: ihre kulturellen, religiösen, sozioökonomischen und gesellschaftlichen Werte und Verbindungen, einschließlich beruflicher und freundschaftlicher Beziehungen. Während die Komplexität dieser kontextuellen Faktoren oft unmöglich in einer einzigen Grafik unterzubringen ist, erweisen sich grundlegende Informationen über den Kontext doch vielfach als wesentlich. Computer werden es uns bald einfacher machen, verschiedene Dimensionen zu verfolgen und Veränderungen über bestimmte Zeiträume nachzuvollziehen.

Indem wir nach weiteren kontextuellen Kräften fragen, die die Familie beeinflusst haben, können wir eine noch größere Bandbreite relevanter Reaktionen bekommen. Vom Sport im Fernsehen bis zum Online-Banking, vom Glauben an soziale Gerechtigkeit bis zum Shoppingverhalten, von Musikvorlieben bis zum sozialem Status – es kann hilfreich sein, das Spektrum der Fragen möglichst breit anzulegen.

Abbildung 2-11: Familie Alisa Bahr: Interessen und Werte zeigt, was den verschiedenen Mitgliedern der Familie nach Alisas Worten wichtig ist. Fragen nach solchen Interessen können hilfreiche Einblicke für die Planung von Interventionen geben. Alisa sagte, ihr Vater spiele gerne Golf – ein Hobby, das in der Familie niemand mit ihm teile. Dann kam sie auf Musik und

Abbildung 2-11: Familie Alisa Bahr: Interessen und Werte

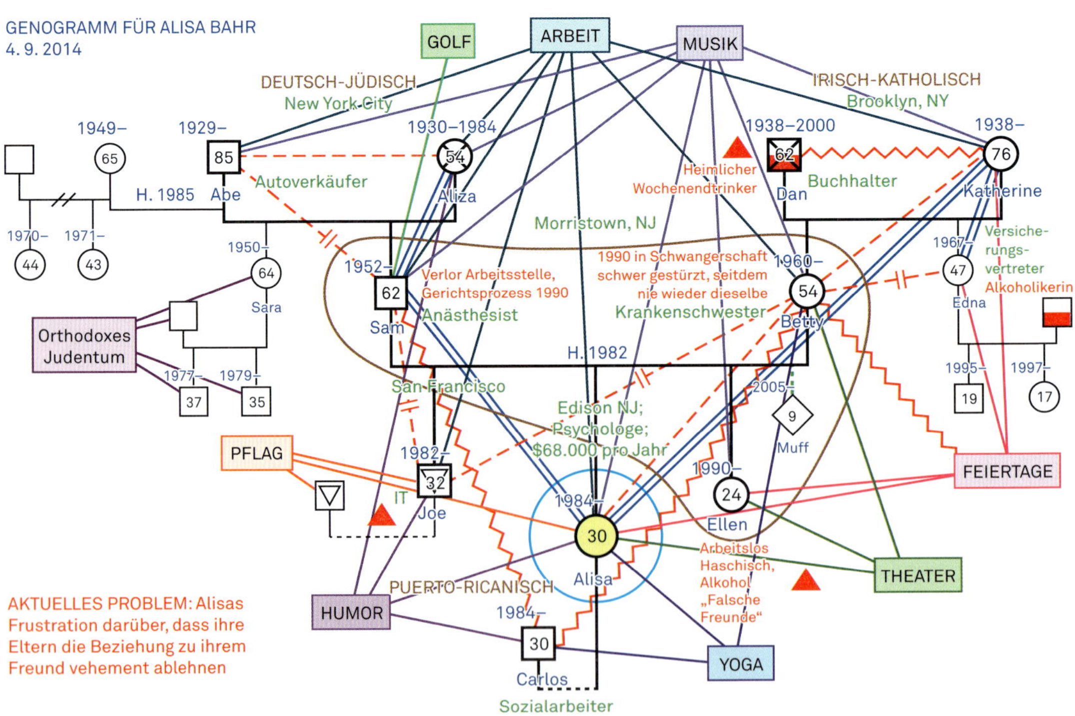

Arbeit zu sprechen, zwei Dinge, die sowohl den Eltern als auch den Großmüttern wichtig sind.

Dann fielen ihr die Feiertage ein, die in der Familie zu einem wunden Punkt geworden waren, besonders für ihre Mutter, seitdem sie sich bei einer Thanksgiving-Feier mit ihrer Schwester überworfen hatte. Wir registrierten dies als etwas, woran Alisa arbeiten könnte, indem sie sich zum Beispiel für die Feiertage eigenständig neue Rituale schaffte oder mit der Familie nach Wegen suchte, alte positive Gefühle wiederzubeleben. Alisa erwähnte auch ihr Engagement für PFLAG (Parents and Friends of Lesbians and Gays), einen Zusammenschluss von Freunden, Eltern und Angehörigen von Lesben und Schwulen, in den sie eingetreten war, um ihren Bruder zu unterstützen. Ihr Versuch, die Eltern ebenfalls dazu zu bewegen, blieb jedoch erfolglos.

Positive Interessen der Schwester fielen Alisa nur wenige ein, immerhin aber ihre Begeisterung fürs Theater – etwas, das sowohl sie als auch die Mutter möglicherweise mit ihr teilen könnten. Außerdem erzählte sie, ihre Tante Sara, die ältere Schwester ihres Vaters, sei mit der Heirat zum orthodoxen Judentum übergetreten, was auf dieser Seite der Familie zu einer weiteren Kluft geführt habe, die zu überbrücken sie vielleicht versuchen könnte. Dann kam sie auf Humor zu sprechen, der offenbar besonders für den Vater, aber auch für ihre Großmutter väterlicherseits sehr wichtig sei. Auch sie selbst und ihr Bruder, Joe, hätten über den Humor immer eine Verbindung gehabt – etwas, in das sie den Vater vielleicht einbeziehen könnten. Später in der Therapie wurde ihr klar, dass ihre Schwester, Ellen, ebenfalls einen großen Sinn für Humor hatte, und stellte über diese Schiene eine Verbindung her, die sie seit Jahren vermisst hatte.

Das Eintragen solcher Interessen kann Familien helfen, sich gemeinsame Werte bewusst zu machen, aber auch hervorheben, welche Unterschiede zu Konflikten führen können – wichtige Hinweise für klinische Interventionen.

Kontextuelle Einflüsse

Dazu können gehören:

- **Gruppenzugehörigkeiten:** Engagement in religiösen, politischen, kulturellen oder sozialen Gruppen, beruflichen Vereinigungen, Netzwerken, Selbsthilfegruppen, Sportvereinen, Theatergruppen, Chören, Musikgruppen, sozialen Medien im Internet, Chatgruppen, Interessengemeinschaften und Vereinen rund um ein gemeinsames Hobby
- **Körperlich-seelisch-spirituelle Aktivitäten:** sportliches Training, Wandern, kirchliches Engagement, Meditation, Yoga
- **Unterstützungssysteme** (solche, die die Familie unterstützen, und solche, die von der Familie unterstützt werden): Freundeskreis, Nachbarn, Haushaltshilfen, Steuerberater, Anwälte, Ärzte, Pflegepersonen, Friseure, Kirche, Kinder, Haustiere

- **Kommerzielle und öffentliche Einrichtungen:** Rechtssystem, politisches System, Sozialhilfesystem, soziale Dienste, Banken, Versicherungen
- **Werte oder Interessen:** Bildung, Ernährung, Sport, Humor, Filme, Musik, Kunst, Outdoor-Aktivitäten, Genealogie, Börse
- **Gesellschaftliche Einbindung:** Auch die Verbindungen der Familie nach außen wollen wir verstehen: welchen gesellschaftlichen Institutionen die Familienmitglieder angehören, wo sie Geselligkeit pflegen, welche Verbindungen sie zu Schule, Arbeit, Zivilgesellschaft, religiösen Gruppen oder Verbindungen haben. Gibt es Gruppen, von denen sie sich ausgeschlossen fühlen? Gibt es Gruppen, in denen sie sich benachteiligt fühlen, zum Beispiel als einzige Demokratin in einer republikanischen Familie oder als die Person mit der dunkelsten Hautfarbe, die einzige, die studiert hat, oder als Mitglied der einzigen jüdischen Familie im Ort?

Kulturellen Hintergrund, Bildung, Beruf, sozioökonomische Situation, Religion und Spiritualität in Genogrammen sichtbar machen

Informationen zum kulturellen Hintergrund, der beruflichen und finanziellen Situation sowie zur groben Positionierung der Familienmitglieder in spirituellen und religiösen Dingen lassen sich in der Regel ohne allzu große Schwierigkeiten erfragen. Die Details kultureller Muster in all diesen Dimensionen und über den gesamten Lebenszyklus hinweg sind jedoch sehr viel schwieriger zu verfolgen, obwohl sie für das Verständnis der Klienten ebenso wie für die Suche nach Lösungen für ihre Probleme wesentlich sein können. Auch wenn sie wahrscheinlich zu umfangreich sind, um sie in ihrer ganzen Komplexität darzustellen, lohnt es sich, ihnen nachzugehen. (Zu einer tiefergehenden Exploration siehe Kapitel 4: Familiäre Muster erkennen).

Muster der Funktionalität, Beziehungen und Strukturen über die Generationen erkunden

Weil familiäre Muster von einer Generation zur nächsten übertragen werden können, sollte man Genogramme stets auf sich wiederholende Muster prüfen. Solche Muster können sich in der Funktionalität, den Beziehungen und Strukturen der Familien wiederfinden, wie wir am Beispiel der Familie Bahr gezeigt haben. Sie zu erkennen hilft, ungünstige Muster in Zukunft tunlichst zu vermeiden. Kritische Ereignisse und Veränderungen in der Funktionalität einer Familie erlauben uns, systemische Verbindungen zwischen scheinbaren Zufällen (wie Jahrestagsreaktionen) herzustellen, die Auswirkungen von traumatischen Ereignissen auf die Funktionalität der Familie einzuschätzen, die Ressourcen der Familie und Anfälligkeiten für zukünftige Stressfaktoren zu erkennen und schließlich alles in einen größeren sozialen, ökonomischen und politischen Kontext zu stellen. Durch diese Erkenntnisse helfen wir den Familienmitgliedern, ihre inneren Stärken mithilfe schon in der Vergangenheit bewährter Ressourcen zu aktivieren und überkommene, dysfunktional gewordene Anpassungsstrategien zu modifizieren (Walsh, 2016).

Auf fehlende oder „versteckte" Informationen achten

Häufig fehlen in Genogrammen Informationen. Meistens ist es schier unmöglich, alle relevanten Informationen in ein Genogramm aufzunehmen. Am Ende dient es ja „nur" als eine Art Wegweiser, der signalisiert, wo es weiter nachzuhaken gilt. Hapert es jedoch daran, dass die Familienmitglieder nicht über alle relevanten Informationen verfügen, können wir ihnen helfen, im Laufe der Zeit zumindest einige Puzzlestücke zusammenzufügen. Fehlende Informationen an sich können Hinweise auf Familiengeheimnisse und Brüche sein. Wie sind die Betroffenen mit Dingen umgegangen, die sie nicht gewusst oder verstanden haben? Haben sie offen danach gefragt oder wurden die Themen zum Tabu erklärt? Kann nur ein Teil der Informationen ermittelt werden, nehmen wir natürlich auch solche Bruchstücke auf. Doch wo Schlüsselinformationen fehlen, können wir auch darüber spekulieren, warum dies so sein könnte.

Informationen, die von Familienmitgliedern geheim gehalten werden, können tatsächlich ausschlaggebend dafür sein, die Familie zu verstehen. Deshalb achten wir immer darauf, welche Informationen in einem Genogramm fehlen, und zwar nicht nur, um zu überlegen, wie wir die Lücken schließen könnten, sondern auch, um zu sehen, ob wir der Familie helfen können, ihre Muster der Geheimhaltung zu verändern, zumal die Aufdeckung von Geheimnissen möglicherweise der Schlüssel zum Verständnis der eigenen Geschichte ist.

Themen, die in Genogrammen nur schwer darstellbar sind

Bestimmte Themen werden, auch wenn sie für die systemische Familientheorie, die ja dem gesamten Konzept der Genogramme zugrunde liegt, extrem wichtig sind, auch in Zukunft nur schwer darstellbar sein. Dazu gehören:

Dreiecke: Die Theorie der Beziehungsdreiecke gehört zwar zum Kern des systemischen Verständnisses familiärer Muster, sie im Genogramm abzubilden ist dennoch extrem schwierig. In der Regel können wir bestenfalls ein oder zwei Schlüsseldreiecke kennzeichnen, auch wenn wir immer versuchen, Muster von Nähe und Distanz zu finden, die dazu neigen, sich in Dreiecken zu stabilisieren, und dadurch problematisch werden können (zum Thema Dreiecke siehe Kapitel 6 in *The Genogram Casebook*, 2016).

Die Rolle verschiedener Familienmitglieder in einem Familienunternehmen: Die strukturellen Beziehungen in Familien, in denen mehrere Mitglieder als Geschäftsführer, Manager oder Angestellte in einem Familienunternehmen arbeiten, sind sehr schwer darstellbar. Insbesondere die Komplexitäten der Machtdynamik in Familienunternehmen, die sich am direktesten durch die Frage ermitteln lässt, wer wie viel Geld verdient und wer an welchen Entscheidungen teilhat, sind in einem Genogramm extrem schwierig zu schematisieren. Gleichzeitig sind familiäre Beziehungen wahrscheinlich die beste Grundlage, um zu verstehen, wie Beziehungsdreiecke in einem Familienunternehmen funktionieren, wo die Macht tendenziell eher den männlichen, ältesten und nicht eingeheirateten Familienmitgliedern zufällt. Ein „Genogramm" eines Familienunternehmens könnte helfen, die überlappenden und potenziell konfliktträchtigen Autoritätslinien zwischen der Familie und ihrem Unternehmen zu verdeutlichen.

Die Beziehungen verschiedener Familienmitglieder zu ärztlichen und therapeutischen Bezugspersonen: Sind mehrere Familienmitglieder zu verschiedenen Zeiten in ärztlicher oder therapeutischer Behandlung und haben sie differenzierte Beziehungen zu den damit verbundenen Bezugspersonen, kann auch dies zu darstellerischen Problemen führen. Trotzdem bleibt das Genogramm ein nützliches Instrument bei der Diagnose von Patienten. Es ist wichtig, die Krankengeschichte aller mit der Indexperson verbundenen Familienmitglieder zumindest grob zu kennen, weil sie als Ressource eine wichtige Rolle spielen können und weil andere Erkrankungen in der Familie zusätzlichen Stress bedeuten können. Vor allem Pflegepersonen können stark belastet sein, gleichzeitig können frühere Generationen auch Rollenmodelle für den Umgang mit Krankheit und Belastung sein – oder natürlich auch Ängste auslösen, frühere, als negativ erlebte Szenarien noch einmal durchmachen zu müssen.

Alle Verbindungen in einem Genogramm abzubilden wäre extrem schwierig. In der Regel achten wir jedoch darauf, wenigstens andere aktuellen und früheren Therapeuten in das Genogramm einzutragen, weil sie für die Erfahrung der Familie mit Therapien oft von zentraler Bedeutung sind.

Multikulturelle Wurzeln: Obgleich sie die Grundlage jeglichen Genogrammverständnisses sind, werden kulturelle Fragen schnell zu komplex, um sie im Genogramm adäquat wiedergeben zu können. Die ethnische Herkunft und eine mögliche Migration werden zwar grundsätzlich verzeichnet, die gesamte Komplexität kultureller Konflikte und Fragen kann dadurch jedoch nur angedeutet werden. Besonders kompliziert wird es bei Familien, die aus mehr als einer Kultur stammen, mehrere Sprachen sprechen, mehrfach migriert sind oder Fluktuationen von einer sozialen Klasse zur anderen erlebt haben. Schon die multiplen ethnischen Wurzeln eines einzigen Individuums können äußerst komplex sein, die der gesamten Familie können jeden Rahmen sprengen. Die Malerin Frida Kahlo zum Beispiel hat deutsche, ungarisch-jüdische, mexikanische, indigen-amerikanische und spanische Wurzeln. Wir haben ein spezielles Genogramm extra zur Illustration dieser Tatsache gezeichnet (siehe Abbildung 7-7: Kahlo-Rivera, Seite 255). Gleichzeitig wird das kulturelle Erbe unserer Gesellschaft täglich komplexer, während immer mehr Menschen unterschiedlicher Herkunft heiraten und multiethnische Kinder geboren werden. Doch wie sollen wir dies adäquat abbilden? Leider kommen wir rasch an einen Punkt, an dem dies schlicht unmöglich ist.

Sexualität: Alle Informationen zu sexuellen Fragen in ein Genogramm aufzunehmen kann ebenfalls sehr schwierig sein. Die sexuelle Geschichte aller Familienmitglieder abzubilden, würde uns schnell überfordern und in der gewünschten Klarheit grafisch gar nicht möglich sein. Generationenübergreifende Muster können natürlich auch hier möglich sein, doch wären für die subtileren sexuellen Themen weitere spezielle Symbole und Verbindungslinien notwendig. Andererseits sind solche Themen wichtig, und wir sollten versuchen, das Genogrammformat zu nutzen, um sexuelle Themen zu strukturieren und so zu einer Einschätzung der sexuellen Geschichte der Betroffenen möglichst effizient beizutragen.

Familiengeheimnisse: Wer ein Geheimnis kennt und wer nicht, lässt sich sicherlich noch recht einfach darstellen. Wo es ein Geheimnis gibt, existieren jedoch in der Regel noch weitere. Genau abzubilden, wie welche Geheimnisse innerhalb einer Familie bewahrt oder geteilt werden, sprengt alle zeichnerischen Möglichkeiten (auch wenn Computer für uns in Zukunft solche Zusammenhänge speichern und uns deutlich machen werden, wie die Geheimhaltung in Familien funktioniert).

Besondere familiäre Beziehungen: Hier geht es um Nuancen wie Komplementarität, ungleiche Machtverteilung, Beziehungsdreiecke, Vermeidungsmuster, Verschmelzung, Überfunktionalität/Dysfunktionalität, Über-/Unterverantwortlichkeit, Sündenböcke, Abhängigkeit/Unabhängigkeit und Verstrickung/Individualismus/Isolation, die oft so komplex sind, dass es schwierig, wenn nicht gar unmöglich ist, sie in übersichtlicher Form in einem Genogramm abzubilden.

Freundschaften: Selbst wichtige Freundschaften können schwer in ein Genogramm zu integrieren sein. Es mag noch angehen, wenn man die Mitglieder eines Haushalts bittet, wichtige Freundschaften zu charakterisieren. Sobald wir jedoch nach den Freundschaften in der Elterngeneration fragen, wird es komplex. Was, wenn die Mutter des Ehemannes zeitlebens eine „beste" Freundin hatte, mit der sie sich aber vor wenigen Jahren auf so dramatische Weise überwarf, dass es das gesamte Familiensystem erschütterte? Was, wenn die Eltern viele „befreundete Paare" kennen, doch nur mit sehr wenigen Menschen echte zwischenmenschliche Nähe erleben? Und was passiert mit diesem Netzwerk, wenn die Paare sich scheiden lassen? Die Grafik wird rasch stark bevölkert und nur noch schwer durchschaubar sein!

Beziehungen zu Kollegen: Ähnliche Probleme entstehen bei der Darstellung von Beziehungen zu Kollegen. Über eine ganze Lebensspanne gesehen, erzählen solche Netzwerke oft eine komplexe Geschichte. Bezieht man dann noch die Geschichten von Geschwistern und Eltern ein, wird das Ganze bald sehr kompliziert. Und doch können solche Beziehungen in kritischen Phasen in der Familiengeschichte wichtige Stressfaktoren oder Ressourcen bilden.

Religiöse Zugehörigkeit: Religiöse oder spirituelle Genogramme sind ähnlich komplex, da jedes Familienmitglied einen anderen spirituellen Weg hinter sich, seine Überzeugungen und Praktiken in verschiedenen Lebensphasen verändert oder religiösen-spirituellen Fragen jeweils eine andere Bedeutsamkeit beigemessen haben kann. Jede grafische Darstellung kann daher nur bestimmte Momente der individuellen und familiären Geschichte wiedergeben, während andere Aspekte im Dunkeln bleiben. Eine ganze Reihe von Fachleuten hat über ihre Arbeit mit Paaren und Familien im Hinblick auf ihre spirituelle Praxis berichtet und einen ausgefeilten Kanon von Symbolen wie Tauben, Bibeln usw. aufgestellt, um religiöse Visionen, die Intensität religiöser Erfahrungen und das Engagement in religiösen Organisationen zeichnerisch darstellen zu können (Walsh, 2009). In der Praxis wirken solche Genogramme selbst bei den ausgefeiltesten Zeichenkünsten und Computerprogrammen rasch überladen. Schon der Versuch, nur die religiöse Entwicklung eines einzelnen Individuums nachzuvollziehen, kann eine echte Herausforderung sein – von der religiösen Entwicklung einer gesamten Familie ganz zu schweigen. Einige Notizen zu religiösen Bindungen, Erfahrungen und Veränderungen sind allerdings in jedem Genogramm angezeigt, und eine effektive klinische Diagnose und Behandlung ohne eine solche Einschätzung ist schwer vorstellbar. Hodge (2000) empfiehlt darüber hinaus, nach Begegnungen mit Engeln, Heiligen, Dämonen, bösen Geistern oder Verstorbenen zu fragen und sich diese möglichst genau schildern zu lassen. Solche Erfahrungen könnten wesentlich sein, wenn es darum geht, die Verzweiflung, die Ressourcen oder die Hoffnungen eines Menschen zu verstehen, deshalb müssten wir nach Möglichkeiten suchen, diese auch in einem Genogramm unterzubringen.

Soziales Umfeld: Weil die Verbindungen zu sozialen Gruppen, öffentlichen Einrichtungen usw. äußerst vielfältig sein können, sind sie oft nicht einfach darstellbar, auch wenn sie, wie Rigazio-DiGilio et al. (2005) betonen, extrem wichtige Aspekte der familiären Situation bilden.

Bestenfalls können wir wahrscheinlich ein paar Dimensionen gleichzeitig erkunden (siehe Celias Falicovs brillante Diskussion multipler komplexer

Kontextdimensionen in ihrem 2016 erschienenen Buch über Latinos). Dennoch lohnt es sich, den Versuch zu machen, die Verbindungen, Ressourcen und Probleme einer Familie in ihrem sozialen Umfeld darzustellen. Dies ist wichtig, denn, wie Rigazio-DiGilio et al. (2005) betonen, kann es sonst schwierig werden, Klienten dabei zu helfen, sich klarzumachen, was auf ihre Probleme Einfluss hat und warum dies ein wichtiger Faktor bei der Lösungssuche ist. Bezieht man die Aspekte des umfassenderen Kontexts nicht in die Diagnose und Intervention mit ein, marginalisiert man sie zu einem nebensächlichen Faktor und lässt die Betroffenen über das Wesen vieler ihrer Stressquellen im Dunkeln.

In einem klassischen Versuch zur Konzeptualisierung von Genogrammen im Rahmen von „Eco-Maps" führte Hartman (1995) 14 größere kontextuelle Institutionen auf (wie Sozialamt, Gesundheitssystem, erweiterte Familie und Freizeiteinrichtungen) und bot fünf verschiedene Arten von Verbindungslinien an (stark, angespannt, stressreich, Energiefluss zum Familienmitglied, Energiefluss zur Institution). Selbst bei kleinen Familien würde das Bild rasch unübersichtlich. Das Hinzufügen sozialer Institutionen kann von der grafischen Darstellung her eine echte Herausforderung sein.

So schwierig es sein mag, umfassende Grafiken zu zeichnen – dies ist kein Grund, wichtige Fragen bei der Genogrammerstellung zu ignorieren. Vielmehr müssen wir uns eingestehen, dass die grafischen Möglichkeiten von Genogrammen niemals den ganzen Reichtum ihres Potenzials für die klinische Diagnose abdecken können. Das ist wie bei einem Foto, das eine spektakuläre Aussicht in den Bergen oder einen Sonnenuntergang am Meer in der ganzen Schönheit, die das menschliche Auge sieht, nie auch nur annähernd wirklich einfangen kann.

Bezieht man die Aspekte des umfassenderen Kontexts nicht in die Diagnose und Intervention mit ein, marginalisiert man sie zu einem nebensächlichen Faktor und lässt die Betroffenen über das Wesen vieler ihrer Stressquellen im Dunkeln.

Viele Veröffentlichungen zu kontextuellen Erweiterungen des Genogramms beziehen sich weniger auf die grafische Darstellung als auf einen klinischen Prozess, in dem das Genogramm zur Grundlage einer kontextorientierten Erkundung der verschiedenen Dimensionen des Lebens wird. Computer werden uns dabei sehr helfen, weil sie komplexere Zusammenhänge und vor allem den Aspekt des Wandels über Zeit und Raum besser einfangen können. Die Grenzen der grafischen Darstellbarkeit bleiben dennoch bestehen.

Trotz der Komplexitäten, die es unmöglich machen, alle kontextuellen Aspekte in einer einzigen Zeichnung unterzubringen, stehen wir erst am Anfang einer sehr aufregenden, neuen Ära, die uns mithilfe von dreidimensionalen Computerzeichnungen sehr bald erlauben wird, komplexe Muster so detailliert zu verfolgen, wie wir uns das jetzt noch kaum vorstellen können. Wir werden nicht nur in der Lage sein, verschiedenen Einzelheiten in aller Tiefe auf den Grund zu gehen, sondern auch Muster von Tausenden von Genogrammen gleichzeitig vergleichen können, so wie wir jetzt schon in der Lage sind, DNA-Muster von Menschen auf dem ganzen Globus zu studieren und miteinander zu vergleichen. Und wir werden zum ersten Mal Komplexitäten untersuchen können, die über die Fähigkeit des Einzelnen, Besonderheiten familiärer Muster zu erfassen, weit hinausgehen werden. Das heißt, wir werden in der Lage sein, unsere Hypothesen und intuitiven Schlussfolgerungen zum Thema familiärer Muster anhand einer großen Gruppe von Familien zu überprüfen und zu sehen, ob unsere Vermutungen sich bestätigen und ob sich neue Verbindungen zwischen menschlichen Beziehungen, Gesundheit, Widerstandskraft und Kreativität finden lassen.

Ziele abwägen und Prioritäten setzen

Genogramme sind zwangsläufig schematisch und werden nie sämtliche Details aller Wechselfälle in Familiengeschichten abbilden können. Manche Situationen können auch mehr als ein Genogramm erfordern. In jedem Fall gilt es abzuwägen zwischen der Wichtigkeit der Information in der Grafik und der Menge an Informationen, die sie unlesbar machen.

Schließlich möchten wir Sie noch einmal daran erinnern, dass jedes Gespräch über eine Familiengeschichte ein intimer Prozess ist. Informationen für ein Genogramm sollten daher immer für einen Zweck gesammelt werden, den alle Beteiligten verstehen – und sie sollten mit dem größten Respekt behandelt werden.

3 Das Genogramminterview

Verbindungen zwischen Menschen durch die Befragung für ein Genogramm sichtbar zu machen, könnte ein erster Schritt hin zu einer systemischen Gesundheitsfürsorge sein. In jedem Fall hilft es, unsere Verbindungen untereinander und zu der Welt um uns herum bewusster wahrzunehmen. Die Fragmentierung in Familien und Gemeinschaften ist für viele der Missstände verantwortlich, die wir in unserer Gesellschaft erleben. Wenn alle das einfache Postulat annähmen, dass „Krankheit eine Familienangelegenheit" ist (Wright & Leahey, 1999, S. 261), könnten wir damit beginnen, das Gesicht des Gesundheitssystems im Sinne einer systemischen Perspektive zu verändern, die sich aus Genogrammen so einleuchtend erschließen lässt. Ein Genogramminterview kann sich über wenige Minuten oder viele Stunden, Monate, gar Jahre erstrecken, je nachdem, welche Absicht damit verfolgt wird. In diesem Kapitel zeigen wir auf, welche verschiedenen Informationsschichten wir in dem Gespräch berühren müssen, um ein aussagekräftiges Genogramm zeichnen zu können. Wir plädieren stark dafür, Genogramminterviews in die Arbeit aller sozialen Einrichtungen und Beratungsstellen einzubinden.

Mit dem Erschließen des vielfältigen klinischen Potenzials von Genogrammen haben wir gerade erst begonnen. In der Praxis werden sie auf sehr unterschiedliche Arten und Weisen eingesetzt – um Symptome zu diagnostizieren, Familienprobleme neu zu fassen und schwierige Themen zu „entgiften", um Blockaden aufzulösen und Individuen, Paare und Familien zu mobilisieren, sie mit ihrer Geschichte zu verbinden und sie so stark und frei zu machen für ihre Zukunft. Genogramme können als psychoedukative Instrumente dienen, die Familien helfen, ihre Muster zu verstehen und den für sie typischen familiären Prozessen auf den Grund zu gehen. Allein die gemeinsame Erstellung von Genogrammen ist eine bedeutsame therapeutische Intervention, die es Familien erlaubt, sich selbst aus einer systemischen Perspektive zu sehen.

Bei alledem ist wichtig, Genogramme nicht nur als grafische Aufarbeitung von Daten zu sehen, die gesammelt und anschließend in die Schublade gelegt werden. Tatsächlich liegt ihr wahres Potenzial im Offenlegen von

Mustern. Aktiv eingesetzt, helfen sie uns, die Probleme einer Person, ihre Ressourcen und ihre Resilienz sowie mögliche Wege der Heilung zu erkennen. Modifizieren Sie die vorgeschlagenen Fragen gern so, dass sie zum Kontext Ihrer Arbeit passen.

Die grundlegenden Daten können, wie bereits erwähnt, in zwei Minuten erhoben werden (Wright & Leahey, 1999)! (Ein kurzes, mithilfe von www.genopro.com/genogramformat erstelltes 4-Minuten-Genogramm meiner (M. M.s) Familie finden Sie auf YouTube.) Zu den Grunddaten wie Namen, Alter, Geburts- und Sterbedaten fügen wir dann noch Ausbildung, Beruf, die ethnische und religiöse Zugehörigkeit, einen möglichen Migrationshintergrund, den aktuellen gesundheitlichen Status der im Haushalt lebenden Familienmitglieder oder auf andere Art eng mit der Indexperson verbundenen Personen sowie bereits bestehende ärztliche oder therapeutische Betreuungsverhältnisse und familiäre Ressourcen hinzu. Die Erhebung dieser zusätzlichen Daten dauert natürlich etwas länger.

Die folgenden Ausführungen verstehen sich als Leitlinien, nicht als strenge Anweisungen. Wie die Befragung im Einzelnen durchgeführt wird, hängt von den jeweiligen Zielen und Umständen, aber auch von den Reaktionen der Betroffenen im Laufe des Interviews ab. Uns geht es darum, einen Rahmen für die Struktur der relevanten Fragen zu bieten. Weitere Hinweise für Genogrammfragen finden Sie am Ende eines jeden Kapitels in *The Genogram Journey: Understanding Family Relationships* (McGoldrick, 2011). Dort gibt es auch noch einmal eine grundlegende Erklärung der Theorie der Familiensysteme, die jedem Genogramminterview zugrunde liegt. Das Gespräch selbst muss natürlich an den Zielen der jeweiligen Sitzung und der Beziehung zwischen Therapeut und Klient bzw. dessen Familie ausgerichtet sein.

Die Mobilisierung der gesamten Familie im Genogramminterview

Das Genogramminterview bietet eine praktische Möglichkeit, die gesamte Familie für einen systemischen Behandlungsansatz zu mobilisieren. Besonders in Krisensituationen ist es unserer Erfahrung nach empfehlenswert, so viele relevante Familienmitglieder wie möglich einzubeziehen, damit sowohl der Therapeut als auch die Familienmitglieder selbst das aktuelle Problem in seinem familiären Kontext sehen können.

Allein das Interview offenbart Interesse am gesamten Familiensystem. Der Prozess des Aufzeichnens von Familieninformationen impliziert, dass zum Verständnis des Problems ein umfassenderes Bild der Situation nötig ist, und vermittelt somit eine wichtige systemische Prämisse: Alle Familienmitglieder sind in das Geschehen involviert, auch wenn es vordergründig nur um ein einzelnes Familienmitglied geht. Alle standen und stehen in einer andauernden Verbindung zueinander, sowohl in der Vergangenheit als auch in der Zukunft.

Ebenso wichtig ist, dass durch das Interview bereits ein Vertrauensverhältnis zu den Familienmitgliedern aufgebaut wird und der Therapeut sich mit den Schlüsselthemen bekannt macht, die für die Familie von spezifischer Bedeutung sind. Die Interviewfragen zielen auf zentrale Familienerfahrungen: Geburt, Liebe, Krankheit, Tod, Konflikte und Beziehungsbrüche. Die Struktur des Interviews bietet einen Orientierungsrahmen für die Diskussion der gesamten Bandbreite familiärer Erfahrungen sowie das Aufspüren schwieriger Themen wie Krankheit, Verlust und emotionaler Konflikt.

Genogramme schaffen einen raschen Zugang zu komplexem, emotional besetztem Familienmaterial. Gleichzeitig kommt die Struktur des Interviews einer relativ angstfreien Ermittlung solcher Informationen entgegen. Außerdem hilft der vorgegebene Rahmen, familiäre Erfahrungen so einzuordnen, dass selbst schmerzhaftesten Traumata die Schärfe genommen wird, indem man den Erfahrungen über Zeit und Raum hinweg einen Kontext schafft, der sie verständlicher macht und Erinnerungen und Erzählungen zulässt, die dazu beitragen können, Schweigen, Geheimhaltung, Schmerz und Scham zu überwinden. Das neutrale, sachliche Sammeln von Informationen führt oft zum ebenso sachlichen Bereitstellen von Informationen. Selbst extrem zurückhaltende Menschen, die für direkte, persönliche Fragen sonst eher unzugänglich sind, zeigen sich oft bereit, innerhalb dieses vorstrukturierten Rahmens über ihre Familie Auskunft zu geben. Es hat auch etwas Beeindruckendes, Informationen über die eigene Familie in grafischer Form vorgeführt zu bekommen. Das kognitive Verständnis symptomatischer, auf emotional überfrachtete Beziehungen zurückgehender Verhaltensweisen fördert das Gefühl der Familienmitglieder, ihre Situation in den Griff bekommen zu können. Das Erstellen eines Genogramms wird zu einer kooperativen Aufgabe, die die Familienmitglieder stärkt, da sie selbst die Experten für ihre eigene Geschichte sind, während der Therapeut sie nur anhört und Informationen sammelt. Zu alledem bietet die Erstellung eines Genogramms die Möglichkeit, der Familie etwas zurückzugeben: eine grafische Darstellung der Geschichte ihrer Familie. Für viele ist der Reichtum ihrer Geschichte eine wichtige Bestätigung, ganz unabhängig davon, welche schmerzhaften Elemente sie enthalten mag.

Ob der Therapeut der Familie das Genogramm auf einer Tafel, einem Whiteboard, einem Flipchart oder einem Computerbildschirm zeigt: Genogramme besitzen offenbar einen gewissen geheimnisvollen Nimbus und können auf manche Familie fast wie ein „Lockvogel“ wirken. Jack Bradt (1980), einer der frühen Verfechter für den Einsatz von Genogrammen, zeichnete sie auf einen großen Block, den er in seinem Büroschrank aufbewahrte und wieder herausholte, wenn die Familie zum nächsten Termin kam. Ich (M. M.) gebe den Klienten oft am Ende ihrer ersten Sitzung einen Ausdruck ihres mithilfe eines Computers erstellten Genogramms mit nach Hause. Indem ich sie bitte, das Genogramm bis zur nächsten Sitzung zu korrigieren, lade ich sie zur aktiven Teilnahme an der Diagnosefindung ein. Sie sind häufig erstaunt und fasziniert zu sehen, wie viele Informationen über ihre Geschichte sich auf diese Weise auf einer Seite versammeln und übersichtlich anordnen lassen.

Das familiäre Informationsnetz

Den Prozess der Informationsermittlung kann man sich wie das Auswerfen eines Fischernetzes in immer größer werdenden Kreisen vorstellen. Dieses Netz breitet sich in verschiedene Richtungen aus:
- vom aktuellen Problem zum umfassenderen Kontext
- vom unmittelbaren Haushalt zur erweiterten Familie und zu komplexeren sozialen Systemen
- von der gegenwärtigen Familiensituation zu einer historischen Chronologie wichtiger Familienereignisse
- von leichten, wenig bedrohlichen Fragen zu schwierigen, möglicherweise Angst auslösenden Themen
- von offensichtlichen Tatsachen zu Einschätzungen der Funktionalität und der innerfamiliären Beziehungen bis hin zu hypothetisierten Familienmustern
- von der auf pathologischen Aspekten fokussierten Beschreibung der Familienprobleme hin zu einer resilienzorientierten Neufassung der Familiengeschichte und der Betonung von Ressourcen bei der Problembewältigung

Das Ausgangsproblem und der unmittelbare Haushalt

In der Familienmedizin werden alle über die grundlegenden demografischen Daten hinausgehenden Genogramminformationen häufig immer dann festgehalten, wenn sie bei den verschiedenen Praxisbesuchen gerade zur Sprache kommen. In die Familientherapie dagegen kommen Familienmitglieder meist von Anfang an mit spezifischen Problemen, die dem Therapeuten als Ausgangspunkt für die Befragung dienen sollten. Im pädagogischen Umfeld, wo es um Lernschwierigkeiten geht, stünde zum Beispiel der Umgang der Familie mit den Themen Lernen und Bildung im Vordergrund. Geht es dagegen eher um berufliche Probleme, würden die familiären Erfahrungen auf diesem Gebiet stärker beleuchtet.

Gleich zu Anfang erklärt man den Betroffenen, dass einige grundlegende Informationen nötig sind, um ihr Problem besser verstehen zu können. Diese Informationen erwachsen normalerweise ganz natürlich aus der Exploration des Ausgangsproblems und seiner Auswirkungen auf den unmittelbaren Haushalt. Unabhängig von den genauen Umständen leuchtet es ein, mit Fragen zur Familie und dem Kontext, in dem das Problem auftritt, zu beginnen:
- Wer lebt in Ihrem Haushalt?

- Wie sind die Verwandtschaftsverhältnisse?
- Wo leben die anderen Familienmitglieder?

Der Therapeut erfragt Namen, Alter, Geschlecht und Beruf aller im Haushalt lebenden Personen, um die Struktur der unmittelbaren Familie skizzieren zu können. Weitere aufschlussreiche Informationen können gewonnen werden, indem man zum Ausgangsproblem weitergehende Fragen stellt:

- Wann hat das Problem eingesetzt? Wer hat es zuerst bemerkt?
- Wie haben die einzelnen Familienmitglieder reagiert? Wer macht sich wegen des Problems die meisten Sorgen? Wer am wenigsten? Welche Familienmitglieder wissen von dem Problem? Wie sehen sie es?
- Welche Lösungsversuche wurden bisher von wem vorgeschlagen oder unternommen?
- Hatte schon einmal jemand in der Familie ähnliche Probleme? Welche Lösungsversuche, auch medikamentöse, wurden in diesen Situationen von wem unternommen?
- Waren die familiären Beziehungen vor dem Einsetzen des Problems anders? Wie haben sie sich verändert?
- Welche anderen Probleme gab es, bevor oder seitdem das Problem begann? Beziehungsprobleme? Stimmungsprobleme?
- Hat sich das Problem verändert? Zum Besseren oder Schlechteren? Auf welche Weise? Dies ist dann auch ein günstiger Zeitpunkt, um nach eventuellen Krankenhausaufenthalten, früheren Therapien und Therapeuten sowie nach der Herkunft der aktuellen Überweisung zu fragen.
- Sind bereits Medikamente verschrieben worden? In welcher Dosis? Wurde die Dosis je verändert oder wurden andere Medikamente hinzugenommen? Aus welchem Grund? Nach welcher Diagnose? Von welchen Fachleuten und für welche Dauer? Genaue Angaben über die Einnahme von Medikamenten, von wem und unter welchen Umständen sie verschrieben wurden, sind immer festzuhalten.

Die aktuelle Situation

Als Nächstes wird das „Informationsnetz" über der aktuellen Familiensituation ausgeworfen. Die Fragen schließen sich ganz natürlich an die Fragen zum Ausgangsproblem und den an ihm beteiligten Personen an.

- Was ist in letzter Zeit in Ihrer Familie vorgefallen? Hat es kürzlich irgendwelche Veränderungen in der Familie gegeben? Sind neue Familienmitglieder dazugekommen oder haben Mitglieder die Familie verlassen? Gab es Krankheiten, finanzielle oder berufliche Probleme?

Es ist wichtig, sowohl nach kürzlichen Veränderungen im familiären Lebenszyklus als auch nach bevorstehenden Veränderungen in der familiären Situation zu fragen (und hier besonders nach dem Hinzukommen oder dem Verlust von Familienmitgliedern durch Geburt, neue Paarbeziehung, Eheschließung, Scheidungen, Todesfälle, den Wegzug von Familienmitgliedern).

Der umfassendere Familienkontext

Anschließend sucht man nach einer Gelegenheit, den umfassenderen Familienkontext zu explorieren und nach der erweiterten Verwandtschaft, dem sozialen Netzwerk und dem kulturellen Hintergrund aller betroffenen Erwachsenen zu fragen. In einem atmosphärisch günstigen Moment könnte man im Gespräch etwa folgendermaßen dazu überleiten: „Ich würde Ihnen jetzt gern noch einige Fragen zu Ihrer Familie stellen, damit ich Ihr Problem besser verstehen kann." Dabei empfiehlt es sich, beide Seiten der Familie einzeln vorzunehmen, beginnend zum Beispiel mit der Seite der Mutter:

- Sprechen wir zuerst über die Familie Ihrer Mutter. Wie viele Geschwister hat Ihre Mutter? Sind diese Geschwister älter oder jünger als sie?
- Wann und wo wurde Ihre Mutter geboren?
- Lebt sie noch? Falls ja: Wo ist sie jetzt? Wie steht es um ihre Gesundheit? Falls sie nicht mehr lebt: Wann ist sie gestorben? Und woran?
- Was macht sie? Ist sie pensioniert? Seit wann?
- Welche Schulbildung hat Ihre Mutter und wo hat sie gearbeitet?
- Wann und wie haben sich Ihre Eltern kennengelernt? Haben sie geheiratet? Falls ja, wann?
- Ist Ihre Mutter vorher schon einmal verheiratet gewesen? Falls ja: Wann? Ist sie verwitwet oder von ihrem früheren Mann geschieden? Falls ja: Wann war das?
- Gibt es Kinder aus dieser oder einer anderen Beziehung, die vor der mit Ihrem Vater lag?
- Wie würden Sie Ihre Mutter beschreiben? Wie kommen Sie mit ihr aus?

Und so weiter. Die gleichen Fragen werden anschließend zum Vater gestellt, um mehr über ihn, seine Familiengeschichte und Beziehungen zu erfahren. Dann sind die Herkunftsfamilien der Eltern dran. Das Ziel besteht darin, Informationen über mindestens drei oder vier Generationen zu bekommen, zumindest aber über die Großeltern, Eltern, Tanten, Onkel, Geschwister, Partner*innen sowie die Kinder der Indexperson.

Klar ist, dass es dabei nicht darum gehen kann, stur eine Liste von Fragen abzuarbeiten. Die Fragen dürfen nicht einfach nur abgespult werden. Jede Antwort beeinflusst die nächste Frage. Seine Stichworte bezieht man aus dem, was man bereits über die beteiligten Personen und ihre Beziehungen innerhalb der Familie erfahren hat.

Vergessen Sie nie, dass jede Frage zu sehr schmerzvollen Antworten und Themen wie Missbrauch, Suizid, kriminellem Verhalten, psychischer Krankheit oder rassistischen Erfahrungen führen kann. Seien Sie stets bereit, die Antworten mit tiefstem Respekt zu behandeln. Dies ist keine oberflächliche

Unterhaltung. Der Therapeut hat es stets mit den Kernproblemen im Leben seines Patienten zu tun. Dies bedeutet eine große Verantwortung.

Umgang mit Widerständen gegen das Genogramminterview

Erscheint eine Familie mit einem Problem zur Therapie, hat sie oft bereits eine eigene, beschränkte Einschätzung davon gewonnen, was schiefgelaufen ist und was verändert werden müsste. Diese Einschätzung ist oft rigide und nicht systemisch, da sie auf dem Glauben basiert, dass nur eine Person, nämlich die mit den entsprechenden Symptomen, sich ändern müsse. Alle Bemühungen, direkt zu den anderen problematischen Bereichen der Familie vorzudringen, werden häufig durch vehementes Leugnen anderer Schwierigkeiten abgeblockt. Auch aus diesem Grund sollte man sich nicht darauf fixieren, alle für das Genogramm relevanten Informationen in der ersten Sitzung sammeln zu wollen. Man liefe Gefahr, den Plan der Familie für diese Sitzung einfach zu ignorieren und sie von Anfang an zu befremden. Das Sammeln von Informationen für das Genogramm sollte vielmehr stets Teil eines umfassenderen, allmählich voranschreitenden und vor allem gemeinschaftlichen Ansatzes sein mit dem Ziel, die Familie „mit ins Boot" zu holen, um ihre Probleme und ihre Sicht auf ihr Leben besser zu verstehen.

Widerstand wird häufig dann entfacht, wenn der Therapeut schmerzhafte Erinnerungen und Gefühle aufrührt, die zu den gesammelten Informationen in Beziehungen stehen. Stellt sich zum Beispiel heraus, dass ein Bruder bei einem Autounfall starb, ein Großelternteil Suizid beging oder ein Kind unehelich zur Welt kam, könnten mehrere Familienmitglieder versuchen, die Sitzung in eine andere Richtung zu lenken. „Wozu alte Wunden aufreißen", könnten sie fragen, „wo wir doch wissen, dass Joe das eigentliche Problem ist?"

Manchmal können auch scheinbar harmlose Fragen eine intensive Reaktion auslösen. Widerstand kann sich auf sehr unterschiedliche Weisen zeigen: Er kann direkt und vehement zutage treten, oder er kann sich unterschwellig dadurch bemerkbar machen, dass Familienmitglieder gelangweilt oder unruhig wirken oder aktiv zu stören beginnen. Einer unserer Klienten brach in Tränen aus, als er gefragt wurde, wie viele Geschwister er hat. Die Frage rief Erinnerungen an seinen Lieblingsbruder wach, der vor nicht allzu langer Zeit ertrunken war. Scheinbar simple Fragen können auch Familiengeheimnisse zutage fördern (Imber-Black, 1993, 1999), zum Beispiel wenn die Frage „Wie lange sind Sie schon verheiratet?" zu Peinlichkeiten oder Unterschlagungen führt, weil das erste Kind des Paares vor der Eheschließung zur Welt kam. Selbst Fragen nach den Wohnorten der Kinder können bei manchen Eltern sensible Themen berühren, wenn ein Kind zum Beispiel im Gefängnis oder in einer psychiatrischen Klinik ist oder überhaupt keinen Kontakt mehr zu den Eltern hat.

Stößt man beim Gespräch über die Familiengeschichte wiederholt auf Widerstand, kann es hilfreich sein, sich eine Weile lang auf die widerspenstige Person zu konzentrieren. Geben Sie ihr das Gefühl, gehört und ernst genommen zu werden. Bringen Sie zum Ausdruck, dass Sie das aktuelle Problem nicht aus den Augen verloren haben und es nach wie vor für wichtig erachten. Betonen Sie noch einmal die Wichtigkeit Ihres Vorhabens. Erklären Sie der Familie, dass Informationen über ihre Geschichte Ihnen helfen werden, ihre gegenwärtige Situation besser zu verstehen.

Manchmal leisten Familien allerdings einen so hartnäckigen Widerstand, dass es sinnvoll sein kann, das gesamte Genogramminterview für eine Weile auszusetzen. Dies kommt eher selten vor und ist wahrscheinlich ein Zeichen für ungewöhnlich vergiftete, generationsübergreifende Beziehungsprobleme. Wenn Sie sich in solchen Fällen vorerst noch einmal dem aktuellen Problem zuwenden, können Sie trotz allem Schlüsse über die einzelnen Familienmitglieder und ihre Beziehungen untereinander ziehen sowie versuchen, zwischen dem Problem und vergangenen Ereignissen und familiären Mustern Verbindungen herzustellen. Auf diese Weise zeigen sie den Betroffenen, dass sie Teil eines größeren Ganzen sind.

Gelegentlich haben wir aber auch schon erlebt, dass die Familienmitglieder so starken Widerstand leisteten, dass wir die Diskussion von Genogramminformationen zurückstellen mussten, bis eine andere Möglichkeit gefunden war, sie mit einzubeziehen. Nachdem es uns schließlich gelungen war, eine vertrauensvolle Beziehung zur Familie aufzubauen, stellte sich meist heraus, dass der Widerstand von angstbesetzten Erinnerungen herrührte – zum Beispiel an einen Elternteil, der übergriffig war, Suizid verübt hatte oder in einem psychiatrischen Krankenhaus untergebracht gewesen war.

Natürlich gibt es Situationen, in denen ein Gespräch über die Familiengeschichte selbst zum Ausweichmanöver wird, weil sich dadurch vermeiden lässt, angemessene Initiativen in der Gegenwart zu ergreifen. Auch dies gilt es zu hinterfragen, zum Beispiel wenn ein Elternteil versucht, von den unmittelbaren Bedürfnissen der Kinder abzulenken oder es vermeidet, sich mit Alkohol- oder Drogenproblemen auseinanderzusetzen, indem er die Diskussion auf das Genogramm (oder irgendetwas anderes) lenkt.

Wird die Relevanz des umfassenden familiären Kontexts für ihre unmittelbaren Sorgen den Familienmitgliedern immer wieder vor Augen geführt, lernen sie zu erkennen, dass sie nicht alleine sind. Der entscheidende Durchbruch gelingt, wenn sie die Zusammenhänge zwischen ihren aktuellen Sorgen und den familiären Mustern der Vergangenheit erkennen. In den nachfolgenden Sitzungen können Sie dann häufig wieder zur systematischen Befragung zurückkehren.

Ein tieferes Verständnis dieser Fragen vermitteln die Videos *Harnessing the Power of Genograms, The Legacy of Unresolved Loss, Couples Therapy: A Systemic Approach und Assessment und Engagement in Family Therapy* unter www.psychotherapy.net sowie das klinische Begleitbuch *The Genogram Casebook* (McGoldrick, 2016b). Indem wir mit Familien eng zusammenarbeiten und ihr Vertrauen gewinnen, können wir ihnen hoffentlich die Relevanz von Genogrammen und die Verbindung des aktuellen Problems mit der Familiengeschichte vor Augen führen. Auf diese Weise hoffen wir, die Familienmitglieder selbst zu eifrigen „Erforschern" ihres eigenen Genogramms zu machen. Das Ziel besteht darin, sie in die Lage zu versetzen, ihre Beziehungen bewusst zu verändern und so dysfunktionale Muster zu überwinden.

Umgang mit Widerständen gegen Genogrammfragen

Falls die Familienmitglieder negativ auf die Fragen reagieren oder meinen, die angesprochenen Einzelheiten seien für ihre Probleme völlig irrelevant, kann es, wie oben erwähnt, sinnvoll sein, das Augenmerk zunächst wieder auf die gegenwärtige Situation zu lenken, bis die Verbindung zwischen dem aktuellen Problem und den familiären Beziehungen oder Erfahrungen offensichtlicher ist. Ein Beispiel dafür zeigt das Video *The Legacy of Unresolved Loss* (unter www.psychotherapy.net). Es geht um eine Patchworkfamilie mit einer symptomatischen jugendlichen Tochter, die zunächst keinerlei Genogramminformationen offenbaren wollte. Durch sanftes, aber stetes Beharren kann die gewünschte Information nach einer gewissen Zeit dann aber meist doch gewonnen und deren Relevanz der Familie aufgezeigt werden.

Die Sicht der Familie auf das Problem und mögliche Lösungen

Genogramminterviews sollten immer so geführt werden, dass sie mit den Einstellungen der Familie zu dem Problem und seinen möglichen Lösungen zumindest so weit im Einklang stehen, dass sie mit den empfohlenen Interventionen etwas anfangen können. Was denkt die Familie aufgrund ihres kulturellen Hintergrunds über das Problem und seine möglichen Lösungen? Wie könnte der Interviewer bei der Diagnose und Intervention auf diese Überzeugungen eingehen?

Diplomatisches Nachfragen und Selbstreflexion

Um die Funktionalität und Interessen der Familienmitglieder zu verstehen, müssen Sie grundlegende Daten über ihre Ausbildung und spätere Berufstätigkeit, Finanzen, sexuellen Beziehungen sowie ihre Erfahrungen mit Unterdrückung und Traumata erlangen. Über solche Themen zu sprechen kann jedoch für die Familie schwierig sein, vor allem, wenn es noch an einem gewissen Grundvertrauen mangelt. Deshalb lässt sich auch kein vorgefertigtes Interview aufstellen, das bei allen Einzelfällen einsetzbar wäre. Vielmehr muss der Therapeut geduldig und mit viel Fingerspitzengefühl vorgehen, vor allem, wenn er von schwierigen Bereichen in der Geschichte und aktuellen Situation der Familie erfährt.

Wer Genogrammfragen stellt, sollte außerdem stets selbstkritisch reflektieren, wie weit es gelingen kann, die Familienmitglieder tatsächlich in den Prozess zu integrieren. Mögliche Schwierigkeiten können mit Differenzen bei der kulturellen Herkunft und Schichtzugehörigkeit, beim Alter und Geschlecht, beim ethnischen Hintergrund, bei der sexuellen Orientierung sowie bei religiösen oder anderen Überzeugungen zusammenhängen. Darüber hinaus können Beziehungsdreiecke mit verschiedenen Familienmitgliedern oder mit der Familie und anderen Einrichtungen wie der überweisenden Instanz oder anderen Therapeuten entstehen. Vor allem, wenn ein Familienmitglied auch weiterhin bei einem anderen Therapeuten in Behandlung ist, sind solche Beziehungsdreiecke möglich.

Soziokultureller und religiöser Hintergrund

Wichtig ist, möglichst viel über den ethnischen, sozioökonomischen, politischen und religiösen Hintergrund der Familie in Erfahrung zu bringen, um die aktuellen Probleme und Beziehungen in einen größeren Zusammenhang stellen zu können. Die entsprechenden Fragen bieten sich oft auf ganz natürliche Weise an, wenn wir das Interview auf die gesamte Familie ausweiten. Eine Verständigung über die ethnische Zugehörigkeit und mögliche Migrationsgeschichte hilft, den kulturellen Kontext zu etablieren, in dem die Familie agiert, und sie gibt uns die Gelegenheit, nach Einstellungen und Verhaltensweisen zu fragen, die durch solche Einflüsse bestimmt werden können. Vor allem lohnt es sich, in Erfahrung zu bringen, welche Problemlösungsstrategien und medizinischen Behandlungsmethoden in der Familie aufgrund ihres kulturellen und religiösen Hintergrunds bevorzugt wurden und wie die heutigen Familienmitglieder zu diesen traditionellen Werten stehen. Wichtig ist auch, die kulturell geprägten Erwartungen der Familie an die Beziehungen zu medizinischen und therapeutischen Fachleuten in Erfahrung zu bringen, da dies mit darüber bestimmen wird, wie sie auf den klinischen Prozess reagieren werden. Gibt es beispielsweise Erfahrungen mit Rassismus und Diskriminierung, wird der Umgang der Familie mit Institutionen ein kritisches Thema sein, vor allem, wenn Sie selbst weiß sind, Ihr Klient aber eine andere Hautfarbe hat.

Unterschiede bei der sozialen Schichtzugehörigkeit zwischen einzelnen Familienmitgliedern oder zwischen der Familie und ihren ärztlichen bzw. therapeutischen Bezugspersonen könnten ebenfalls zu einem gewissen Unbehagen führen, das es in dem Interview anzusprechen gilt. Fragen zur sozialen Schichtzugehörigkeit der Familienmitglieder betreffen nicht nur deren aktuelles Einkommen, sondern auch ihren kulturellen Hintergrund, ihre Ausbildung sowie den sozialen Status innerhalb der Gemeinschaft, in der sie leben. Haben wir erst einmal ein klares Bild von den religiösen und kulturellen Einflüssen gewonnen, die eine Familie prägen, ist es möglich, auch etwas heiklere Fragen anzusprechen, die den Betroffenen helfen können, Verhaltensweisen zu benennen, die zwar kulturell sanktioniert sind, aber durchaus dazu führen können, dass sie in ihrer Entwicklung nicht weiterkommen, wie zum Beispiel bei einer Frau, die ihre eigenen Bedürfnisse opfert, um sich ausschließlich den Bedürfnissen anderer zu widmen (siehe McGoldrick et al., 2005), oder bei allen, die Rassismus ausgesetzt sind, was für jede Person mit dunkler Hautfarbe relevant ist, wofür Weiße jedoch oft wenig Gespür haben. Betonen Sie im Gespräch mit Angehörigen ethnischer Minderheiten stets Verständnis für diese Probleme, da es ihnen oft schwerfällt, offen darüber zu sprechen.

Mit dem Blick auf kulturelle und historische Fragen und einem besonderen Augenmerk auf Übergänge im bisherigen Lebenszyklus können Sie aktuelle Probleme in den Kontext familienspezifischer, evolutionärer Muster der geografischen Herkunft, Migrationserfahrung und soziokulturellen Veränderung stellen. Zu den relevanten Bereichen gehören:

Soziokulturelle, soziopolitische und sozioökonomische Faktoren

Gibt es soziokulturelle Faktoren (soziale Schichtzugehörigkeit, ethnische Zugehörigkeit, finanzielle Situation, Sprachbarrieren, Bildungsgrad, berufliches Potenzial, rechtlicher Status usw.), die die Funktionalität der Familie erschweren? Wo sind die Familienmitglieder aufgrund ihrer finanziellen Möglichkeiten, ihrer Bildungsvoraussetzungen und ihrer gesellschaftlichen Integration in ihrer Gemeinschaft angesiedelt? Wie sieht ihre schulische, berufliche und finanzielle Geschichte aus? Wie ist ihre politische Geschichte und war diese für die Familienmitglieder mit Leid oder Konflikten verbunden?

> Durch die Fragen nach der ethnischen Identität helfen wir den Betroffenen, verschiedene Aspekte der kulturellen Kontinuität und Diskontinuität in ihrer persönlichen Geschichte zu erkennen und die Themen der kulturellen Identität in ihren Familien zu artikulieren. Wie die gesamte Exploration im Zusammenhang mit der Erstellung eines Genogramms sind solche Fragen natürlich an sich schon Teil einer therapeutischen Intervention, weil sie das Individuum mit seinem historischen und sozialen Kontext verbinden.

Kulturelles Erbe

Die Vergangenheit gehört zu einem Klienten ebenso wie sein gegenwärtiges Umfeld und seine Zukunft. Durch die Fragen nach der ethnischen Identität helfen wir den Betroffenen, verschiedene Aspekte der kulturellen Kontinuität und Diskontinuität in ihrer Geschichte zu erkennen und die Themen der kulturellen Identität in ihren Familien zu artikulieren. Wie die gesamte Exploration im Zusammenhang mit der Erstellung eines Genogramms sind solche Fragen natürlich an sich schon Teil einer therapeutischen Intervention, weil sie das Individuum mit seinem historischen und sozialen Kontext verbinden. Die Fragen sollten gezielt eingesetzt und dem jeweiligen klinischen Gespräch möglichst sensibel angepasst werden. Mögliche Fragen sind:

- Zu welchen ethnischen Gruppen, religiösen Traditionen, regionalen Gemeinschaften oder anderen Gruppen fühlen Sie sich zugehörig?
- Leben Sie in einer ethnischen Enklave oder in einer Umgebung, in der Sie als Außenseiter gelten?

- Tragen Ihre spirituellen und religiösen Überzeugungen dazu bei, dass Sie Ihr ethnisches Erbe bejahen, oder stehen sie dem eher entgegen?
- Wann und unter welchen Umständen sind Sie und Ihre Familie ins Land gekommen?
- Wie sicher ist Ihr Aufenthaltsstatus?
- Wann sind Sie in Ihren jetzigen Wohnort gezogen?
- Welche Sprachen sprechen Sie zu Hause? In Ihrem Umfeld? In Ihrer Herkunftsfamilie?
- Welche Erfahrungen haben Sie aufgrund Ihrer Zugehörigkeit zu Ihrer ethnischen Gruppe mit Bevorzugung oder Benachteiligung gemacht?
- Wie stehen Sie zum Verhalten Ihrer Gruppe gegenüber anderen Gruppen?
- Sind Sie von besonderen Verhaltensweisen in Ihrer Gruppe gegenüber anderen oder sich selbst betroffen?
- Haben Sie Schuldgefühle wegen Ihrer Zugehörigkeit zu Ihrer Gruppe? Was meinen Sie, wie sich diese Schuldgefühle überwinden ließen?
- Welche Erfahrungen in der neuen Umgebung haben Sie am meisten belastet?
- An wen wendet man sich in Ihrer Kultur, wenn man Hilfe braucht?
- Welche Werte gelten im Hinblick auf die Rollenverteilung zwischen Frauen und Männern? Im Hinblick auf die Ausbildung? Arbeit und Erfolg? Den Familienzusammenhalt? Die Betreuung pflegebedürftiger Familienmitglieder? Religiöse Praktiken? Haben sich diese Werte im Laufe der Zeit verändert?
- Haben Sie noch Kontakt zu Angehörigen in Ihrem Herkunftsland?
- Hat die Migration Ihren sozialen Status verändert?
- Was empfinden Sie für Ihre Herkunftskultur? Können Sie sich mit der hiesigen Kultur identifizieren? Und wie hat sich diese auf die Lebenserfahrung Ihrer Familie ausgewirkt?

Diese Fragen können dazu beitragen, sich auf die Stabilität zu besinnen, die durch die traditionellen Werte möglicherweise gewonnen werden kann. Die Migrationserfahrung kann auch die Stärken einer Familie sichtbar machen: ihren Mut, ihre Lebenssituation grundlegend zu verändern, und ihre Fähigkeit, langfristige Ziele beharrlich zu verfolgen. Diese Stärken können in durch Stress geprägten Situationen wichtige Ressourcen sein. Fragen, die Familien helfen können, die Stärken ihres kulturellen Erbes zu spüren, könnten sein:

- Was hätte Ihr Urgroßvater, der zwar vom Auswandern geträumt hat, selbst aber nicht ausgewandert ist, zu den Problemen gesagt, die Sie mit Ihren Kindern haben?
- Ihre Vorfahren haben Hunderte von Jahren Sklaverei überlebt. Sie sind heute hier, weil sie große Stärke und Mut bewiesen haben. Was meinen Sie, welche Stärken Sie von diesen Vorfahren mitbekommen haben? Und wie könnten diese Stärken Ihnen jetzt helfen, Ihr Problem zu lösen?
- Ihre Urgroßmutter ist mit 21 Jahren ausgewandert, hat mit Akkordarbeit in einem Sweatshop sich und ihre sechs Kinder über die Runden gebracht

und war für ihren Einfallsreichtum bekannt. Was, meinen Sie, wäre ihr Wunsch für Sie, die Tochter der Tochter ihrer Tochter? Was, meinen Sie, würde sie Ihnen für den Umgang mit Ihrem jetzigen Problem raten?
- Ihr Vater ist an Alkoholismus gestorben. Als er mit 18 Jahren auswanderte, hatte er bestimmt noch ganz andere Träume. Was meinen Sie, wie sahen seine Träume aus? Wie fühlte er sich bei dem Gedanken an die Eltern, die er zurückgelassen hatte? Was würde er sich heute für Sie wünschen?
- Gibt es Interessengruppen in Ihrem Wohnort, die Ihnen helfen könnten, für die Ressourcen zu kämpfen, die Ihnen zustehen?
- Wie könnte die Tatsache, dass Sie und Ihre Frau aus unterschiedlichen Kulturen stammen, Ihren Umgang mit Konflikten beeinflussen?

Finanzen

In vielen Kulturen ist es tabu, über Geld zu sprechen. Um die Lebenserfahrungen von Familien zu verstehen, müssen wir jedoch wissen, wo sie sozioökonomisch stehen. Wir müssen wissen, ob sie vielleicht finanziell unter Druck sind, während sie versuchen, ihre Probleme zu lösen. Außerdem besagt eine bewährte Regel, dass man dem Geld folgen muss, um die Machtverhältnisse in einer Familie zu verstehen. Das heißt, es gilt danach zu fragen, wer das Geld kontrolliert und wer von wem finanziell abhängig ist.

In der Regel schreiben wir das jährliche Einkommen der engsten Familienmitglieder direkt über die Geburts- und Sterbedaten und notieren am Rand des Genogramms etwaige Schulden (auch auf Kreditkarten, ein zunehmendes Problem in vielen Familien), zu erwartende Erbschaften und finanzielle Verpflichtungen (ausgesprochene wie unausgesprochene) gegenüber anderen Familienmitgliedern.

Schulden ebenso wie finanzielle Erfolge können ein Familiensystem belasten. Vor allem in Familien, die aus marginalisierten Kulturen stammen, ist das erste Mitglied, das es aus der Armut oder aus der Unterschicht hinausschafft, häufig einem enormen Druck ausgesetzt: Neid, Missgunst, aber auch der Anspruch, allen anderen Familienmitgliedern helfen zu müssen, können sehr belastend sein. Mitglieder von Familien aus der Mittel- oder Oberschicht wiederum, die ihre Ressourcen verloren haben, können Scham verspüren oder im Konflikt mit der erweiterten Familie stehen – und alle, die um das Notwendigste (Obdach, Essen, Kleidung, gesundheitliche Versorgung) kämpfen müssen, um sich überhaupt über Wasser zu halten, sind ohnehin unter ständigem Druck. Mögliche Fragen wären:
- Wie hoch ist das Einkommen der verschiedenen Familienmitglieder? Gibt es große Unterschiede? Falls ja, wie geht die Familie damit um? Wie sieht Ihre finanzielle Situation im Vergleich zu der Ihrer Verwandten aus?
- Ist eine Erbschaft zu erwarten? Gibt es Familienmitglieder, die Sie jetzt schon unterstützen oder vielleicht in Zukunft unterstützen müssen?
- Haben Sie für zukünftige Notfälle etwas angespart? Meinen Sie, dass es ausreichend ist?

- Wer bestimmt über das Geld? Wie werden Entscheidungen über Ausgaben getroffen? Unterscheiden sich diese Muster von denen in ihren jeweiligen Herkunftsfamilien?
- Neigt in der Familie jemand zur Spielsucht oder kann nicht mit Geld umgehen? Wie wird damit umgegangen?

Glaubenssysteme, religiöse Überzeugungen und Wertvorstellungen

Welche primären Wertvorstellungen prägen die Familie? Wie sieht ihre allgemeine Weltsicht aus? Gibt es dazu besondere Mythen, Regeln, spirituelle Überzeugungen oder Familiengeheimnisse? Welche religiösen Überzeugungen und Praktiken gab es früher? Haben sie sich verändert? Welche sind heute vorherrschend? Gab oder gibt es innerfamiliäre Differenzen zum Thema Religion? Gab oder gibt es religiös begründete Konflikte mit der Umgebung? Haben einzelne Familienmitglieder traditionelle religiöse Bindungen abgestreift? Wie haben die anderen Familienmitglieder darauf reagiert? Wie wird die religiöse Orientierung der Familie in der Gesellschaft bewertet? Haben Sie deswegen Diskriminierung oder gar Gewalt erfahren?

Sprachkenntnisse und Integration

In Familien mit Migrationshintergrund unterscheiden sich die einzelnen Mitglieder auch dadurch, wie rasch sie sich anpassen, wie viel sie vom alten kulturellen Erbe bewahren und wie rasch sie die neue Sprache erlernen. Wer die Sprache des Herkunftslandes spricht, bewahrt sich damit die Verbundenheit mit dessen Kultur.

Welche Sprache wird mit den Kindern der Familie gesprochen? Gibt es hinsichtlich der Sprachkenntnisse und gesellschaftlichen Integration Unterschiede zwischen den einzelnen Familienmitgliedern, die zu Konflikten, Machtverschiebungen und Rollenumkehrungen führen könnten, vor allem, wenn die Kinder für ihre Eltern dolmetschen müssen?

Verbindungen zur Gemeinschaft

In welchem Maße sind Familienmitglieder in der Lage, Freundschaften zu pflegen? Wie eng ist der Kontakt zu Freunden, Nachbarn, religiösen Organisationen, Schulen, Ärzten, öffentlichen Einrichtungen und sozialen sowie therapeutischen Diensten? Ziehen einzelne Familienmitglieder aus einer ethnischen Enklave fort, kann der Anpassungsdruck auch mehrere Generationen nach der eigentlichen Migration noch einmal sehr hoch werden. Zur bewussten Pflege alter Bindungen, zum Beispiel durch gezielte Verwandtenbesuche, regelmäßiges Briefeschreiben oder Chatten übers Internet, aber auch zum Aufbau neuer Netzwerke sollten die Betroffenen explizit ermutigt werden.

Migrationsgeschichte

Warum ist die Familie ausgewandert? Was suchte sie (z. B. Überleben, Freiheit von Verfolgung, Abenteuer, Wohlstand)? Was ließ sie hinter sich (z. B. religiöse oder politische Verfolgung, Armut)? Therapeuten müssen auf Stress durch Migration und ethnische Identitätskonflikte ebenso eingestellt sein wie auf andere Stressfaktoren in der Familiengeschichte. Nur wer sie mit einbezieht, kann bestimmen, ob die Dysfunktionalität einer Familie als „normale" Reaktion auf ein hohes Maß an kulturell bedingtem Stress gelten kann oder ob sie die Grenzen vorübergehender Belastung übersteigt und einer therapeutischen Intervention bedarf. Die mit der Migration verbundenen belastenden Erlebnisse ebenso wie die das kulturelle Erbe des Herkunftslandes können natürlich auch scheinbar „begraben" oder „vergessen" sein, die Sichtweise der Familie aber trotzdem mehr oder weniger subtil beeinflussen. Der Anpassungsdruck erzeugt in manchen Fällen auch den Zwang, das ethnische Erbe zu leugnen, wodurch ein Teil der eigenen Identität verloren geht. Die Folgen solcher „verborgenen" Geschichten können umso schwerwiegender sein. Wer vor der Migration im Herkunftsland Trauma und Zerstörung erleben musste, wird sich mit der Integration ungleich schwerer tun als jemand, der aus Abenteuerlust oder mit der Aussicht auf einen sozialen Aufstieg auswanderte. Angesprochen werden sollten im Gespräch unter anderem die folgenden Aspekte:

Vor der Migration

Wie gestaltete sich die Situation im Herkunftsland politisch und ökonomisch?

Während der Migration

Wie traumatisch war die Migration selbst? War sie über das Zurücklassen der Herkunftskultur hinaus mit weiteren Verlusten verbunden?

Nach der Migration/Kulturschock

Welche Erfahrungen machte die Familie nach dem Eintreffen im bisher fremden Land? Gab es Probleme mit der Sprache, mit dem rechtlichen Status, mit Armut? Erlebte sie einen sozialen Statusverlust? Gab es für die Familienmitglieder die Chance, im angestammten Beruf Arbeit zu finden? Erlebte sie einen Schock, was die unterschiedlichen kulturellen Werte betraf? Wurde die neue Umgebung als freundlich-unterstützend oder als feindlich-ablehnend empfunden? Wurde die Familie willkommen geheißen oder blieb sie isoliert?

Migration und Lebenszyklus

Wie alt waren die Familienmitglieder, als es zur Migration kam? Wie alt waren die Familienmitglieder, die im Herkunftsland blieben? Wie beeinflusste das jeweilige Alter die Rollenverteilung? Wurden Kinder vorschnell zu Erwachsenen erklärt, weil sie die neue Sprache schneller lernten als die Eltern oder weil die Familie es sich nicht leisten konnte, sie weiter wie Kinder zu behandeln? Kam es zu einer Umkehrung der hierarchischen Struktur, weil die Eltern mit der neuen Kultur weniger gut zurechtkamen als ihre Kinder? Waren die Großeltern durch ihre Unfähigkeit, die neue Sprache zu erlernen, besonders gehandicapt? Wie wirkte sich all dies auf die Integration der Familie aus?

Ansprechen schwieriger Themen

Viele der genannten Fragen sind nicht leicht anzusprechen und erfordern besonderes Fingerspitzengefühl. Dennoch sind sie von höchster Wichtigkeit. So ist zum Beispiel schwer vorstellbar, dass die Hautfarbe auf die Situation einer Familie mit Migrationshintergrund keinen Einfluss hat, was nicht nur für die soziale Integration, sondern auch für das innerfamiliäre Beziehungsgefüge gilt (Boyd-Franklin, 2006). Angesicht des rassistischen Umfelds, in dem sie leben, neigen zum Beispiel afroamerikanische Kulturen dazu, latent rassistische Vorstellungen zu verinnerlichen. Von solchen (oft unbewussten) Prozessen können auch Beziehungsdreiecke innerhalb der Familie beeinflusst sein. Weiße Familien wiederum sind sich oft gar nicht bewusst, wie stark ihre soziale Stellung von rassistischen Vorstellungen beeinflusst ist, bis ein Familienmitglied eine Partnerin oder einen Partner anderer ethnischer Herkunft wählt. Die Ungleichbehandlung aufgrund ethnischer Merkmale ist in unserer Gesellschaft ebenso Realität wie die Diskriminierung aufgrund des Geschlechts oder der sozialen Schichtzugehörigkeit. Die Auswirkungen von Rassismus, „white supremacy“, Antisemitismus, Sexismus, Altersdiskriminierung, Klassendenken und Homophobie auf Familien in unserer Gesellschaft dürfen nicht kleingeredet werden, sondern müssen in jedem Fall in die familientherapeutische Diagnose einfließen (McGoldrick & Garcia-Preto, 2005; McGoldrick & Hardy, 2019). Das Gleiche gilt für sozioökonomische Faktoren.

Das informelle Netzwerk der Familie

Das „Informationsnetz“ sollte jedoch nicht nur den biologisch oder rechtlich definierten engsten Familienkreis erfassen. Berücksichtigung finden müssen auch unverheiratet zusammenlebende Paare, Fehlgeburten, Abtreibungen, Totgeburten, die Beziehungen zwischen Stiefkindern und Stiefelternteilen in sogenannten Patchworkfamilien, Pflege- und Adoptivkinder sowie alle anderen Personen, die zum informellen Netzwerk der Familie gehören und ihre Unterstützung geben. In diese Rubrik fallen Freunde, Paten, Lehrer, Nachbarn, Eltern befreundeter Kinder, Geistliche, Haushaltshilfen, Ärzte usw. Um die Unterstützung, die die Familie von außen erfährt, näher zu beleuchten, können zum Beispiel folgende Fragen gestellt werden:

- An wen könnten Sie sich wenden, wenn Sie praktische, finanzielle, emotionale oder spirituelle Hilfe bräuchten?

- Welche Rolle spielen Nichtfamilienmitglieder in Ihrer Familie? Welche Personen außerhalb der Familie sind für Ihr Leben besonders wichtig?
- Wie kommen Sie mit Ihren Nachbarn zurecht?
- Hatten Sie je ein Kindermädchen, eine Haushaltshilfe oder einen Babysitter, zu denen sich eine besondere Bindung entwickelte? Was ist aus diesen Personen geworden?
- Haben je Nichtfamilienmitglieder mit in Ihrem Haushalt gelebt? Wann? Wo sind sie jetzt?
- Welche Erfahrungen hat Ihre Familie mit Ärzten (Therapeuten, Sozialarbeitern usw.) gemacht?

In bestimmten Fällen sind zusätzliche Fragen sinnvoll, zum Beispiel, wenn Personen aus der LGBTQI-Community beteiligt sind (siehe Burke & Faber, 1997; Laird, 1996a; Nealy, 2017; Scrivner & Eldridge, 1995; Shernoff, 1984; Slater, 1995).

- Wann haben Sie Ihre sexuelle Orientierung, wie Sie sie jetzt verstehen, zuerst bemerkt?
- Wem haben Sie als Erstes von Ihrer sexuellen Orientierung erzählt?
- Welche der in Ihrem Genogramm verzeichneten Personen weiß davon?
- Wem würden Sie darüber hinaus gern noch davon erzählen?
- Bei wem würde Ihnen dies am leichtesten/am schwersten fallen?

Muster familiärer Prozesse

Das Aufspüren familiärer Verschiebungen, die sich um Geburten, Todesfälle und andere wichtige Ereignisse gruppieren, kann zu Hypothesen über spezifische Anpassungsstrategien der betreffenden Familie führen. Besonders kritisch sind vorzeitige oder traumatische Todesfälle sowie Todesfälle zentraler Familienmitglieder. Wir suchen nach spezifischen Mustern der Anpassungsfähigkeit oder Rigidität, die in der Vergangenheit nach solchen Ereignissen aufgetreten sind. Das Erkennen dieser Muster – vor allem, wenn sie sich auf die Reaktion der Familie auf tragische Verluste oder andere kritische Veränderungen beziehen – ist oft die entscheidende Voraussetzung dafür, der betroffenen Familie in einer aktuellen Krise helfen zu können. Die Vergangenheit einer Familie sowie die Beziehung, die die Familienmitglieder zu dieser Vergangenheit haben, bergen wichtige Hinweise auf Regeln, Erwartungen und Organisationsmuster, aber auch auf Stärken, Ressourcen und Resilienz (Walsh, 2016).

Auch die Geschichte von Schlüsselproblemen sollte mithilfe eines Genogramms detailliert untersucht werden. Der Schwerpunkt sollte dabei auf der Frage liegen, wie die Familienmuster sich zu verschiedenen Zeiten, d. h. vor, bei und nach dem Auftreten des jeweiligen Problems, verändert haben. Am genauesten gelingt dies, wenn für jede dieser Phasen spezifische Genogramme erstellt werden. Computergestützte Genogramme für alle „Knotenpunkte“ in der Familiengeschichte können dabei enorm hilfreich sein und es sehr vereinfachen, Details solcher Schlüsselphasen der Stressentstehung und Symptomentwicklung sichtbar zu machen.

Auch Fragen dazu, wie die Familie die zukünftige Entwicklung des fraglichen Problems einschätzt, können zu wichtigen Informationen führen. Die Familie aus historischer Perspektive zu sehen, bedeutet, Vergangenheit, Gegenwart und Zukunft miteinander zu verbinden und die Flexibilität der Familie bei der Anpassung an Veränderungen wahrzunehmen. Mögliche Fragen wären unter anderem:

- Was würde in der Familie geschehen, wenn es das Problem nicht mehr gäbe? Wie würde die Familie sich verändern?
- Wie wäre es, wenn das Problem nicht verschwände? Was würde schlimmstenfalls passieren?
- Welche Veränderungen können die Familienmitglieder sich für die Zukunft vorstellen?

Schwierige Fragen nach der individuellen Funktionalität

Beim Erstellen eines Genogramms ist es unerlässlich, Erkundigungen über die Funktionalität, Beziehungen und Rollen jedes einzelnen Familienmitglieds einzuholen. Entsprechende Fragen erfordern menschliche Sensibilität, klinisches Urteilsvermögen und Taktgefühl, denn für die Betroffenen können sie schwierig und schmerzhaft sein. Manche Familienmitglieder mögen in einigen Bereichen (z. B. in der Schule oder bei der Arbeit) mehr, in anderen (z. B. im zwischenmenschlichen Umgang) weniger erfolgreich sein. Auch bei der Bewältigung von Stress können die Unterschiede groß sein. Während ein schwer erkranktes Familienmitglied bemerkenswerte Stärken zeigt, kann ein anderes bei vergleichsweise wenig Stress labil reagieren.

Das genaue Ausmaß einer Alkohol- oder Spielsucht zu ermitteln, kann besonders schwierig sein, weil nicht nur die betroffene Person häufig selbst mit Abwehr oder Leugnung reagiert, sondern auch die Angehörigen Angst haben, die Probleme offenzulegen. Man sollte schwierige Fragen als solche ankündigen und die Familienmitglieder bitten, es ehrlich zu sagen, wenn ein Bereich berührt wird, über den sie lieber nicht sprechen wollen. Das allein kann ihnen aber schon schwerfallen, weil sie lieber nicht zugeben wollen, dass eine bestimmte Frage ihnen Unbehagen bereitet. In der jeweiligen Situation muss man dann individuell entscheiden, ob und wie viel Druck man ausüben will, falls die Familie sich gegen schwierige Fragen sträubt. Eine große Rolle wird dabei spielen, wie wichtig diese Fragen für die Lösung der aktuellen Probleme der Familie sind. Unter Umständen kann es sinnvoll sein, andere Familienmitglieder zu dem Thema zu befragen, was nochmals zeigt, wie sinnvoll es ist, mehrere Personen in die Diagnose einzubeziehen.

Unter Umständen ist es angebracht, die Familienmitglieder zu den mit Scham oder Peinlichkeit verbundenen Fragen getrennt zu befragen, obwohl dies den Widerstand auch verstärken kann, wenn die Person mit der größten Machtposition in der Familie fürchtet, von der Diskussion ausgeschlossen zu werden. Extreme Vorsicht sollte walten, wenn es um Fragen geht, die ein ehrlich antwortendes Familienmitglied in Gefahr bringen könnten. Wer ein Genogramminterview führt, muss dafür sorgen, dass dadurch niemand in Gefahr gerät. So sollte zum Beispiel eine Frau nie in Gegenwart ihres Mannes nach seinem möglicherweise gewalttätigen Verhalten gefragt werden. Eine solche Frage zu stellen, würde davon ausgehen, dass sie frei und ehrlich darauf antworten kann, was aber sicherlich nicht der Fall ist, wenn es zu körperlicher Gewalt kam. Eine ehrliche Antwort in Gegenwart des Mannes würde ihre Sicherheit gefährden. Nur wenn jedes Risiko gefährlicher Folgen ausgeschlossen werden kann, wäre eine gemeinsame Befragung überhaupt zu erwägen.

Hier eine Liste möglicher Fragen zur persönlichen Funktionalität, die besondere klinische Sensibilität erfordern:

Ernsthafte physische oder psychische Probleme

- Hatte oder hat ein Mitglied Ihrer Familie ernsthafte physische oder psychische Probleme? Depressionen? Angstgefühle? Schwierigkeiten damit, sich zu beherrschen? Gab oder gibt es sexuellen Missbrauch, körperliche oder verbale Gewalt?
- Sind Kinder vernachlässigt worden?
- Gibt es andere Probleme, die Sie beunruhigen? Haben Sie deshalb Hilfe gesucht? Falls ja, wann? Was ist geschehen? Was ist aus dem Problem geworden?

Berufliche Probleme

- Hat ein Mitglied Ihrer Familie in letzter Zeit seine Stelle verloren oder gewechselt? Hat jemand Problem bei der Arbeit gehabt? War jemand arbeitslos? Gefällt Ihnen Ihre Arbeit? Welche anderen Familienmitglieder sind berufstätig? Sind diese mit ihrer Arbeit zufrieden?

Drogen und Alkohol

- Nimmt in Ihrer Familie jemand regelmäßig Medikamente? Welche Medikamente und wogegen?
- Wer hat die Medikamente verschrieben? Welche Beziehungen bestehen zu dem betreffenden Arzt und zu anderen Ärzten, die Mitglieder der Familie betreuen?
- Gibt es jemanden in Ihrer Familie, der Ihrer Meinung nach zu viel trinkt oder Drogen nimmt? Ist jemand anderes auch schon einmal dieser Meinung gewesen? Welche Drogen? Wann? Was hat die Familie dagegen unternommen?
- Wie verändert sich das Verhalten der Person unter dem Einfluss von Alkohol oder Drogen? Wie verändert sich das Verhalten der anderen?

- Ist schon mal jemand aus der Familie beim Autofahren wegen Alkohol- oder Drogenkonsums von der Polizei belangt worden?

Schwierigkeiten mit dem Gesetz

- Gibt es jemanden in Ihrer Familie, der schon einmal straffällig wurde? Wie? Wann? Was waren die Folgen? In welcher rechtlichen Situation befindet sich der oder die Betreffende jetzt?
- Wurde jemandem aus Ihrer Familie schon einmal der Führerschein entzogen?

Körperliche Gewalt und sexueller Missbrauch

- Haben Sie sich in der Familie jemals bedroht gefühlt? Sind Sie oder andere Familienmitglieder schon einmal geschlagen worden? Ist jemandem aus der Familie mit Schlägen gedroht worden? Haben Sie selbst ein anderes Familienmitglied bedroht oder geschlagen? Sind Sie schon einmal auf andere Weise innerhalb der Familie bedroht worden?
- Sind Sie oder andere inner- oder außerhalb der Familie schon einmal sexuell belästigt oder unangemessen berührt worden? Von wem?

Angesichts der Tatsache, dass körperliche Gewalt in manchen Ländern wie den USA als Hauptgrund für gesundheitliche Probleme von Frauen gilt (McGoldrick & Ross, 2016), muss mit großer Sorgfalt nach möglichen Gewaltproblemen geforscht werden. Paarbeziehungen haben viele Dimensionen, die alle von Misshandlung geprägt sein können – und es gibt nicht nur körperliche, sondern auch ökonomische, emotionale und psychische Gewalt. Die Grenzen um die Paarbeziehung herum in Beziehung zu allen anderen Verbindungen (Arbeit, Freunde, Religion, Herkunftsfamilie, Kinder usw.), Sexualität, Aufgaben im Haushalt, Freizeitaktivitäten und Kinderbetreuung müssen ebenfalls abgeklopft werden.

Die Breite, Tiefe und Komplexität dieser Dimensionen geben uns einen Hinweis darauf, wie sorgfältig und gründlich hierbei vorgegangen werden muss, zumal Missbrauch oft geleugnet oder heruntergespielt wird. Im Hinblick auf das Thema Missbrauch in Paarbeziehungen haben wir festgestellt, dass zusätzlich zum Genogramm die „Macht- und Kontrollpyramide" (**Abbildung 3-1**) ein extrem nützliches Instrument für die Offenlegung von Tendenzen zu körperlicher und psychischer Gewaltanwendung sein kann. Als besonders sinnvoll hat sich erwiesen, beiden Personen die Pyramide in getrennten Sitzungen vorzulegen, um ihnen zu helfen, diesen Aspekt ihrer Beziehung ausführlich zu reflektieren. Zusätzlich kann man beide einzeln fragen:

- Wer trifft die Entscheidungen?
- Wer verwaltet das Geld?
- Wie werden Konflikte gelöst?
- Welche Einstellungen zu Gewalt oder Einschüchterung herrschen bei beiden Partnern vor?

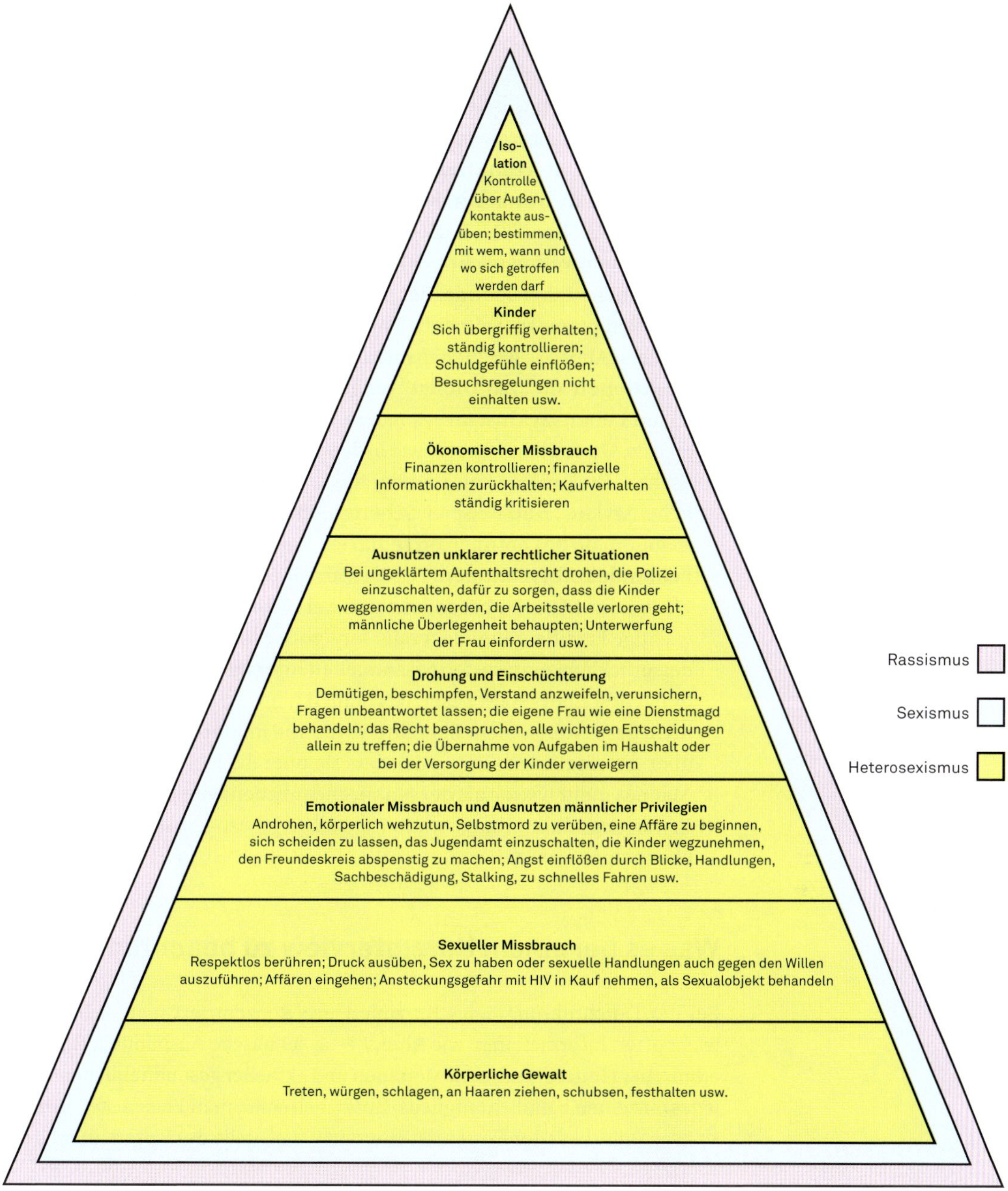

Abbildung 3-1: Macht- und Kontrollpyramide

Prioritäten bei der Strukturierung gewonnener Informationen

Einer der schwierigsten Aspekte bei der Genogrammerstellung ist das Setzen von Prioritäten, nach denen die Informationen in das Genogramm übernommen werden sollen. Angesichts der Fülle von Informationen kann nicht jede Fährte verfolgt werden, die sich beim Genogramminterview auftut. Ein Gespür für grundlegende Muster im Genogramm ist nötig, um Prioritäten zu setzen. In der Regel sollte das gesammelte Material unter den folgenden Aspekten überprüft werden:

- **Repetitive Muster bestimmter Symptome**
- **Über- und Unterfunktionalität**
- **Repetitive dysfunktionale Beziehungsmuster** (Beziehungsdreiecke, Koalitionen, Konflikte, Beziehungsabbrüche)
- **Zusammentreffen wichtiger Ereignisse:** zum Beispiel, wenn der Tod eines Familienmitglieds oder der Jahrestag seines Todes mit dem Auftreten eines Symptoms zusammenfällt oder wenn andere Familienmitglieder im gleichen Alter wie der Indexpatient ähnliche Symptome entwickelt haben
- **Reaktionen auf „zur Unzeit" eingetretene Veränderungen im familiären Lebenszyklus:** insbesondere Veränderungen in der Funktionalität bzw. Dysfunktionalität sowie in den Familienbeziehungen, die mit kritischen Ereignissen zusammenfallen, und vorzeitige Übergänge im Lebenszyklus, zum Beispiel Geburten, Eheschließungen oder Todesfälle außerhalb des normativen zeitlichen Rahmens
- **Fehlende Informationen:** Das Gespür für potenzielle Muster macht für Lücken im Material besonders sensibel. Fehlende Informationen über wichtige Familienmitglieder oder -ereignisse sowie evtl. auftretende Widersprüchlichkeiten in den gesammelten Informationen können auf emotional besonders stark besetzte Themen hinweisen. So kann es vorkommen, dass Frauen mehr über ihre Vorfahren mütterlicherseits wissen als über die väterlicherseits – oder dass sie über die Herkunftsfamilie ihres Mannes mehr wissen als der Mann, entsprechend der gesellschaftlichen Erwartung, dass Frauen stärker beziehungsbezogen sind und Männer eher aufgabenorientiert.

Was es bei einem Kurzinterview zu beachten gibt

Bei der Durchführung eines Kurzinterviews konzentriert man sich auf die wichtigsten Informationen wie Alter, Beruf, schulische Ausbildung, Religion, ethnischer Hintergrund, evtl. Migration und aktueller gesundheitlicher Status jedes einzelnen Familienmitglieds. Zusätzlich sollte man Fragen stellen wie:

- Wer außerhalb der Familie ist eine wichtige Quelle der Unterstützung für Sie?
- Wer ist eine Belastung?
- Wer hat Sie zu uns geschickt?
- Welche anderen Fachleute haben Sie kontaktiert, um für die Familie Hilfe zu organisieren?

Wright und Leahey (1999) empfehlen, an mindestens drei Schlüsselfragen zu denken und routinemäßig alle Familienmitglieder je nach ihrem klinischen Kontext zu befragen. Zu den Schlüsselfragen könnten gehören:

- Was macht den Familienmitgliedern am meisten Sorgen?
- Bei welchen Informationen haben die Familienmitglieder den Wunsch, sie mit anderen aus der Familie zu teilen oder sie eher geheim zu halten?
- Wer gibt den Familienmitgliedern besonders viel Liebe und Inspiration?
- Welches sind Ihrer Ansicht nach die größten Herausforderungen, denen die Familienmitglieder sich stellen müssen?
- Auf welche Fragen wünschen die Familienmitglieder sich am dringlichsten Antworten von Fachleuten?

Wright und Leahey (1999) raten außerdem dazu, mindestens zwei während des Kurzinterviews aufgefallene Stärken oder Ressourcen lobend hervorzuheben. Dies scheint uns eine gute Idee zu sein, vor allem, wenn sie nicht nur auf einzelnen Vorkommnissen, sondern auf der Beobachtung von Mustern beruht. Der Interviewer könnte zum Beispiel sagen:

- Sie haben großen Mut bewiesen, als Sie die von Ihnen beschriebenen Probleme angegangen sind – vor allem, wenn man bedenkt, welch große Widerstände bei den anderen Mitgliedern Ihrer Familie bestanden, sich diese Probleme einzugestehen.
- Angesichts all der Probleme, mit denen Sie sich herumgeschlagen haben – sexueller Missbrauch, Gewalt, Sucht und psychische Erkrankung – muss man wirklich sagen: Sie sind zäh und haben eine große innere Kraft.
- Trotz der Wut und der Verzweiflung, mit der Sie oft zu kämpfen hatten, sind Sie sehr fürsorglich und kümmern sich sehr um das Wohl der Familie.

Vor dem Abschluss des Interviews ist es sehr wichtig, die Betroffenen zu fragen, ob noch etwas Belastendes unerwähnt geblieben ist oder ob sie noch etwas klären möchten. Auch sollten noch einmal potenzielle Quellen von Resilienz und Hoffnung betont werden, damit sie nicht mit einem allzu „problemlastigen“ Gefühl nach Hause gehen.

In jedem Fall sollte man die Kooperationsbereitschaft und Offenheit der Interviewpartner ausdrücklich würdigen. Wir tun dies meist auch dadurch, dass wir ihnen eine Kopie des erstellten Genogramms mitgeben und sie bitten, es sich noch einmal gründlich anzuschauen und zu überlegen, ob auch alles richtig ist. Dieser Vorgang kann an sich schon als bedeutsame Intervention gelten, weil er die Betroffenen in die Lage versetzt, die in der eigenen Familie vorherrschenden Muster zu erkennen und über die Korrektur der gemeinsam geschaffenen Struktur Kontrolle auszuüben. Die grafische Darstellung der „Fakten“ kann dabei helfen, die systemischen Dimensionen klarer zu sehen.

Ziel eines jeden Genogramminterviews ist es, den Klienten das Gefühl zu geben, verstanden worden zu sein und selbst den eigenen Lebenskontext besser zu verstehen als vor dem Gespräch. Wir hoffen immer, dass die Menschen, mit denen wir sprechen, erkennen, wie ihre Probleme mit Vergangenheit und Gegenwart im Zusammenhang stehen, und dass daraus ein Gefühl der Hoffnung für die Lösung ihrer Probleme in der Zukunft erwachsen kann.

4

Familiäre Muster erkennen

Genogramme besitzen deshalb ein so reiches Potenzial und eine starke Aussagekraft, weil sie Muster kenntlich machen, die sich zeigen, sobald wir eine Person oder eine Familie durch Zeit und Raum verfolgen. In diesem Kapitel, dem längsten in diesem Buch, wollen wir versuchen, einige der Schlüsselmuster zu erklären, die wir mithilfe von Genogrammen aufspüren können, um das Leben unserer Klienten besser zu verstehen. Wir werden uns verschiedene Stressfaktoren anschauen, frühzeitige und traumatische Verluste, Resilienz und die Macht von Geheimnissen, aber auch umfassendere kontextuelle Faktoren für Beziehungsabbrüche, Funktionalität und Dysfunktionalität erörtern sowie das Gleichgewicht von Pflegebedürfnissen und -ressourcen in Familien analysieren.

Gleichgewicht in familiären Strukturen, Rollen und Funktionalität

Das Erkennen von Mustern des Gleichgewichts und Ungleichgewichts in familiären Strukturen mithilfe von Genogrammen trägt dem funktionalen Ganzen eines Familiensystems Rechnung. Gleichzeitig ermöglicht es uns, Hypothesen darüber aufzustellen, wie die betreffende Familie mit Stress umgeht. Familiäre Systeme sind nicht homogen; einander widersprechende Charakteristika sind in jeder Familie anzutreffen. In gut funktionierenden Familien gleichen sich diese Charakteristika aus. Muster des Gleichgewichts bzw. Ungleichgewichts lassen sich am besten erkennen, wenn man nach Gegensätzen und „hervorstechenden" Charakteristika sucht. Anschließend kann gefragt werden, wie diese Gegensätze und Eigenarten in das funktionale Ganze passen, ob ein gewisses Gleichgewicht erzielt wurde und welche Stressfaktoren aufgrund eines Mangels an Gleichgewicht noch bestehen.

Manchmal lassen sich Unterschiede in der Familienstruktur über mehrere Generationen verfolgen. So kann es zum Beispiel einen generationenübergreifenden Gegensatz in den Familienstrukturen zweier Ehepartner geben, sodass das Genogramm schon auf den ersten Blick grafisch unausgewogen wirkt. Ein Ehepartner stammt aus einer großen Familie mit zahllosen Tanten und Onkeln, während der andere als Einzelkind zweier Einzelkinder aufgewachsen ist. Ein solcher struktureller Gegensatz kann zum Gleichgewicht, aber auch zum Ungleichgewicht in der Partnerschaft führen. Die Partner können sich von den Erfahrungen des anderen angezogen fühlen: der eine durch die Intimität einer kleinen, der andere durch die Vielfalt einer großen Familie. Das Ungleichgewicht zwischen der großen Anzahl von Verwandten auf der einen und dem Mangel an Verwandten auf der anderen Seite kann jedoch auch zu Problemen führen. Der eine Partner ist es vielleicht gewöhnt, stets von Menschen umgeben zu sein und sich in zahlreichen Beziehungen zu engagieren, während der andere eine exklusivere, zurückhaltendere Beziehung zum Partner braucht. Ein anderes strukturelles Ungleichgewicht ist denkbar, wenn einer der Partner aus einer Familie stammt, in der Scheidungen und Wiederverheiratungen üblich sind, während der andere nur intakte Familienstrukturen kennengelernt hat. Tritt in einem Genogramm ein solcher struktureller Gegensatz zutage, ist es sinnvoll, die jeweiligen Erwartungen der Partner an die Ehe näher zu hinterfragen.

In funktionalen Familien übernehmen die Familienmitglieder eine Vielzahl unterschiedlicher Rollen: Es gibt Beschützer und Beschützte, Ernährer und Versorgte, Gruppensprecher und viele andere mehr. Manchmal ist aus einem Genogramm schon auf den ersten Blick zu ersehen, dass für eine bestimmte Rolle zu viele Personen vorhanden sind. Ein Einzelkind, das von einem alleinerziehenden Elternteil oder von Großeltern, Tanten und Onkeln aufgezogen wird, wäre dafür ein Beispiel. Umgekehrt kann es sein, dass ein Familienmitglied eine Vielzahl von Rollen ausfüllen und die Verantwortung für eine unverhältnismäßig große Anzahl von Familienmitgliedern tragen muss, wie dies zum Beispiel 1969 nach dem Tod seiner Brüder bei dem damals 37-jährigen Ted Kennedy der Fall war. Er war das jüngste der neun Kennedy-Kinder, wurde durch die tragischen Ereignisse jedoch mit einem Mal zum einzigen überlebenden männlichen Mitglied seiner Generation in der Familie (siehe **Abbildung 4-1: Familie Kennedy 1969**). Erst kam 1941 die heimlich arrangierte Lobotomie bei der ältesten Schwester, Rosemary, dann der Tod des ältesten Bruders, Joe, im Zweiten Weltkrieg. Vier Jahre später kam die älteste Tochter, Kathleen, bei einem Flugzeugunglück mit ihrem Liebhaber um. 1963 erlebte die ganze Nation den tragischen Tod von John Kennedy, dem ältesten überlebenden Bruder, der zwei kleine Kinder vaterlos zurückließ. Nur fünf Jahre später folgte die als nationale Tragödie erlebte Ermordung des dritten Bruders, Bobby, Vater von elf Kindern, dessen jüngstes Kind, Rory, zu diesem Zeitpunkt noch nicht einmal auf der Welt war.

Als einziges überlebendes männliches Mitglied seiner Generation spielte Ted in den drei anderen vaterlosen Haushalten eine besondere Rolle, musste aber auch für die eigene Familie mit drei Kindern Verantwortung tragen. Angesichts solcher Strukturen im Genogramm müsste näher untersucht werden, welches Gleichgewicht tatsächlich erzielt worden ist und welche anderen Ressourcen ins Spiel gebracht wurden, um für die vielen betroffenen Kinder zu sorgen. (Für eine Familie ohne die reichlich vorhandenen finan-

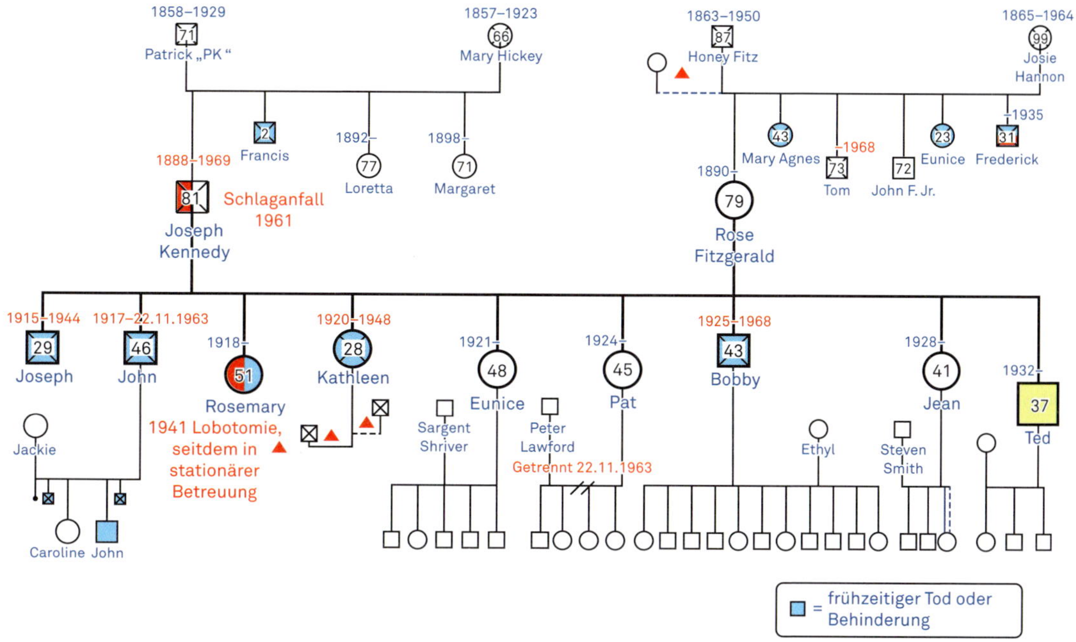

Abbildung 4-1: Familie Kennedy 1969

ziellen Ressourcen der Kennedys wäre die Situation natürlich noch viel schwieriger gewesen.)

Familienmitglieder haben unterschiedliche Ebenen und Stile der Funktionalität. Oft sind diese so ausbalanciert, dass die Funktionen der verschiedenen Familienmitglieder alle zusammenpassen. Auch in diesem Punkt überprüfen wir das Genogramm auf Gegensätze und Besonderheiten, die dazu beitragen können, die Funktion des Systems als Ganzes zu erklären.

Bei jeder neuen Familiengründung treffen unterschiedliche Lebensstile und Arten der Weltbezogenheit aufeinander. Im günstigen Fall ergänzen sie sich gegenseitig und erweisen sich für die Nachkommen als wachstumsfördernd. Bestimmte Konstellationen können jedoch auch zu Dysfunktionen im Familiensystem führen. Zum Beispiel sehen wir in Genogrammen häufiger ein sich ergänzendes Muster von Paaren mit einem alkoholkranken und einem besonders leistungsstarken, hoch funktionalen Partner (Bepko & Krestan, 1985; Steinglass et al., 1987). Der nicht alkoholkranke Elternteil – und womöglich auch mindestens eines der Kinder – stehen unter dem Druck, sich überverantwortlich zu zeigen, um das mangelnde Verantwortungsgefühl des anderen Elternteils auszugleichen, was das System zumindest für eine Weile stabilisieren kann. Da Suchtverhalten von Natur aus zu Verantwortungsdefiziten führt und/oder auch deren Folge ist, springt die Partnerin oder der Partner in die Bresche. Reicht dies jedoch nicht aus, müssen auch die Kinder herhalten und verfrüht Erwachsenenrollen übernehmen. Manchmal ist die gesamte Familie komplementär rund um die Dysfunktion eines Familienmitglieds organisiert.

Tritt in einer Familie eine bestimmte Dysfunktion gehäuft auf, werden innerhalb der Familie oft Wege gefunden, um die damit verbundenen Schwierigkeiten zu kompensieren. So scheint es jedenfalls bei der Familie Alexander Graham Bells, dem Erfinder des Telefons, der Fall gewesen zu sein (siehe **Abbildung 4-2: Alexander Graham Bell: Kompensatorische Funktionalität**). Sowohl Bells Mutter als auch seine Frau waren fast völlig taub. In drei Generationen hatten sich die männlichen Familienmitglieder – Bell selbst, sein Vater, sein Onkel und sein Großvater – auf die Sprechforschung und Sprecherziehung spezialisiert. Bells Großvater schrieb ein klassisches Buch zur Phonetik und sowohl Bells Vater als auch sein Onkel widmeten sich der Aufgabe, die Lehren des Vaters praktisch umzusetzen und weiterzugeben. Alle Familienmitglieder waren höchst erfinderisch. Schon als Jugendlicher versuchte Graham gemeinsam mit seinem Bruder, eine Sprechmaschine zu erfinden. Die Maschine ahmte die menschliche Stimme so gut nach, dass sie

Abbildung 4-2: Alexander Graham Bell: Kompensatorische Funktionalität

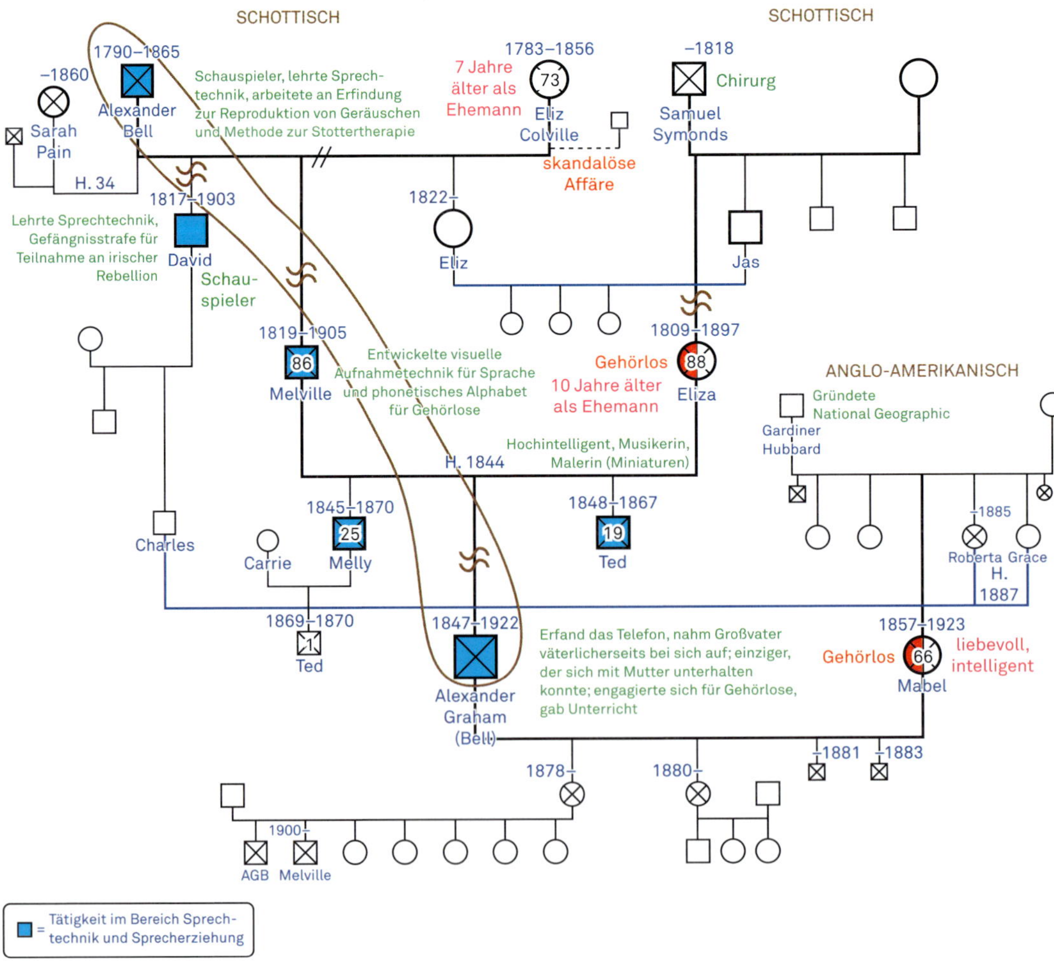

die Nachbarn alarmierte, die meinten, ein weinendes Baby zu hören. Einige Mitglieder der Familie Bell spezialisierten sich also auf die Erforschung der Vorgänge beim Hören und Sprechen als Kompensation für diejenigen Familienmitglieder, die nur schwer sprechen konnten, weil sie nichts hörten.

Bei der Analyse möglicher Muster der Funktionalität ist es unerlässlich, nach dem Gleichgewicht oder Ungleichgewicht bestimmter Phänomene zu fragen. Bewahren extreme Gegensätze zwischen den Familienmitgliedern die Stabilität des Systems oder zwingen sie die Familie in ein Ungleichgewicht? Manchmal bricht das System nicht wegen der Dysfunktion einiger Mitglieder zusammen, sondern erst durch den Ausfall der fürsorglichen Verwandten, die bis dahin eine Balance innerhalb des Systems garantierten. Im Fall chronischer Krankheiten sind Familien meist in der Lage, sich kurzfristig zur Unterstützung einer dysfunktionalen Person zu mobilisieren, dies langfristig aufrechtzuerhalten kann jedoch schwierig sein.

Ebenfalls weitverbreitet ist ein Muster, bei dem nach einer Generation mit großem Erfolg eine nächste Generation mit bemerkenswertem Misserfolg kommt. Dies trifft wahrscheinlich in besonderem Maße auf erfolgreiche Familien zu, in denen die Kinder gegen den Druck rebellieren, dem Ruhm der Eltern gerecht werden zu müssen. Tragen die Kinder dann auch noch den gleichen Nachnamen (vielleicht noch mit dem Zusatz „Junior" oder „III."), kann sich der Effekt verstärken. Manche Menschen sehen ihren Lebensweg durch die Familienumstände, in die sie hineingeboren wurden, fast vorherbestimmt.

Spezifische Muster der Funktionalität können sich auch über mehrere Generationen wiederholen. Schon ein kurzer Blick auf die Familie von Carl Gustav Jung zum Beispiel (siehe **Abbildung 4-3: Familie Jung: Funktionale Muster über mehrere Generationen**) zeigt eine deutliche Häufung von Pfarrern, darunter Jungs Vater, sein Großvater mütterlicherseits, ein Urgroßvater, drei seiner Großonkel väterlicherseits, alle acht Onkel mütterlicherseits sowie der Schwager seines Großvaters väterlicherseits, der ein berühmter Theologe war.

Als Nächstes fällt auf, dass Jung dennoch in die Fußstapfen seiner Vorfahren trat, als er sich für den Arztberuf entschied: Sowohl sein Großvater väterlicherseits, nach dem er benannt wurde, als auch sein Onkel väterlicherseits, sein Urgroßvater väterlicherseits und sein Ur-Ur-Urgroßvater waren Ärzte.

Schließlich folgte Jung, der sich von Jugend an von der Alchemie und dem Übernatürlichen angezogen fühlte, auch in dieser Hinsicht dem Vorbild vieler anderer Familienmitglieder, die an das Übernatürliche glaubten, darunter seine Mutter, beide Großeltern mütterlicherseits und mindestens zwei der Geschwister seines Großvaters. Einen großen Einfluss hatte sicherlich auch Helena Preiswerk, seine Cousine mütterlicherseits, die sich selbst als Medium bezeichnete und an deren Séancen Jung und zahlreiche andere Mitglieder seiner Familie teilnahmen.

Es kann deshalb kaum überraschen, dass Jung Arzt wurde und ein starkes Interesse an der Religion und dem Übernatürlichen zeigte. Beides deckt

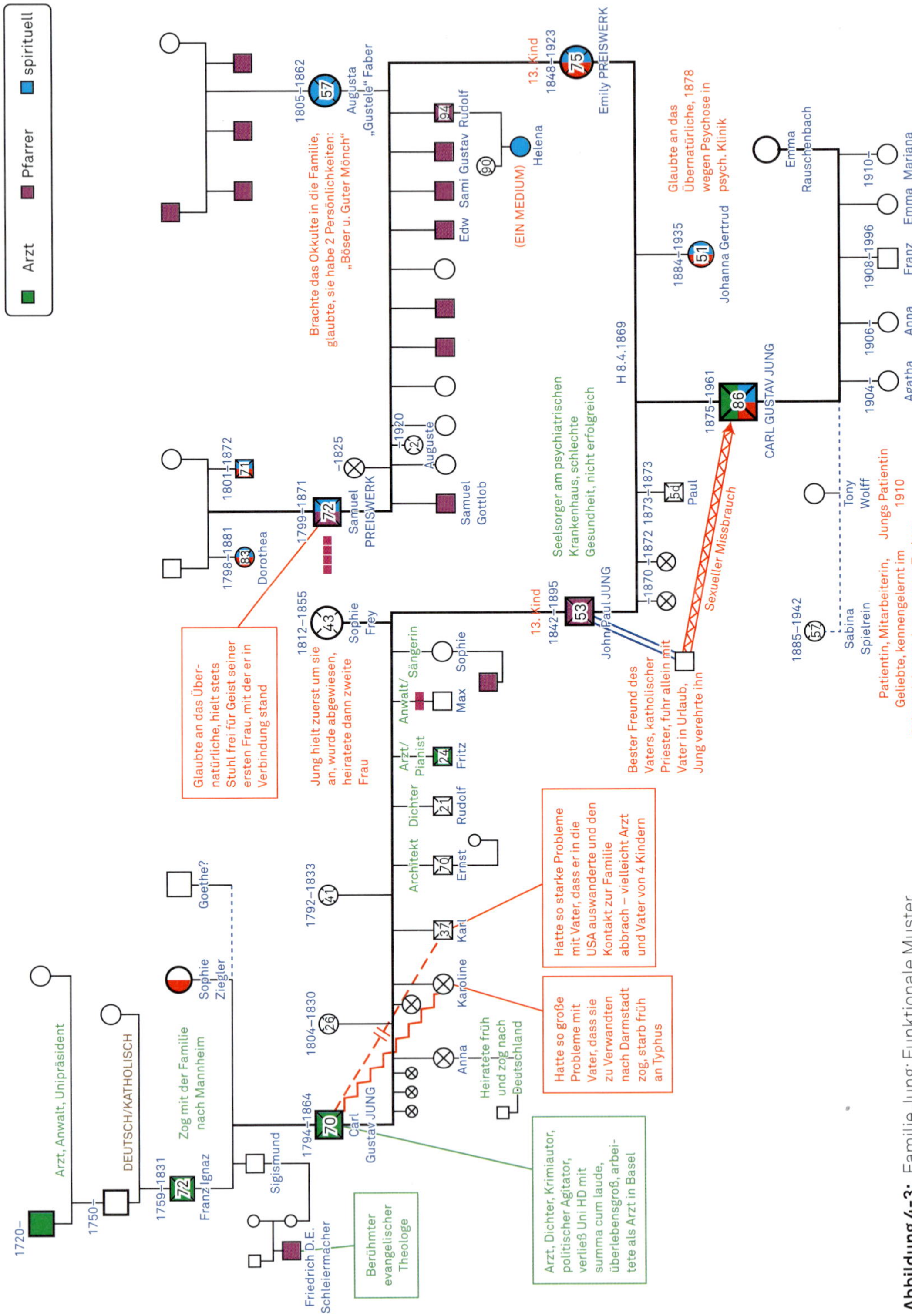

Abbildung 4-3: Familie Jung: Funktionale Muster über mehrere Generationen

sich vollkommen mit den in seiner Familie vorherrschenden Mustern. Überraschender wäre es gewesen, wenn er die Medizin, die Religion und das Übernatürliche ignoriert hätte. Dem könnten wir noch hinzufügen, dass Jungs Vater viele Jahre lang als Seelsorger am psychiatrischen Krankenhaus der Universität Basel arbeitete, Carl Jung später als leitender Psychiater an einem der bekanntesten psychiatrischen Krankenhäuser der Schweiz, dem Burghölzli.

Durch die Familie Jung zieht sich außerdem ein starker Strang von Psychosen, Depressionen und anderen psychischen Problemen, zum Beispiel bei Jungs Mutter, Urgroßmutter väterlicherseits sowie einer Großtante und einem Großonkel. Jung selbst fürchtete zeitlebens, die psychische Erkrankung seiner Mutter und Urgroßmutter väterlicherseits, Sophie, geerbt zu haben; tatsächlich erlitt er 1913 einen Zusammenbruch. Zudem wurde er von dem besten Freund seines Vaters, einem katholischen Priester, mit dem der Vater mehrfach allein in Urlaub fuhr, sexuell missbraucht. Alle Komplexitäten solcher Muster der Funktionalität und Berufswahl aufzuzeichnen, ist unmöglich, und doch sind sie wichtig und es kann sich lohnen, eine spezielle Legende anzulegen, um sie besser im Blick behalten zu können. (In Kapitel 6, wenn es um die Geschwisterfolge geht, werden wir auf die Familie Jung noch einmal zurückkommen.)

Beziehungsmuster und Dreiecke erkennen

Die Komplexität familiärer Beziehungen ist unendlich; zudem verändern sich Beziehungen im Laufe der Zeit. Dennoch können Genogramme häufig darüber Aufschluss geben, wo die jeweiligen Knackpunkte liegen und welche Beziehungsmuster sich tiefer zu erforschen lohnen könnte. Das kleinste menschliche System besteht aus einer Beziehung zwischen zwei Personen. Die als Erstes und sicherlich auch am leichtesten zu analysierenden Beziehungen in einem Genogramm sind daher die dyadischen Beziehungen. Die standardmäßig dafür verwendeten Beziehungslinien simplifizieren zwangsläufig (weil menschliche Beziehungen unglaublich komplex und ständig im Wandel begriffen sind), tragen aber der Beobachtung Rechnung, dass problematische Beziehungen in der Regel entweder durch Konflikte bis hin zum emotional belastenden Beziehungsabbruch oder – im Gegenteil – durch allzu große Nähe und Verschmelzung gekennzeichnet sind. Die auf diese beiden Seiten des Spektrums vereinfachten Beziehungslinien im Genogramm können uns daher helfen, funktionale und dysfunktionale Beziehungen zu erkennen, und lenken unseren Blick gleichzeitig auf mögliche Beziehungsdreiecke, die wir uns näher anschauen müssen. Den Dreiecken kommen wir auf die Spur, wenn wir uns klarmachen, wie dyadische Muster sich in Drei-Personen-Beziehungen verwandeln, in denen zwei Personen sich gegenüber einer dritten Person zusammenschließen. Zwischen zwei Personen zeigt sich dann typischerweise eine allzu enge, zu der dritten Person eine distanzierte oder konfliktreiche Beziehung. Während Dreiecke sich, wie andere komplexe Phänomene auch, grafisch nicht immer einfach darstellen lassen, sind Genogramme paradoxerweise eines der besten Instrumente, wenn es darum geht, typische Beziehungsdreiecke in Familien aufzuspüren und trianguläre Muster zu klären, die der näheren Aufmerksamkeit bedürfen. Für die Planung klinischer Interventionen ist das Verständnis solcher Beziehungsdreiecke wesentlich. Die „De-Triangularisierung“ ist ein wichtiger Prozess, in dem die Familienmitglieder lernen, sich von rigiden Dreiecksmustern zu befreien. (Eine tiefergehende klinische Diskussion von Beziehungsdreiecken findet sich in Kapitel 5 in *The Genogram Casebook*, in Kapitel 6 dieses Buches und in dem Video *Triangles & Family Therapy: Strategies & Solutions* auf psychotherapy.net).

Wenn wir zum Beispiel sehen, dass in jeder Generation einer Familie die Söhne konfliktreiche Beziehungen zu ihren Vätern und enge Beziehungen zu ihren Müttern hatten, während auf die Töchter das Gegenteil zutraf, deren Beziehungen zu den Müttern von Konflikten geprägt und die Beziehungen zu den Vätern eng und eher harmonisch waren, kann die Vermutung hilfreich sein, dass sich in diesen Mustern Dreiecke widerspiegeln. Schauen wir uns die Paarbeziehungen an, könnte sich herausstellen, dass auch sie durch Distanz und Konflikte gekennzeichnet sind. Die wichtigste Erkenntnis angesichts solcher Muster ist, wie eng miteinander verwoben innerfamiliäre Beziehungen sind. Wenn die Nähe zwischen Mutter und Sohn mit Distanz zwischen Vater und Sohn sowie Problemen in der Paarbeziehung und mit Eltern-Kind-Allianzen korreliert, verbinden sich generationenübergreifende Koalitionen und Konflikte zu deutlich erkennbaren Dreiecksmustern. Viel spricht dafür, dass sich dieses Muster in der davon vorgeprägten dritten Generation wiederholen wird, also Sohn und Tochter ein eher distanziertes Verhältnis sowohl zur Partnerin bzw. zum Partner haben, dafür aber enge Allianzen mit einzelnen Kindern schmieden werden – es sei denn, sie arbeiten bewusst daran, dieses Muster zu durchbrechen.

Sehr schön illustriert werden diese generationenübergreifenden Muster in dem berühmten Cartoon von Jules Feiffer, in dem die Mutter sagt, wie sehr sie ihre eigene Mutter hasse und versucht habe, alles anders zu machen als sie – und jetzt sei die Tochter (Überraschung!) genauso geworden wie die Mutter! Mit anderen, systemischen Worten: Dyadische Beziehungen neigen dazu, untereinander verbunden zu sein und in diesem Verbund zu funktionieren. Und genau das ist einer der großen Vorteile von Genogrammen: Sie zeigen, wie die Beziehungen der Familienmitglieder zusammenhängen.

Es hilft daher, jedes Familiensystem als Reihe miteinander verbundener Dreiecke zu betrachten. Aus dieser Perspektive gesehen, kann die Nähe des Vaters zu seiner Tochter eine Funktion der Distanz des Vaters zu seiner Ehefrau sein und darüber hinaus bei den Konflikten der Mutter mit der Tochter eine Rolle spielen. Für jede Dreiergruppe in diesem System ließe sich die gleiche Hypothese aufstellen: Die Beziehung zweier beliebiger Familienmitglieder ist auf voraussagbare Weise mit den Beziehungen zu einem dritten Familienmitglied verbunden. Das Thema der Beziehungsdreiecke gehört zu den wichtigsten Aspekten der systemischen Theorie (Bowen, 1974, 1975,

1978; Caplow, 1968; Fogarty, 1973, 1974; Guerin et al., 1996; Kerr & Bowen, 1988; McGoldrick, 2016).

Leider ist es uns im Rahmen dieses Buches nicht möglich, alle komplexen Zusammenhänge systemischen Denkens darzulegen, die der Interpretation von Beziehungsmustern in Genogrammen zugrunde liegen. Die Suche nach möglichen Beziehungsdreiecken stellt jedoch einen wesentlichen Bestandteil jeder familientherapeutischen Diagnose dar.

Dreiecke vermindern tendenziell die Spannung in der Ursprungsdyade. Zum Beispiel können sich zwei Familienmitglieder zusammenschließen, um einem Dritten zu „helfen", der als „bedürftig" oder als „Opfer" gilt; sie können sich aber auch gegen einen Dritten verbünden, der in diesem Fall zum „Schurken" oder „Sündenbock" wird. Es ist diese - bewusste oder unbewusste -, zu einer Koalition für oder gegen den Dritten führende Absprache, die das Beziehungsdreieck definiert (Bowen, 1978). Das Verhalten jedes beliebigen Mitglieds in einem Beziehungsdreieck kann daher als Funktion des Verhaltens der anderen beiden beteiligten Personen angesehen werden.

Jedes Beziehungsdreieck ist außerdem tendenziell Teil eines umfassenderen systemischen Musters miteinander verwobener Dreiecke. Der Wutanfall des Kindes einer überlasteten Mutter ist also nicht nur eine Funktion der Beziehung zwischen Mutter und Kind, sondern kann auch eine Funktion der Beziehung zwischen der Mutter und dem distanzierten Vater oder zwischen diesen beiden und einem überbesorgten Großvater oder zwischen einem oder mehreren Erwachsenen und einem frühreifen älteren Geschwister sein, um nur einige wenige Möglichkeiten zu nennen. Nach Bowens Vorstellung umfasst die gesunde Entwicklung eines Individuums eine so weit reichende Differenzierung oder Reife, dass dieses Individuum in jeder Beziehung unabhängig funktionieren kann, ohne automatisch in ein bestimmtes Muster zu verfallen oder auf eine bestimmte Weise auf eine Person zu reagieren, weil diese zu einer anderen Person in Beziehung steht. Differenzierung bedeutet in diesem Fall die Fähigkeit zu einer Beziehung auf individualisierter Basis, nicht auf der Basis einer Beziehung zu einer anderen, dritten Person. Unter dieser Voraussetzung wäre also zum Beispiel eine Tochter in der Lage, zu ihrer Mutter eine enge Beziehung zu haben, obwohl der Vater, mit dem sie ebenfalls eine enge Beziehung hat, im Konflikt mit der Mutter steht.

Lebenszyklus und Lebenskrisen

Jede Familie erlebt im Laufe ihrer Entwicklung eine Reihe von Krisen, die meist den Übergang zwischen zwei bedeutenden Phasen im familiären Lebenszyklus anzeigen. Dazu gehören beispielsweise der Auszug aus dem Elternhaus, das Hinzukommen einer neuen Partnerin oder eines neuen Partners, die Geburt der Kinder, deren Erziehung und spätere Ablösung in der Pubertät, Auszug der Kinder, Pensionierung, Krankheit und Tod. In jeder dieser Krisensituationen muss die Familie sich den veränderten Bedingungen anpassen und neu strukturieren, um erfolgreich zur nächsten Phase übergehen zu können. Manchen Familien bereiten diese Veränderungen jedoch enorme Schwierigkeiten; ihre Muster sind erstarrt und sie sind nicht flexibel genug, sich den neuen Umständen anzupassen, oder sie stehen unter großem Stress. Unabhängig von der Art des aktuellen Problems sollte man immer überlegen, ob sich darin vielleicht Schwierigkeiten der Familie mit Übergängen im familiären Lebenszyklus widerspiegeln könnten. Findet zum Beispiel ein Familienmitglied eine neue Partnerin oder einen Partner, stehen nicht nur für das neue Paar, sondern auch für alle anderen Familienmitglieder grundlegende Veränderungen an, um das neue Familienmitglied erfolgreich zu integrieren. Ähnliches trifft zu, wenn ein Paar das erste Kind bekommt: Auch hier muss für ein neues Familienmitglied Raum geschaffen werden. Ein weiteres Beispiel ist die Pubertät und wachsende Eigenständigkeit der Kinder, die sich nun nicht mehr so einfach von den Eltern führen und kontrollieren lassen. Hier sind neue Strategien gefragt, um Regeln auf Augenhöhe auszuhandeln und die Kinder auf ihrer weiteren Entwicklung zu jungen Erwachsenen bestmöglich zu begleiten.

Timing der Übergänge im Lebenszyklus

Anhand der Altersangaben im Genogramm lässt sich relativ schnell überblicken, welche Übergänge die Familie gerade zu bewältigen hat und ob die für die betreffenden Lebensphasen typischen Ereignisse innerhalb der normativen Erwartungen liegen. Zum Beispiel hat ein Paar Probleme mit der Schwiegerfamilie, kann es sein, dass der Übergang zur Paarbildung nicht ausreichend gemeistert wurde. Versuchen Eltern, einen Teenager mit strengen Regeln und enger Kontrolle zu reglementieren, haben sie womöglich den Übergang zur Familie mit pubertierenden und nach Eigenständigkeit strebenden Kindern noch nicht geschafft. Was den zeitlichen Rahmen angeht, existieren nämlich für jede Phase des familiären Lebenszyklus normative Erwartungen, die sich am Alter der jeweiligen Familienmitglieder orientieren. Diese Normen sind ständigen Veränderungen unterworfen und sollten auch nicht als allgemeingültig angesehen werden. Dennoch können sie, wenn bestimmte Ereignisse stark von den normativen Erwartungen abweichen, auf mögliche Schwierigkeiten hinweisen, die die Familie daran hindern, die anstehenden Veränderungen auch zu vollziehen.

Es ist daher wichtig, das Genogramm daraufhin zu überprüfen, ob das Alter bestimmter Familienmitglieder von der für ihre jeweilige Lebensphase geltenden Norm deutlich abweicht. Die im Genogramm enthaltenen Daten über Geburten, Todesfälle, Hochzeiten, Trennungen und Scheidungen sind in dieser Hinsicht hilfreich. Zum Beispiel kann die Tatsache, dass bis zum 40. Lebensjahr keines der Kinder einer Familie ausgezogen ist und geheiratet hat, auf massive Probleme bei der Ablösung vom Elternhaus und dem Aufbau intimer Beziehungen hindeuten. Bei einem Ehepaar dagegen, bei dem der Mann erst 27, die Frau jedoch schon 47 Jahre alt ist, wäre zu fragen, wie die beiden Partner zusammengefunden haben und ob sich der Altersunterschied mit etwaigen Mustern ihrer Herkunftsfamilien deckt. Eine Frau, die mit 43 Jahren ihr erstes Kind bekommt, ein Mann, der mit über 70 noch Vater wird, oder eine Familie, in der drei Söhne in jungen Jahren sterben – all diese Phänomene deuten auf Systeme hin, die wegen ihrer Abweichungen vom normativen Muster weiterer Exploration bedürfen.

In allen Kulturen und deren historischen Entwicklungsstufen scheint es ein für die Eheschließung allgemein bevorzugtes Alter zu geben. In der US-amerikanischen Gesellschaft haben Paare, die vor dem 20. oder nach dem 35. Lebensjahr heiraten, statistisch gesehen ein größeres Scheidungsrisiko, auch wenn sich der normative Zeitrahmen für die erste Heirat in den letzten Jahren dramatisch nach hinten verschoben hat. Insgesamt heiratet man heute später, oft erst mit Mitte zwanzig oder gar Mitte dreißig. Die Möglichkeit, sowohl Samen als auch Eizellen zu konservieren, sorgt zusätzlich für eine erhebliche Erweiterung der Optionen für die Geburt der Kinder.

Auch die Zeiträume zwischen Kennenlernen, Verlobung und Heirat bzw. zwischen Trennung, Scheidung und Wiederheirat können äußerst aufschlussreich sein. Allgemein lässt sich sagen, dass ein zu kurzer Zwischenraum zwischen einschneidenden Lebensereignissen den Familienmitgliedern kaum genug Zeit gibt, um die emotionalen Verschiebungen innerhalb der Familie zu verarbeiten (McGoldrick & Carter, 2016). Eine sehr schnelle Wiederheirat nach einer Scheidung zum Beispiel lässt auf ungelöste emotionale Probleme und zumindest die Möglichkeit einer bereits bestandenen Affäre schließen – oder auf den Versuch, eine frühere Ehe möglichst schnell zu vergessen oder die Familie zu stabilisieren, ohne die Belange aller Beteiligten dabei zu berücksichtigen. Zu fragen wäre, wie die anderen Familienmitglieder, insbesondere die Kinder, mit solchen raschen Veränderungen zurechtkommen. Hat der betreffende Elternteil den Schritt mit den Kindern nicht besprochen oder sich nicht klar gemacht, dass Kinder Zeit brauchen, um solche Übergänge zu verarbeiten, wäre zu fragen, ob er den Übergangsprozess aus bestimmten Gründen abkürzen will.

Die verschiedenen Ereignisse im familiären Lebenszyklus nachzuvollziehen, gibt uns Gelegenheit, die historische Entwicklung der Familie sowie die Auswirkungen der Familiengeschichte auf die verschiedenen Mitglieder besser zu verstehen.

- **Geburt:** Wie reagierte die Familie auf die Geburt eines bestimmten Familienmitglieds? Wer entwickelte einen besonderen Bezug zu dem Baby? Welches Baby wurde nach wem benannt oder hätte nach wem benannt werden „sollen“? Gab es zur Zeit der Geburt andere Stressfaktoren in der Familie?
- **Tod:** Wie reagierte die Familie, als ein bestimmtes Familienmitglied starb? Wer litt am meisten darunter? Wer am wenigsten? Wer kam zur Beerdigung? War jemand nicht da, der eigentlich „hätte da sein sollen“? Gab es Auseinandersetzungen oder gar Zerwürfnisse wegen des Testaments? Gab es plötzliche oder traumatische Verluste, auf die die Familie nicht vorbereitet war? Hatte sie Zugang zu den nötigen Ressourcen? War der Todesfall von weiteren Stressfaktoren begleitet?

- **Auszug:** Gab es Kämpfe oder Konflikte rund um den Zeitpunkt, als ein Familienmitglied das Haus verließ? Zog ein Kind als junger Erwachsener nicht aus und falls ja, wie wurde das verstanden? Steckte eine Dysfunktion oder Behinderung dahinter? Musste ein anderes Familienmitglied gepflegt werden? Zeigt sich ein unterschiedliches Muster bei Söhnen und Töchtern?
- **Herausbildung enger Beziehungen:** Waren die Familienmitglieder von Kindheit an in der Lage, enge Freundschaften zu schließen? Behielten sie enge Freundschaften im frühen und späteren Erwachsenenleben bei (Arora & Baima, 2016; Connidis & Barnett, 2018)? Hatten sie enge Arbeitsbeziehungen? Einen Mentor? Einen unterstützenden Freundeskreis? Gab es größere Freundschaftskonflikte? Beziehungsabbrüche? Falls ja, wann?
- **Arbeit, Karriere, Talente:** Welche Berufe, Arbeitsstellen, Hobbys, Talente und Interessen hatten bzw. haben die Familienmitglieder? Gab es Zeiten von Arbeitslosigkeit, Unterbrechungen der Berufstätigkeit, Wiedereingliederung oder Arbeitsplatzwechsel? Welche Auswirkungen hatten sie?
- **Militärdienst:** Wer war unter welchen Umständen beim Militär? Musste die Familie deshalb häufiger umziehen? Erzählten die Betroffenen von dem Erlebten? Gab es bei ihnen und/oder bei den anderen Familienmitgliedern Symptome einer Posttraumatischen Belastungsstörung? Konnten sie offen damit umgehen?
- **Paarbildung:** Sind neue Partnerinnen oder Partner in die Familie gekommen? Konnten sie gut integriert werden? Oder gab es Konflikte oder gar Zerwürfnisse in diesem Zusammenhang?
- **Pflege:** Gab es genug Unterstützung für Bedürftige, sowohl für Kinder als auch für ältere oder behinderte Familienmitglieder? Gab es Konflikte oder Unter- bzw. Überfürsorglichkeit rund um die Pflege von Angehörigen? Gab es traumatische Erfahrungen? Wie reagierte die Familie auf diese Phasen?
- **Umzug und Migration:** Aus welchen Gründen kam es zu Umzügen oder gar zur Migration? Wie wurden die damit verbundenen Herausforderungen und Verluste verarbeitet? Seit wie vielen Generationen lebt die Familie am jetzigen Wohnort? Wie gelang ihr die Anpassung an die neuen Lebensumstände? Welche Mitglieder der Einwanderergeneration lernten die neue Sprache? Welchen Einfluss nahmen die Sprachkenntnisse auf die innerfamiliären Beziehungen? Fühlen die Familienmitglieder sich in der neuen Umgebung zugehörig? Sind sie auch der alten Umgebung noch verbunden? Führt dies zu Problemen?
- **Veränderungen in den familiären Beziehungen:** Gab es zwischen einzelnen Familienmitgliedern Zerwürfnisse und Beziehungsabbrüche? Falls ja, waren sie von anderen Stressfaktoren in der Familie begleitet? Gab es Phasen, in denen die Familie zusammen- oder auseinanderrückte, und standen diese Veränderungen zu anderen Schlüsselereignissen in der Familie im Zusammenhang?

Paarbildung

Auch wenn wir in diesem Buch immer wieder über Paarbeziehungen sprechen werden (und Kapitel 7 ist ganz diesem Thema gewidmet), gibt es gute Gründe, die Erkundung von Mustern in Genogrammen mit dieser Phase im Lebenszyklus zu beginnen, denn das Zusammenkommen von zwei Familien durch die Bildung eines neuen Paares ist eine Zeit der Neuanpassungen, in der sich bis dahin für selbstverständlich gehaltene Muster auf einmal deutlich verschieben können.

Eine unserer musikalisch talentierten Studentinnen, Paula Schorr, hat dazu sogar einen Song geschrieben, der zu einer Art Erkennungslied unseres Institutes geworden ist: *Let Me Do Your Genogramm, Before I Commit To You!* („Lass mich dein Genogramm zeichnen, ehe ich mich zu dir bekenne!"). Der Song zeigt auf, wie wichtig es ist, dass beide Partner die Muster sowohl im eigenen Genogramm und als auch in dem Genogramm des anderen verstehen und auf diese Weise Respekt für die Komplexität des Zusammenschlusses zweier Familiensysteme entwickeln können. Ein auf die Zeit einer Heirat oder Wiederverheiratung datiertes Genogramm illustriert das Zusammenkommen zweier unterschiedlichen Familien und lässt erkennen, wo die beiden Partner in ihren jeweiligen Herkunftsfamilien und in ihrem Lebenszyklus stehen. Indem sie sich zu einem festen Paar zusammenfinden, müssen beide Partner Wege finden, um Themen wie Gendergerechtigkeit, kulturelle und religiöse Prägung, sozioökonomischen Hintergrund, Geschwisterkonstellation, Erfahrungen von vorzeitigem oder traumatischem Verlust und die jeweiligen Familiengeschichten miteinander zu verhandeln. Andere potenzielle Fragen sind, wie sie ihre gemeinsame Zeit verbringen, mit Geld umgehen, ihr Sexleben gestalten, die Grenzen zwischen Arbeit und Freizeit regeln, den Haushalt organisieren, Konflikte lösen und Kontakte mit Freunden und Verwandten pflegen wollen. Noch komplizierter wird es, wenn beide Partner aus sehr unterschiedlichen kulturellen Umfeldern stammen oder an unterschiedlichen Phasen ihres eigenen Lebenszyklus stehen (z.B., wenn eine geschiedene Frau mit kleinen Kindern mit einer ledigen Frau oder einem ledigen Mann zusammenkommt).

Das Genogramm gibt Hinweise auf die Charakteristika und Muster in den jeweiligen Familien – die Geschwisterkonstellationen, den kulturellen, religiösen und sozioökonomischen Hintergrund, mögliche Traumata und Verluste. Darüber hinaus gibt es Aufschluss über die emotionale Beziehungsgeschichte der Familienmitglieder sowie die Rollen und Verwurzelungen beider Partner in den eigenen Herkunftsfamilien. Eine vertiefte Diskussion klinischer Interventionen bei Paaren mithilfe von Genogrammen finden Sie in dem Kapitel „Couples: Marriage, Divorce and Remarriage" in *The Genogram Casebook* (2016), dazu auch viele Fallbeispiele für den Umgang mit Paarproblemen, wie sie einem in der Therapie häufiger begegnen. Wichtig ist, sich bewusst zu machen, nach welchen Mustern es Ausschau zu halten gilt:

- Alter und jeweilige Phase im Lebenszyklus beider Partner
- Kompatibilität der Geschwisterkonstellation

- Stressfaktoren zur Zeit der Paarbildung bzw. dem Entschluss zu heiraten
- Ähnlichkeiten oder Unterschiede im Hinblick auf Kultur, Religion, sozioökonomischer Status, Geschlechterrollen
- Geschichte traumatischer oder vorzeitiger Verluste
- Beziehungsmuster von Distanz und Nähe, Beziehungsdreiecke, Beziehungsabbrüche, Konflikte, Verschmelzungen, Missbrauch, Co-Abhängigkeit usw.
- Muster der Funktionalität und Bewältigungsstil im Umgang mit Stress und Konflikten: Vermeidung, Leugnung, offene Auseinandersetzung, Fähigkeit zum Ausdruck von Gefühlen
- Werte beim Umgang mit Geld, Freizeit, Haushalt, Grenzen zwischen Arbeit und Freizeit, Freunden und Verwandten, Kindererziehung
- Geheimnisse und Tabus

Wenn aus Paaren Eltern werden

Wir empfehlen unseren Lesern immer wieder, mithilfe der in diesem Buch aufgeführten Fragen und Anregungen Muster in ihren Genogrammen aufzuspüren. Die ersten Jahre mit einem kleinen Kind (oder gleich mehreren kleinen Kindern) können wegen der vielen neuen Aufgaben, der Kinderbetreuung, der Beziehungen zu Verwandten, Lehrern, Freunden und deren Kindern, die es zu organisieren gilt, ziemlich stressreich sein. Frischgebackene Eltern haben an diesem Punkt ihres Lebenszyklus viel zu lernen.

- Nähe der einzelnen Elternteile und anderer Bezugspersonen zum Kind
- Geschlecht des Kindes und damit verbundene Hoffnungen und Erwartungen
- Traumatische oder vorzeitige Verluste oder andere Stressfaktoren zum Zeitpunkt der Geburt
- Nach wem ist das Kind benannt? Auswirkungen dieses Vermächtnisses
- Drei-Generationen-Dreiecke zwischen einem Großelternteil, Elternteil und Kind
- Geheimnisse
- Beziehungen zum sozialen Umfeld: Freunde, Erzieher, Ärzte, erste soziale Kontakte des Kindes oder der Kinder

Die Familie mit kleinen Kindern

Ein Genogramm von Familien mit kleinen Kindern offenbart häufig Stressfaktoren, die diese Phase sehr belasten können. Dies können besondere Umstände rund um die Geburt eines Kindes sein, die zur Position des Kindes in der Familie beigetragen haben können. Schließlich offenbaren sich im Genogramm die typischen Mutter-Vater-Kind-Dreiecke für diese Lebensphase.

Bestimmte Themen sollten in dieser Phase des Lebenszyklus angesprochen werden:

- Muster bei der Geschwisterkonstellation
- Genderungleichheiten im Hinblick auf Töchter und Söhne, Ehemann und Ehefrau oder in anderen Beziehungen. Ähnlichkeiten und Unterschiede beim Erziehungsstil: streng oder laissez-faire, liebevoll-kooperierend oder starke Grenzen setzend
- Traumatische oder frühzeitige Verluste oder andere Stressfaktoren im Hinblick auf Finanzen, Zeitmanagement, Kinderbetreuung, Paarzeiten für die Eltern, kindliche Entwicklungs- oder Lernschwierigkeiten
- Beziehungsdreiecke mit Kindern und beiden Elternteilen; Drei-Generationen-Dreiecke mit einem Großelternteil, Elternteil und Kind
- Grenzen zwischen Paar und Kindern, zwischen Kernfamilie und erweiterter Familie oder zwischen Familie und Außenstehenden, anderen Kindern, anderen Familien
- Geheimnisse

Die Familie mit etwas größeren Kindern

Die Jahre mit mehreren heranwachsenden Kindern sind durch eine große Aufgabenlast seitens der Eltern gekennzeichnet, da sie das Leben ihrer Kinder organisieren und zugleich für das Familieneinkommen sorgen müssen. In vielen Fällen kommt noch die Fürsorge für die ältere Generation hinzu, die erste gesundheitliche Probleme hat und zusätzliche Hilfe benötigt. Die folgenden Themen sollten angesprochen werden:

- Muster der Geschwisterkonstellation: Altersunterschied, Geschlecht, Behinderung, Krankheit, besondere Talente
- Genderungleichheiten im Hinblick auf Töchter und Söhne, Ehemann und Ehefrau oder in anderen Beziehungen
- Traumata, Verluste oder andere Stressfaktoren im Hinblick auf Finanzen, Krankheit, Arbeitsstress, Pflege, Paarzeiten für die Eltern, kindliche Entwicklungs- oder Lernschwierigkeiten
- Erziehungsstil: streng oder laissez-faire, liebevoll-kooperativ oder starke Grenzen setzend
- Beziehungsdreiecke mit Kindern und beiden Elternteilen und/oder anderen Verwandten; Drei-Generationen-Dreiecke mit den Großeltern
- Mögliche Rollenverschiebungen, weil die ältere Generation Hilfe oder gar Pflege braucht, was für die mittlere Generation Stress bedeuten kann, weshalb sie manchmal als „Sandwichgeneration“ zwischen den bedürftigen Großeltern und den bedürftigen Kindern bezeichnet wird
- Grenzen zwischen Paar und Kindern, zwischen Kernfamilie und erweiterter Familie oder zwischen Familie und Außenstehenden, anderen Kindern, Lehrern, anderen Familien
- Geheimnisse

Familien in der Lebensmitte: Pubertät, Auszug und junges Erwachsenenalter der Kinder, neue Paarbildung, neue Eigenständigkeit

Kommen die Kinder in die Pubertät, ist es für die Familie Zeit für eine qualitative Veränderung der Beziehungen zwischen den Generationen, da die Kinder von ihren Eltern nun nicht mehr so abhängig sind. In der Vergangenheit fiel die Auszugsphase (in der die Kinder das Elternhaus verlassen, um allein zu leben) mit deren Heirat zusammen, da die Kinder oft so lange zu Hause blieben, bis sie heirateten. Heute ist diese Phase zumindest in den meisten westlichen Gesellschaften deutlich länger und wir sprechen von einer eigenständigen Phase des „jungen Erwachsenenalters", da viele junge Menschen erst später mit ihrer Ausbildung fertig werden und das eigenständige Leben bewusst genießen wollen, ehe sie sich binden oder gar eine neue Familie gründen. In dieser Phase wären die folgenden Themen anzusprechen:

- Neue Distanz zwischen Eltern und Kindern, Jugendliche/junge Erwachsene wollen eigenständig sein. Wie reagieren die Eltern auf die neue Distanz?
- Genderungleichheiten: unterschiedliche Optionen und Lebensverläufe für Töchter und Söhne im Hinblick auf Schulabschluss, Ausbildung, Karriere, Einkommen und Paarbeziehungen
- Wenn die Kinder ausziehen, müssen die Eltern ihre Beziehung ebenso wie ihre Beziehungen zum sozialen Umfeld neu justieren
- Finanzieller und beruflicher Stress können die Probleme der Eltern verstärken
- Zu einer Überlastung des Systems kann es kommen, wenn Mitglieder der älteren Generation gepflegt werden müssen und/oder Entwicklungsschwierigkeiten der Kinder den Schritt zur Selbstständigkeit verzögern
- Traumata durch vorzeitige Verluste und andere Stressfaktoren

Spätere Phasen im Lebenszyklus: Wachstum, Resilienz, Retrospektion, Pflege, Verlust, Trauer und Vermächtnisse

Die späteren Phasen im Leben entwickeln sich zunehmend zu den längsten, da wir weniger Kinder haben und deutlich länger leben als früher. Schon die heutige Elterngeneration verbringt mehr als die Hälfte ihres gesunden Erwachsenenalters nicht mit dem Aufziehen ihrer Kinder. Es ist daher wichtig, der Frage nachzugehen, wie die Betroffenen mit dieser langen Lebensphase zurechtkommen. Wie aktiv sind sie körperlich, psychisch, intellektuell und spirituell? Wie eng bleiben sie emotional miteinander verbunden? Was geschieht mit Paarbeziehungen, wenn die Erziehung und Versorgung der Kinder nicht mehr im Fokus steht? Wie bewältigen sie die zunehmende Abhängigkeit im Alter? Gelingt es ihnen, gleichzeitig so aktiv wie möglich zu bleiben? Wie gut kommen sie mit dem Tod geliebter Menschen zurecht? Wie können sie den Tod des Partners bewältigen? Haben sie ihr emotionales, spirituelles und finanzielles Vermächtnis so regeln können, dass es in der nächsten Generation und darüber hinaus keine Konflikte und Zerwürfnisse hinterlässt? Mögliche Themen für Fragen sind:

- Eltern/erwachsene Kinder verhandeln ihre Beziehungen im Hinblick auf Pflegebedürfnisse der älteren Generation neu, die erwachsenen Kinder erweitern die Familie durch Partner, Enkelkinder und Schwiegerfamilien
- Genderungleichheiten: unterschiedliche Optionen und Lebensverläufe für Männer und Frauen im Hinblick auf pflegerische Pflichten und finanzielle Ressourcen
- Paare müssen ihre Beziehung neu verhandeln, wenn die Kinder eigenständig sind, erste gesundheitliche Probleme auftreten und der Ruhestand näher rückt
- Finanzielle Einschränkungen im Rentenalter können eine Belastung sein
- Traumata durch Krankheit, Verlust, Tod und andere, mit dem Alter verbundene Stressfaktoren

Weiterleben nach einem schweren Verlust

Wie im Kapitel 2 bereits erwähnt, ist der Verlust die schwierigste emotionale Erfahrung, mit der wir Menschen zurechtkommen müssen. Deshalb gilt: Wenn Sie in einem Genogramm nur ein Muster finden können, lassen Sie es die Reaktion auf Verluste sein (Norman Paul, persönliche Mitteilung, 1988; McGoldrick & Walsh, 2004). Wie die Familie in der Vergangenheit mit Verlusten umgegangen ist, kann als Schlüsselfaktor dafür gelten, wie sie in Zukunft mit Traumata umgehen wird. Wichtig sind auch die besonderen Faktoren, die zur fraglichen Zeit im Lebenszyklus der Familie eine Rolle spielten und das Risiko der Dysfunktionalität vergrößert haben können. Zu erörternde Faktoren sind:

- der Zeitpunkt des Verlusts im drei Generationen umfassenden Lebenszyklus der Familie
- die mögliche Häufung von Verlusten oder ein Zusammentreffen mit anderen Veränderungen im Lebenszyklus wie Geburten, Heiraten und Umzügen
- eine Geschichte von traumatischen Verlusten und ungelöster Trauer
- die Art des Todes
- die Bedeutung und Funktion der Person in der Familie
- ob die Familie in der Lage war, die Schwere des Verlusts einzugestehen
- ob die Familie in der Lage war, die Verlusterfahrung miteinander zu teilen
- ob die Familie in der Lage war, sich nach dem Verlust neu zu organisieren oder sich von seinen destruktiven Auswirkungen zu erholen
- ob die Familienmitglieder in der Lage waren, sich trotz des Verlusts in anderen Beziehungen und Lebensbereichen zu engagieren

Familienchronologien aufstellen

Eine Familienchronologie (also eine chronologische Liste wichtiger Familienereignisse) ist ein wichtiges Begleitinstrument für jedes Genogramm, vor allem um Übergänge im Lebenszyklus, wichtige Traumata und Veränderungen in Beziehungen und der Funktionalität der Familie und einzelner Mitglieder festzuhalten. Eine solche Chronologie ist besonders wertvoll, wenn es darum geht, demografische Informationen über eine Einzelperson oder mehrere Familienmitglieder festzuhalten, auf die man näher eingehen will.

Sinnvoll ist auch, Genogramme für bestimmte „Knotenpunkte" in der Familiengeschichte zu erstellen, besonders zum Beispiel für den Zeitpunkt des Einsetzens von Symptomen, um Stressfaktoren, Krankheiten und Ereignisse im Leben anderer Familienmitglieder dazu in Beziehung setzen zu können (Barth, 1993; Huygen, 1982; Nerin, 1986, 1993; Richardson, 1987; Rolland, 2018). Genogramme für bestimmte Schlüsselpunkte im Leben können dabei helfen zu klären, was in dem Moment gerade vorging, wer mit wem zusammenlebte, wie alt die einzelnen Familienmitglieder waren und welchen Belastungen sie sich ausgesetzt sahen. In den folgenden Abschnitten wollen wir dies am Beispiel von Erik Erikson und in Kapitel 8 dann noch einmal am Beispiel von Sigmund Freud illustrieren. Eine individuelle Chronologie kann auch hilfreich sein, wenn es darum geht, den Lebensweg (Symptome, Funktionalität) einer Person im Kontext der Familie zu verfolgen.

Insgesamt soll so ein Verständnis dafür entstehen, wie bestimmte Lebensereignisse und Veränderungen bei der Funktionalität der Familie zusammenhängen. Weil das Genogramm viele wichtige Daten der Familiengeschichte dokumentiert, ist es wichtig, das Zusammentreffen verschiedener Ereignisse und Veränderungen in der Funktionalität besonders sorgfältig zu studieren. Häufig sind scheinbar unzusammenhängende Ereignisse, die um die gleiche Zeit in der Geschichte einer Familie geschehen, eng miteinander verzahnt und haben starke Auswirkungen auf die Funktionalität der Familie – auch wenn den Familienmitgliedern selbst diese Verbindung womöglich gar nicht bewusst ist. Das folgende und viele andere Beispiele in diesem Buch werden dies zeigen.

Die Familie von Erik Erikson: Geheimnisse in allen Lebensphasen

Ein Langzeitfokus auf familiäre Muster im Laufe des Lebenszyklus hilft uns, ihre Geschichte besser zu verstehen. Lassen Sie uns einige Schlüsselpunkte im Leben von Erik Erikson verfolgen, dessen Lebenswerk selbst mit Identität und Lebensentwicklung befasst war. Genogramme können helfen, Schichten der persönlichen, familiären, migratorischen und kulturellen Identität freizulegen, um ihre Geschichte besser zu verstehen.

Eriksons Mutter, Karla Abrahamsen, eine dänische Jüdin (siehe **Abbildung 4-4: Familie Erikson 1902: Eriks Geburtsjahr**) war das vierte von sechs Kindern und die einzige Tochter in der Familie. Ihre Mutter starb, als sie 15, ihr Vater, als sie 22 Jahre alt war. Sie hatte drei ältere Brüder, die sich herzlich wenig um ihre Schwester kümmerten. Der älteste starb dann auch noch im Alter von 22 Jahren, zwei Jahre nach der Mutter. Vermeintlich kümmerten sich einige Tanten aus der erweiterten Verwandtschaft um Karla, die mit 25 Jahren schwanger wurde, vermutlich auf einer von ihren Brüdern veranstalteten Party, auf der sie betrunken gewesen war. Dass sie schwanger war, entdeckte sie erst, als sie auf einer Reise nach Deutschland war, woraufhin sie von ihrer Familie die strikte Anweisung bekam, nicht nach Dänemark zurückzukehren, sondern das Kind dort zur Welt zu bringen, wo sie nun einmal war (Friedman, 1999). Ihr Leben als Mutter begann also mit einem erzwungenen Exil. Vielleicht ist es kein Wunder, dass Erikson sein ganzes Leben lang mit dem Konzept der Identität beschäftigt war, denn er wuchs als ein von der Familie Ausgestoßener auf und hatte nie die Chance, sich in seiner eigenen Identität sicher zu fühlen.

Genau drei Jahre später, am 15. Juni 1905, dem dritten Geburtstag ihres Sohnes, heiratete die Mutter Eriks den deutsch-jüdischen Kinderarzt Theodor Homburger (siehe **Abbildung 4-5: Familie Erikson 1905: Eriks Mutter heiratet ein zweites Mal**). Damit wurde ihm auch noch der Geburtstag genommen, der jetzt der Hochzeitstag seiner Mutter war. Homburger verlangte offenbar, dass sie dem Jungen sagte, er sei sein leiblicher Vater, was Erikson niemals glaubte. Er schrieb später: „Ich hatte meine gesamte Kind-

Abbildung 4-4: Familie Erikson 1902: Eriks Geburtsjahr

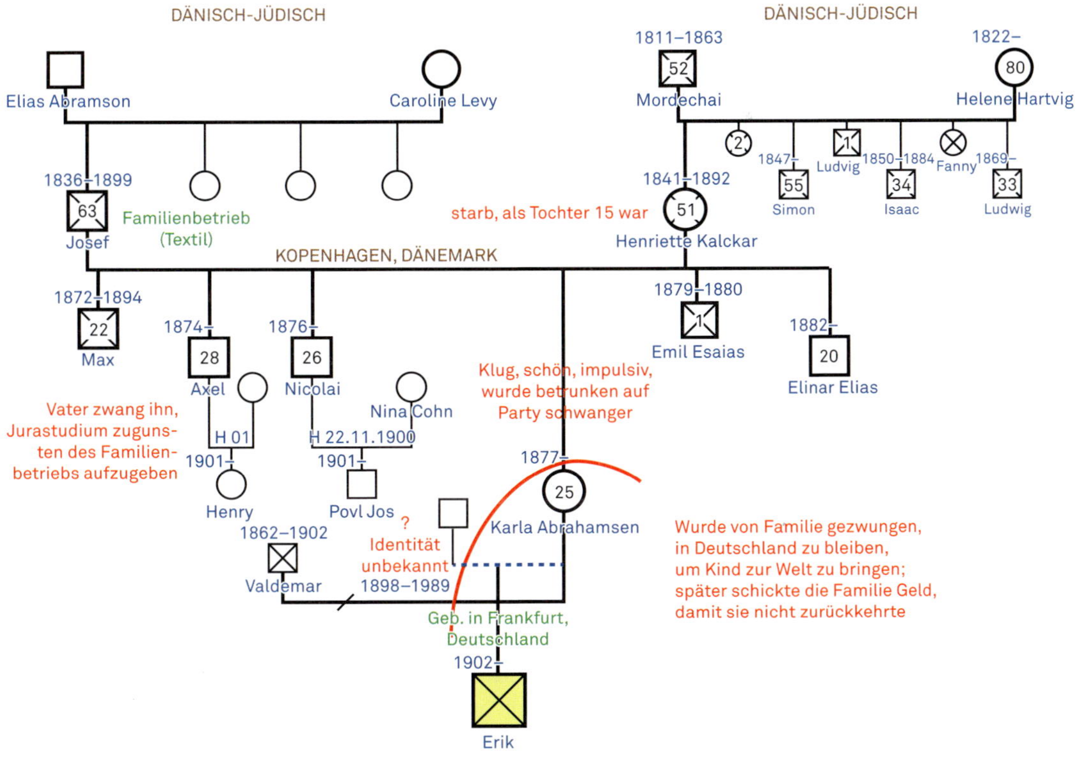

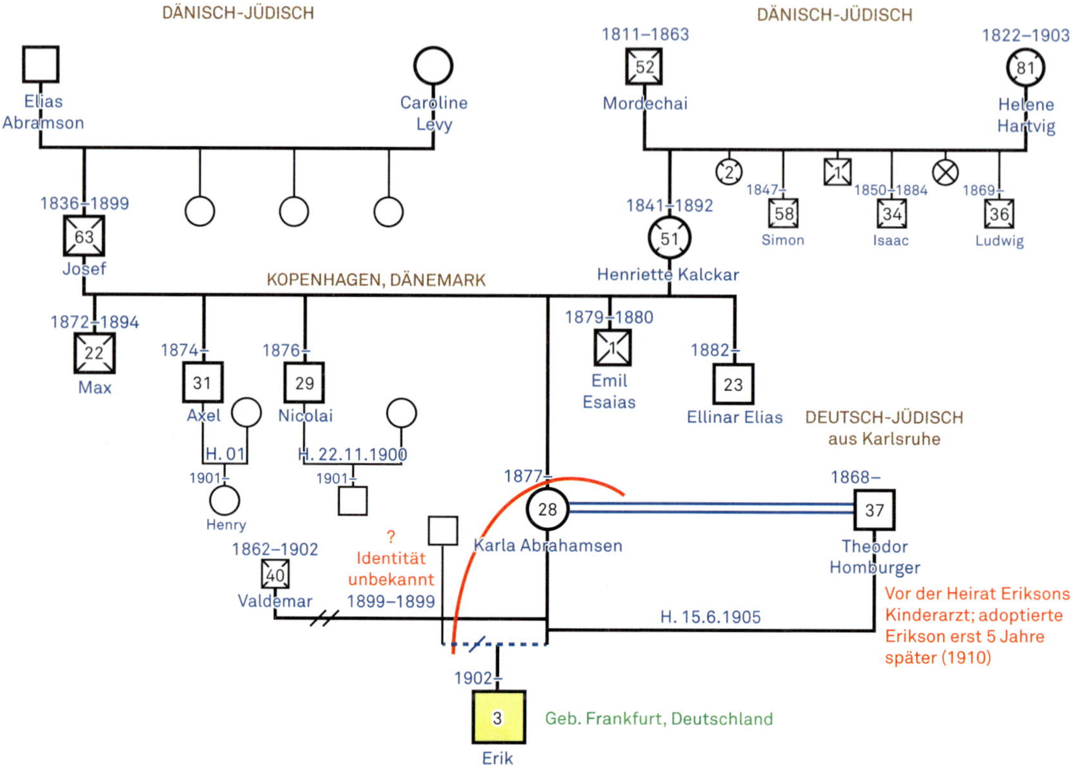

Abbildung 4-5: Familie Erikson 1905: Eriks Mutter heiratet ein zweites Mal

heit über Zweifel an meiner Identität. Insgeheim war ich davon überzeugt, dass ich in Wirklichkeit ganz woanders herkam" (Friedmann, 1999, S. 33). Homburgers augenscheinliche Ambivalenz beim Annehmen dieser neuen Beziehung zeigte sich auch darin, dass er fünf Jahre brauchte, um die für die Adoption nötigen Papiere zusammenzubekommen und Erik nun auch im legalen Sinne zu seinem Sohn zu machen. Eriksons engster Freund aus der Kindheit, Peter Blos, sagte: „Adoption war das große Thema in Eriksons Existenz" (Friedman, 1999, S. 28). Das Thema war damit vermischt, dass seine Mutter so tat, als sei Homburger sein Vater, obwohl Erikson genau wusste, dass dies nicht der Fall war, denn er war immer sein Kinderarzt gewesen! Erikson wuchs zudem zu einem sehr großen, sehr blonden Mann heran, was die Farce umso unglaubwürdiger machte, dass Homburger – ein kleiner, dunkelhaariger Mann – sein Vater sei.

Erikson schuf später einen Holzschnitt von sich selbst, seiner Mutter und ihrem neuen Ehemann auf der Hochzeitsreise, auf die sie ihn mitnahmen. Das Bild zeigt ihn traurig und allein, während das Paar sich im Hintergrund umarmt. Aus seiner Sicht hatte er offenbar die geliebte Mutter an ihren neuen Ehemann verloren und war nicht glücklich darüber.

Sein ganzes Leben lang versuchte Erikson herauszufinden, wer sein leiblicher Vater war. Seine Mutter erzählte ihm verschiedene Geschichten, doch nie die Wahrheit, und sein ganzes Leben lang ließ ihn die Frage nicht los. Was er über die Familie seiner Mutter wusste, wissen wir nicht, da es ihr verboten war, mit ihnen oder in ihrer Nähe zu leben. Eriksons Tochter Sue schrieb später über die Suche ihres Vaters nach seinem Vater:

> *Mein Vater hat nie erfahren ..., wer sein Vater war. Aus meiner Sicht ist das Traurigste daran, dass seine Mutter sich ihr Leben lang weigerte, ihm die Identität dieses für ihn so überaus wichtigen Menschen zu offenbaren. Als Grund dafür gab sie an, dem Mann, den sie geheiratet hatte, als mein Vater drei Jahre alt war, versprochen zu haben, diese Information niemals preiszugeben. Damit vermittelte sie das Gefühl, die Wünsche eines anderen höher zu bewerten als das dringliche Bedürfnis meines Vaters, die Wahrheit zu erfahren (Erikson, 1999, S. 56–57).*

Vor diesem Hintergrund mag es nicht überraschen, dass Eriksons Theorie der menschlichen Entwicklung mehr Wert auf Autonomie und Individuation legte als auf zwischenmenschliche Bindung. Seine Mutter war gezwungen, sich mit ihrem Kind allein durchzuschlagen, ohne auf die Unterstützung ihrer Familie zählen zu können, und er musste akzeptieren, sie an ihren neuen Ehemann zu verlieren, der aus einem neuen Land kam. Von früher Kindheit an musste er lernen, allein zurechtzukommen, wie der Holzschnitt zeigt.

Als Stiefkind in einer Stieffamilie, in der in den nächsten sieben Jahren drei Halbschwestern folgen sollten, konzentrierte sich Erikson jetzt ganz auf Autonomie, Initiative und Fleiß (siehe **Abbildung 4-6: Familie Erikson 1917: Situation in der zweiten Ehe der Mutter**).

Erikson blieb seiner Mutter nah, knüpfte aber keine besonders engen Beziehungen zu seinen Schwestern, die sieben und zehn Jahre jünger waren als er. (Die ihm vom Alter her am nächsten stehende Schwester war mit zwei Jahren gestorben.) Die Familie musste zu Hause deutsch sprechen, was bei Erik zu einem lebenslangen Gefühl des Bedauerns führte, da er dadurch sein Dänisch verlernte.

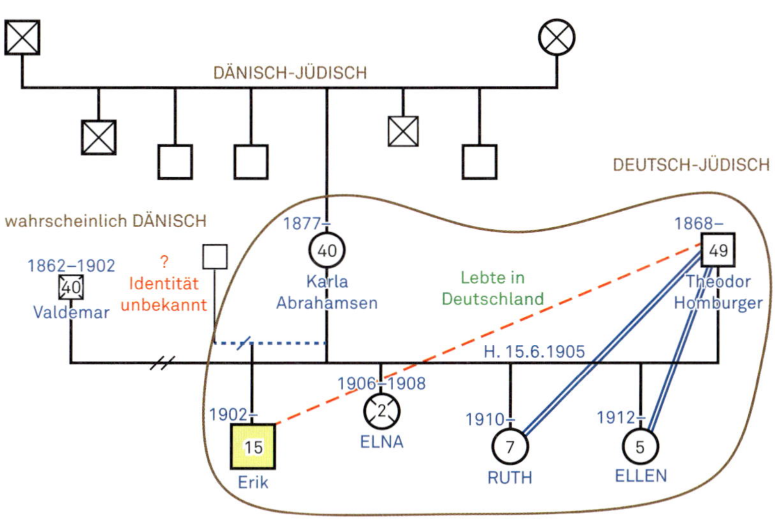

Abbildung 4-6: Familie Erikson 1917: Situation in der zweiten Ehe der Mutter

Als er älter wurde, fragte er die Mutter immer wieder nach seinem Vater. Sie gab schließlich zu, dass Homburger nicht sein Vater war, und sagte ihm mit 14, er sei der Sohn ihres ersten Ehemannes. Erik ahnte jedoch, dass auch dies nicht die Wahrheit war. Mit seinem Freund Peter Blos sprach er ständig über die Eigenschaften, die sein Vater seiner Vorstellung nach gehabt haben könnte. In späteren Jahren präsentierte seine Mutter ihm noch eine Reihe weiterer Geschichten, nie aber die Wahrheit.

Einerseits wollte er aufgeben: „Wenn mein Vater sich nicht genug aus mir gemacht hat, um mich zu wollen... warum soll ich dann jetzt nach ihm suchen?“ (Friedmann, 1999, S. 39). Andererseits konnte er nicht aufhören, nach dem Vater zu fragen, auch wenn er sich davor fürchtete, die Wahrheit zu erfahren.

In Eriksons weithin bekanntem und akzeptiertem Stufenmodell der psychosozialen Entwicklung scheinen sich einige der Besonderheiten und Schwächen seiner eigenen Familie und kulturellen Situation im Laufe seines Lebenszyklus widerzuspiegeln (Friedman, 1999; McGoldrick, Garcia Preto & Carter, 2016b). Eriksons Theorie basiert auf acht Stufen der psychosozialen Entwicklung und beschreibt die unterschiedlichen persönlichen Aufgaben, die ein Mensch im Laufe seines Lebens bearbeiten muss. Jede Stufe ist mit einem Hauptthema und einander gegensätzlichen, gesunden bzw. dysfunktionalen Mustern verbunden:

1. **Säuglingszeit: Urvertrauen vs. Urmisstrauen**
2. **Frühe Kindheit: Autonomie vs. Scham und Zweifel**
3. **Vorschulalter: Initiative vs. Schuldgefühl**
4. **Grundschulalter: Werksinn vs. Minderwertigkeitsgefühl**
5. **Jugendalter: Identität vs. Identitätsdiffusion (beschrieben als Gefühl der Identität unabhängig von der Familie)**
6. **Frühes Erwachsenenalter: Intimität vs. Isolation**
7. **Mittleres Erwachsenenalter: Generativität vs. Stagnation**
8. **Hohes Erwachsenenalter: Ich-Integrität vs. Verzweiflung**

Eriksons Genogramm könnte uns helfen, die Beschränkungen seines Stufenmodells zu verstehen. Nach Erikson besteht das primäre Thema in den ersten beiden Lebensjahren in der Entwicklung einer vertrauensvollen Beziehung zur eigenen Mutter. Er beschränkt dies auf die Vertrauensbeziehung zwischen Mutter und Kind – traurigerweise das Einzige, was er selbst in dem Lebensalter hatte. Wir wissen jedoch, dass Kinder für ihre Entwicklung einen viel umfassenderen Kontext brauchen, darunter ihren Vater sowie andere Familienmitglieder und Bezugspersonen, damit sie lernen, nicht nur der Mutter, sondern auch anderen Menschen zu vertrauen. Traurigerweise war das bei Erikson nicht der Fall.

Während die erste Stufe des Modells primär eine zwischenmenschliche Aufgabe zum Thema hat, konzentrieren sich die folgenden Stufen bis zum frühen Erwachsenenalter ganz auf die Fähigkeit, allein zurechtzukommen: Autonomie, Initiative und Fleiß lauten die Ziele. In der Pubertät soll dann die eigene Identität *unabhängig* und *nicht in Relation* zur Familie entwickelt werden. „Intimität" aufzubauen (das Thema des frühen Erwachsenenalters) wird jedoch schwierig sein, wenn man sich in den vorhergehenden 20 Jahren ohne Bezug zur Familie und ausschließlich mit Initiative, Autonomie, Werksinn und Identität, nicht aber mit der Entwicklung zwischenmenschlicher Beziehungen und der Kommunikation in diesen Beziehungen befasst hat. Mehr noch: Die Werte, die in der gesunden Entwicklung als dysfunktional gelten – Scham, Zweifel, Schuldgefühle, ein Gefühl der Unterlegenheit und Identitätsdiffusion –, scheinen uns in Wirklichkeit für die Entwicklung einer gesunden zwischenmenschlichen Intimität wesentlich. Wollen wir anderen Menschen nah sein, müssen wir einräumen, dass wir nicht alles wissen und gelegentlich auch Fehler machen, also ein gesundes Gefühl für wechselseitige Abhängigkeit und zeitweise Unterlegenheit entwickeln. Dass wir dabei Scham und Schuld empfinden, kann uns dazu motivieren, unser Verhalten zu ändern. Wir brauchen auch Raum für Zweifel an unseren Ideen und Handlungen, um von anderen lernen zu können, und wir brauchen nicht nur ein Gefühl der Identität unabhängig von unserer Familie, sondern ein unabhängiges Gefühl der Identität in Relation zu unserer Familie, unseren Freunden und unserem sozialen Umfeld, um uns unser grundlegendes Bedürfnis nach wechselseitiger Unterstützung eingestehen zu können.

Die Geheimhaltung, die seine Mutter und sein Stiefvater ihm als Kind aufgezwungen hatten, schien Erikson dann später in seinem eigenen Leben fortzuführen. Seine Theorie beschreibt die Stufe der „Generativität" als Phase nach dem Großziehen der Kinder – einer Aufgabe, die andere als unsere generativste ansehen würden! Erikson und seine Frau Joan entwickelten diesen Teil der Theorie in einer schwierigen Zeit ihres Lebens, nach der Geburt ihres vierten Kindes, Neil, der 1944 mit Down-Syndrom zur Welt gekommen war (siehe **Abbildung 4-7: Erik Eriksons Familie, 1967: Das Jahr, in dem Neil starb**).

Erik und Joan Erikson entschlossen sich, Neils Existenz geheim zu halten. Sie brachten ihn in einem Heim unter und erzählten den anderen Kindern, er sei gestorben, obwohl er in Wirklichkeit 23 Jahre alt wurde. Sie besuchten ihn kaum. Als Kai, der älteste Sohn, 13 war, erzählten sie ihm von seinem Bruder, sagten ihm aber, er dürfe seinen Geschwistern nichts davon erzählen, eine sehr unglückliche Situation für ein Kind – ein Geheimnis vor den Geschwistern wahren zu müssen. Erst Jahre später erzählten sie den anderen Kindern von Neils Existenz, fuhren aber nie mit ihnen zu einem Besuch bei ihm. Als er starb, waren sie gerade in Italien und kehrten auch nicht zurück, sondern beauftragten Jon und Sue damit, die Bestattung zu organisieren, gemeinsam mit den Vertretern des Heims, das sie nie kennengelernt hatten. Das Heim war erstaunt, dass sie ihren Bruder in einem Kindergrab bestatten wollten, da er längst erwachsen war. Da sie ihn nie gesehen hatten, hatten sie auch keine Vorstellung von ihm. Man kommt nicht umhin zu fragen, ob dieses schreckliche Geheimnis ihrer Familiengeschichte die Vorstellungen der Eltern von der menschlichen Entwicklung – insbesondere die

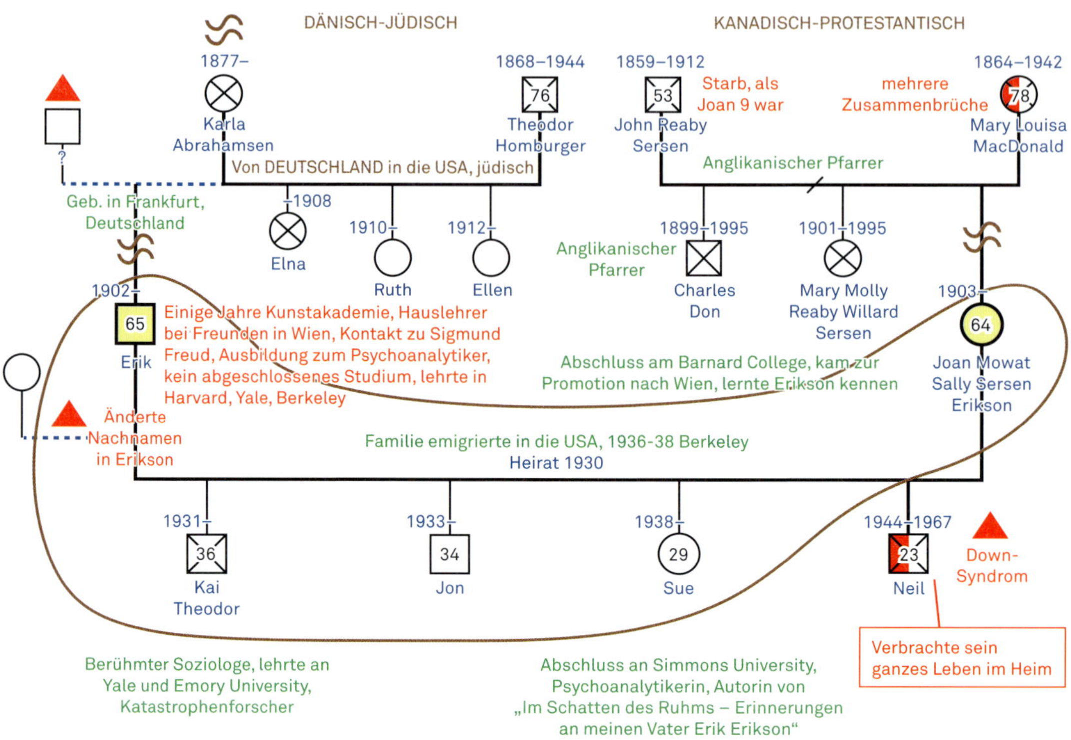

Abbildung 4-7: Familie Erikson 1967: Neals Todesjahr

Vorstellung, dass Generativität sich nicht auf die Phase, in der man Kinder bekommt und großzieht, sondern eher auf die mittlere Lebensphase bezieht – nicht entscheidend prägte. Fast wirkt es so, als hätten sie von der Generativität der Elternschaft ablenken wollen.

Die Eriksons sahen in Neil anscheinend „eine entwicklungsmäßige Verirrung und wünschten, er wäre nie geboren worden" (Friedmann, 1999, S. 22). Ihre traurige Geschichte handelt aber nicht nur von ihrer persönlichen Unfähigkeit, mit der Wahrheit ihrer Familiengeschichte offen umzugehen, sondern spiegelt auch den in unserer Gesellschaft herrschenden Erfolgsdruck (sowie die Schwierigkeit, sich Scham, Zweifel und ein Gefühl der Unterlegenheit einzugestehen) wider. Nicht nur in ihrem Fall führt dies dazu, dass sich Familien mit behinderten Kindern so entwertet und allein gelassen fühlen, dass sie sich genötigt sehen, ihr Leben mit Lügen und Geheimnissen zu vernebeln, um den Anschein von Normalität zu wahren. In ihrem Buch beschreibt die Tochter, welche Verlassensängste der Umgang mit dem Bruder in ihr hervorgerufen hatte. Dabei hatten sich beide Eltern selbst in der Kindheit verlassen gefühlt: Erikson, der seinen Vater nie gekannt hatte, und Joan, die ihren Vater mit neun Jahren verloren hatte und dies mit den Worten kommentierte: „Ich verlor etwas, das ich nie wirklich gehabt hatte" (Bloland, 2005, S. 48), da sie ohnehin in großer Distanz zum Vater aufgewachsen war.

Die furchtbar traurige Geschichte der Eriksons offenbart den unterschwelligen Druck der Gesellschaft auf Familien, ihr Leben mit Lügen und

Geheimnistuerei zu verzerren, sobald bei ihnen etwas außerhalb der gesellschaftlichen Normen liegt. Sie sollte uns aber auch dazu bringen, alles zu hinterfragen, was Erikson als „normal“ definierte, während er eine Lüge lebte und so tat, als besäße er selbst eine „perfekte“ fünfköpfige Familie, das nicht ins Bild passende sechste Mitglied jedoch gleichzeitig auf geradezu herzlose Art und Weise verstieß. Zu bedenken ist: In seiner Zeit war Erikson ein führender „Kinderexperte“, und seine Theorien über die psychosoziale Entwicklung des Menschen werden bis heute überall gelehrt. Die Grenzen seiner Theorie machen klar, wie wichtig es ist, Familien im Kontext ihres Lebenszyklus zu sehen und die Macht von Familiengeheimnissen nicht zu unterschätzen. Solche Geheimnisse können den familiären Entwicklungsprozess über Generationen hinweg beeinflussen und zu spannungsreichen Diskrepanzen zwischen dem nach außen hin präsentierten Bild und der inneren Realität familiärer Beziehungen führen.

Auch beim Herauskristallisieren spezifischer Schlüsselphasen in der Geschichte einer Familie können Genogramme sehr hilfreich sein, indem sie „Schnappschüsse“ von besonders kritischen Phasen liefern, wie zum Beispiel zu der Zeit, als Erikson geboren wurde, als seine Mutter erneut heiratete oder als sein Sohn Neil zur Welt kam.

Tatsächlich können solche „Knotenpunkte“ im Fokus weiterführender Fragen stehen, um zu klären, was zur Entstehung der besonderen Umstände beigetragen hat. Im Fall der Familie Erikson wissen wir zum Beispiel nicht, was eigentlich in Karlas Familie vor sich ging, als sie mit Erik schwanger wurde, obwohl es sicherlich äußerst hilfreich wäre, diese Phase besser zu verstehen. Karlas Mutter war neun Jahre zuvor gestorben, der älteste Bruder zwei Jahre später. Karla war 1898 mit 21 Jahren eine eintägige (offenbar nicht vollzogene) Ehe eingegangen, hatte noch am Hochzeitstag vom kriminellen Verhalten des Mannes erfahren, sofort vor ihm fliehen und ihren Bruder aus ihren Flitterwochen in Rom mit der dringenden Bitte kontaktieren müssen, sie nach Hause zu holen. Der Bruder kam, der Ehemann floh, und sie sah ihn nie wieder. Drei Jahre später starb er. Als Erikson geboren wurde, gab Karla den Ex-Mann als seinen Vater an. Ihr eigener Vater war 1899, ein Jahr nach ihrer kurzen Ehe, gestorben. Karla war damals 22 Jahre alt. Die beiden älteren Brüder heirateten im folgenden Jahr. Es stellt sich der Eindruck ein, dass die Familie in Auflösung begriffen war, und es nicht genug Energie und Zusammenhalt gab, um Karla auf ihrem Weg ins Erwachsenenleben zu unterstützen. Die unverheirateten Tanten, die sich um Karla kümmern sollten, waren offenbar auch nicht in der Lage, das Nötige zu tun.

Gab es andere Stressfaktoren, die die Familie Abrahamsen dazu brachten, Karla so radikal auszugrenzen, als sie schwanger wurde, anstatt sie und ihr Baby zu unterstützen? Und was könnte Karla dazu veranlasst haben, sich so zu betrinken, dass sie nicht einmal bemerkte, dass sie schwanger geworden war? Wenn die Geschichte stimmt, die Eriksons Biograf (Friedman, 1999) erzählt bekam, dass Karla auf einer von den älteren Brüdern veranstalteten Party schwanger geworden war, trügen diese eine gewisse Mitschuld an dem Geschehen. Hatten sie indirekt dazu beigetragen, dass sie sexuell missbraucht werden konnte, anschließend aber ihr vorgeworfen, der Familie Schande zu machen?

Wie sind die Eltern gestorben und wie wirkte sich der frühe Verlust auf Karla und ihre Brüder aus? Fühlten die Brüder sich durch die Schwangerschaft der Schwester in ihrem eigenen sozialen Status bedroht? Oder steckte nur das für die Zeit typische geschlechtsspezifische Ungleichgewicht bei der Machtverteilung innerhalb der Familie dahinter, dass sie die Schwester so schlecht behandelten? Wer traf die Entscheidung, sie außer Sichtweite nach Deutschland zu verdammen? Und brachten weitere Belastungen in den folgenden Jahren sie dazu, Karla nicht zurückkehren zu lassen, als ihr Baby längst geboren war, sondern sie mit ihrem Kind in einem fremden Land allein zu lassen? Wir kennen die Antworten auf all diese Fragen nicht.

Wenn wir uns die Phase anschauen, in der das Ehepaar Erikson 1944 beschloss, die Geburt ihres Sohnes Neil geheim zu halten, müssen wir uns die schwierige Situation in deren Umfeld vor Augen halten. Dass Krieg herrschte und Erikson ein deutsch-jüdischer Immigrant war, könnte die furchtbare Entscheidung mit beeinflusst haben.

Sich auf einen bestimmten Zeitpunkt beziehende Genogramme können akute Stressfaktoren beleuchten, indem sie zeigen, wer im Haushalt gerade lebte und wie alt die Beteiligten damals waren. Details der Familiengeschichte in Schlüsselsituationen können so dokumentiert werden. Interessant ist, dass Eriksons Tochter, Sue, die ihr ganzes Leben lang mit der Schwierigkeit des Vaters, in zwischenmenschlichen Beziehungen Nähe zuzulassen, zu kämpfen hatte, interessanterweise zu dem Schluss kam, menschliche Reife erfordere die Fähigkeit zu „authentischen zwischenmenschlichen Begegnungen“, in denen man „als das akzeptiert wird, was man ist“ (Erikson, 1999, S. 61). Sie selbst betonte, wie nachteilig es sei, ein Leben führen zu müssen, in dem Scham, Zweifel, Schuld, Unterlegenheit und Identitätsdiffusion als Anzeichen des Versagens gewertet werden. Ihre Mutter habe ihr gesagt, wegen ihres öffentlichen Rufes hätten weder sie noch Erikson Hilfe suchen können. Seine Theorie machte es ihm unmöglich, eigene Unzulänglichkeiten einzugestehen und Hilfe anzunehmen, als er sie dringend brauchte. Sue schrieb:

> *Hat man ein öffentliches Image geschaffen, das so gar nicht der privaten Erfahrung entspricht – ja, in wichtiger Hinsicht ganz das Gegenteil des eigenen, schmachvollen Selbst bedeutet –, führt der Widerspruch zwischen beiden zu Gefühlen der persönlichen Betrügerei. Ich glaube, mein Vater litt furchtbar, weil er in seinen intimen Beziehungen nicht sein konnte, was sein Image erwarten ließ ... Meine Sehnsucht, meinem Vater nahe zu kommen, wurde vereitelt durch sein Bedürfnis, Gefühle der Unzulänglichkeit auf jeden Fall zu vermeiden – Verteidigungsmechanismen, die er früh entwickelt hatte, um Scham und Depression abzuwehren (Erikson, 1999, S. 61).*

Am Beispiel ihres Vaters macht sie deutlich, wie wichtig die folgenden Voraussetzungen für eine gesunde zwischenmenschliche Fähigkeit zur Intimität sind:

- die Fähigkeit einzuräumen, dass man nicht alles weiß (also auch einmal unterlegen ist)
- die Fähigkeit sich einzugestehen, dass man Fehler machen wird (sich also auch einmal schuldig macht)
- die Fähigkeit, die eigenen Ideen und Handlungen zweifelnd zu hinterfragen, was wiederum die Fähigkeit fördert, mit anderen zusammenzuarbeiten, von ihnen zu lernen und mit ihnen und der Natur in systemischer Harmonie zu leben, anstatt dem Mythos zu glauben, man könnte alles allein schaffen
- ein Gefühl der eigenen Identität in Relation zu anderen, nicht nur unabhängig von ihnen

Im Gegensatz dazu war Eriksons Mutter Karla gezwungen, allein zu überleben – und Erikson wiederum blieb nichts anderes übrig, als ganz ohne diese normalen entwicklungspsychologischen Errungenschaften aufzuwachsen.

Als Erikson 1933 in die USA kam, gab er sich einen neuen Nachnamen: „Erikson", mit dem er sich gleichsam als „Sohn von mir selbst" definierte. Noch im späteren Leben empfand er sich selbst oft als Außenseiter, der die Kultur der USA nie ganz verstand. Es lohnt sich, in Genogrammen so viele Schichten der Identität aufzunehmen wie irgend möglich. In Eriksons Fall könnte die jüdische Herkunft, die mehrfache Migrationserfahrung und die Behandlung als Außenseiter bereits seine Vorfahren beeinflusst haben. Hinzu kam: Er war ein Kind, das schon vor seiner Geburt von seiner Familie und Kultur verstoßen worden war!

Zusammentreffen wichtiger Ereignisse

Besonders hilfreich ist es, Veränderungen in der langfristigen Funktionalität der Familie in Bezug auf kritische Lebensereignisse zu verfolgen. Hinweise auf sich häufende Stressfaktoren, Auswirkungen traumatischer Ereignisse, Jahrestagsreaktionen und den Zusammenhang von familiären Erfahrungen mit sozialen, ökonomischen und politischen Ereignissen sind besonders aufschlussreich. Sie können uns helfen, den Einfluss von Veränderungen auf eine Familie einzuschätzen, und lassen zugleich auf ihre Vulnerabilität angesichts zukünftiger Veränderungen schließen.

Fallen mehrere kritische Familienerfahrungen in die gleiche Zeitspanne, ist es ratsam, Einzelheiten zu erfragen. Besonders wichtig ist es, auffallend eng beieinander liegenden Ereignissen nachzugehen, da sie verborgene Verbindungen anzeigen sowie emotionale und systemische Muster aufdecken können. Mehrere solcher „Zufälle" können auf besonders stressreiche Zeiten in der Familiengeschichte hinweisen. Sie sprechen für kritische Phasen im Leben einer Familie, von denen zu vermuten ist, dass sie emotionale Spuren hinterlassen werden. Dabei geht es jedoch nicht um simple kausale Zusammenhänge, sondern um eine Verknüpfung von Geschehnissen, die als solche die Entwicklung von Familienmustern beeinflussen kann.

Anhäufung von Stressfaktoren: Königin Elisabeths „annus horribilis"

So bezeichnete Königin Elisabeth II. von England das Jahr 1992 wegen der zahlreichen Traumata, die die königliche Familie heimgesucht hatten, als „annus horribilis". In dieses Jahr fielen die Trennung des zweitältesten Sohnes Andrew von seiner Frau, Sarah Ferguson; die Scheidung von Prinzessin Anne und Captain Mark Philips; die andauernden Gerüchte über Eheprobleme zwischen Prinz Charles und Prinzessin Diana, die am Ende des Jahres schließlich ebenfalls ihre Trennung bekannt gaben, und ein verheerendes Feuer auf Windsor Castle, das einen Schaden von mindestens 60 Millionen Dollar anrichtete (siehe **Abbildung 4-8: Britische Königsfamilie 1992**).

In Situationen wie diesen, die durch eine Anhäufung von Stressfaktoren gekennzeichnet sind, gilt es, nach emotionalen Reaktionen bei allen Familienmitgliedern Ausschau zu halten und zu überlegen, welche anderen, möglicherweise noch verborgenen Stressfaktoren auf die Familie einwirken könnten. Die Belastungen einer solchen Anhäufung können sich auch in körperlichen Symptomen niederschlagen. Ja, als die Königin ihre berühmte Rede hielt, hatte sie durch eine schwere Erkältung fast die Stimme verloren –

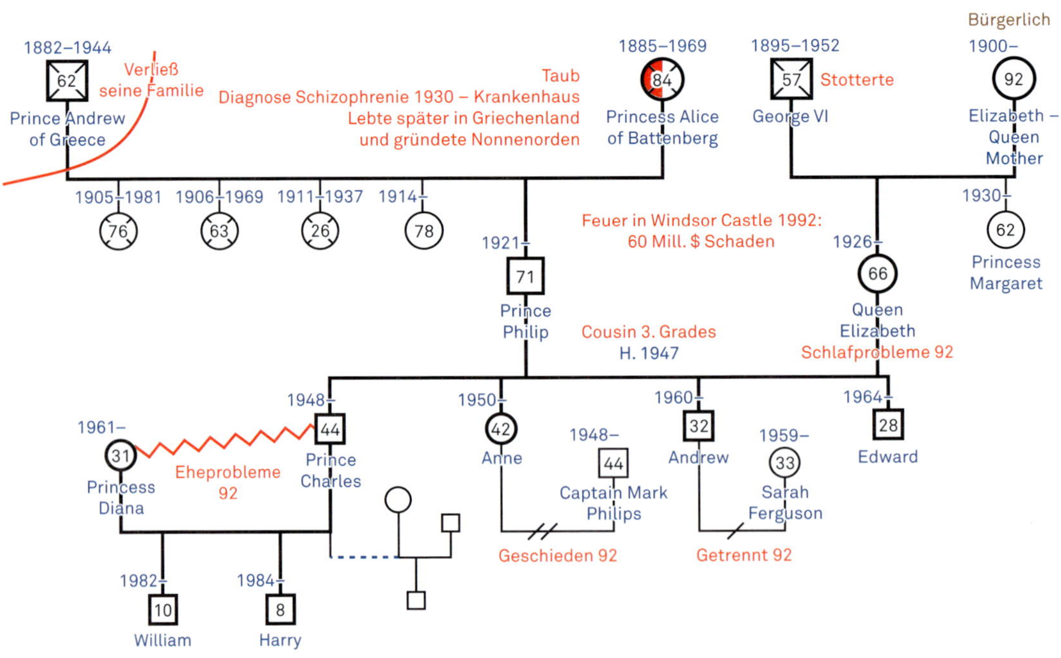

Abbildung 4-8: Britische Königsfamilie 1992

vielleicht nur Zufall, vielleicht aber auch ein körperlicher Hinweis auf den Stress, den sie mit ihren Worten beschrieb. Zudem hieß es, sie habe in dem fraglichen Jahr über viele Monate hinweg erhebliche Schlafprobleme gehabt. Wie die Königin bemerkte, kamen zu der familiären Belastung noch die Probleme, mit denen das ganze Land zu kämpfen hatte. Weltweit herrschten Aufruhr und Unsicherheit, und Großbritannien hatte drei Jahre der schweren Rezession mit Millionen Arbeitslosen und einer Rekordzahl von Firmenpleiten und Privatinsolvenzen hinter sich. Für die Königsfamilie sollten in den kommenden Jahren viele weitere Stressfaktoren folgen, unter anderem durch die öffentlich bekannt gewordenen Affären und anschließenden Scheidungen von Prinzessin Diana und Prinz Charles sowie Sarah Ferguson und Prinz Andrew. 1997 kam dann noch Prinzessin Dianas tragischer Tod in Paris dazu. Eine der wichtigsten Fragen besteht für uns darin, wie die Familie mit einer solchen Häufung von Stressfaktoren zurechtkommt und wie diese Fähigkeit sich im Laufe der Zeit möglicherweise wandelt.

Zusammentreffen traumatischer Ereignisse: Das Beispiel der Familie Bateson

In anderen Fällen kann das Zusammentreffen kritischer Lebensereignisse scheinbar zufällig über größere Zeitabstände verteilt sein, zum Beispiel auf Jahrestage oder gleiche Lebensphasen. So lässt sich zum Beispiel aus dem Genogramm des systemischen Denkers Gregory Bateson (siehe **Abbildung 4-9: „Zufälle“ in der Familie Bateson**) eine Reihe interessanter zeitlicher Zusammenhänge ablesen.

Gregorys Eltern heirateten kurze Zeit nach dem Tod des Großvaters mütterlicherseits, ausgelöst durch diesen Verlust.

Der mittlere Sohn, Martin Bateson, nahm sich am Geburtstag seines ältesten Bruders John, der vier Jahre zuvor im Ersten Weltkrieg gestorben war, auf spektakuläre Weise das Leben, indem er sich an einem bekannten öffentlichen Platz erschoss: dem Trafalgar Square in London.

Gregory lernte Margaret Mead kennen, kurz nachdem die Beziehung zu seiner Mutter zerbrochen war.

Systemisch betrachtet, spricht vieles dafür, dass es sich bei all diesen Ereignissen um mehr als bloße Zufälle handelte. Die Verlobung zwischen Gregorys Eltern wurde von Beatrices Mutter aufgehoben, als ihr Verlobter, der berühmte Genetiker W. B. Bateson, sich betrunken hatte – eine Reaktion auf den Alkoholismus ihres Vaters. Drei Monate später starb der alkoholkranke Vater und Beatrice setzte eine Anzeige in die Zeitung, in der Hoffnung, wieder mit W. B. in Kontakt zu kommen; sie trafen sich und noch im selben Frühling heirateten sie.

Die Batesons bekamen drei Söhne. Der Kybernetiker und Anthropologe Gregory Bateson war der jüngste. Von allen drei Brüdern galt er zunächst als am wenigsten vielversprechend; er kränkelte und war kein besonders guter Schüler.

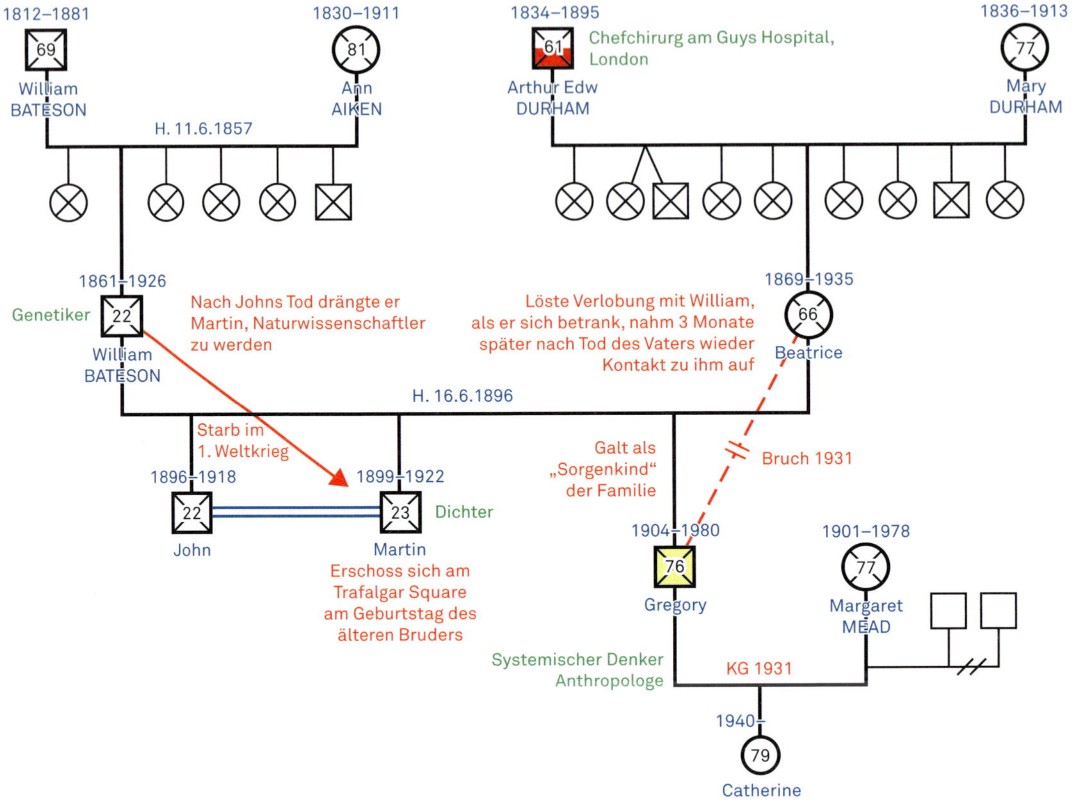

Abbildung 4-9: „Zufälle“ in der Familie Bateson

Der älteste Sohn, John, wurde als der Begabteste angesehen. Als brillanter Schüler mit großem Interesse an Naturwissenschaften sollte er als Biologe in die Fußstapfen des Vaters treten. Er und der um zwei Jahre jüngere, mittlere Bruder, Martin, waren nur ein Jahr auseinander und standen sich äußerst nahe. Der fünf Jahre jüngere Gregory wuchs in einer gewissen Distanz zu den beiden älteren Brüdern auf.

Wenige Tage nachdem der älteste Sohn im Ersten Weltkrieg im Kampf gestorben war, schrieb die Mutter an Martin: „... Du und Gregory, Ihr seid mir geblieben, und Ihr müsst mir helfen, die Tapferkeit wieder zu finden, die John mit sich fortgenommen hat“ (Lipset, 1980, S. 71). Nach Johns Tod begann der Vater, Martin zu drängen, den Platz des Bruders einzunehmen und Zoologe zu werden. Martin wollte jedoch Schriftsteller bleiben. Die Beziehung zwischen Martin und dem Vater verschlechterten sich zusehends. Als Martin sich dann auch noch von einer jungen Frau, die er sehr verehrte, zurückgewiesen fühlte, besorgte er sich ein Gewehr und erschoss sich am Geburtstag seines Bruders John, am 22. April 1922, auf dem Trafalgar Square. Es war „einer der dramatischsten und durchdachtesten Selbstmorde, die London je erlebt hat“ (Lipset, 1980, S. 93). Martins Entscheidung, ausgerechnet am Geburtstag seines toten Bruders freiwillig aus dem Leben zu scheiden, kann auch als klassisches Beispiel für eine sogenannte Jahrestagsreaktion gewertet werden – ein Phänomen, auf das wir in einem späteren Abschnitt noch ausführlicher eingehen wollen. Versuchte er, seinen Eltern die Botschaft zu übermitteln, dass er seinen älteren Bruder nie würde ersetzen können?

In der nächsten Generation verliebte sich Gregory dann in Margaret Mead, kurz nachdem er sich von seiner Mutter entfremdet hatte. Wie in diesem Fall sehen wir oft, dass Ereignisse in den Herkunftsfamilien bei der nächsten Generation Folgen haben. Um das Timing einer Paarbildung zu verstehen, lohnt es sich jedenfalls, erst einmal nachzuschauen, ob es in der Herkunftsfamilie Veränderungen bei den Beziehungen oder beim gesundheitlichen Zustand eines Familienmitglieds gegeben hat – wie bei Beatrice, die nach dem Tod des Vaters erneut mit William Bateson Kontakt aufnahm, oder bei Gregory, der sich nach dem Bruch mit der Mutter in Margaret verliebte.

Veränderungen, Verschiebungen und traumatische Erfahrungen in der Familiengeschichte

Kritische Veränderungen, Verschiebungen und traumatische Erfahrungen können auf ein familiäres System und seine Mitglieder dramatische Auswirkungen haben. Aufgrund eigener Erfahrungen richten wir besondere Aufmerksamkeit auf die Auswirkungen von Verlusten, vor allem frühzeitigen oder traumatischen Todesfällen, da sie größere Anpassungsschwierigkeiten mit sich bringen als jede andere Veränderung innerhalb der Familie. Welche Folgen John Batesons Tod auf seinen Bruder Martin hatte, der sich vier Jahre nach dem Tod des Bruders erschoss, haben wir bereits gesehen. Beide Todesfälle wiederum hatten starke Auswirkungen auf den jüngsten Bruder der Familie, Gregory Bateson. Wie sein Biograf notiert, „war Gregory zunächst relativ unbeachtet aufgewachsen. Seine Kindheit wirkte ein wenig wie eine Kindheit aus zweiter Hand. Gegenüber John und Martin kam er sich manchmal recht unfähig vor ... Doch der Tod machte Gregory plötzlich zum Alleinerben eines vieldeutigen intellektuellen Erbes in der Naturwissenschaft – personifiziert durch seinen Vater – und machte ihn zu einem zentralen Mitglied seiner Familie“ (Lipset, 1980, S. 90). Obgleich dazu gehörte, mit der Mutter zu brechen und das Zuhause zu verlassen, scheint er erstaunliche Anpassungsstrategien entwickelt zu haben: Er wurde einer der größten systemischen Denker aller Zeiten und erfüllte in vieler Hinsicht die höchsten Hoffnungen, die Eltern für ihren Sohn jemals hegen könnten.

Die Frage nach den Auswirkungen von Familienereignissen ist im Kontext normativer Erwartungen für die betreffende Lebensphase zu sehen (McGoldrick, Garcia Preto & Carter, 2016b). Dabei muss das Lebensalter und die Familienstruktur zum Zeitpunkt des Ereignisses berücksichtigt werden. Zum Beispiel hängt die Auswirkung eines kritischen Ereignisses wie des Verlustes eines Elternteils auf ein Kind stark von der emotionalen und kognitiven Entwicklung des Kindes ab, aber auch von den Unterstützungssystemen, die dem Kind zur Verfügung stehen.

Ein älteres Kind wird ein solches Ereignis natürlich anders erleben als ein jüngeres Kind, doch sollten die Umstände rund um die Erfahrung unbedingt so gut wie möglich ermittelt werden. Ein besonders traumatisches Ereignis stellt für jede Familie der Tod eines Säuglings oder eines Kleinkinds dar. Bei der Vorbereitung der Genogramme berühmter Persönlichkeiten stellten wir fest, dass recht viele von ihnen kurz vor oder nach dem Tod eines älteren Geschwisters geboren wurden: Ludwig van Beethoven, Prinzessin Diana, Benjamin Franklin, Sigmund Freud, C.G. Jung, Henry Ford, Thomas Jefferson, die Brüder Wright, Frida Kahlo, Franz Kafka, Gustav Mahler, Eugene O'Neill, Diego Rivera und Harry Stack Sullivan. Man mag dies allein dem Zufall und der früher höheren Sterblichkeitsrate bei Kleinkindern zuschreiben – oder die Hypothese aufstellen, dass der Tod eines Kindes das überlebende Kind für die Eltern zu einem ganz „besonderen" Kind macht. Oder vielleicht fühlt sich das Kind, das dem verlorenen Kind in der Geschwisterreihe am nächsten steht, genötigt, mehr für die Familie zu tun, um den Verlust wettzumachen, wie es wahrscheinlich auch bei Gregory Bateson der Fall war, dessen Lebenslauf sich nach dem Verlust beider Brüder dramatisch verändert zu haben scheint. In jedem Fall wichtig ist deshalb, anhand eines jeden Genogramms zu ermitteln, wie Kinder von einem traumatischen Verlust oder einer Serie von Verlusten betroffen waren, und dabei auch immer zu prüfen, welche Ressourcen dem Kind oder der Familie zur Verfügung standen, um den Stress zu lindern.

Schließlich kann auch ein „gutes" Ereignis auf eine Familie starke Auswirkungen haben. Ja, in vielen der von uns untersuchten Familien hatte der öffentliche Erfolg und die damit verbundene Prominenz eines Einzelnen für die anderen Mitglieder der Familie enorme Konsequenzen. Sie litten nicht nur unter dem Verlust ihrer Privatsphäre. Vor allem die Kinder hatten auch oft das Gefühl, kaum aus dem Schatten des berühmten Familienmitglieds heraustreten zu können – vergleichbar mit Kindern, die im Schatten eines verlorenen Geschwisters aufwachsen müssen.

Jahrestagsreaktionen

Manche sogenannte Zufälle können als Jahrestagsreaktionen verstanden werden, d.h., die Familienmitglieder reagieren auf das wiederkehrende Datum eines kritischen oder traumatischen Lebensereignisses. Zum Beispiel kann ein Familienmitglied regelmäßig zu einer bestimmten Zeit des Jahres unter Depressionen leiden, weil ein Elternteil oder eines seiner Geschwister in dieser Jahreszeit gestorben ist, obwohl bewusst keine Verbindungen zwischen beiden Ereignissen gezogen werden. Dies scheint auch auf den Selbstmord von Martin Bateson zuzutreffen, der am Geburtstag seines toten Bruders freiwillig aus dem Leben schied; möglicherweise hat dieser Jahrestag seine Verzweiflung in unerträglichem Maße verstärkt, ohne dass ihm überhaupt bewusst wurde, worauf er so stark reagierte.

Manchmal kann ein Ereignis, das am Jahrestag eines anderen eintritt, die Bedeutung beider Ereignisse intensivieren. So starben sowohl Thomas Jefferson als auch John Adams, also der zweite und der dritte Präsident der Vereinigten Staaten, am 4. Juli 1826, dem Nationalfeiertag und in dem Jahr zugleich dem 50. Jahrestag der Unterzeichnung der Unabhängigkeitserklärung. Fast scheint es, als hätten beide noch auf diesen Tag gewartet. Todesfälle an Jahrestagen intensivieren zweifellos die Bedeutung dieser Tage für die Familie. Als Adams mit 90 Jahren starb, sollen seine letzten Worte gewesen sein: „Thomas Jefferson lebt noch", aber er hatte unrecht. Jefferson war fünf Stunden zuvor im Alter von 82 auf Monticello gestorben.

Eines der am besten dokumentierten Beispiele einer Jahrestagsreaktion lieferte der bekannte Psychiater und Internist George Engel (siehe **Abbildung 4-10: Georg Engel: Jahrestagsreaktionen**), indem er ausführlich seine eigenen Reaktionen auf den tödlichen Herzinfarkt seines eineiigen Zwillingsbruders beschrieb (Engel, 1975). Die zeitlichen Zusammenhänge zeigen sich deutlich in seinem Genogramm. George Engel hatte in den ersten 23 Jahren seines Lebens nie von seinem Zwillingsbruder, Frank, getrennt gelebt.

Mit 49 Jahren starb Frank plötzlich an einem Herzinfarkt. George verspürte Herzsymptome auf dem Weg zum Begräbnis des Bruders. Im Jahr darauf erlebte Engel selbst einen Herzinfarkt am Vorabend des Todestages des Bruders, offenbar eine Reaktion auf den Stress rund um den Jahrestag. Später berichtete Engel von einer anderen Art von Jahrestagsreaktion, die sich weniger auf einen Tag als auf ein bestimmtes Lebensalter bezog: Engels Vater war im Alter von 58 Jahren an einem Herzinfarkt gestorben. Als Engel selbst die-

Abbildung 4-10: George Engel: Jahrestagsreaktionen

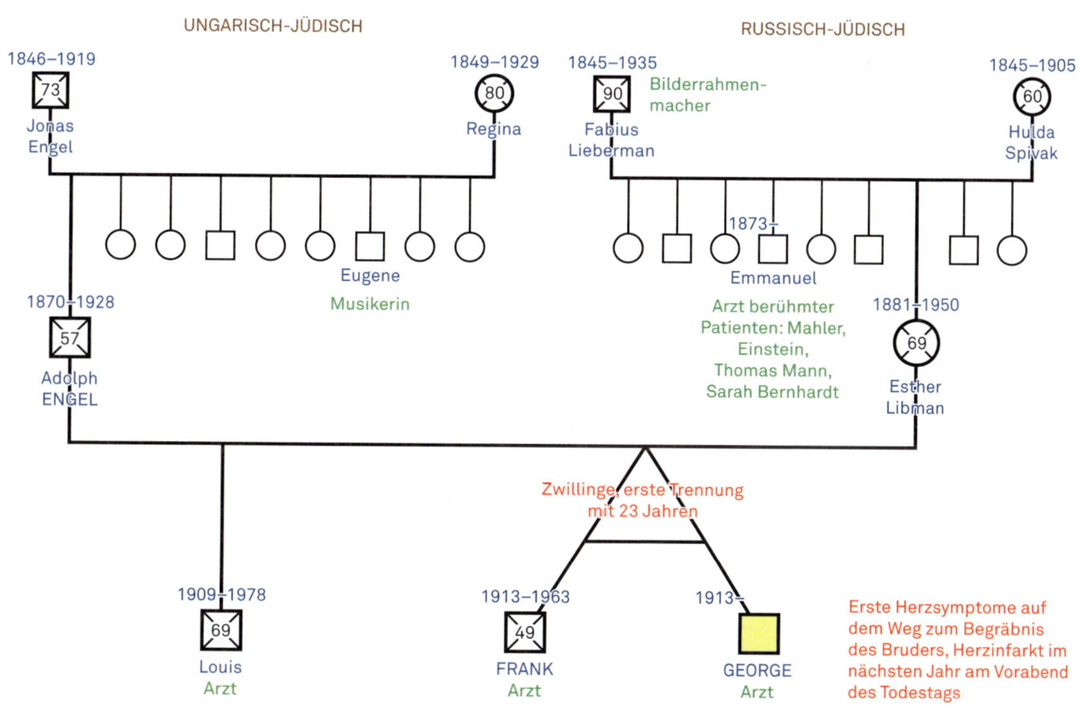

ses Alter erreichte, nahm er bei sich verstärkte Angstgefühle wahr. Er schreibt, er habe sich lange Zeit an das Todesalter seines Vaters nicht mehr erinnern können, da er Angst hatte, im gleichen Alter zu sterben. Dieses persönliche Erlebnis brachte ihn dazu, den psychologischen Komponenten des Phänomens nachzugehen und die Mystifizierungen aufzudecken, mit deren Hilfe Familien sich häufig von diesen emotionalen Prozessen distanzieren, indem sie zum Beispiel die Daten wichtiger Lebensereignisse „vergessen".

Ein traumatisches Erlebnis kann auch in der nächsten Generation einer Familie noch für Jahrestagsreaktionen verantwortlich sein. Familienmitglieder können erwarten, in einem bestimmten Lebensalter die gleichen Erfahrungen zu machen, wie sie in der vorherigen Generation aufgetreten sind. Hatte zum Beispiel ein Mann die Verbindung zu seinem Vater abgebrochen, als er in jungen Jahren das Elternhaus verließ, wird er womöglich damit rechnen, dass sein Sohn sich als junger Erwachsener ebenfalls von ihm abwenden wird. Ein anderes Beispiel wäre eine Familie, in der in zwei aufeinander folgenden Generationen jeweils kurz nach einer Heirat ein wichtiges Familienmitglied gestorben ist. Die Heirat, also ein besonders wichtiger Übergang zwischen zwei Lebensphasen, wird nun aller Wahrscheinlichkeit nach für die nächste Generation zu einer kritischen Angelegenheit, da die Mitglieder der Familie bewusst oder unbewusst eine Wiederholung der Ereignisse befürchten.

Aus all diesen Gründen ist es wichtig, Genogramme nicht nur auf Übereinstimmungen bei den Daten, sondern auch beim Lebensalter und bei den Lebensphasen zu untersuchen. Solche Übereinstimmungen verweisen auf die enge Verbundenheit von bestimmten Ereignissen einerseits und den Auswirkungen von Veränderungen auf die Funktionalität der Familie andererseits. Sind diese Wechselbeziehungen erst einmal erkannt, kann die Familie auf die Eigendynamik bestimmter Jahrestagsreaktionen aufmerksam gemacht werden.

Soziale, ökonomische und politische Ereignisse

Selbstverständlich vollzieht sich die Entwicklung einer Familie nicht im gesellschaftlichen Vakuum; sie muss stets vor dem Hintergrund ihres historischen Kontexts gesehen werden, d.h., soziale, ökonomische und politische Ereignisse, die die Familiengeschichte beeinflussen, darunter Armut, Unterdrückung, Krieg, Migration, ökonomische Krisen usw., müssen berücksichtigt werden. Die im Genogramm verzeichneten Lebensereignisse sind zu den jeweiligen sozialen, ökonomischen und politischen Entwicklungen in Beziehung zu setzen und im historischen Kontext zu verorten. Zum Beispiel legt die Tatsache, dass ein Suizid im Jahre 1929 stattfand, bestimme Hypothesen nahe, nämlich eine persönliche Krise infolge der Weltwirtschaftskrise. Eine Heirat im Jahre 1941 wiederum lässt auf andere historische Umstände schließen, die die Beziehung des Paares beeinflusst haben könnten, nämlich die Einberufung des Ehemanns im Zweiten Weltkrieg.

Wichtig ist immer auch die Frage, wann und wo die einzelnen Familienmitglieder zur Welt kamen und welche Ära ihre Weltsicht beeinflusst haben könnte (Cohler et al., 1998; Elder, 1977, 1986; Phelps et al., 2002). So wissen wir zum Beispiel, dass Eric Schmidt, Steve Jobs und Bill Gates alle im Jahr 1955 geboren und genau zu der Zeit erwachsen wurden, als sich erste Erfahrungen mit elektronischen Großrechnern machen ließen (Gladwell, 2008). Alle davor Geborenen waren wahrscheinlich zu gut im Gebrauch vorheriger Methoden ausgebildet, um so flexibel und kreativ zu sein, die Vision einer computerisierten Welt zu entwickeln und umzusetzen. Auf ähnliche Weise wächst jede Generation mit einer in ihrer Zeit besonders populären Musik und geschichtlichen Erzählung auf und all dies, ebenso wie ihre politischen Erfahrungen, wirkten sich darauf aus, wie sie die Welt erleben. Nahezu jeder, der in den 1960er- und 1970er-Jahren aufwuchs, war vom Vietnamkrieg beeinflusst, ob er nun direkt an ihm teilnahm oder nicht. Millionen von Zivilisten in den USA (und einige Mitglieder des Militärs) waren Zeitzeugen der Protestbewegung gegen den Vietnamkrieg oder nahmen selbst an ihr teil. So ist jede Generation geprägt vom ökonomischen und politischen Ethos ihrer Zeit.

So war es zum Beispiel auch bei Scott Joplin (siehe **Abbildung 4-11: Scott Joplin: Eine Familie im historischen Kontext verstehen**), dem ersten afroamerikanischen Komponisten, dem es gelang, seine Musik zu einem amerikanischen Kulturgut zu machen. Von allen seinen Geschwistern war er zugleich der erste, der nach dem Ende der Sklaverei (1868) zur Welt gekommen war. Wenn wir uns das Genogramm der Familie Joplin anschauen, können wir uns fragen, warum von all den musikalisch begabten Kindern ausgerechnet Scott zur Berühmtheit gelangte. Beide Eltern und alle Geschwister waren sehr musikalisch. Scott war extrem begabt, doch vielleicht gab es auch familiäre Muster, die zu seiner besonderen Entwicklung beigetragen haben. Dem Genogramm können wir entnehmen, dass er acht Jahre nach dem ältesten Bruder zur Welt kam, gefolgt von zwei weiteren Geschwistern mit jeweils nur einem Jahr Altersunterschied, während die beiden jüngsten Kinder der Familie mit einem sechs- und dreijährigem Altersunterschied geboren wurden. Monroe, sein älterer Bruder, geboren 1861, war das einzige der sechs Joplin-Kinder, das die Musik nicht zu seinem Beruf machte. Zwischen Monroes und Scotts Geburt lagen die Jahre des Bürgerkriegs. Scott war also das erste Kind, das nach dem Bürgerkrieg und nach dem Ende der Sklaverei zur Welt gekommen war, was seine Geburt für die Familie vermutlich zu etwas Besonderem machte (obwohl Texas, der Staat, in dem die Familie lebte, das Ende der Sklaverei erst 1870 anerkannte). Gleichzeitig ist sehr wahrscheinlich, dass es zwischen den Geburten der ältesten beiden Brüder andere Schwangerschaften gab (leider liegen uns dazu keine vollständigen Informationen vor). Sollte Florence Givens, Joplins Mutter, zwischen Monroe und Scott während der Schwangerschaft oder nach der Geburt Kinder verloren haben, könnte dies erklären, warum Scott als erstes überlebendes Kind nach diesen Verlusten in ihrem Herzen offenbar einen solchen Ehrenplatz einnahm. Sie fand für ihn nicht nur eine Möglichkeit,

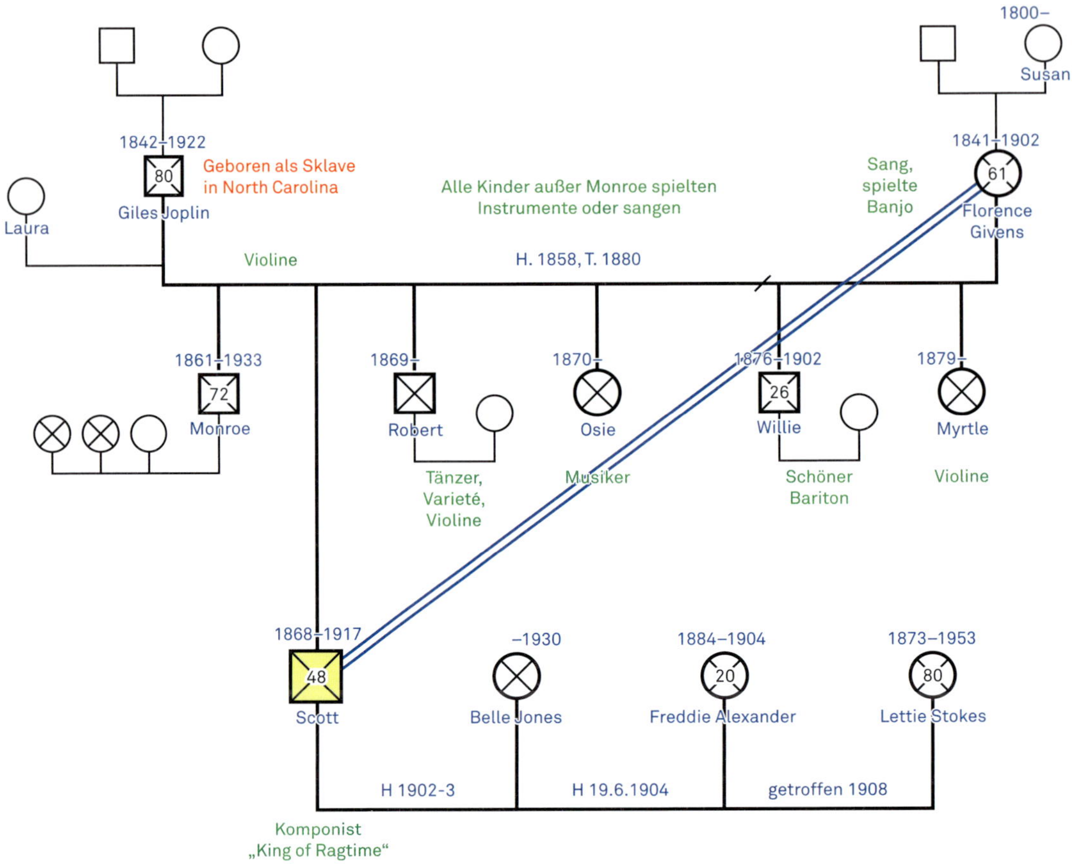

Abbildung 4-11: Scott Joplin: Eine Familie im historischen Kontext verstehen

schon als kleines Kind in der Familie, für die sie arbeitete, Klavier zu spielen, sondern schaffte es auch, für ihn ausgerechnet in der Zeit, in der ihr Ehemann sie wegen einer anderen Frau verließ, ein eigenes Klavier zu kaufen. Gemutmaßt wird auch, dass Scott in ein Beziehungsdreieck mit seinen Eltern geriet, weil sein Vater darüber verärgert war, dass seine Mutter „viel zu viel in den Jungen reinsteckte“, und dass dies mit zu der Trennung beitrug (Haskins, 1978, S. 54). In jedem Fall hatte Joplin von Anfang an das Gefühl, etwas „Besonderes“ zu sein, und erhielt eine beachtliche Bildung, während sein älterer Bruder offenbar nie zur Schule gegangen war.

Mit 16 Jahren gründete Scott eine Band, und noch ehe er 25 wurde, war er der „King of Ragtime“. Sein Traum, seine beiden Opern veröffentlicht und aufgeführt zu sehen, blieb wegen des Rassismus in der damals ausschließlich „weißen“ Opernwelt jedoch traurigerweise unerfüllt. Mit seiner ersten Oper ging er auf eine selbst finanzierte Tour, die rasch endete, weil jemand die Ticketkasse stahl. Das Inventar wurde ebenso konfisziert wie sein gesamter restlicher Besitz, weil er seine Schulden nicht bezahlen konnte. Jahrelang versuchte er ohne Erfolg, seine zweite Oper, *Tremonisha*, zur Aufführung zu bringen. Obgleich sie sehr gute Kritiken bekam, gab es nur eine enttäuschende Lesung, für die Joplin selbst aufkommen musste. Bis zu ihrer vollständigen Aufführung 1972 blieb sie in weiten Teilen unbekannt. Einige Jahre später wurde Joplin posthum für diese Oper der Pulitzer Prize verliehen. Verarmt und viel zu jung war er 1917 mit 48 Jahren gestorben. Obgleich aus seinen drei kurzen Ehen und anderen Beziehungen keine Kinder bekannt sind, muss man sich doch fragen, wie seine möglichen Nachkommen diese Anerkennung empfunden haben, die zweifellos 60 Jahre zu spät kam.

Soziale Schichtzugehörigkeit, Finanzen und sozialer Abstieg

Es ist wichtig, Informationen über den Bildungsgrad, die Berufstätigkeit und den finanziellen Status der Familienmitglieder festzuhalten, da sie viel über die Stressfaktoren und Ressourcen aussagen, die in einer Krise für die Familien relevant werden können. Interessant ist auch festzuhalten, wie sich der sozioökonomische Status der Familie im Laufe der Zeit entwickelt hat. Auch ein Genogramm, das besonders die sozioökonomischen Muster über mehrere Generationen dokumentiert, kann sehr aufschlussreich sein.

Abbildung 4-12: Soziale Schichtzugehörigkeit in einem Genogramm bildet meine (M.M.s) irisch-amerikanische Familie über vier Generationen ab. In der Einwanderungsgeneration starben beide Großväter meines Vaters mit 50, beide Familien verloren mehrere Kinder. Mein Großvater väterlicherseits, Neal McGoldrick, war von der Armut zu großem Erfolg aufgestiegen. Kurz vor seinem Tod verlor er aber offenbar alles und fühlte sich von anderen Familienmitgliedern, auf die er sich verlassen hatte, betrogen und alleingelassen. Für ihn war es also nicht nur ein ökonomischer, sondern auch ein emotionaler Verlust, der in den nächsten beiden Generationen zu zahlreichen Beziehungsabbrüchen führte. Dass sozioökonomische Stressfaktoren und Beziehungsabbrüche zusammentreffen, ist weit verbreitet. Wo es finanziellen Druck gibt, sind Beziehungen schwer aufrechtzuerhalten; Peinlichkeit, Frustration und Scham können zu Brüchen beitragen. Könnte es sein, dass das finanzielle Debakel meines Urgroßvaters auch zu seinem sechs Monate später mit 50 Jahren erlittenen Schlaganfall beitrug? Ich denke, ja.

Auf der Seite meiner Großmutter väterlicherseits scheint der Tod ihres Vaters mit 55 nur einer von vielen Stressfaktoren in der Familie gewesen zu sein. Seine Frau, Mary McGuire Cusack, meine Urgroßmutter, besaß vor ihrer Ehe offenbar ein erfolgreiches Konfektionsgeschäft, gab dies aber auf, als sie heiratete. Als 20 Jahre und sechs Kinder später ihr Ehemann starb, konnte sie diesen Verlust, der noch dadurch vergrößert wurde, dass sie drei Babys verloren hatte, nicht verwinden. Sie starb nur wenige Monate, nachdem ihr ältester Sohn plötzlich mit 37 im April 1900 ums Leben gekommen war, und nachdem ihre einzige überlebende Tochter, meine Großmutter, geheiratet hatte. Der zweite, unverheiratete Bruder, Ta, zog mit seiner Schwes-

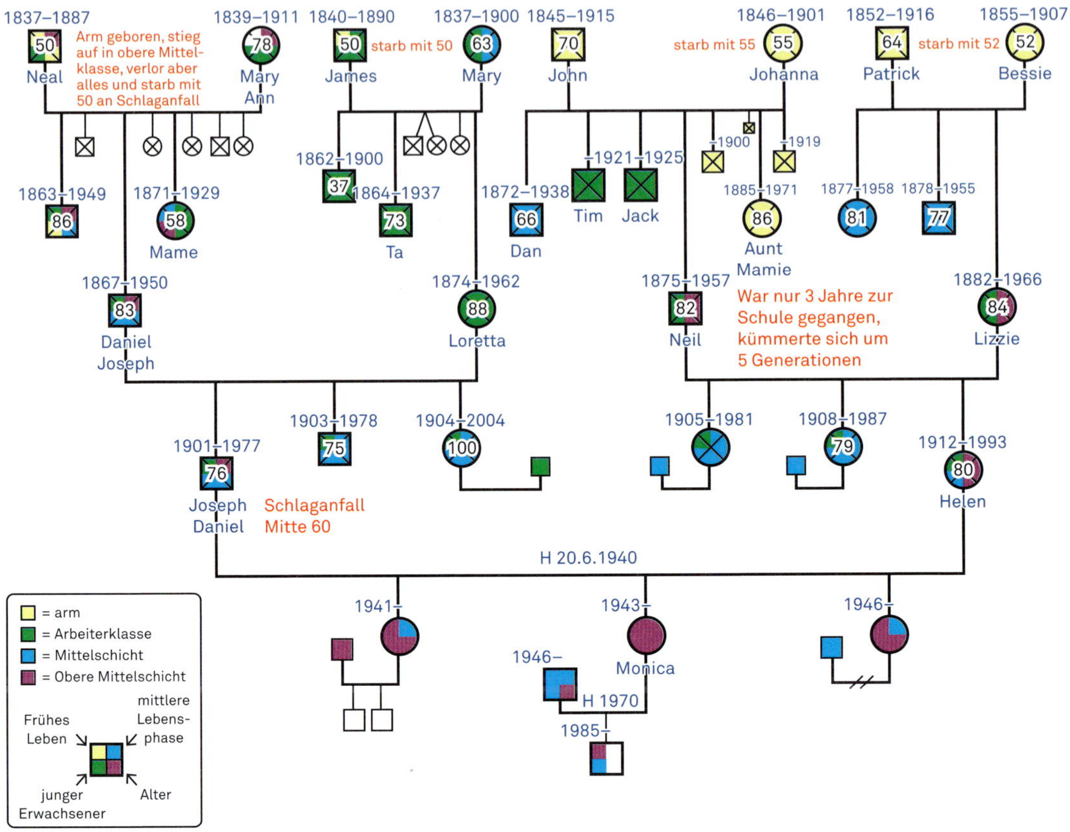

Abbildung 4-12: Soziale Schichtzugehörigkeit in einem Genogramm

ter in den neu gegründeten Haushalt meines Großvaters und blieb dort für den Rest seines Lebens. Könnte es sein, dass ihre Mutter nicht die Ressourcen hatte, um sich selbst zu unterhalten, so wie es auch die andere Großmutter meines Vaters hatte erleben müssen? Und könnte es sein, dass Tas Umzug eine finanzielle ebenso wie eine emotionale Entscheidung gewesen war? Falls dies so war, wurde jedoch nie darüber gesprochen, was es für meinen Großvater bedeutete, einen sorglosen Onkel im Haushalt zu haben, der die Kinder verwöhnte und wenig Verantwortung übernahm. Auch die Frage, warum er nie geheiratet oder eine eigene Familie gegründet hatte, wurde nie thematisiert. In der nächsten Generation wiederholte sich dieses Muster, als mein Onkel Raymond ebenfalls unverheiratet blieb. Allerdings zog er als Erwachsener bei den Eltern aus.

Auf der Seite meiner Mutter waren es die Frauen, die mit 50 starben. Ihre Großmutter väterlicherseits starb, als das jüngste ihrer sieben Kindern, ein behinderter Sohn, erst 17 war. Die einzige Tochter in der Familie, meine Tante Mamie, war nur drei Jahre zur Schule gegangen und hatte sich den Rest ihres langen Lebens um die gesamte Familie gekümmert. Sie lebte von dem, was ihr die anderen Familienmitglieder gaben, gelegentlich auch von der

Wohlfahrt. Unermüdlich und fleißig hat sie fünf Generationen von Kindern der Familie mit aufgezogen!

Frauen sind angesichts ökonomischer Probleme natürlich in einer viel vulnerableren Situation. Das Gleiche gilt, wenn Familienmitglieder pflegebedürftig werden oder Söhne es aus diversen Gründen nicht in die von einem Mann erwartete Versorgerrolle schaffen. Nur drei der sieben Kinder meines Großvaters mütterlicherseits überlebten bis ins mittlere Erwachsenenalter, den Familien der beiden Söhne erging es in der nächsten Generation recht gut. Mein Großvater selbst war nur fünf Jahre zur Schule gegangen, bekleidete am Ende aber den Rang eines Inspektors im New York City Police Department. Er gründete auch eine Polizeiakademie und schrieb mehrere Bücher, stieg also im Laufe seines Lebens auf der sozialen Leiter etliche Sprossen hinauf und war in der Lage, gut für seine drei Töchter zu sorgen. Ja, das einzige der sechs Kinder in den Familien meiner Eltern, das keine angesehene Universität besuchte, war die jüngere Schwester meines Vaters, die nach der Schule auf ein pädagogisches Seminar wechselte und später als Lehrerin berufstätig war. Sie heiratete erst mit 50, in dem Jahr, in dem ihr Vater starb, worin sich wieder zeigt, wie schwierig es damals für alleinstehende Töchter in punkto Eigenständigkeit sein konnte.

Insgesamt zeigt sich in meinem Genogramm (und dies deckt sich mit meiner klinischen Erfahrung), dass sozialer Abstieg vor allem in folgenden Situationen droht:

1. vorzeitiger Tod, ernsthafter Erkrankung oder Pflegebedürftigkeit eines Familienmitglieds
2. alleinstehende (unverheiratete, geschiedene, behinderte oder für die Pflege/Betreuung anderer verantwortliche) Frauen
3. eine Kohorte, die in Zeiten des Krieges, der ökonomischen oder politischen Krise oder der gesellschaftlichen Brüche oder Depression aufwächst, keine Bildung bekommt und an ihrem beruflichen Fortkommen gehindert wird

Wir wissen, dass Frauen nach einer Scheidung öfter einen sozialen Abstieg erleben als Männer und dass ihre Kinder größere Schwierigkeiten haben, ihren sozialen Status zu erhalten. Darüber hinaus wird von Frauen erwartet, dass sie der gleichen sozialen Schicht wie ihr Mann angehören, was gelegentlich verdeckten Stress auslösen kann, wenn der Mann aus einer niedrigeren sozialen Schicht stammt als seine Ehefrau. Auch aus diesem Grund ist es extrem wichtig, Faktoren wie Berufstätigkeit, Anzahl abhängiger Person und Einkommen sowie Schulden festzuhalten. Sie sind ein Schlüssel zum Verständnis der Entwicklung von Familien.

Unterschiede bei den Ressourcen können auch problematisch werden, wenn ein Geschwister erfolgreicher ist als die anderen, vor allem, wenn diese mit finanziellen Problemen zu kämpfen haben oder nicht wissen, ob sie ihren sozialen Status halten können. Ein nicht erfolgreiches Geschwister kann womöglich die Erwartungen der Familie nicht erfüllen und lehnt Erfolg daher ab. Fehlen (emotionale ebenso wie finanzielle) Ressourcen, kann es zwischen den Geschwistern zum Konflikt oder gar zum Bruch kommen – erst recht, wenn ein Elternteil oder ein anderes Geschwister pflegebedürftig wird. Häufig kommt es in Familien zum Streit darüber, wer mehr für die bedürftige Person tut.

Wenn die meisten Geschwister gut dastehen und nur ein Geschwister oder ein Elternteil bedürftig ist, ist es sicher vorzuziehen, die Verantwortlichkeiten aufzuteilen, anstatt ein Mitglied über Gebühr zu beanspruchen. Ein reiches Geschwister, das sich zwar finanziell beteiligt, aber kein zeitliches oder emotionales Engagement einbringt, kann das Gefühl des Ungleichgewichts in der Familie verstärken. Auch die geografische Distanz zwischen den Geschwistern oder zu den Eltern kann zu Ungleichheiten führen, vor allem wenn das Geschwister, das nah genug wohnt, um die Pflege eines bedürftigen Elternteils zu übernehmen, die ganze Last trägt. Er – oder mit größerer Wahrscheinlichkeit sie – kann einen Burn-out erleben und Groll entwickeln. Von Töchtern, unverheirateten Geschwistern und Geschwistern ohne Kinder wird am ehesten erwartet, dass sie die Pflege übernehmen (besonders für ein alleinstehendes Elternteil). All diese Ungleichheiten in der Verantwortung der Geschwister für die Eltern sollten stets erkundet und hinterfragt werden. Andernfalls können sie weitreichende negative Auswirkungen auf die Beziehungen innerhalb der Familie haben.

Migration

Migration ist ein weiteres Beispiel für ein Ereignis, das auf eine Familie große Auswirkungen haben kann. Eltern haben ihre Heimatländer und Herkunftsfamilien womöglich mit dem verzweifelten Vorsatz verlassen, für sich und ihre Kinder etwas Besseres aufzubauen. Die dabei erlittenen Verluste können die Familie jedoch über Generationen belasten. Wandern die Eltern im mittleren Lebensalter aus, kann es zudem zwei verschiedene Geschwistergruppen geben: die Kinder, die vor, und jene, die nach der Migration geboren wurden. Die Kinder, die bereits in der neuen Heimat zur Welt kamen, sind möglicherweise in einer wesentlich hoffnungsvolleren – oder auch ökonomisch sorgenvolleren – Atmosphäre aufgewachsen.

Maria Callas (siehe **Abbildung 4-13: Maria Callas' Familie: Folgen der Migration**) ist ein typisches Beispiel dafür, welchen Belastungen das erste nach der Migration geborene Kind der Familie ausgesetzt sein kann. Die Probleme beim Neuanfang in der neuen Heimat scheinen bei der Familie Callas riesengroß gewesen zu sein. Marias Großvater mütterlicherseits, Petros Dimitriadis, missbilligte die Verbindung seiner Tochter, Evangelika, mit dem Apotheker Georgos Kalegeropolis (dessen Nachname sich später in Callas verwandelte). Als der Vater jedoch 1916 unerwartet starb, forderte die Mutter Evangelika auf, Georgos zu heiraten, was sie zwei Wochen nach dem Tod des Vaters dann auch tatsächlich tat. Das Paar bekam als Erstes eine sehr geliebte Tochter, Jackie. Drei Jahre später wurde ein Sohn geboren, der mit

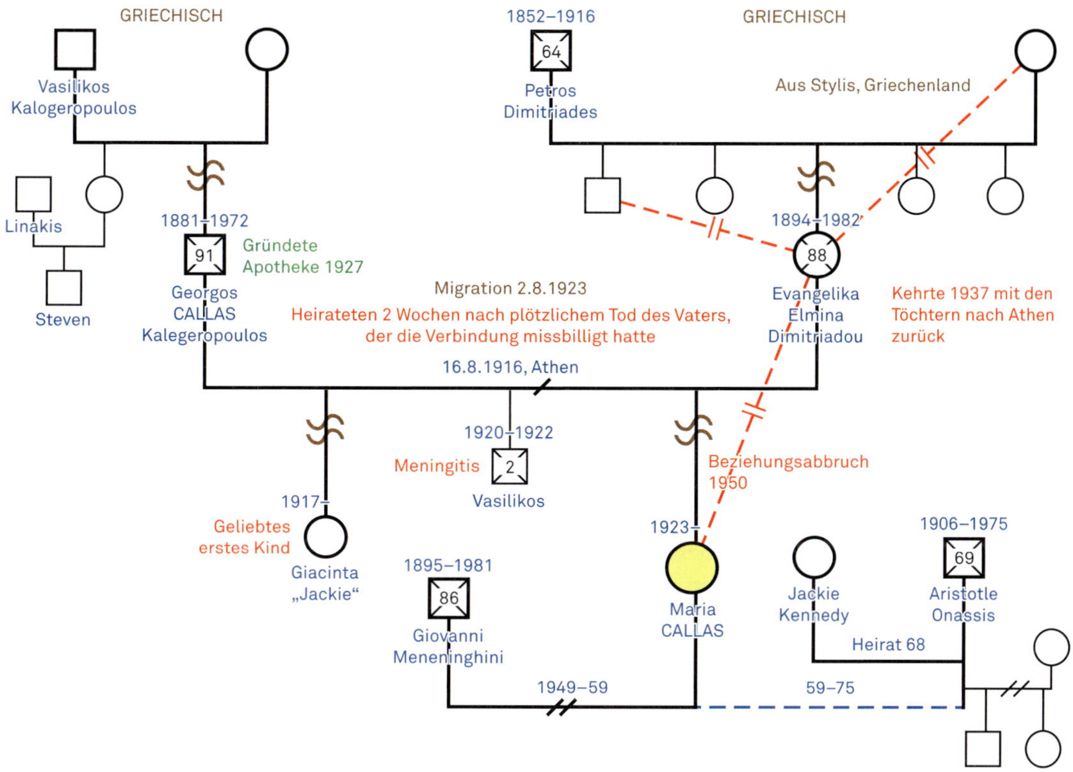

Abbildung 4-13: Maria Callas' Familie: Folgen der Migration

drei Jahren an Meningitis starb. Der Vater kündigte daraufhin plötzlich – gegen den Willen der Mutter – den Umzug der Familie in die USA an. Evangelika war zu der Zeit im dritten Monat mit Maria schwanger. Zufällig erreichte die Familie die USA gerade in der Zeit, als das Land um den verstorbenen Präsidenten Harding trauerte, was ihnen als böses Omen erschien. Da Marias Vater kein Englisch konnte, war eine Arbeit als Apotheker für ihn zunächst unerreichbar und er musste sich in einem griechischen Viertel mit Griechischunterricht mühsam über Wasser halten, bis er endlich genug Englisch gelernt hatte, um eine Lizenz als Apotheker beantragen zu können.

In dieser Situation, fünf Monate nach der Ankunft in den USA, kam Maria zur Welt. Die Mutter war mit ihrer allgemeinen Situation so unzufrieden und außerdem so enttäuscht darüber, dass das Baby ein Mädchen war, dass sie sich einige Zeit lang weigerte, das neugeborene Kind überhaupt anzuschauen. Mehrere Jahre lang konnten sich die Eltern nicht einmal auf einen Namen für ihre zweite Tochter einigen. Schließlich gelang es dem Vater, sich eine eigene Apotheke aufzubauen, die er aber durch die wirtschaftliche Depression, die gerade einsetzte, als Maria zur Schule kam, wieder verlor. Jahre später beschrieb Marias Schwester Jackie die schwerwiegenden Folgen der Depression für ihre Familie in ihrer Autobiografie (Callas, 1989, S. 42–43).

Sie malte ein erstaunlich klares Bild der sich zusammenballenden Stressfaktoren, mit denen die Familie nach der Migration in eine neue Kultur und unter dem Eindruck der Depression konfrontiert war. Die katastrophale wirtschaftliche Lage verschärfte eindeutig die bereits bestehenden Konflikte in der Ehe. Verschlimmert wurden diese durch den zuvor erlebten Verlust ihres Sohnes sowie von einem Unfall, bei dem Maria im Alter von sechs Jahren von einem Auto erfasst wurde. All diese Stressfaktoren trugen zweifellos zu Evangelikas Suizidversuch bei. Die wirtschaftliche Situation der Familie blieb auch weiterhin sehr schwierig. Schließlich ging die Mutter mit den Töchtern zurück nach Griechenland, während Georgos in den USA blieb. Beide Elternteile schafften es nie, die Schwierigkeiten in ihrer Beziehung zu Maria zu überwinden. In der Kindheit hatten sie sie aufgrund der eigenen Belastungen vernachlässigt. Später entdeckte die Mutter sie dann als „Ticket zum Erfolg" und zwang sie öffentlich aufzutreten. Sie sollte die Träume der Mutter umsetzen, die diese zwar geträumt, aber nie selbst hatte verwirklichen können. **Chronologie 4-1** verdeutlicht die zeitliche Abfolge der Ereignisse in der Familie vor und nach der Migration.

Wir sehen in dieser kurzen Zusammenfassung, wie die verschiedensten Probleme in den familiären Beziehungen durch den mit der Migration verbundenen Stress verstärkt werden können: mangelnde Sprachkenntnisse, ökonomischer Druck, Unfälle und traumatische Todesfälle.

Chronologie 4-1: Zeitstrahl der Familie Callas

1916 Eltern heirateten unmittelbar nach dem plötzlichen Tod des Großvaters mütterlicherseits, der die Verbindung missbilligt hatte. Sobald der Großvater gestorben war, drängte die Großmutter Evangelika, Georgos Callas (Kalegeropoulos), einen Apotheker, zu heiraten.

1917 Das erste Kind des Paares wird geboren: Giacinta „Jackie".

1920 Sohn Vasily wird geboren.

1922 Vasili stirbt an Meningitis.

1923 Frühling: Evangelika wird zum dritten Mal schwanger.
Georgos trifft heimlich Vorkehrungen für die Auswanderung in die USA, erzählt es seiner schwangeren Frau erst in letzter Minute.
Familie trifft in dem Moment in New York ein, als die USA um den im Alter von 58 Jahren plötzlich gestorbenen Präsident Harding trauert.
Georgos muss schlecht bezahlter Griechischlehrer werden, bis er eine Apothekenlizenz beantragen kann.
2. Dezember: Maria wird geboren. Mutter ist so enttäuscht, dass es ein Mädchen ist, dass sie sich weigert, das Baby anzuschauen.

1929 Mit sechs Jahren wird Maria von einem Auto erfasst und hat seitdem Angstzustände
Im selben Jahr verliert Georgos seine Apotheke im Wirtschaftscrash und muss wieder ganz von vorn anfangen.
Evangelika ist wütend auf das „Versagen" des Vaters und inszeniert einen dramatischen Suizidversuch.

1934 Maria gewinnt einen Gesangswettbewerb und Evangelika entdeckt in der Tochter ihr „Ticket zum Erfolg". Von nun an widmet sie sich der Karriere ihrer Tochter.

1936 Evangelika zieht mit ihren Töchtern nach Griechenland zurück, Georgos bleibt in den USA.

In manchen Situationen kann das nach der Migration geborene erste Kind zu einer Art pragmatischem Familienmanager werden und übernimmt dann vielleicht schon früh eine elterliche, fürsorgliche Rolle. Bei anderen wirken die Probleme rund um die Migration noch lange negativ nach. In jedem Fall sollten sie im Genogramm berücksichtigt werden, auch wenn es um die folgenden Generationen geht.

Pflege in der Familie

Die Betreuung pflegebedürftiger Mitglieder ist ein wichtiges Thema im Leben vieler Familien. Zur kurz- oder auch langfristigen Pflegebedürftigkeit kann es in jedem Alter kommen. Kann die Pflege nicht gewährleistet werden oder wird sie nur unzureichend ausgeführt, kann dies schwerwiegende Folgen haben. Für diejenigen, die die Pflege übernehmen, kann dies äußerst belastend sein.

Um zu verstehen, welche besonderen Situationen entstehen können, wenn ein Familienmitglied über längere Zeit hinweg pflegebedürftig wird, ist es nützlich, ein „Pflegegenogramm“ anzulegen, das deutlich macht, wie sich die Lasten verteilen. Wir halten dieses Thema für so wichtig, dass wir dafür ein eigenes Symbol entwickelt haben (eine einfache Linie mit Doppelpfeil), das anzeigt, welche Person die primären Pflegeaufgaben für ein pflegebedürftiges Familienmitglied übernommen hat. In meiner (M. M.s) Familie zum Beispiel bedurfte jedes Mitglied der Eltern- und Großelterngeneration der längerfristigen Pflege (siehe **Abbildung 4-14: Pflege in der Familie**), die praktisch ausschließlich von Frauen ausgeführt wurde. Meine Mutter pflegte meinen Vater 10 Jahre lang nach einem schweren Schlaganfall, meine Tante pflegte ihren Ehemann in den 20 Jahren vor seinem Tod an einem Emphysem, meine Großmutter und meine Tante väterlicherseits pflegten meinen Großvater ein Jahr lang vor seinem Krebstod, und meine Tante pflegte meine Großmutter sieben Jahre bis zu deren Tod.

Dieselbe Tante, die über so viele Jahre hinweg ihren Mann und beide Eltern gepflegt hatte, wurde 100 Jahre alt und zuletzt zu Hause von einer Gruppe professioneller Pflegerinnen versorgt. Alle diese Pflegerinnen waren *women of color** – eine Tatsache, die illustriert, dass die Altenpflege in unserer Gesellschaft eine unterbezahlte und unterbewertete Aufgabe ist. Auch aus diesem Grund ist es wichtig, dass wir sie in unseren Genogrammen abbilden.

Es ist gut möglich, dass die Familien selbst das Thema Pflege nicht ansprechen. Weil die Pflege in unserer Gesellschaft keine mit besonderer Wertschätzung verbundene Arbeit ist, bleibt sie oft unbeachtet und wird von denen ausgeführt, die am wenigsten Macht und Status besitzen: von

* Dieser Begriff markiert eine politische Selbstbezeichnung und wird daher innerhalb des Werkes nicht übersetzt (Anm. d. Verlags)

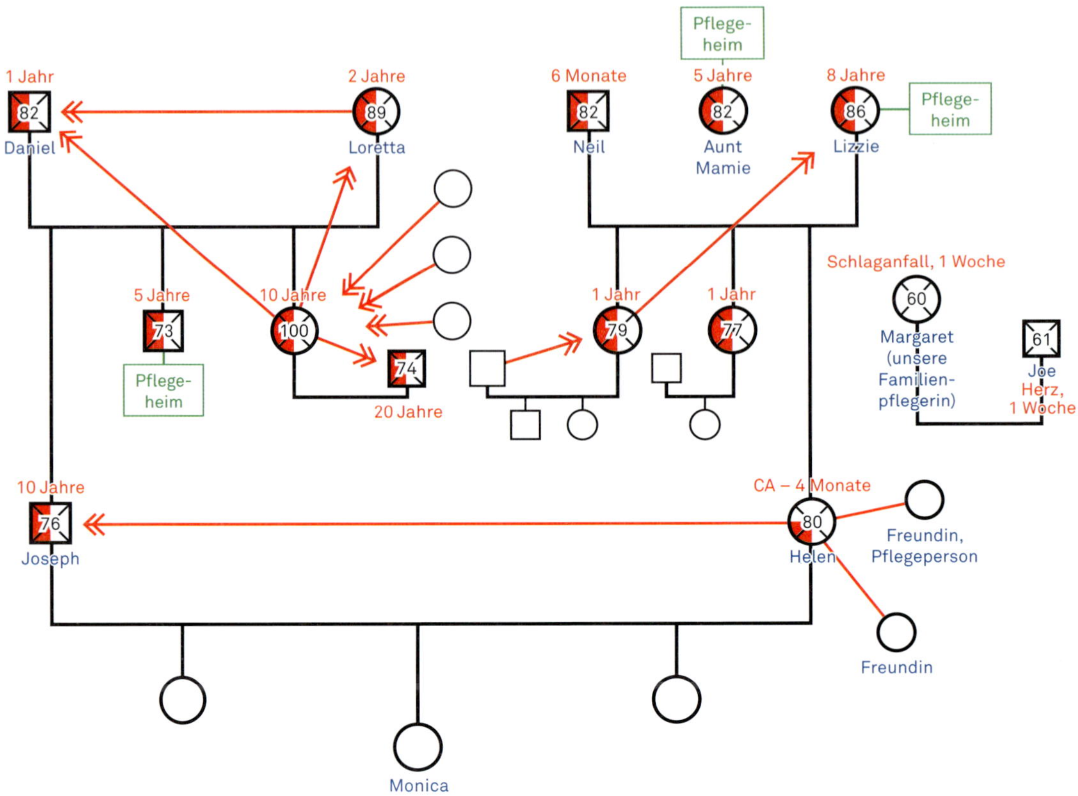

Abbildung 4-14: Pflege in der Familie

Frauen – und auf der bezahlten Ebene von *women of color*. Gleichzeitig ist seit Langem bekannt, dass einer der primären Gründe, warum Familien Hilfe suchen, nicht nur das Auftreten oder die Verschlechterung von Symptomen bei einem Familienmitglied ist, sondern auch das Burn-out-Syndrom bei den Pflegenden, die nicht mehr in der Lage sind, die anstehenden Aufgaben zu bewältigen. Zur Intervention gehört in solchen Fällen die Auswertung des gesamten Genogramms, um innere Stärken und Ressourcen zu erschließen, die sich gezielt nutzen lassen, um die Familie wieder auf ihren Kurs zu bringen.

Man kann Genogramme auch nutzen, um aufzuzeigen, wie die erforderliche Pflege sich zu einem bestimmten Zeitpunkt auf das Familiengefüge ausgewirkt hat (siehe **Abbildung 4-15: Pflege in der Familie über mehrere Jahrzehnte**). In meiner Familie zum Beispiel gab es mehrere Phasen, in denen die Pflegeproblematik im Vordergrund stand. Wie aus dem Diagramm ersichtlich, waren die Erkrankungen durchaus altersgemäß, die Wirkung auf die Kinder bewegte sich also in „normalen" Maßen, doch für die Frauen der Familie war die Belastung außerordentlich hoch und hatte möglicherweise Einfluss auf Beziehungsdreiecke an anderen Stellen des Systems. Aus heutiger Sicht ist für mich klar, dass die erste Phase der Pflege (1957–1966) im Leben meiner Mutter eine Zeit großer Belastung für unsere Beziehung war. Ich war damals Teenager, ohnehin eine oft schwierige Zeit zwischen Eltern und Kindern. Doch solche Schwierigkeiten können sich durch andere Stressfaktoren, die zur gleichen Zeit auf die Beteiligten einwirken, noch verstärken.

Das Genogramm hat mir aber auch klar gemacht, dass sich in der zweiten wichtigen Pflegephase (1969–1979) im Leben meiner Mutter nicht nur ihre Rolle, sondern auch ihre Machtstellung im System grundlegend veränderte. Waren ihre Führungsqualitäten vorher durch ihre Rolle als Ehefrau deutlich unterdrückt worden, wurde sie jetzt zur Leitfigur für uns alle. In der früheren Phase hatte sie viel Verantwortung getragen, ohne selbst Macht zu besitzen. Als sie zur Pflegerin meines Vaters wurde, trug sie ebenfalls Verantwortung, besaß jedoch zum ersten Mal die Verfügungsgewalt über ihr eigenes Geld. Trotz aller finanziellen und persönlichen Belastungen wurde sie liebevoller und ging nicht mehr ständig in Verteidigungshaltung. Erst durch das Aufzeichnen des Pflegegenogramms wurden für mich viele Aspekte der Dynamik in meiner eigenen Herkunftsfamilie erklärlich.

Die Arbeit an den Pflegegenogrammen meiner Familie hat meine Sensibilität für zukünftige Pflegesituationen stark erhöht. Die Frage, für wen wir werden sorgen müssen und wer da sein wird, um für uns zu sorgen, führt zu größerer Nachdenklichkeit in unseren zwischenmenschlichen Beziehungen. Walsh (2016) empfiehlt, die Pflege von Angehörigen von Anfang an als Teamarbeit zu sehen, in die sowohl die weiblichen als auch die männlichen Mitglieder einbezogen werden. Außerdem sollten wir Ratsuchende prinzipiell ermutigen, sich bei allen ihren Geschwistern Unterstützung zu holen und die pflegerische Versorgung der alt gewordenen Eltern mit all ihren Hoch- und Tiefpunkten untereinander aufzuteilen.

In vielen Kulturen sind es die Schwiegertöchter, die im Familiensystem am wenigsten Macht besitzen und deshalb oft genötigt sind, die Pflege der Schwiegermütter zu übernehmen – eine gesellschaftlich verstärkte Dynamik, die zu den in diesen Beziehungen so häufig auftretenden Konflikten kräftig beiträgt. Sehr stark ausgeprägt sind solche problematischen Beziehungen in der Regel in Familien asiatischer Herkunft, wo die Töchter bei der Heirat traditionellerweise ihre Herkunftsfamilien verlassen und sich in die Familien ihrer Ehemänner eingliedern müssen, wobei der neu eingeheirateten Frau kaum mehr als ein marginaler Status zugestanden wird. In den westlichen Ländern wiederum sind es eher die Töchter als die Schwiegertöchter, die die Hauptlast der Pflege tragen. Werden solche traditionellen Verhaltensweisen kritisch hinterfragt, kann es gelingen, Geschwisterbeziehungen, die sich nachgewiesenermaßen auch im Erwachsenenalter als primäre Ressourcen erweisen können, neu zu aktivieren und intakt zu halten. Ist die Tochter durch die Pflege der alten Eltern überlastet, ist eine Sitzung mit der gesamten Familie sowie ein strategisches Coaching der Tochter angezeigt, um überkommene Regeln auf den Prüfstand zu stellen und die familiären Beziehungen funktionaler und gerechter zu gestalten.

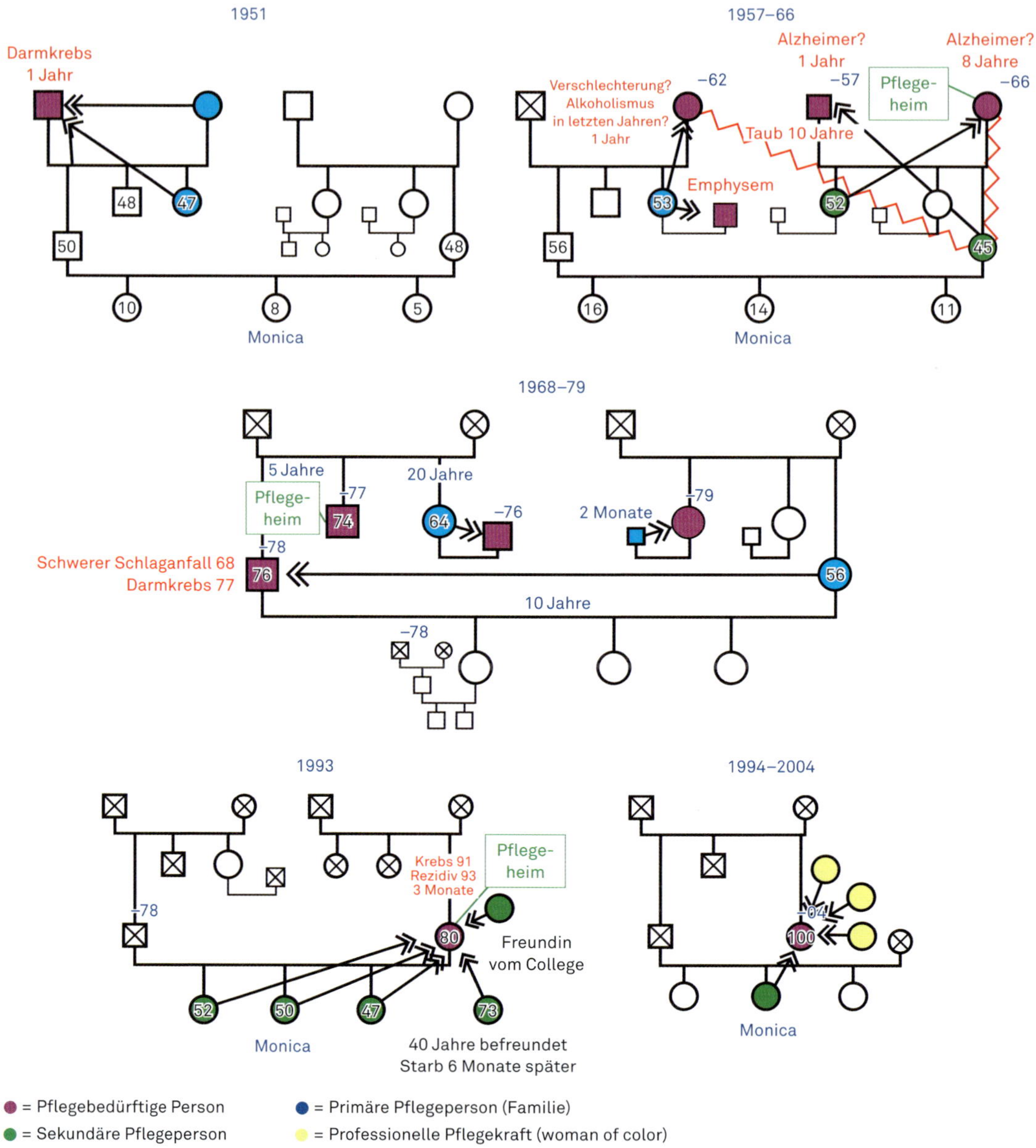

Abbildung 4-15: Pflege in der Familie über mehrere Jahrzehnte

Spezielle Themen im Genogramm

Über die bereits genannten Bereiche hinaus gibt eine Reihe von Themen, zu denen sich spezielle Genogramme aufstellen lassen: Spiritualität, Religion, ethnische Zugehörigkeit, Sexualität, Pflege, Gesundheit und Krankheit, Bildung, Hoffnung und Resilienz, Werte, Humor, Arbeit, Haustiere, Hobbys, Vereine und Organisationen etc. Wichtig ist dabei die Erkenntnis, dass nicht die Konzentration auf einen Einzelnen, sondern das Verfolgen familiärer

Muster über längere Zeiträume für das Verständnis menschlicher Erfahrung im Kontext der Geschichte wesentlich ist.

Genogramme zu beruflichen Werdegängen

Gibson (2005) empfiehlt den Einsatz von Genogrammen bei der Berufsfindung von Kindern und Jugendlichen. Schon in der Grundschulzeit können Genogramme zu den Bildungswegen der verschiedenen Familienmitglieder Diskussionsanstöße geben. Später lassen sich diese ergänzen und für die Entwicklung eigener Ziele nutzen. Haben Kinder das Gefühl, als Erste in der Familie einen bestimmten Weg einzuschlagen (zum Beispiel ein Studium anzustreben), ist dies viel schwieriger, als einem in der Familie üblichen Pfad zu folgen. Mit Kindern Genogramme zur Berufsfindung zu zeichnen, kann ihnen helfen, den eigenen Weg im Verhältnis zur Familiengeschichte zu sehen. In etlichen Fällen kann es bei den jungen Menschen auch zu der Erkenntnis führen, dass ihre Interessen und Vorlieben mit der Vergangenheit stärker verbunden sind als zunächst gedacht.

Ein griechischer Psychologe, der bei mir in Beratung war, zögerte, über seine Herkunftsfamilie zu sprechen, auch als er sah, dass ich ein Genogramm zeichnete. Er sagte, seine Eltern wären ungebildete Immigranten und wüssten nichts über sein Leben als Psychologe. Eines Tages kam seine Mutter zu einer Sitzung mit und als ich sie fragte, was sie von der Berufswahl ihres Sohnes hielte, sagte sie: „Es hat mich gar nicht überrascht, dass er Psychologe geworden ist. Sein Vater war Barbier und die hören sich doch ständig die Probleme anderer Leute an." Nachdem diese Brücke einmal geschlagen war, hatten wir eine sehr differenzierte Diskussion über ihre eigenen Lebenserfahrungen und die ihres Sohnes.

Genogramme zu sexuellen Erfahrungen

Während es extrem schwierig ist, sexuelle Probleme in einem Genogramm festzuhalten, können spezielle Genogramme, die auch kulturelle Aspekte berücksichtigen, bei sexuell bestimmten Symptomen, Ängsten und Beziehungsproblemen sehr hilfreich sein (Hardy & Laszloffy, 1994; Hof & Berman, 1986; McGoldrick et al., 2006). Sexuelle Probleme entwickeln sich im Kontext von Beziehungen, die sich im Laufe des Lebenszyklus verändern, und sie müssen innerhalb dieses Kontexts betrachtet werden. Auch Therapeuten können davon profitieren, sich ein eigenes Genogramm zu diesem Thema zu erstellen, um so die Werte, die sie in ihre therapeutische Arbeit einbringen, genauer beleuchten zu können. In das grundlegende Genogrammgerüst werden alle Aspekte der individuellen Paar- und Familiengeschichte eingefügt, die für die sexuelle Entwicklung Bedeutung haben. Dazu gehören die gesundheitlichen und psychischen Situationen, alle sexuellen oder intimen Beziehungen, die über die üblicherweise in Genogrammen enthaltenen Ehen hinausgehen, sowie Themen wie eine offene oder eher tabuisierende Kommunikation über sexuelle Themen und die sexuelle Aufklärung von Kindern und Jugendlichen.

Genogramme, die solche Informationen enthalten, können Paaren helfen, sich in ihrem jeweiligen Kontext besser zu verstehen. Sie machen bewusst, mit welchen Werten man aufgewachsen ist und wie diese die eigenen sexuellen Wünsche, Ängste und Verhaltensweisen beeinflussen.

Die folgenden Fragen können Therapeuten helfen, Sexualität immer auch aus einer kulturellen Perspektive zu sehen (siehe auch Hof & Berman, 1986, sowie McGoldrick et al., 2006).

Genogrammfragen zum Thema Sexualität

- Welche offenen und verdeckten Botschaften bekamen Sie in Ihrer Familie zum Thema Sexualität? Intimität? Männlichkeit? Weiblichkeit? Was würden andere Familienmitglieder zu diesen Themen sagen?
- Wer in Ihrer Familie war sexuell am offensten? Emotional? Körperlich? Wer war am verschlossensten? Wie wirkte sich dies auf andere Familienmitglieder aus?
- Wurde Sexualität oder Intimität positiv dargestellt? Negativ dargestellt? Kontrolliert? Verschwiegen? War dies bei früheren Generationen anders?
- Gab es in Ihrer Familie Mitglieder, die sich nicht an die Moralvorstellungen der Gesellschaft oder der religiösen Gemeinschaft, in der Sie aufwuchsen, hielten? Wie wirkte sich dies auf die anderen aus?
- Gab es in Ihrer Familie Geheimnisse im Hinblick auf Intimität, Sex, Inzest, sexuellen Missbrauch? Unangemessene Berührungen? Ungewollte Schwangerschaften? Außereheliche Affären? Schwangerschaften vor der Ehe? Schwangerschaftsabbrüche? Heirat unter Verwandten?
- Welche Fragen zur Sexualität oder Intimität in Ihrer Familie bereiten Ihnen Schwierigkeiten? Wer könnte die Antworten wissen? Wie könnten Sie Ihre Fragen ansprechen?
- Wie wurde mit dem Thema Verhütung umgegangen?
- Wie wurde mit dem Thema erotische Bücher oder Zeitschriften umgegangen? Wie mit dem Thema Pornografie? Wie gehen Sie heute in ihrer Beziehung damit um?
- Welche Regeln herrschten zum Thema Monogamie? War es in Ordnung, sich von anderen Frauen oder Männern angezogen zu fühlen und darüber zu sprechen?
- Wurden außereheliche Affären oder Kontakte zu Prostituierten toleriert, und wurde darüber gesprochen? Wie gehen Sie heutzutage in Ihrer Familie mit diesen Themen um?
- Gab es in früheren Generationen Ihrer Familie eine intime Beziehung, die für Sie Vorbildfunktion hat oder die Sie gerade *nicht* als Vorbild empfinden?
- Wurden die sexuellen oder intimen Beziehungen in Ihrer Familie durch Ihre ethnische Herkunft geprägt? Durch patriarchalische Strukturen? Durch Armut? Durch Erfolg? Geschlecht? Sexuelle Orientierung? Migration? Sprachschwierigkeiten? Hautfarbe?

- Haben Mitglieder Ihrer Familie über die Grenzen Ihrer ethnischen Zugehörigkeit, sozialen Schicht oder religiösen Orientierung hinaus geheiratet? Wie wirkte sich dies auf die anderen Familienmitglieder aus? Welche Folgen hatte dies Ihrer Einschätzung nach auf die sexuellen und intimen Beziehungen?
- Auf welche Weise beeinflusst Ihr religiöser oder kultureller Hintergrund Ihre eigene Sicht von Sexualität und Intimität?
- Gab es Familienmitglieder, deren Vorstellungen von Sexualität oder Intimität mit den familiären Normen nicht übereinstimmten? Wie reagierten die anderen Familienmitglieder darauf?
- Welche Botschaften zum Thema Sexualität und Intimität möchten Sie an die nächste Generation weitergeben? Worin unterscheiden sich diese von den Botschaften, die Sie in Ihrer Familie vermittelt bekommen haben?
- Wo liegen die Gemeinsamkeiten und Unterschiede zwischen Ihrer eigenen Herkunftsfamilie und der Ihrer Partnerin bzw. Ihres Partners? Hatten diese auch auf Ihre sexuelle und intime Beziehung Einfluss?
- Wie haben Sie es als Paar geschafft, mit diesen Unterschieden umzugehen? Welche gemeinsamen Werte haben Sie zu sexuellen Themen entwickelt?
- Gab es Vorurteile oder Unterdrückungsmechanismen, die Ihre persönliche sexuelle Entwicklung beeinflusst haben?
- Wie verliefen Ihre ersten sexuellen Erfahrungen? Wie fühlten Sie sich damals? Wie fühlen Sie sich heute, wenn Sie daran zurückdenken?

Genogramme zur religiösen Zugehörigkeit

Die religiöse Zugehörigkeit wandelt sich heute leichter von einer Generation zur nächsten. Weil häufig jedes Familienmitglied in dieser Hinsicht eine lange, nicht unbedingt lineare Entwicklung hinter sich hat, können Genogramme zu diesem Thema oft schwierig zu zeichnen sein. Hinzu kommt, dass Konvertierungen mit anderen Ereignissen im Lebenszyklus der Familie zusammenfallen können, die festzuhalten ebenfalls wichtig ist. Hodge (2001, 2005) beschreibt eine Reihe von Instrumenten zur Thematisierung religiöser Themen in der klinischen Praxis – vom „religiösen Lebenslauf" (der die religiöse Entwicklung eines Individuums entlang einer Zeitleiste nachvollzieht) bis zum „religiösen Genogramm" (das die Bedeutung religiöser Themen in einer Familie über mehrere Generationen darstellt) oder einer „religiösen Eco-Map" (die die aktuellen und historischen religiös geprägten Beziehungen eines Individuums zum Vorschein bringt).

Die folgenden Fragen basieren auf unserer eigenen Erfahrung, aber auch auf der relevanten Fachliteratur, und können für die Eröffnung eines Gesprächs über religiöse Themen in der klinischen Praxis hilfreich sein. Die Reaktion grafisch festzuhalten, wird in einigen Fällen all der Kreativität bedürfen, die ein Therapeut aufbringen kann!

Genogrammfragen zum Thema Religion

- Welche Bedeutung haben Glauben oder Spiritualität für Sie in Ihrem täglichen Leben? Im Leben Ihrer Familie? In Zeiten der Gefahr oder der Krise?
- Mit welchen religiösen Ritualen oder Überzeugungen sind Sie aufgewachsen? Hat sich Ihre Einstellung dazu im Laufe der Zeit verändert? Wer oder was beeinflusste die Entwicklung Ihres eigenen Standpunkts zu diesen Fragen?
- Stellen Glaubensfragen in Ihrer Familie ein verbindendes Element dar oder bieten sie eher Konfliktstoff?
- Wer versteht oder teilt Ihren Standpunkt zu religiösen Fragen?
- Nehmen Sie regelmäßig an Gottesdiensten oder anderen religiösen Veranstaltungen teil?
- Woraus schöpfen Sie Zuversicht und Hoffnung?
- Was verbinden Sie mit der Vorstellung von Gott?
- Wie gehen Sie mit Regelverstößen um, die Ihr Gewissen belasten? Wie finden Sie Wege, anderen zu verzeihen?
- Hatten Sie bei einschneidenden Lebensereignissen wichtige Vorahnungen?
- Was sagt Ihre Religion über Geschlechterrollen? Ethnische Herkunft? Sexuelle Orientierung? Wie haben diese Ansichten Sie und Ihre erweiterte Familie beeinflusst?
- Welche Rolle spielen Musik, Gebete, das Lesen religiöser Texte, die Teilnahme an Gottesdiensten und anderen Gruppenaktivitäten oder gute Taten für Ihre religiöse Praxis?
- Hatten oder haben Mitglieder Ihrer Familie religiöse Zweifel? Gab oder gibt es wegen religiöser Fragen innerfamiliäre Konflikte?
- Haben Sie oder andere Familienmitglieder die religiöse Überzeugung gewechselt oder sind aus der Kirche ausgetreten? Falls ja, wie hat die Familie darauf reagiert?
- Hatten Sie je Erscheinungen von Verstorbenen, Geistern, Engeln oder Dämonen? Hatten Sie schon einmal das Gefühl, dass eine höhere Macht zu Ihren Gunsten in das irdische Geschehen eingreift?

Obgleich religiöse und spirituelle Überzeugungen schon immer wichtige Ressourcen waren, die mit darüber bestimmen, wie Familien auf Stress reagieren, neigen Therapeuten oft dazu, diese Dimension in ihren klinischen Diagnosen zu ignorieren. Und doch sind religiöse Praktiken und Überzeugungen (sowie Veränderungen und Abweichungen von überkommenen Mustern) wichtige Marker familiärer Prozesse. Wir wissen, dass religiöse Überzeugungen die Reaktion auf Krankheit, Sucht und andere Stressfaktoren ebenso wie auf Genesungsprozesse stark beeinflussen können. Gleichzeitig können sie Familienmitglieder aber auch sowohl vereinigen als auch einander entfremden.

Andere interessante Aspekte sind Konvertierungen, Kirchenaustritte oder auch Ausschlüsse aus religiösen Gemeinschaften sowie familiäre Konflikte aufgrund religiöser Unterschiede. Bill Clinton zum Beispiel, dessen Eltern offenbar wenig Interesse an religiösen Dingen hatten, wurde erst im Alter von neun Jahren gemeinsam mit einem seiner besten Freunde getauft und hat seitdem eine sehr starke Bindung an die Kirche. In seiner Autobiografie schildert er, in der Freimaurer-Jugendorganisation des DeMolay-Ordens gewesen zu sein, sich letztlich aber dagegen entschieden zu haben, Freimaurer zu werden „und in die bis zu George Washington und Benjamin Franklin zurückreichende, lange Reihe namhafter Amerikaner einzutreten, ... wohl weil ich in meinen Zwanzigern in einer Phase war, in der ich eine Abneigung dagegen empfand, überhaupt irgendwo einzutreten ... Außerdem brauchte ich nicht in einer geheimen Bruderschaft zu sein, um Geheimnisse zu haben. Ich hatte meine eigenen, echten Geheimnisse, begründet in Daddys Alkoholismus und Gewalttätigkeit" (Clinton, 2005, S. 45). Sowohl Clinton als auch George Bush wurden „wiedergeborene Christen", wenn auch aus sehr unterschiedlichen Gründen und in ganz anderen Lebensphasen.

Welche Bedeutung die Zugehörigkeit zu einer religiösen Gemeinschaft oder auch die Distanzierung von einer solchen Gemeinschaft für den Einzelnen hat, ist stets des Nachfragens wert.

Bruderschaften

Oft mit religiösen und spirituellen Gruppen verbunden sind sogenannte Bruderschaften mit Namen wie „Masons", „Elks" oder „Old Fellows". Viele haben religiöse ebenso wie politische Ursprünge. Die meisten stehen ausschließlich Männern offen und haben geheime Rituale oder agieren gar insgesamt im Geheimen und nehmen ihren Mitgliedern das Versprechen ab, nichts über ihre Mitgliedschaft verlautbaren zu lassen. Bruder- und Schwesternschaften sind oft Teil universitärer Organisationen („fraternities" bzw. „sororities"); wegen ihrer häufig an griechische Buchstaben angelehnten Namen werden sie auf Englisch deshalb auch unter dem Begriff „Greek Life" zusammengefasst. Solche Geheimbünde mit ihren religiösen, politischen und sozialen Wurzeln können einen starken Einfluss auf Geschäftsgebaren, Freundschaften und familiäre Beziehungen haben.

George Washington, der vom 14. Lebensjahr an alle Tagebücher und Briefe aufbewahrte (die sich am Ende zu mehr als 20 dicken Bänden angesammelt hatten), erwähnte darin kein einziges Mal den Namen „Jesus Christus", obwohl er nominell Christ war. Wie die meisten Gründerväter war er jedoch tief in der Gemeinschaft der Freimaurer und der Deisten verwurzelt, die einen wichtigen Baustein der amerikanischen Unabhängigkeitskämpfer und ihrer Ansichten über die bevorzugte Regierungsform bildete (Johnson, 2005, S. 10–11).

Unbestritten ist, dass es bei der US-Präsidentschaftswahl im Jahre 2004 von einiger Bedeutung war, dass beide Kandidaten (John Kerry und George Bush) Mitglieder eines elitären Geheimbunds mit religiösen Untertönen waren. Die Rede ist von der an der Yale University angesiedelten Studentenverbindung „Skull & Bones", deren Mitglieder zum Beitritt einen großen finanziellen Bonus erhalten, aber geloben müssen, ihre bruderschaftlichen (und religiös gefärbten) Geheimnisse bis zum Tod zu bewahren. John Kerry ist der Nachfahre eines der Gründer der Verbindung; George Bush war eines von den mindestens acht Mitgliedern seiner unmittelbaren Familie, die in Yale studierten und fast alle ebenfalls Mitglieder bei „Skull & Bones“ waren (siehe **Abbildung 4-16: Verbindungen der Familie Bush zur Universität Yale und der dortigen Geheimgesellschaft „Skull & Bones“**). Dazu gehörten alle vier männlichen Mitglieder der Generation seines Vaters, der Ehemann der einzigen Tochter, ein Großvater und ein Urgroßvater väterlicherseits sowie eine seiner beiden Töchter. Über mehrere Generationen hinweg gehörten Mitglieder von „Skull & Bones“ zum engen Freundeskreis der Familie Bush, viele von ihnen waren auch in politischer und finanzieller Hinsicht mit ihnen verbunden, engagierten sich in der Waffenindustrie und im Geheimdienst CIA. Ohne ein Verständnis für die Macht und die Privilegien, die mit der Mitgliedschaft in einem solchen Geheimbund verknüpft sind, wäre eine kompetente klinische Diagnose eines solchen Familiensystems gar nicht machbar.

Auch in der afro-amerikanischen Gesellschaft haben Bruder- und Schwesternschaften wie „Jack und Jill“, „Links“ und andere seit Langem einen mächtigen Einfluss. Angesichts der Tatsache, dass Afro-Amerikaner von so vielen gesellschaftlichen Institutionen ausgeschlossen sind, erfüllen solche Organisationen eine wichtige Funktion der gegenseitigen Hilfe und Unterstützung für alle, die dort Mitglied sind (Graham, 2000).

Ohne Zweifel haben solche geheimbündischen Verbindungen – ebenso wie solche mit weniger im Geheimen wirkenden religiösen Gemeinschaften – einen grundlegenden, wenn auch häufig übersehenen Einfluss auf Familien. Sie dienen nicht nur als Ressourcen, sie beeinflussen auch Überzeugungen und Verhalten.

Genogramme zu ethischen Überzeugungen

Paul Peluso (2003) schlägt vor, Genogramme zu ethischen Überzeugungen aufzustellen. Dafür können die folgenden Interviewfragen nützlich sein:

- Was waren die schwersten moralischen oder ethischen Entscheidungen, die Sie oder Mitglieder Ihrer Familie jemals treffen mussten oder hätten treffen sollen? Wie ist die Familie damit umgegangen?
- Welches Verhalten wurde in Ihrer Familie als unethisch erachtet? Was geschah bei einer Verletzung des Familienmoralkodex? Gab es wegen moralischer oder ethischer Regeln in Ihrer Familie Konflikte?
- Hat sich an den ethischen Regeln, die Sie als Kind in Ihrer Familie gelernt haben, bei Ihnen seitdem etwas verändert?
- Welche Rolle spielten Macht und Geld im Moralkodex Ihrer Familie?
- In welchem Verhältnis stand der Moralkodex Ihrer Familie zu dem der übrigen Gesellschaft? Gab es in Ihrer Familie Menschen, die das Gesetz gebrochen haben? Falls ja, wie reagierten die anderen Familienmitglieder darauf?

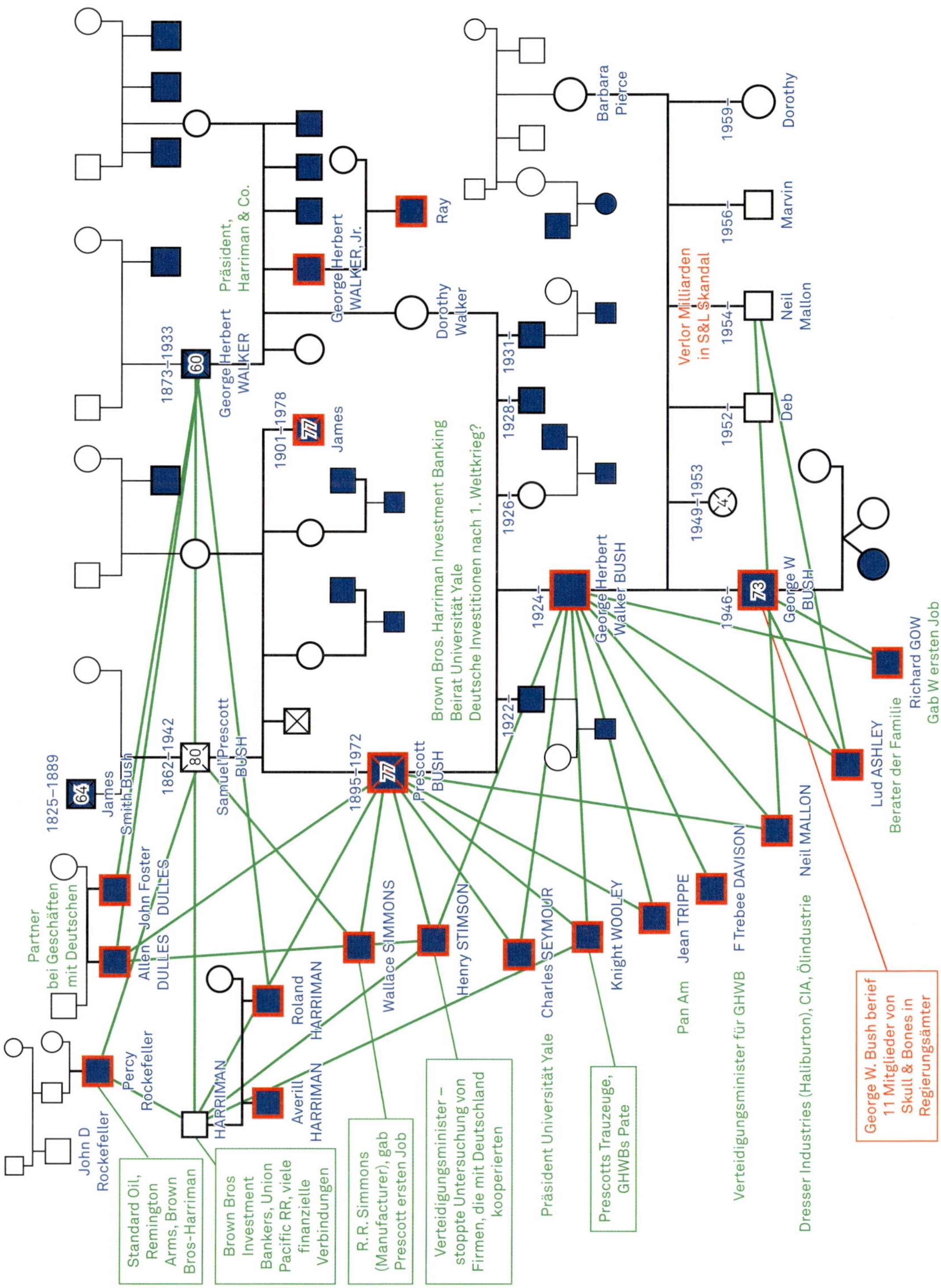

Abbildung 4-16: Verbindungen der Familie Bush zur Universität Yale und der dortigen Geheimgesellschaft „Skull & Bones“

- Gab es Familienmitglieder, die gegen den Moralkodex verstießen? Falls ja, wie reagierten die anderen darauf? Streng, nachsichtig, konsequent, inkonsequent?
- Welche Werte galten in Ihrer Familie als besonders wichtig? Ehrlichkeit? Loyalität? Frömmigkeit? Fairness? Respekt? Gerechtigkeit?

Fehlende Informationen

Von besonderem Interesse beim Entwickeln von Genogrammen sind natürlich auch alle fehlenden Informationen. Warum weiß jemand nichts über seinen Vater? Warum werden Tanten und Onkel verschwiegen? Was verraten die fehlenden Informationen über abgebrochene Beziehungen, Konflikte oder schmerzliche Verluste in einer Familie? Das Füllen der Informationslücken kann im Hinblick auf potenzielle Ressourcen und das Verständnis bisher entzogener Familiendramen neue Optionen erschließen. In der Familie Fonda zum Beispiel beging Henry Fondas Frau, Frances (die aus einer prominenten Familie aus Neuengland stammte), Suizid in einem psychiatrischen Krankenhaus, während Henry einer Affäre mit einer anderen Frau nachging – die er dann kurz nach dem Tod seiner Frau heiratete.

Trotz der Durchsicht zahlreicher Biografien über die verschiedenen Familienmitglieder war es uns letztlich nicht möglich, für Henry oder Frances auch nur ein minimales Genogramm der Kernfamilie zu erstellen. Frances hatte eine jüngere Schwester, die in einem Heim aufgewachsen und mit 15 an einer Lungenentzündung gestorben war, sowie einen jüngeren Bruder, der nur das Kleinkindalter erreichte, darüber hinaus aber auch noch mehrere andere Geschwister. Frances' Krankenhausaufenthalt und der Suizid müssten doch eigentlich alle ihre Geschwister und auch deren Kinder stark traumatisiert haben. Soweit zu ermitteln, kamen jedoch Frances' Vater, ihre Geschwister und Henrys Geschwister nicht einmal zu ihrer Beerdigung. Obgleich Henrys Schwester Harriet und ihr Mann Jack im Leben von Peter Fonda eine wichtige Rolle als Mentoren, Schutzengel und Ersatzeltern spielten, wenn Henry und seine Frauen unerreichbar waren, wird Jayne, Henrys andere Schwester, so gut wie nie erwähnt.

Henry Fonda erzählte seinen Kindern nichts vom Suizid seiner Frau und ging am selben Abend auf dem Broadway wieder auf die Bühne. Die Kinder erfuhren vom Tod der Mutter erst aus der Presse. Wenn Familien wichtige Informationen zurückhalten, kann es extrem wichtig sein, Genogramme zu erstellen, um ihnen dabei zu helfen, mehr über die Identität und Geschichte ihrer Familie zu erfahren.

Peter beschrieb später in bewegenden Worten, wie verzweifelt er darüber gewesen sei, dass er seine Familiengeschichte nicht wirklich habe ergründen können, da sie über die Jahre „keimfrei gemacht" und den jüngeren Familienmitgliedern vorenthalten worden sei, obwohl er sicher sei, dass sie Erklärungen für die rätselhaften Erfahrungen seiner Kindheit und Jugend enthalten müsste. Dass er mit 20 Jahren zu seiner Tante Harriet zog, begründete er so: „Ich wollte endlich das düstere, stumme, mit Tretminen und Fallgruben gespickte Terrain hinter mir lassen, das meine ‚Familie' gewesen war" (Fonda, 1998, S. 133). Über die unergründliche Geschichte seines Vaters schrieb er, dass dieser zwar nicht geschlagen worden sein, aber anderes erlebt habe, das ihn scheu und stumm gemacht habe (vgl. Fonda, 1998, S. 496).

Über die Schwierigkeiten beim Erkunden seiner Familiengeschichte schrieb er, dass sich das Schweigen auch auf die Familie seiner Mutter ausgewirkt habe. Sein Großvater war Alkoholiker, die Großmutter viel zu geduldig mit ihm und anderen (vgl. Fonda, 1998, S. 116).

Aus der Sicht des systemischen Ansatzes könnte man Peter helfen, ein Genogramm zu erstellen, die fehlenden Informationen im Detail zu ergänzen (von denen einige mithilfe genealogischer Quellen sicherlich zu recherchieren wären) und die „frisierte" Version der Familiengeschichte zu überwinden. Gerade die bisher fehlenden Informationen rücken in der klinischen Praxis häufig in den Mittelpunkt, weil gerade das, was aus der der Geschichte ausgelassen wurde, für das Verständnis der Beteiligten so wichtig ist. Wie einer von Nabokovs Charakteren es einmal formulierte: „Bedenke, was man dir erzählt, ist in Wirklichkeit dreierlei: zuerst vom Erzähler gesprochen, dann vom Zuhörer wiedererzählt und schließlich von der Leiche in der Geschichte vor beiden geheim gehalten" (Nabokov, 1959, S. 52).

Oft gibt es auch Probleme mit widersprüchlichen Informationen. Was soll geschehen, wenn zum Beispiel drei verschiedene Familienmitglieder unterschiedliche Angaben über das Todesdatum eines anderen Familienmitglieds machen oder innerfamiliäre Beziehungen grundsätzlich anders beschreiben?

Missstimmigkeiten bei Genogrammangaben sind weit verbreitet und sollten im Genogramm, wenn ihre Implikationen emotionale Bedeutung für die Familie haben könnten, auch kenntlich gemacht werden. Bradt (1980) schlug den Einsatz von Farbcodes vor, um die jeweiligen Informationsquellen besser voneinander unterscheiden zu können. Eine spezielle Software wird diese Aufgabe hoffentlich in Zukunft übernehmen können.

Widersprüchliche Angaben, komplexe Familienstrukturen mit mehreren Eheschließungen, konfliktreiche Beziehungen, vielschichtige Verschiebungen und verschiedenartige Perspektiven fordern die Fertigkeiten und den Einfallsreichtum all derer heraus, die versuchen, auf begrenztem Raum aussagefähige Genogramme zu zeichnen. Immer wieder sind deshalb Improvisation – und zusätzliches Papier – gefragt!

5 Familiäre Konstellationen interpretieren

Aus der Beziehungsstruktur, der Familienzusammensetzung, der Geschwisterkonstellation und verschiedenen anderen familiären Gegebenheiten, die sich aus einem Genogramm ablesen lassen, können wir Hypothesen, Themen, Rollen und Beziehungen ableiten, die für die weitere Arbeit mit der Familie als Grundlage dienen können. Die bei der Interpretation von Genogrammen zu beachtenden Prinzipien stützen sich auf die systemische Familientheorie. Für eine ausführlichere Erörterung der Ideen, die hier nur zusammengefasst dargestellt werden können, verweisen wir auf Bowens Familientheorie (Bowen, 1978; Kerr, 2019; Kerr & Bowen, 1988; Lerner, 1984, 1990, 1994, 1997, 2002, 2005, 2012; Toman, 1976) und die Werke anderer Familientheoretiker, die allesamt bestätigen, wie wichtig es ist, die Geschichte einer Familie zu verstehen, um ihr bei der Lösung ihrer aktuellen Probleme helfen zu können.

Als Erstes wird die grundlegende Struktur einer Familie untersucht. Es geht um die Frage, welche strukturellen Muster die Linien und Symbole im Familiendiagramm miteinander verbinden. Aufgrund dieser grafischen Struktur lassen sich bereits fruchtbare Hypothesen über wahrscheinliche Schlüsselthemen, Rollenverteilungen und Beziehungsformen innerhalb der Familie bilden. Haushaltszusammensetzung, Geschwisterkonstellation und ungewöhnliche Familienkonfigurationen spielen dabei eine wichtige Rolle.

Familiäre Muster neigen zur Intensivierung, wenn sie sich von einer Generation zur anderen wiederholen. Familienmitglieder, die sich in ähnlichen Strukturen befinden wie die vorherige Generation, wiederholen mit großer Wahrscheinlichkeit deren Muster. Eine Mutter, die selbst die jüngste von drei Schwestern war, wird zum Beispiel dazu neigen, sich allzu stark mit ihrer jüngsten Tochter zu identifizieren, wenn sie ebenfalls drei Töchter hat. Und in einer Familie, in der es über drei Generationen hinweg Trennungen und Scheidungen gab, könnten Scheidungen fast als Norm angesehen werden.

Haushaltszusammensetzung

Schon ein erster Blick auf die Struktur des Genogramms informiert über die Haushaltszusammensetzung; man weiß sofort, ob es sich um den Haushalt einer traditionellen Kleinfamilie, eines alleinerziehenden Elternteils, einer Stieffamilie, einer erweiterten Familie oder um einen Haushalt handelt, in dem auch nicht miteinander verwandte Menschen leben. Weil es so wichtig ist herauszufinden, wer alles in dem betreffenden Haushalt lebt, schlagen wir vor, die Haushalte im Genogramm mit einer Linie einzukreisen. Dies hilft uns, auf einen Blick zu erkennen, wer mit wem zusammenlebt, und zu überlegen, wie Struktur, Machtverteilung und Finanzen die Beziehungen innerhalb der Familie beeinflussen könnten.

Weil es so wichtig ist herauszufinden, wer alles in dem betreffenden Haushalt lebt, schlagen wir vor, die Haushalte im Genogramm mit einer Linie einzukreisen. Dies hilft uns, auf einen Blick zu erkennen, wer mit wem zusammenlebt, und zu überlegen, wie Struktur, Machtverteilung und Finanzen die Beziehungen innerhalb der Familie beeinflussen könnten.

Die traditionelle Kernfamilie

Heutzutage wachsen 62 % aller Kinder in den USA in einem Haushalt mit ihren beiden leiblichen Elternteilen auf, seien diese nun verheiratet oder nicht (Zill, 2015). An sich wird eine solche Struktur nicht *per se* Aufmerksamkeit erregen. Steht die Familie jedoch unter starkem Stress oder gibt es bei den Eltern ernsthafte Paarkonflikte, könnte es sinnvoll sein, der Frage nachzugehen, welche Faktoren und Kräfte die Familie trotz dieser Schwierigkeiten zusammenhalten und welche zusätzlichen Ressourcen notwendig oder verfügbar sein könnten, denn solche Strukturen neigen dazu, unter Stress weniger flexibel zu reagieren als erweiterte Familieneinheiten. Darüber hinaus ist bei traditionellen Kleinfamilien von den üblichen Eltern-Kind-Dreiecken auszugehen (z. B. ein Elternteil, das sich mit dem Kind bzw. den Kindern gegen den anderen Elternteil verbündet, Eltern, die in ihrem Verhältnis zu einem „kranken“ oder „bösen” Kind zusammenrücken, oder Geschwister, die sich im Kampf gegen die Eltern zusammenschließen).

Haushalte mit einem alleinerziehenden Elternteil

Eine Familie mit einem alleinerziehenden Elternteil entsteht, wenn eine alleinstehende Person Kinder bekommt, wenn ein Elternteil stirbt oder wenn die Eltern sich trennen oder scheiden lassen. In den USA leben 23 % aller Kinder bei ihrer alleinerziehenden Mutter, 4 % bei ihrem alleinerziehenden Vater (Zill, 2015). Tritt eine solche Struktur auf, sollte man auf jeden Fall nach den Gründen und möglichen Problemen wie finanziellen Schwierigkeiten, Erziehungskonflikten und Unstimmigkeiten beim Besuchs- und Umgangsrecht fragen. Wichtig ist auch, welche unterstützenden Strukturen – zum Beispiel erweiterte Familie, Paten, Freundeskreis – zur Verfügung stehen.

Haushalte mit mehreren Generationen

Alleinerziehende Elternteile leben häufig in Drei-Generationen-Haushalten, um Hilfe bei der Betreuung der Kinder zu bekommen. Solche Haushalte können eine flexible Unterstützung bieten, was für alleinerziehende Eltern äußerst wichtig ist, aber sie können auch zu typischen Dreiecksmustern führen, auf die es zu achten gilt. Ein anderer Faktor ist, ob weitere Familienmitglieder zum Haushalt gehören. So könnte es in einem Drei-Generationen-Haushalt mit alleinerziehendem Elternteil Geschwister oder Enkel geben, die dauerhaft dort leben oder viel Zeit in dem Haushalt verbringen, sodass jeweils zu prüfen ist, wie eng die Verbindungen und Beziehungen tatsächlich sind.

Am Beispiel von Bill Clinton sehen wir einige der Schwierigkeiten, die mit einer sich im Laufe der Zeit immer wieder wandelnden Konstellation eines Mehrgenerationen-Haushalts mit alleinerziehendem Elternteil entstehen können. **Abbildung 5-1: Bill Clinton: Veränderungen im Haushalt in der frühen Kindheit** zeigt die ersten Lebensjahre von Bill Clinton, die er mit seiner Mutter Virginia verbrachte. Als er zur Welt kam, war sie 23 Jahre alt und lebte als alleinerziehende Mutter im Haushalt ihrer eigenen Eltern. Gerade erst verwitwet, ohne abgeschlossene Berufsausbildung und finanzielle Absicherung, standen ihr nur wenige Ressourcen zur Verfügung. Zum Glück waren ihre Eltern zur Stelle, obwohl es sehr rasch zu dem für solche Drei-Generationen-Haushalte typischen Beziehungsdreieck kam: Der alleinerziehende Elternteil fühlt sich oft als Außenseiter im Haushalt der eigenen Eltern, während die Großeltern meist eine sehr enge Beziehung zu dem Kind aufbauen.

In Familien mit Alleinerziehenden sind Probleme vorhersehbar, weshalb man gleich danach fragen sollte, wenn man im Genogramm eine entsprechende Familienstruktur entdeckt. Ebenfalls von Interesse ist natürlich,

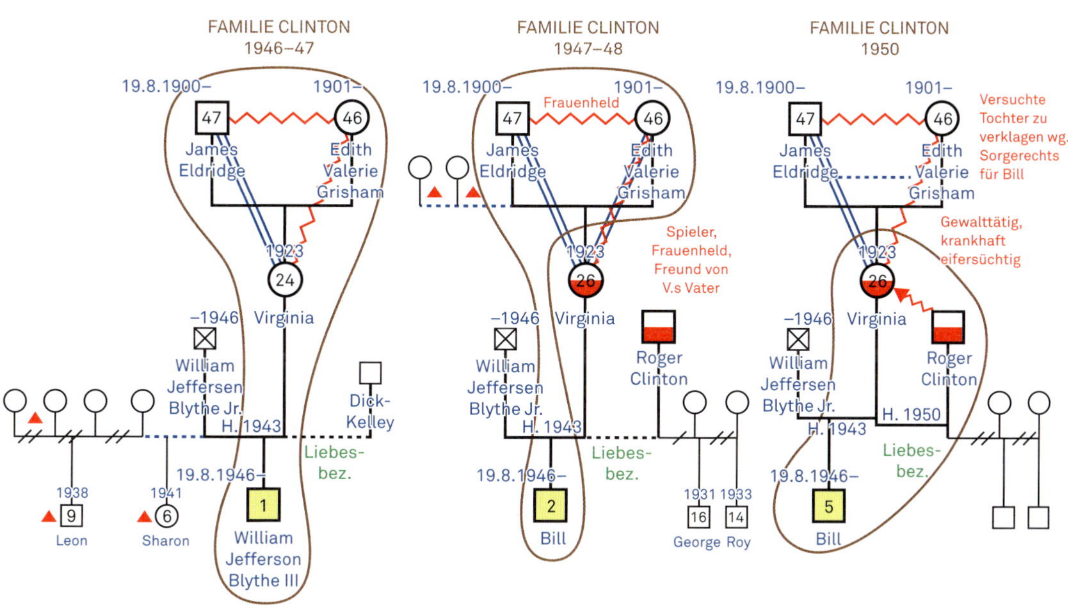

Abbildung 5-1: Bill Clinton: Veränderungen im Haushalt in der frühen Kindheit

welche Auswirkungen der Verlust des anderen Elternteils auf die Familie (vor allem auf die Kinder) und die damit verbundene Beziehungsmuster und -dreiecke hatte. In Bill Clintons Fall war es so, dass er nach seiner eigenen Aussage selbst nichts von den Beziehungsdreiecken in seiner frühen Kindheit merkte, wie er in seiner Biogrief schrieb (Clinton, 2005, S. 9–10).

Haushalte mit einem alleinerziehenden Elternteil sind oft Teil größerer Netzwerke, die man auch „binukleare" (Ahrons, 1998) oder „multinukleare" Familien nennt. Es handelt sich um Familien, in denen die Kinder Teil mehrerer, oft sehr unterschiedlicher Familienstrukturen sind. Solche Familien fordern von den Kindern die Entwicklung komplexer Anpassungsstrategien, um mit den unterschiedlichen Kontexten in den jeweiligen Haushalten klarzukommen.

Eltern-Kind-Dreiecke

Wenn die Konflikte zwischen den Eltern zunehmen, können sie versuchen, die Spannung zu mindern, indem sie sich auf ihr Kind konzentrieren. Ungeachtet der spezifischen emotionalen Muster, die dabei zum Tragen kommen (z. B. Wut, Liebe, Abhängigkeit), ist es der Zusammenschluss zweier Personen gegenüber einer dritten Person, der das Beziehungsdreieck definiert, eines der familiären Schlüsselmuster, wie wir bereits gesehen haben. Genogramme sind ein äußerst praktisches und hilfreiches Mittel beim Erkennen solcher Dreiecke, da sie strukturelle Muster, Informationen über Lebensphasen sowie spezifische Daten über dyadische Beziehungen deutlich machen und dadurch Hinweise darauf geben, wo innerhalb des vorliegenden Systems drei Menschen in ein Beziehungsdreieck geraten könnten. Die Tatsache allein, dass drei Menschen zueinander in Beziehung stehen, führt jedoch nicht zwangsläufig zur Entstehung eines Beziehungsdreiecks. Die Triangularisierung basiert auf der wechselseitig abhängigen Funktion der Dreierkonstellation. Wie der Einzelne sich verhält, hängt von den anderen beiden ab. Auch wenn jemand sich in einem Dreiergespräch dafür entscheidet, die Partei einer anderen Person zu ergreifen, muss dies nicht unbedingt auf ein Beziehungsdreieck hindeuten. Erst wenn dieses Beziehungsmuster immer wieder auftritt, ist dies wahrscheinlich.

Manchmal spiegelt die Rivalität zwischen Geschwistern in Wirklichkeit Beziehungsdreiecke wider. Deutlich ist dies zum Beispiel im Genogramm des berühmten Dramatikers und Literaturnobelpreisträgers Eugene O'Neill (siehe **Abbildung 5-2: Familie O'Neill: Konflikte und Dreiecke**) zu sehen. Die Brüder Jamie und Eugene verband (bis zu Jamies Tod im Alter von 45 Jahren) eine intensive Konkurrenzbeziehung. Ein solches oder ähnliches Bild in einem Genogramm deutet auf mögliche Spannungen zwischen den Ehepartnern hin; der Konflikt in der zweiten Generation lenkt

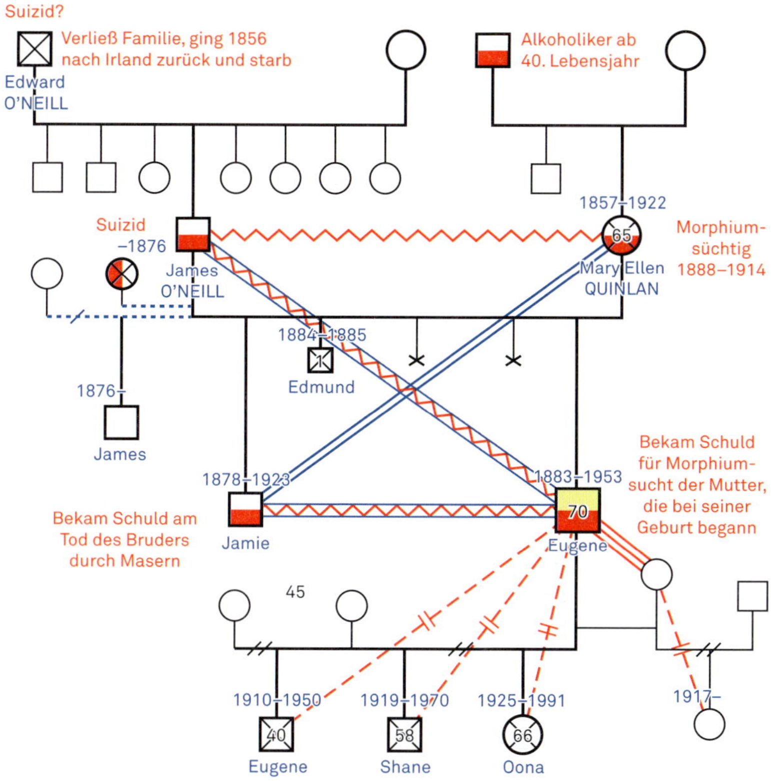

Abbildung 5-2: Familie O'Neill: Konflikte und Dreiecke

von dem Konflikt in der ersten Generation ab und spiegelt ihn wider. Tatsächlich wissen wir, dass James und Mary O'Neill eine schwierige, konfliktreiche Ehe führten. Vielleicht wurden die Spannungen zwischen den Brüdern noch dadurch verschärft, dass man Jamie die Schuld an dem Tod des mittleren Bruders gab (den er mit Masern angesteckt hatte), während Eugene die Schuld an der Morphiumsucht der Mutter zugeschrieben wurde (weil sie bei seiner Geburt zum ersten Mal Morphium bekommen hatte). Der Geschwisterkonflikt spiegelte aber zweifellos nicht nur den elterlichen Konflikt wider, sondern half den Eltern auch dabei, von den eigenen Schwierigkeiten abzulenken.

Das Genogramm von Eleanor Roosevelt (siehe **Abbildung 5-3: Eleanor Roosevelt: Beziehungsdreiecke**) stellt ein gutes Beispiel für einen anderen Typus von Eltern-Kind-Dreieck dar. Obgleich beide Eltern starben, als sie 11 Jahre alt war, erinnerte sich Eleanor an ein besonders inniges Verhältnis zu ihrem Vater, während sie die Mutter als hart und dem Vater gegenüber unbarmherzig empfand. Die Mutter hatte den alkoholkranken Vater in ein Heim einweisen lassen und sich von ihm getrennt, doch für Eleanor war er der Held und ihre Mutter die Schurkin.

Diese Art von Dreiecktritt häufig auf, wenn beide Eltern extreme Probleme miteinander haben. Kinder geraten dann leicht in einen Loyalitäts-

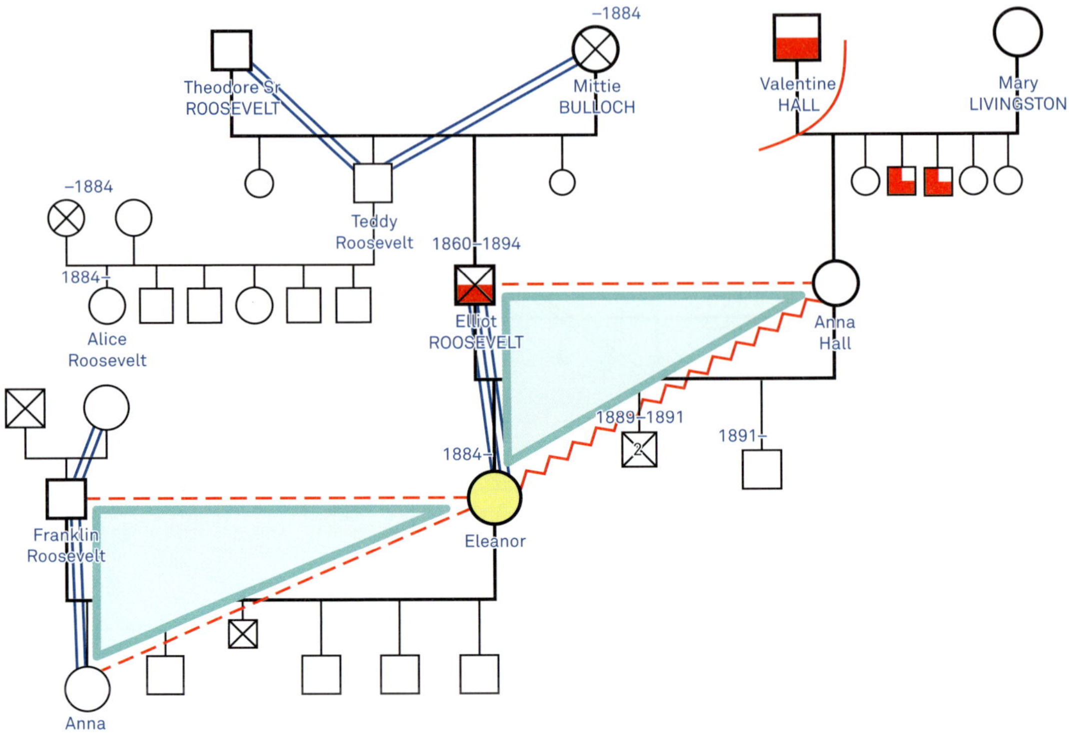

Abbildung 5-3: Eleanor Roosevelt: Beziehungsdreiecke

konflikt, wie Eleanor, die ihre Mutter als kalt, grausam und gemein beschrieb. Obgleich der Vater sie mehrfach allein gelassen und trinken gegangen war und ihr endlose Versprechen machte, die er nicht hielt, erinnerte sich Eleanor nur an seine Liebe. Seine Briefe trug sie für den Rest ihres Lebens bei sich. Dieser Typus des Eltern-Kind-Dreiecks ist typisch für Scheidungs- und Stieffamilien (worauf wir später noch eingehen wollen). In der nächsten Generation wiederholte sich das Dreieck mit Eleanors Tochter Anna (sie ist, wie Eleanor, das älteste Kind), die den Vater, Franklin, vorzog, während sie die Mutter als übermäßig hart empfand. Als Jugendliche focht sie zahlreiche Konflikte mit Eleanor aus und die Beziehung zwischen Mutter und Tochter wurde auch dann nicht friedlicher, als der Vater an Polio erkrankte. Eleanor empfand es als ultimativen Verrat, dass ihre Tochter Anna ihren Mann und dessen Freundin hinter Eleanors Rücken im Weißen Haus und in Camp David bewirtete. Zum Glück kehrten Eleanor und Anna später im Leben dieses Muster des Kontaktabbruchs zwischen Mutter und Tochter um und kamen sich wieder sehr nahe (siehe McGoldrick, 2011).

Beziehungsdreiecke in Familien mit Adoptiv- oder Pflegekindern

Viele Eltern-Kind-Dreiecke treten besonders häufig dann auf, wenn eines oder mehrere Kinder adoptiert oder als Pflegekinder aufgenommen wurden. Spannungen zwischen den Eltern existierten vielleicht schon vor der Adoption des Kindes – möglicherweise wegen des unerfüllten Kinderwunsches. Dies kann dazu führen, dass die Eltern sich negativ auf das adoptierte Kind konzentrieren, das wie ein Außenseiter behandelt wird und der Familie dazu dient, von anderen Problemen abzulenken.

In vielerlei Hinsicht ähneln Familien mit Adoptiv- oder Pflegekindern Familien mit wieder verheirateten Elternteilen, denn es sind zwei Familien involviert – die neue Familie und die leibliche Familie. Dies gilt in jedem Fall, auch wenn die leiblichen Eltern nicht bekannt sind, denn in einem Beziehungsdreieck können Erinnerungen oder Vorstellungen eine ebenso wichtige Rolle spielen wie reale Personen. Als Beispiel ließe sich die in **Abbildung 5-4: Adoptierte Brüder** dargestellte Familie heranziehen, in der es miteinander verzahnte Beziehungsdreiecke gibt. In dem Fall waren zwei Söhne aus verschiedenen Familien adoptiert worden. Als Brad, der ältere Sohn, selbst Vater wurde, beschloss er, sich seinen leiblichen Eltern anzunähern. Seine leibliche Mutter hatte sich bei ihm gemeldet, als er im College war, doch seine Adoptiveltern hatten darauf so wütend reagiert, dass er jeden weiteren Kontakt zu ihr abgelehnt hatte.

Als sieben Jahre später sein eigener Sohn zur Welt kam, änderte sich seine Einstellung. Er stellte fest, dass er doch sehr gern gewusst hätte, wer seine leiblichen Eltern waren und warum sie ihn zur Adoption freigegeben hatten. Brad kontaktierte seine leibliche Mutter, die ihm half, seinen Vater zu finden, der seitdem drei weitere Kinder mit zwei verschiedenen Frauen bekommen hatte. Er verabredete ein Treffen mit seinem leiblichen Vater, der ihn dann mit zu seiner Halbschwester nahm. Seine Eltern reagierten wieder mit großer Wut und sagten, dieses Treffen sei ein Verrat an allem, was sie je für ihn getan hätten. Daraus entstand ein Dreieck mit Brad, „dem bösen Bruder", und Bob, „dem guten Bruder", denn Bob hatte kein Interesse daran gezeigt, mit seiner leiblichen Familie Kontakt aufzunehmen. Es verlangte Brad

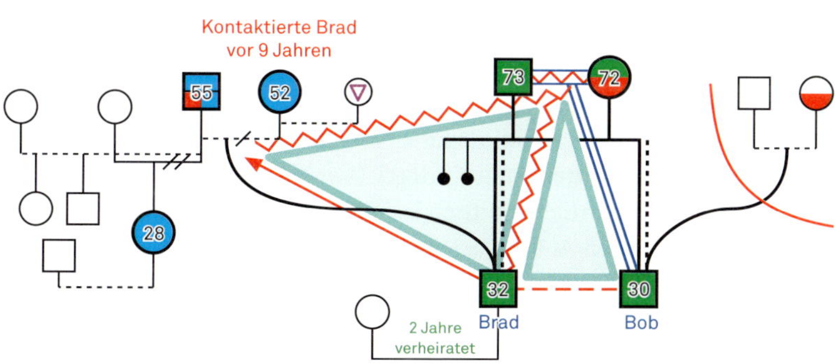

Abbildung 5-4: Adoptierte Brüder

viel Arbeit und Zeit ab, bis seine Eltern erkannten, dass die Kontaktaufnahme mit seinen leiblichen Eltern an seiner Beziehung zu ihnen, seinen Adoptiveltern, nichts änderte. Er musste sich auch bemühen, die Verbindung zu seinem Bruder zu bewahren, der in die Rolle des „Lieblingssohns" gerutscht war, weil er seine leiblichen Eltern nicht gesucht hatte.

Adoptivkinder können fantasieren, dass ihre leiblichen Eltern liebevoller, verständnisvoller und großzügiger sind als die Adoptiveltern. Und die Adoptiveltern können sich an fantasierten Dreiecken beteiligen und den leiblichen Eltern in Abwesenheit für ihre Schwierigkeiten mit dem Adoptivkind die Schuld geben („schlechte Erbanlagen"). Sind auch leibliche Kinder vorhanden, sind Dreiecke zwischen Eltern, Adoptivkindern und leiblichen Kindern zu erwarten.

Generationenübergreifende Beziehungsdreiecke

Wie bereits erwähnt, können sich Beziehungsdreiecke auch über mehrere Generationen erstrecken. Das wahrscheinlich häufigste Drei-Generationen-Dreieck entsteht, wenn sich ein Großelternteil und ein Enkel gegen die Eltern verbünden. Ergibt sich in einem Genogramm ein solches Bild, legt es die Existenz eines generationenübergreifenden Bündnisses nahe, durch das zumindest ein Elternteil zum Außenseiter wird. Solche generationenübergreifenden Dreiecke entwickeln sich besonders rasch, wenn ein Elternteil stirbt oder durch Trennung bzw. Scheidung abwesend ist und der andere Elternteil, in der Regel die Mutter, mit den Großeltern in einem Haushalt lebt, wie es in Bill Clintons Familie der Fall war (siehe Abbildung 5-1, Seite 177). Die Mutter verliert an Macht, während die Großeltern für die Erziehung der Enkel Verantwortung übernehmen und mit ihnen Bündnisse schließen.

Beziehungen außerhalb der Familie

Tendenziell besteht auch eine Wechselbeziehung zwischen der Intensität der Beziehungen innerhalb einer Familie und den Beziehungen der Familie zu Außenstehenden: Je stärker sich das System nach außen abschottet, desto intensiver sind die innerfamiliären Beziehungen. Fallen in einem Genogramm verschmolzene Beziehungen oder intensive Beziehungsdreiecke ins Auge, könnte es sich daher lohnen, die Abgrenzung der Familie nach außen zu hinterfragen.

So wurde zum Beispiel die starke Verschmelzung zwischen Eugene O'Neill und seiner dritten Frau Carlotta (siehe Abbildung 5-2, Seite 179) durch den radikalen Bruch mit ihren jeweiligen Kindern, ihren erweiterten Familien und anderen Außenbeziehungen, also eine Art „Wir zwei gegen den Rest der Welt"-Haltung extrem verstärkt. O'Neill hatte schon von seiner zweiten Frau vor der Heirat verlangt, dass sie die Beziehung zu ihrer Tochter abbricht, jetzt brach er bei der Scheidung von ihr die Beziehungen zu den gemeinsamen Kindern ab. Er und Carlotta waren komplett isoliert und lebten in völliger Symbiose, nachdem sie sowohl zu ihren Freunden als auch zu ihren Kindern alle Kontakte aufgegeben hatten.

Ein weiteres Beispiel ist Steve Jobs, mit dem wir uns später noch ausführlicher beschäftigen wollen. Er vernachlässigte seine älteste Tochter, Lisa, im Grunde seit ihrer Geburt. Als er später beschloss zu heiraten und ein weiteres Kind bekam, lud er Lisa ein, bei ihm zu leben, verlangte jedoch von ihr, dass sie, falls sie das Angebot annehmen würde, den Kontakt zu ihrer Mutter komplett abbrach. Solche rigiden Grenzen lassen auf Unsicherheiten schließen, die sich durch Beziehungsabbrüche wohl kaum lösen lassen.

In der Familie Brontë (**Abbildung 5-5: Familie Brontë: Verluste und Grenzen**) entwickelte sich ein ähnliches Muster aus Verschmelzung und abgebrochenen Kontakten, das offenbar stark durch Verluste beeinflusst war. Als die sechs Kinder noch klein waren, starb die Mutter zu Hause einen qualvollen Tod. Die beiden ältesten Schwestern starben kurze Zeit später, nachdem sie auf ein Internat geschickt worden waren. Die anderen Kinder wurden daraufhin nach Hause geholt, um dort mit Privatunterricht ihre Schulbildung fortzusetzen. Charlotte Brontë, das Drittgeborene, wurde plötzlich zum ältesten der überlebenden vier Geschwister und war schließlich die Einzige, der es gelang, außerhalb der unmittelbaren Familie eine länger andauernde Beziehung anzuknüpfen und das Elternhaus dauerhaft zu verlassen. Die anderen drei Geschwister starben kurz hintereinander als junge Erwachsene, fast als hätte die emotionale Verschmelzung es ihnen unmöglich gemacht, ohne die anderen zu überleben. Jedes Mal, wenn einer der drei versuchte, von zu Hause wegzugehen, ging etwas schief und zwang sie, zurückzukehren. Branwell, der einzige Sohn, wurde Hauslehrer, verlor aber seine Stellung; er kehrte heim und wurde opiumsüchtig und alkoholkrank, bis er 31-jährig starb. Vom Tag seiner Beerdigung an verließ die ein Jahr jüngere Emily nie mehr das Haus und starb wenig später ebenfalls. Die wiederum zwei Jahre jüngere Anne folgte kurz darauf.

Bei einem solchen Muster im Genogramm erhebt sich zwangsläufig die Frage nach dem Grund für die starren Grenzen der Familie nach außen. Außer Charlotte hat keines der Geschwister das Elternhaus für längere Zeit verlassen – taten sie es doch einmal, wurden sie sofort krank. Als Charlotte, die einzige Überlebende der sechs Geschwister, ihrem Vater eröffnete, dass sie heiraten wolle, regte dieser sich schrecklich auf und feuerte ihren Verlobten, der sein Hilfspfarrer war. Später stimmte er der Heirat zu, allerdings nur unter der Bedingung, dass die beiden ihm versprachen, ihn nie zu verlassen (McGoldrick, 1995). Charlotte heiratete tatsächlich und wurde zu ihrer Freude auf einer Reise nach Irland schwanger, erkrankte aber tödlich und starb noch während der Schwangerschaft. In der vorherigen Generation hatten die Eltern, Patrick Brontë und Maria Branwell, in einer Doppelhochzeit mit einer Cousine, die Patricks engen Freund heiratete, die Ehe geschlossen. Noch am selben Tag hatten zwei weitere Cousinen von ihr ebenfalls geheiratet. Den Hochzeiten scheint eine Reihe von Todesfällen vorausgegangen

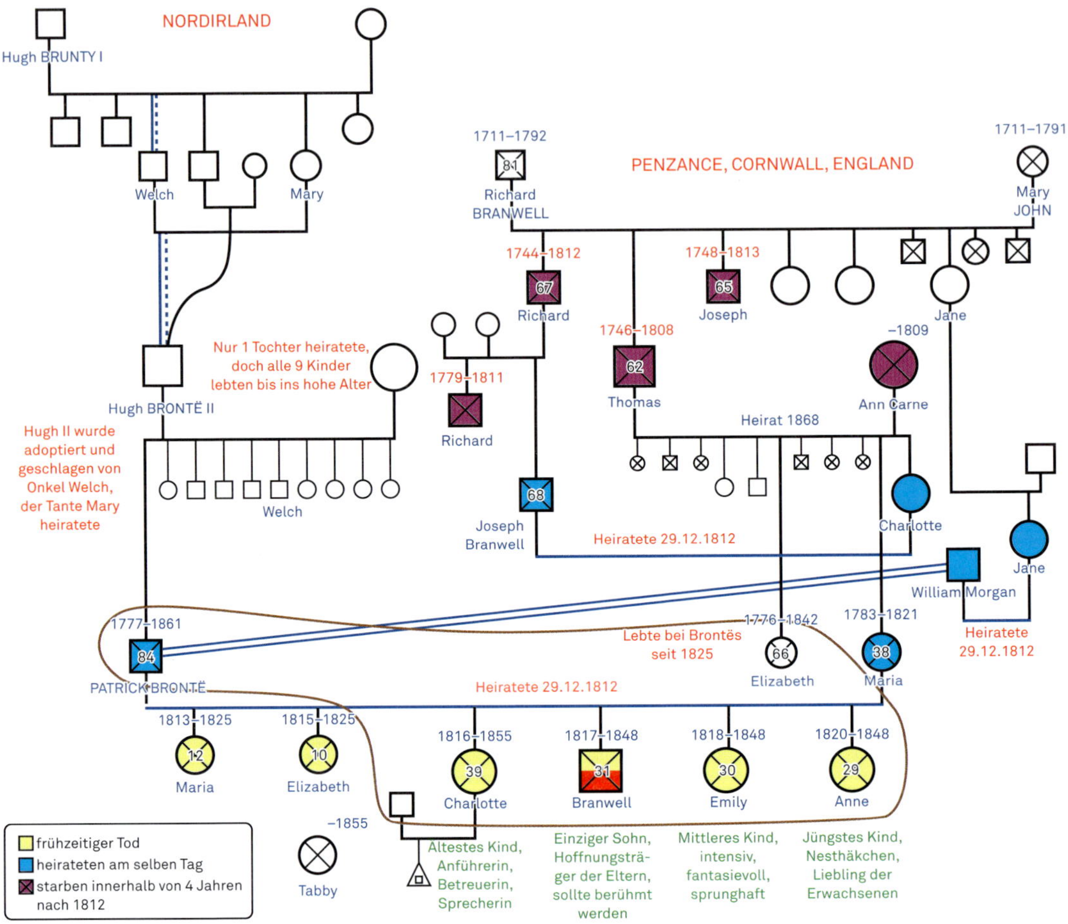

Abbildung 5-5: Familie Brontë: Verluste und Grenzen

zu sein, die das Ende des erfolgreichen Familienunternehmens der Branwells besiegelten. Fast wirkt es wie eine Art Ende der Familie, das sich in der nächsten Generation fortsetzte.

Sich über die Zeit verändernde Dreiecke

Um familiäre Prozesse noch besser zu verstehen, kann es sinnvoll sein, die Veränderungen bei Beziehungsdreiecken über längere Zeiträume zu verfolgen. Betrachten wir zum Beispiel die britische Königsfamilie in der letzten Generation (siehe **Abbildung 5-6: Britische Königsfamilie: Beziehungsdreiecke**). Als er noch klein war, stand Prinz Charles seiner Mutter, wenn auch nicht unbedingt seinem Vater, sehr nahe. 1971, mit 22 Jahren, lernte er Camilla Shand (Parker Bowles) kennen, die angeblich zur Begrüßung zu ihm sagte: „Meine Urgroßmutter war die Mätresse Ihres Urgroßvaters. Ich habe das Gefühl, wir haben etwas gemeinsam.“ Sie hatten viel gemeinsam

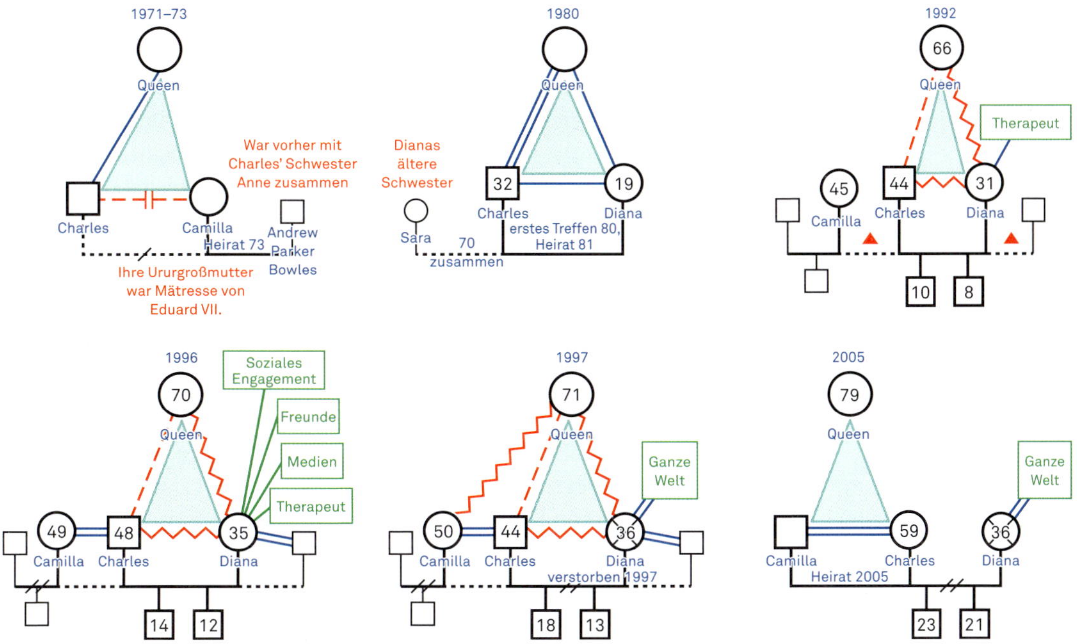

Abbildung 5-6: Britische Königsfamilie: Beziehungsdreiecke

und begannen eine Beziehung, doch seine Mutter, die Königin, lehnte die Verbindung ab, und als Charles einmal längere Zeit auf einem Marineschiff unterwegs war, verlobte sich Camilla mit Andrew Parker Bowles, der vorher mit Charles' Schwester Anne zusammen gewesen war.

Erst sieben Jahre später (1980) kam Charles mit Diana zusammen, die zu der Zeit 19 Jahre alt war, er war 32. (Charles war im Übrigen vorher kurz mit Dianas älterer Schwester Sarah zusammen gewesen.) Diese Verbindung wiederum befürwortete seine Mutter und innerhalb eines Jahres heiratete das Paar. Doch schon bald nach der Eheschließung wurde Diana sehr unglücklich, entwickelte depressive Symptome und eine Bulimie. Ihre Träume erfüllten sich nicht. Charles war ebenfalls unglücklich und wandte sich an seine Mutter um Unterstützung, doch sie scheint ihm nicht geholfen zu haben. Jetzt hatte er ernsthafte Eheprobleme. Diana begann eine Therapie, die ihr viel Unterstützung gab und ihr das Gefühl vermittelte, tatsächlich in eine sehr schwierige Familie eingeheiratet zu haben. Diana ging es allmählich besser; sie pflegte vermehrt Außenkontakte, entwickelte ein ausgeprägtes soziales Engagement und wandte sich den Medien zu. In derselben Zeit kam Charles wieder mit Camilla zusammen.

Es dauerte nicht lange und die ganze Welt wurde in ihre Beziehung einbezogen. Die meisten standen auf Dianas Seite. Bald nach der Scheidung 1996 ging Diana eine neue Beziehung ein und kam 1997 auf tragische Weise ums Leben.

Mit ihrem Tod ging die negative Triangularisierung gegen sie zu Ende, was sehr häufig der Fall ist, wenn jemand frühzeitig stirbt; stattdessen setzte nun eine Glorifizierung ein. Charles brauchte weitere acht Jahre, um 2005 endlich die Frau zu heiraten, die er seit 30 Jahren liebte; auch seine Mutter hatte die Beziehung nun akzeptiert.

Schauen wir zurück auf frühere Generationen der englischen Königsfamilie, zeigen sich andere Beziehungsdreiecke die über ähnlich lange Zeiträume bestanden. Die Affäre von Charles' Urgroßvater, Eduard VII., mit Camillas Urgroßmutter dauerte mehr als 12 Jahre und endete erst mit seinem Tod, bei dem sowohl seine Frau als auch seine Mätresse, Alice Keppel, anwesend waren. Die beiden Frauen scheinen sich auf gewisse Weise miteinander ausgesöhnt zu haben. Andere Dreiecke in der königlichen Familie bestanden ähnlich lang. Königin Viktoria, Charles' Ur-Urgroßmutter, brach in der Zeit ihrer Heirat mit ihrer Mutter und die Entfremdung dauerte 21 Jahre an, bis zum Tod der Mutter. Charles' Mutter wiederum, Königin Elisabeth II., hatte über 30 Jahre keinen Kontakt mehr zu ihrem Onkel, dem ehemaligen König Eduard VIII., der abgedankt hatte, um eine geschiedene Frau zu heiraten. Deren Beziehung – oft verglichen mit der von Charles und Camilla – und sein Exil von England dauerte bis zum Ende seines Lebens. Beziehungsdreiecke bleiben also häufig über viele Jahre bestehen, auch wenn die Beteiligten längst woanders leben. In der britischen Königsfamilie haben solche Dreiecke eine außergewöhnlich lange Geschichte. Was in den nächsten Generationen geschieht, bleibt abzuwarten.

Gehen wir nämlich über die letzten fünf Generationen zurück bis zu Königin Viktoria, lässt sich tatsächlich in jeder Generation im Umfeld des Thronerben ein ähnliches Muster erkennen (siehe **Abbildung 5-7: Britische Königsfamilie: Fünf Generationen mit Beziehungsdreiecken**). Viktoria war für die Absolutheit ihrer moralischen Grundsätze und Regeln so bekannt, dass der Begriff „viktorianisch" auch auf diese rigide Geisteshaltung an sich übertragen wurde. Ihr ältester Sohn, Eduard VII., der erst mit 61 den Thron bestieg, war dagegen in seiner Jugend für seine Vorliebe für das „wilde Leben" bekannt. Königin Viktoria gab ihm die Schuld am frühen Tod seines Vaters. Sein ältester Sohn Bertie führte ein ähnlich ausschweifendes Leben und starb mit 25 an Syphilis, was viele für einen Glücksfall hielten, weil er zum Regieren kaum imstande gewesen wäre. Der Thron ging an seinen äußerst konservativen, prüden Bruder, König Georg V., der es abgelehnt hätte, eine geschiedene Person auch nur zu empfangen. Sein ältester Sohn, Eduard, wiederum war es, der auf den Thron verzichtete, um die zweimal geschiedene Amerikanerin Wallis Simpson I., zu heiraten. Sein konservativer Bruder, Georg VI, rückte an seine Stelle und sorgte dafür, dass Eduard und seine Frau zu Lebzeiten nie wieder nach England kommen durften. In der nächsten Generation gab es dann die „gute" Königin Elisabeth und ihre „wilde", rebellische Schwester Margaret, die sich in Peter Townsend verliebte, einen verheirateten Bürgerlichen, der 16 Jahre älter war als sie und für die Stallungen ihres Vaters zuständig war. Schließlich wollte ihre Schwester, die Königin, ihr erlauben, ihn zu heiraten, sagte ihr aber, sie würde dadurch die Unterstützung und ihre Position in der königlichen Familie verlieren – Margaret gab dem Familiendruck nach. In jeder Generation gab es also mächtige Beziehungsdreiecke mit einem „guten" und einem „bösen" Kind sowie

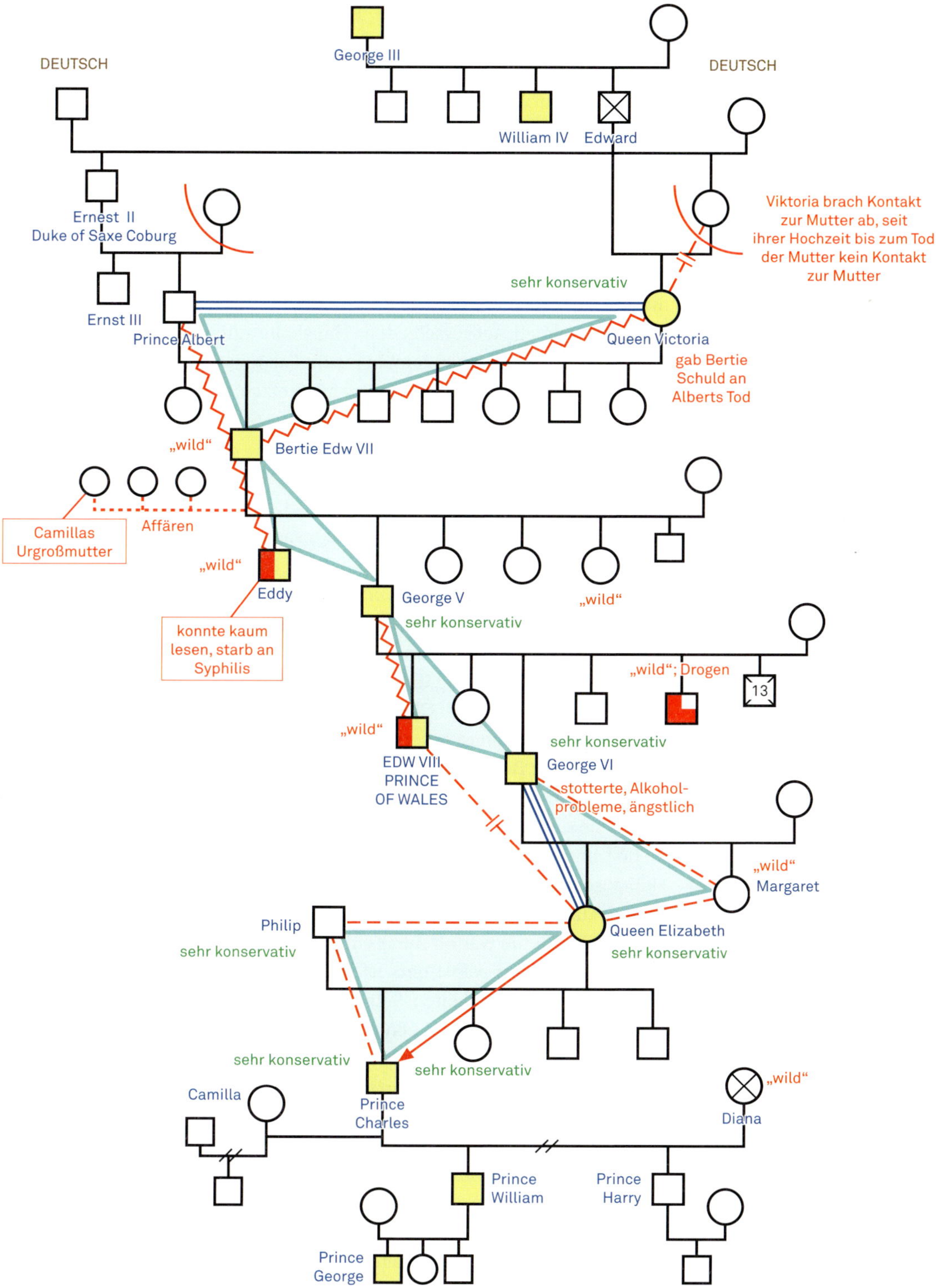

Abbildung 5-7: Britische Königsfamilie: Fünf Generationen mit Beziehungsdreiecken

einem „guten“ und einem „bösen“ Elternteil. Die Dreiecke, in die Diana und Charles hineingerieten, waren demnach Teil einer sehr langen Tradition.

Stieffamilien

Ein zunehmender Prozentsatz von Kindern in den USA verbringt einen Teil seiner Kindheit in einer Stieffamilie, daher ist es wichtig, die besondere Dynamik solcher Familien zu kennen, bei denen ein neuer Elternteil und vielleicht auch neue Halb- oder Stiefgeschwister in die Familie kommen. Je nach individueller Regelung können die Kinder aus den ersten Ehen im selben Haushalt wohnen, auf verschiedene Haushalte aufgeteilt sein oder zwischen mehreren Haushalten pendeln. In jedem Fall müssen sich Stieffamilien mit ganz spezifischen Problemen auseinandersetzen: Sorgerecht, Besuchsrecht, Eifersucht, Bevorzugung, Loyalitätskonflikte, Stiefeltern, Stiefgeschwistern usw.

Wichtig ist, ein genaues Genogramm zu erstellen, aus dem sich klar erkennen lässt, wer alles zur Familie gehört, einschließlich Tanten, Onkel, Großeltern und nicht verwandter Bezugspersonen, um die Auswirkungen der Trennung und erneuten Eheschließung auf jedes einzelne Familienmitglied näher beleuchten zu können. Die für diesen Familientypus charakteristischen Beziehungsmuster und Dreiecke zeigen sich beispielsweise auch in der Familie von Bill Clinton (siehe **Abbildung 5-8: Bill Clinton: Wiederverheiratung, Trennung und Scheidung**).

Der Mann, der mit Bill Clintons Mutter verheiratet und vermutlich auch sein Vater war, William Jefferson Blythe Jr., war offenbar gerade in Italien, als Virginia mit Bill schwanger wurde. Er war bereits mehrmals verheiratet gewesen, ehe er Clintons Mutter, Virginia, ehelichte, die erst viele Jahre später, als sie selbst schon im Sterben lag, von seinen früheren Ehen erfuhr.

Erst im mittleren Lebensalter erfuhr Bill Clinton, dass er zwei weitere Halbgeschwister aus William Blythes früheren Ehen hatte. Er traf sich mit seinem Halbbruder, Leon, nicht jedoch mit seiner Schwester, Sharon (Clinton, 2005). Blythe war offenbar ein geheimnisumwitterter Charmeur, der sich immer wieder selbst neu erfand. In seiner Lebensgeschichte gibt es zahlreiche Unstimmigkeiten. Selbst sein Geburtsdatum steht infrage. Seine Familie und sein Grabstein nennen den 27. Februar 1928, die entsprechenden Einträge in den Akten der Armee sowie seine Heiratsurkunde führen den 21. Februar 1917 als Geburtsdatum auf. Virginia berichtete später, sie habe ihn kennengelernt, als er durch Shreveport kam, laut Armeeakten war er jedoch zwei Monate vorher dort gewesen. Er erzählte Virginia nicht, dass er bereits im Dezember 1935 schon einmal geheiratet hatte, im folgenden Jahr geschieden wurde und einen Sohn hatte, Henry Leon Blythe, geboren 1938. Auch von einer weiteren Eheschließung am 11. August 1938 und einer zweiten Scheidung neun Monate später auf richterlichen Beschluss wegen „extremer Grausamkeit und grober Pflichtverletzung“ (Maraniss, 1995) wusste sie nichts. Ahnungslos war Virginia außerdem hinsichtlich einer drit-

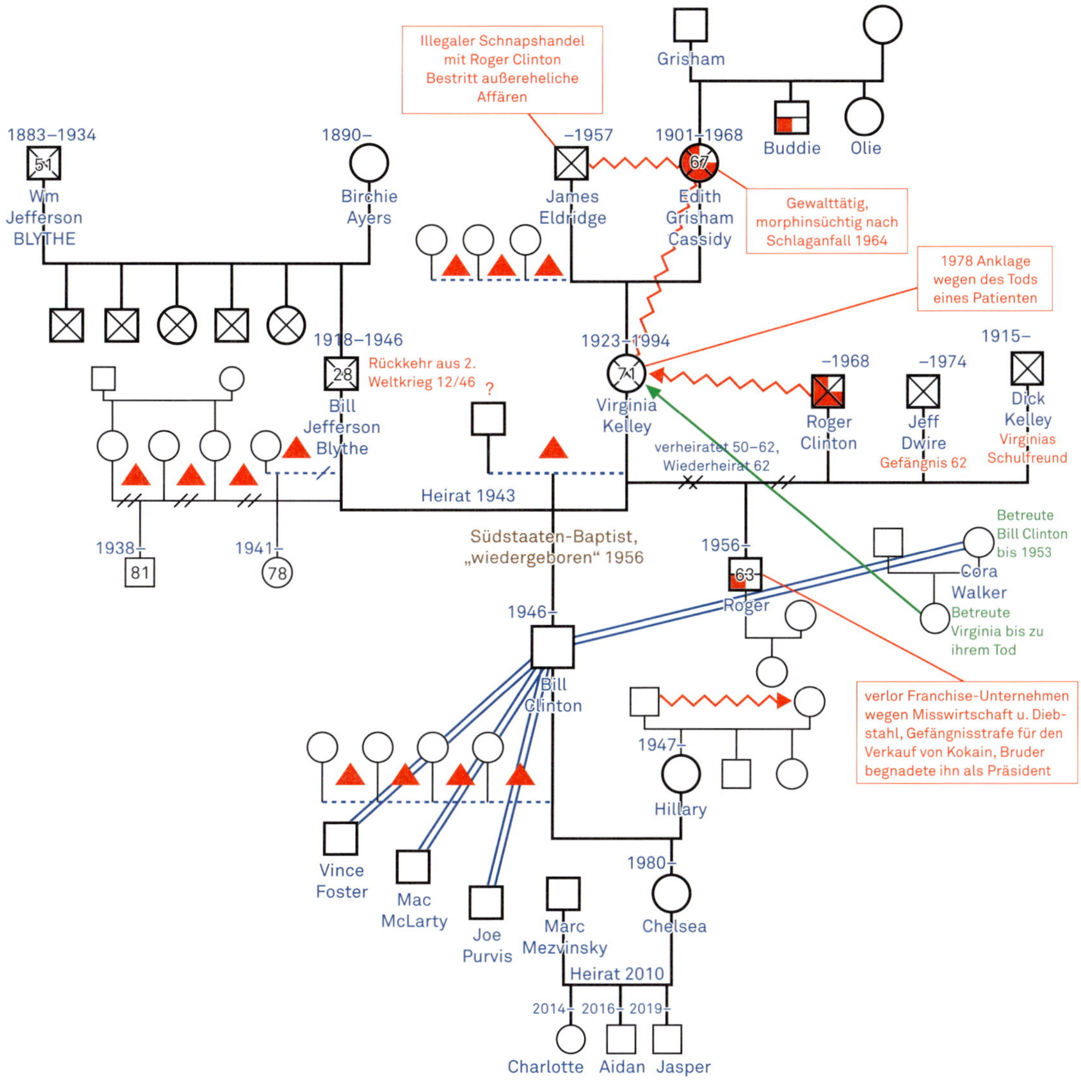

Abbildung 5-8: Bill Clinton: Wiederverheiratung, Trennung und Scheidung

ten Ehe 1940 mit der jüngeren Schwester seiner ersten Frau, die er offenbar in aller Eile schloss, um der Heirat mit einer vierten Frau zu entgehen, die behauptete, von ihm schwanger zu sein. Darüber hinaus gibt es eine weitere Geburtsurkunde, die ihn als Vater aufführt, ausgestellt 1941 in Kansas City für eine Tochter, Sharon Lee Blythe. Ihre Mutter war Wanetta Alexander, eine Kellnerin, die er in diesem Jahr ebenfalls in Missouri heiratete.

Blythe war jedoch nicht der Einzige in der Familie, der sich mit immer neuen Versionen seiner Lebensgeschichte herausredete und damit Unstimmigkeiten und Widersprüche auszubügeln versuchte. Clintons Großvater mütterlicherseits, James Eldridge, bestritt beständig, dass er mit dem zweiten Mann seiner Tochter, Roger Clinton, einen illegalen Schnapshandel betrieb, obwohl dies eindeutig der Fall war. Er bestritt auch alle Vorwürfe der ehelichen Untreue, obwohl im Umfeld der Familie alle über seine Affären Bescheid wussten. Auch Bill Clintons Mutter Virginia scheint im Laufe der Zeit verschiedene Versionen ihrer eigenen Lebensgeschichte erzählt zu haben. Solche Lügen und Umdeutungen können eine starke Wirkung auf ein Kind haben, wie es bei Clinton zweifellos der Fall war.

Die häufig stark fluktuierenden Strukturen und Arrangements in solchen Familien zeichnerisch festzuhalten kann eine echte Herausforderung sein. 1950, als Bill vier Jahre alt war, heiratete Virginia zum zweiten Mal. Ihr zweiter Ehemann, Roger Clinton, war ebenfalls vorher verheiratet gewesen. Virginia ließ sich später von Clinton scheiden, ging kurzfristig eine andere Ehe ein und heiratete Roger ein paar Monate später zum zweiten Mal. Solche Muster sagen natürlich etwas über die Instabilität einer Paarbeziehung aus, liefern aber auch Schlüsselinformationen für das Verständnis der Ängste und Überlebensstrategien der betroffenen Kinder.

Darüber hinaus ist es wichtig, auch solchen Strukturen Beachtung zu schenken, in denen zum Beispiel Paten oder andere Verwandte eine Rolle spielen, da die familiären Beziehungsmuster durch sie nachhaltig beeinflusst sein können. Tanten, Onkel, Cousins und Cousinen, Pflegekinder und Hausangestellte können alle Teile des Haushalts sein. Tagesmütter, enge Freunde oder andere „Außenseiter“, die für eine Familie mit inneren Brüchen besonders wichtig sein können, werden oft als informelle Mitglieder der erweiterten Familie angesehen und sollten mit in das Genogramm aufgenommen werden, wie wir dies bei der Haushälterin der Familie Clinton, Cora Walker, getan haben, die seit 1953 für die Familie arbeitete und deren Tochter Maye später Virginia Clinton bis zu ihrem Tod 41 Jahre später im Jahr 1994 pflegte und versorgte. Wir haben auch Bill Clintons Freunde aus der Grundschulzeit, Vince Foster, Mac McLarty und Joe Purvis aufgenommen, die 50 Jahre später mit ihm ins Weiße Haus einzogen.

Bei der Betrachtung eines Drei-Generationen-Haushalts sollte das Augenmerk immer auf generationenübergreifende Grenzen, Bündnisse und Konflikte gerichtet werden. Wichtig ist zum Beispiel die Frage, wer für die Kinder Elternfunktionen übernimmt und welche Gefühle die erwachsenen Kinder ihren Eltern entgegenbringen. Virginia Clinton hat ihren Vater über alles geliebt, ihre Mutter aber schon immer als allzu dominant empfunden. Ihre Konflikte wegen des Sorgerechts für Bill führten fast zu einem Gerichtsverfahren. Als Virginia erneut heiratete, hatte sie die nötigen Ressourcen, um Bill zu unterstützen, dennoch konkurrierten sie und ihre Mutter, wie Freunde der Familie berichten, ihr ganzes Leben lang um Bill. Wie bei den meisten Kindern bestand sein einziger Wunsch darin, dass ihnen klar wurde, dass er sie beide brauchte (Gartner, 2008).

In jedem Fall sollten die Rollen und Beziehungen all der Mitglieder der erweiterten Familie, die mit im Haushalt leben, gründlich hinterfragt werden. Je nach individueller Rolle und struktureller Position in der Familie können die Beziehungsprobleme stark variieren. Die Eltern, der Bruder, die Schwester, der Cousin oder die Cousine eines Ehepartners mögen dem anderen Partner als Eindringlinge erscheinen, während Adoptiv- und Pflegekinder, je nach ihren persönlichen Eigenarten und den Gegebenheiten in der Familie, oft als „das besondere Kind" oder „das problematische Kind" in vorhersagbare Beziehungsdreiecke hineingezogen werden. Es ist wichtig nachzufragen, wie die verschiedenen Familienmitglieder sowohl in der unmittelbaren als auch in der erweiterten Familie auf den Einzug (oder vielleicht auch nur ausgedehnten Besuch) eines weiteren Familienmitglieds reagiert haben.

In-vitro-Fertilisation

Auch die Netzwerke von Kindern, die mittels Samenspenden gezeugt wurden, können sehr komplex sein, sind aber in einem Genogramm durchaus darstellbar. **Abbildung 5-9** zeigt ein lesbisches Paar mit einem durch künstliche Befruchtung entstandenen Kind, das Sue, die eine Partnerin, zur Welt brachte und Ann, die andere Partnerin, adoptierte. Der leibliche Vater, ein Samenspender, wird durch ein betont kleines Kästchen symbolisiert. Die früheren Beziehungen der Eltern sind in dem Genogramm ebenfalls dargestellt. Sue war mehrmals verheiratet und wieder geschieden, Ann hatte mit mehreren Partnerinnen zusammengelebt. Burke und Faber (1997) schlugen vor, ein „Genogrid", eine Adaption des Genogramms, anzulegen, um die Liaisons, langfristigen Bindungen und sozialen Netzwerke lesbischer Paare sichtbar zu machen. Das Genogrid unterscheidet historische Einflüsse, primäre emotionale und soziale Beziehungen sowie intime Beziehungen.

Abbildung 5-9: In-vitro-Fertilisation

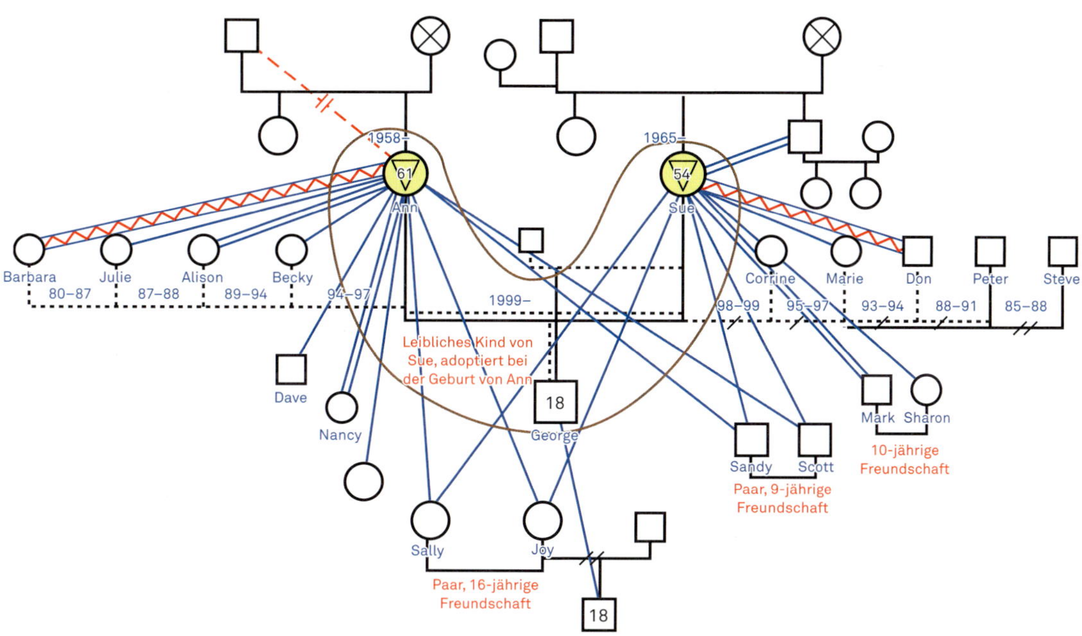

Kinder, die in mehreren Haushalten aufwachsen

Wenn die „funktionale" Familie sich von der biologischen oder rechtlichen Familie unterscheidet, die Kinder also zum Beispiel von einem Großelternteil oder einer informellen Pflegefamilie aufgezogen werden, ist es nützlich, ein eigenes Genogramm aufzustellen, um die funktionale Struktur zu verdeutlichen (siehe Watts Jones, 1998).

Haben Kinder im Laufe der Zeit in unterschiedlichen (leiblichen, Pflege-, Adoptiv-) Familien gelebt, können getrennte Genogramme helfen, die verschiedenen Situationen zu illustrieren. **Abbildung 5-10: Louis Armstrong: Verschiedene familiäre Konstellationen in der Kindheit** zeigt die sehr unterschiedlichen familiären Konstellationen, in denen Louis Armstrong seine ersten 17 Lebensjahre verbrachte. Louis Armstrong, vielleicht der größte Jazzmusiker aller Zeiten, war ein erstaunlich erfinderischer, kreativer und technisch hervorragender Musiker, der in großer Armut und schon als Kleinkind in sich ständig wandelnden familiären Konstellationen in New Orleans aufwuchs. Zum Glück fand er von früher Kindheit an Unterstützung für sein phänomenales Talent. Seine große Intelligenz und sein Erfindungsreichtum halfen ihm, sich darüber hinaus aus eigener Kraft weiterzuentwickeln. Bald nach seiner Geburt lebte er bei der Mutter seines Vaters, Josephine Armstrong, da seine Eltern sich getrennt hatten und sein Vater bei einer anderen Frau eingezogen war. Im Jahr darauf versöhnten sich aller-

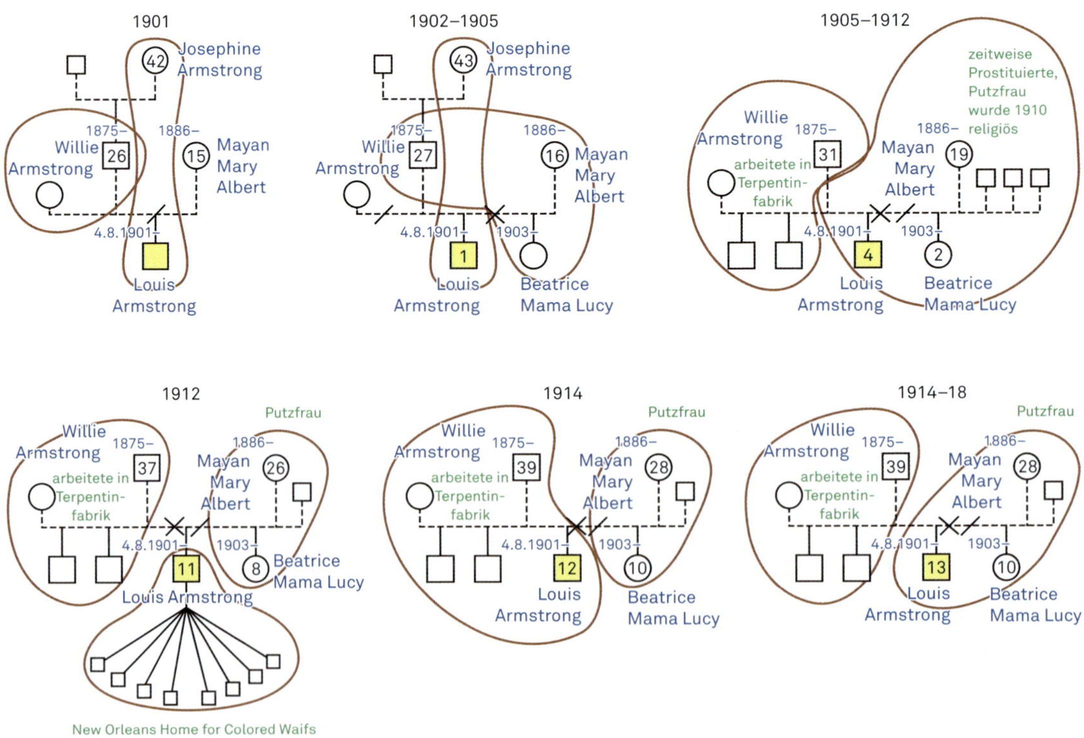

Abbildung 5-10: Louis Armstrong: Verschiedene familiäre Konstellationen in der Kindheit

dings seine Eltern wieder, und 1903 kam Beatrice, Louis' Schwester, zur Welt. Louis blieb dennoch bei seiner Großmutter, bis sich seine Eltern 1905 endgültig trennten und er und seine „Mama Lucy" genannte Schwester für die nächsten Jahre zu ihrer Mutter und deren häufig wechselnden Freunden zogen. 1912, mit 11 Jahren, wurde Louis wegen Unruhestiftung in das *New Orleans Home for Colored Waifs*, ein Heim für obdachlose schwarze Jugendliche, eingewiesen, nachdem er in der Silvesternacht mit dem Revolver seines Onkels in die Luft geschossen hatte. Dort blieb er bis 1914, als er zu seinem Vater und seinen Halbgeschwistern zog. Doch kehrte er bald wieder zu seiner Mutter zurück, bis er mit 17 Jahren nach Chicago ging, um dort in King Olivers Band mitzuspielen. All die verschiedenen Familienkonstellationen, in denen er lebte, mit eigenen Genogrammen nachzuvollziehen, hilft uns, seine außerordentliche Resilienz und sein Talent für Improvisation und kreative Zusammenarbeit sichtbar zu machen.

Kompliziert wird es auch immer dann, wenn Kinder adoptiert wurden, in mehreren Haushalten aufwuchsen oder mehrfach zwischen Pflegefamilien, Verwandten oder Freunden pendelten. Bei der Arbeit mit einer Person mit dieser Erfahrung hat es sich als hilfreich erwiesen, die verschiedenen Haushalte aufzuzeichnen, um die Komplexität ihrer Situation zu verdeutlichen, was über eine Chronologie oder bloße Auflistung der Menschen, mit der sie zusammenlebte, weit hinausgeht.

Abbildung 5-11: Peter Fonda: Verschiedene familiäre Konstellationen in der Kindheit zeigt elf verschiedene Lebenskonstellationen, in denen Peter Fonda lebte, bis zum Alter von 20 Jahren. Es zeigt die traumatischen Veränderungen seiner Kindheit und Jugend: als sein Vater die Familie verließ, als er mit sechs Jahren ins Internat geschickt wurde, als die Familie 1947 kurzzeitig wieder zusammenkam und als die Mutter in ein psychiatrisches Krankenhaus kam. Es zeigt, dass die Bindung an seinen Hund stärker wurde, als seine Mutter ins Krankenhaus kam und sich schließlich das Leben nahm. Seine Großmutter ließ den Hund töten und die Familie trennte sich wieder – Peter und seine Schwester wurden auf verschiedene Internate geschickt, während der Vater mit seiner neuen Frau wegzog und ein neues Baby bekam. Dann verließ der Vater die neue Frau und zog mit einer weiteren Ehefrau fort.

Aus den Grafiken wird klar, wie viele Verlust Peter verkraften musste: seine Mutter, seinen Vater, seine Großmutter, seine Schwester, seinen Hund, seine Nanny, Katie und seine Stiefmutter Susan. Die Genogramme machen die wiederholten Verluste mehr als deutlich. Um die Entwicklung eines Menschen zu verstehen, der so viele Veränderungen durchlebt hat, ist es nützlich, eine Chronologie der Umzüge anzulegen. Auch wenn eine solche Situation sehr kompliziert ist, lohnt es sich, die Veränderungen möglichst genau aufzuzeichnen, um die Traumata des Kindes darzustellen und der Familie dabei zu helfen, sich klarzumachen, welche Auswirkungen solche Umbrüche auf das Leben eines Kindes haben. In komplexen Situationen wie diesen ist es sinnvoll, ein Genogramm für jede schwierige Phase zu zeichnen, um so die Veränderungen im Detail verfolgen zu können.

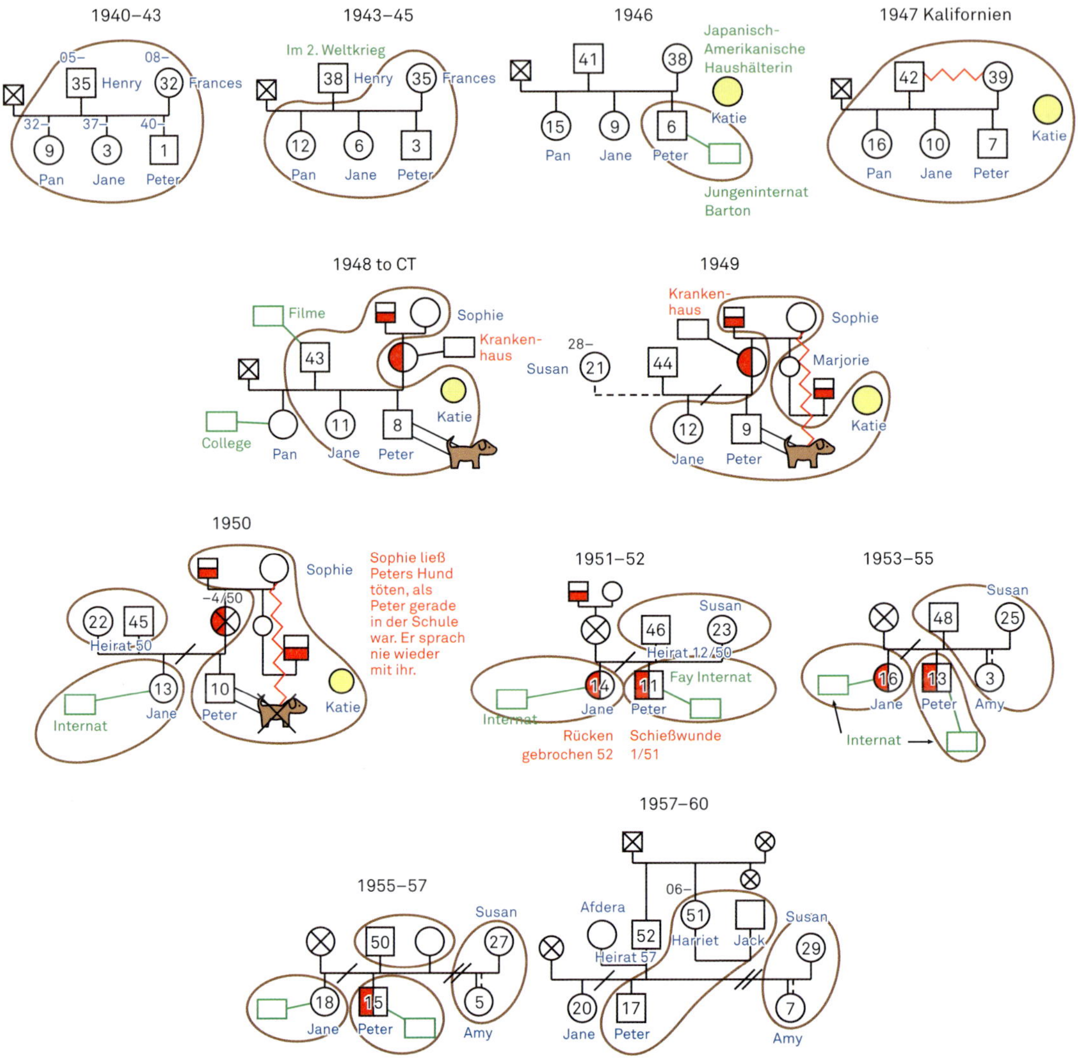

Abbildung 5-11: Peter Fonda: Verschiedene familiäre Konstellationen in der Kindheit

Dreiecke mit Haustieren und Objekten

Triangularisierungen sind natürlich nicht auf Menschen beschränkt, auch Tiere und andere Objekte können Teil eines Beziehungsdreiecks werden. Das Engagement eines Ehepartners außerhalb der Ehe mag der Arbeit, dem Hobby, dem Alkohol, einem Haustier, dem Sportverein, dem Internet usw. gelten – die Auswirkungen sind oft die gleichen, mit dem Unterschied, dass in einem solchen Fall vom dritten Element im Dreieck kein aktives Feedback ausgeht. Ähnlich wie bei einem nur aus Menschen bestehenden Beziehungsdreieck gilt jedoch: Je intensiver sich der eine Partner der Arbeit, einer Affäre, der Flasche oder dem Internet zuwendet, desto negativer reagiert die andere Person auf das dritte Element und die ihm entgegengebrachte Zuwendung. Je negativer jedoch die Einstellung der anderen Person, desto stärker hält die erste an der triangularisierten Sache fest. Ist dies der Fall, sollte es unbedingt im Genogramm vermerkt werden. Häufig in Familien anzutreffen sind Beziehungsdreiecke mit Haustieren, zum Beispiel mit dem Familienhund. Auch hier gilt: Je enger die Beziehung der einen Person zu dem Tier, desto mehr Negativität entsteht am anderen Ende des Dreiecks.

Wie wir gesehen haben, hatte Peter Fonda eine extrem enge Bindung an seinen Hund (siehe **Abbildung 5-12: Peter Fonda: Beziehungsdreieck mit Hund**), vor allem nach der psychischen Erkrankung und dem Suizid seiner Mutter, als er sich sehr einsam fühlte, weil sein Vater weg war und seine Großmutter bei ihnen eingezogen war. Die Großmutter jedoch kam mit dem Hund nicht zurecht, fühlte sich von ihm belästigt und ließ ihn eines Tages einschläfern, als Peter gerade nicht zu Hause war. Peter verzieh ihr dies nie. Zweifellos spiegelte ihre Reaktion andere Familientraumata wider, mit denen die Großmutter nicht umgehen konnte – mit der psychischen Erkrankung und dem Suizid ihrer Tochter, der Alkoholsucht und dem Tod ihres Ehemanns, der Tatsache, dass Henry Fonda sie mit ihren Enkeln nach dem Tod ihrer Tochter allein ließ. Der Hund wurde zu einem Sündenbock und reagierte, wie dies bei Haustieren oft der Fall ist, wahrscheinlich nur auf den Stress, der in der Familie herrschte. Mit seinem schwierigen Verhalten überforderte er die Großmutter. Auf diese Weise treiben Dreiecke multiple Stressfaktoren in einer Familie auf die Spitze.

Eheschließungen innerhalb einer Familie

Beim Zeichnen von Genogrammen kann es schwierig werden, wenn in Familien mehrfach untereinander geheiratet wird, also wenn Cousins und Cousinen oder Stiefgeschwister miteinander die Ehe schließen. Es kommt

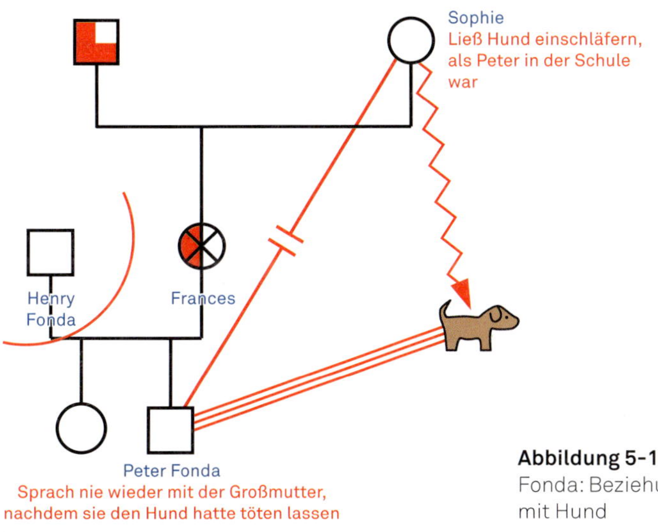

Abbildung 5-12: Peter Fonda: Beziehungsdreieck mit Hund

ein Punkt, an dem man auf mehrere Seiten oder zusätzliche Notizen zum Genogramm ausweichen muss, um solche Komplexitäten zu klären.

Manchmal kann ein Genogramm wegen der mehrfachen Verbindungen zwischen den Familienmitgliedern auch dann verwirrend sein, wenn zum Beispiel zwei Mitglieder der einen Familie zwei Mitglieder einer anderen heiraten. Auch in solchen Fällen ist bald ein Grad an Komplexität erreicht, an dem wir die Details nicht mehr alle auf einmal darstellen können. Computergenerierte Genealogieprogramme lösen dies häufig so, dass sie jeweils nur einen Zweig einer Familie auf einmal zeigen, doch gibt es natürlich Situationen, in denen die Komplexität genau das ist, was wir zeigen und näher untersuchen wollen, sodass uns gar nichts anderes übrig bleibt, als die Gesamtstruktur im Blick zu behalten.

Die Familie von Charles Darwin ist in dieser Hinsicht eine der komplexesten Familien, die wir je gesehen haben. **Abbildung 5-13: Familie Darwin** zeigt mehrere Generationen von Teilen dieser Familie, in der ständig untereinander geheiratet wurde, was Darwins Interesse an der Evolution beeinflusst haben mag. In vielen Generationen gab es mehrere innerfamiliäre Eheschließungen. So waren zum Beispiel Darwins Mutter und der Vater seiner Frau Emma Geschwister, er und Emma also Cousin und Cousine. Und nicht nur das: Auch die Eltern dieser beiden Geschwister waren Cousin und Cousine gewesen!

Darüber hinaus gab es in Charles' Generation weitere Ehen von Cousins und Cousinen. Seine Schwester Caroline heiratete Emmas Bruder Josiah III, Emmas Bruder Henry heiratete seine Cousine Jessie und ein weiterer Bruder, Hensleigh, nahm seine Cousine Fanny zur Frau, obwohl Charles' Bruder Erasmus sein Leben lang ebenfalls in Fanny verliebt war. Und schließlich ehelichte Charles' Schwester Emily den Mann von Emmas Schwester, Charlotte, nachdem Charlotte gestorben war.

In der Familie Darwin gab es neben Charles viele kreative Köpfe, zum Beispiel Josiah Wedgwood, Schöpfer des berühmten Wedgwood-Porzellans. Darwins Großvater väterlicherseits, Erasmus Darwin, war ein bekannter Arzt, Naturwissenschaftler, Erfinder und Dichter. Zur Familie gehörten auch der Wissenschaftler und Erfinder Francis Galton und der Komponist Ralph Vaughan Williams. Doch es gab auch Familienmitglieder mit schweren körperlichen und psychischen Behinderungen, was eine große Sorge für Darwin war, der fürchtete, dass die genetischen Konstellationen untereinander heiratenden Cousins und Cousinen solche Behinderungen begünstigten.

Ist die Familienstruktur derart kompliziert, werden Details leicht übersehen, wie zum Beispiel die Tatsache, dass Darwins Bruder Erasmus (Raz) am Jahrestag des Suizids des Onkels Erasmus zur Welt gekommen war und sein ganzes Leben lang in seine Cousine Fanny verliebt gewesen war, die aber einen anderen Cousin geheiratet hatte. Am Ende starb Raz an seiner Opiumsucht.

Darwins Mutter starb, als Charles, das fünfte ihrer sechs Kinder, erst acht Jahre alt war. Auch in den Jahren davor war sie schon krank gewe-

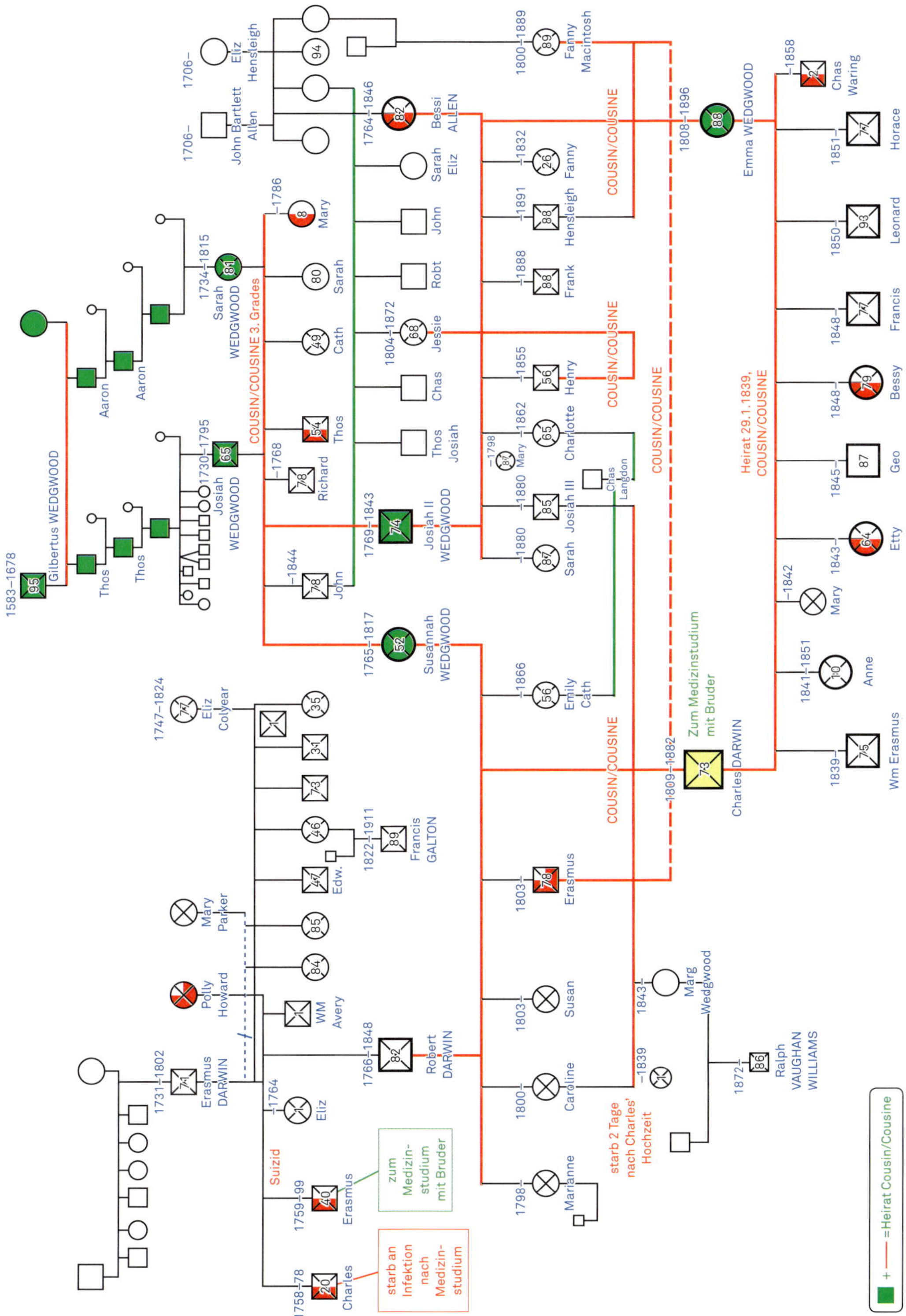

Abbildung 5-13: Familie Darwin

sen. Er erinnerte sich an sie nur auf dem Totenbett. Er glaubte später, das habe daran gelegen, dass seine drei älteren Schwestern in ihrer Trauer den Namen der Mutter kein einziges Mal mehr erwähnt hatten. Charles wurde hauptsächlich von seiner zweiten Schwester, Caroline, aufgezogen, an die er sich vor allem mit Gefühlen erinnerte wie: „Weshalb wird sie jetzt mit mir schimpfen?“, obwohl er sie auch als klug und gütig beschrieb und sagte, sie sei immer darauf aus gewesen, ihn zu fördern (Darwin, 1958, S. 22). Sich selbst bezeichnete er als einen „ungezogenen Jungen“, nicht gut beim Lernen, aber schon immer ein leidenschaftlicher Sammler. Manchmal habe er „absichtlich Unwahrheiten erfunden“, nur um etwas mehr Aufregung ins Leben zu bringen (Darwin, 1958, S. 23).

Darwin litt unter der kritischen Haltung seines Vaters ihm gegenüber. Er erinnerte sich später, dass sein Vater einmal zu ihm sagte: „Du hast nichts anderes im Kopf als Schießen, Hunde und Rattenfängerei und wirst dir und der ganzen Familie noch große Schande machen“ (Darwin, 1958, S. 27). Und doch vertraute und bewunderte er den Vater, sah in ihm einen großen Diagnostiker und den besten Menschenkenner, den er je kennengelernt habe.

Der Vater, Robert Darwin, war das vierte von fünf Kindern des brillanten Arztes und Abenteurers, Erasmus Darwin, und seiner ersten Frau – und das einzige Kind, das überlebte. Zwei Kinder starben als Babys und ein dritter Sohn, ebenfalls Charles genannt, zog sich während des Medizinstudiums eine Infektion zu, an der er starb. Das vierte Kind, Erasmus, verübte, wie schon erwähnt, am gleichen Tag Suizid, an dem später Charles’ Bruder Erasmus geboren wurde. Charles Darwins Großvater hatte mehrere andere Beziehungen und weitere sieben Kinder, doch Roberts Erfahrung als einziges überlebendes Kind aus der ersten Ehe seines Vaters scheint bei ihm sehr tief gesessen zu haben.

Robert Darwins ältester Bruder, Charles, war zum Medizinstudium nach Edinburgh geschickt worden, gemeinsam mit seinem jüngeren Bruder, Erasmus. Dieser entschied sich jedoch gegen den Arztberuf und wurde stattdessen ein erfolgreicher Anwalt, der später in Schulden geriet und sich mit 40 Jahren durch Ertrinken selbst das Leben nahm, genau vier Jahre, ehe der älteste Sohn seines Bruders, ebenfalls Erasmus, zur Welt kam. Robert selbst wurde ein angesehener Arzt. Er nannte seinen zweiten Sohn Charles nach seinem Bruder, der auf tragische Weise im Medizinstudium gestorben war.

Als Charles Darwin 16 war, eröffnete ihm sein Vater den Plan, dass er seinen 22-jährigen Bruder Erasmus zum Medizinstudium nach Edinburgh begleiten sollte – eine Wiederholung dessen, was in der Familie des Vaters geschehen war. Wie sein Onkel vor ihm blieb Charles nicht bei der Medizin, sondern versuchte es mit Theologie, stellte jedoch nach seinem Abschluss fest, dass er eigentlich am liebsten Naturforscher sein wollte – und heuerte auf der HMS Beagle zu einer fünfjährigen Fahrt nach Südamerika an. Sein Vater war dagegen und sagte, er würde nur zustimmen, wenn Charles „einen einzigen vernünftigen Menschen“ finden würde, der sich für die Idee aussprach. Charles fand seinen Onkel mütterlicherseits, Josiah Wedgwood, der später sein Schwiegervater wurde. Auf seiner Suche nach einem Verständnis der Evolution war die Reise für Darwin prägend. Nach seiner Rückkehr erwog er, die jüngste Tochter seines Onkels Josiah, Emma, zu heiraten.

Um in puncto Eheschließung zu einer Entscheidung zu kommen, erstellte Charles eine Liste der Vor- und Nachteile. Unter den Nachteilen notierte er: dass er nicht mehr an der Konversation kluger Männer in Klubs teilnehmen könne, dass er Ausgaben und Sorgen um Kinder und vielleicht Streit mit seiner Frau hätte. Die Vorteile: dass er jemanden hätte, der ihn liebt und mit dem er spielen könne, „so oder so besser als ein Hund" (Johnson, 2018, S. 12).

Charles scheint die richtige Entscheidung getroffen zu haben. Sein ganzes Leben lang verband ihn eine äußerst enge Beziehung mit seiner Frau. Gleichzeitig hatte er begonnen, seine Theorien zur Evolution zu entwickeln, und fragte seinen Vater, ob er seine Zweifel am Christentum mit ihr teilen sollte. Sein Vater riet ihm ab, aber Charles erzählte Emma trotzdem davon. Emma schrieb an Charles, sie sei von einigen seiner Ansichten sehr verstört und wolle ihn einerseits näher dazu befragen, andererseits aber lieber nicht seine Antworten hören. Charles trug ihren Brief für den Rest seines Lebens immer bei sich und schrieb so, dass sie es nach seinem Tod sehen musste, von außen darauf: „Ich habe diesen Brief viele Male geküsst und darüber geweint." Über das Thema Evolution und seine Schlussfolgerungen, mit denen er die Lehre des Christentums infrage stellte, haben sie nie wieder gesprochen.

Als Darwin später zögerte, seine Theorie und Forschung zur Evolution zu veröffentlichen, traf er interessanterweise die klare Vereinbarung mit Emma, dass sie, falls er vor ihr sterben sollte, für die Veröffentlichung sorgen würde, und sie stimmte dem zu (S. 64).

Das Ehepaar Darwin bekam zehn Kinder. Zwei starben im Säuglingsalter, mehrere andere waren von Anfang an mehr oder weniger stark behindert. Charles befürchtete Inzucht als Ursache hinter diesen Problemen. Den tragischen Tod ihres zweitältesten Kindes, der zehnjährigen Annie, im Jahr 1851 konnten beide Eltern nie ganz verwinden. Es war ein harter Schlag gegen die letzten Reste von Charles' persönlichem religiösem Glauben. Keiner der beiden ging zur Beerdigung, und beide konnten es ihr gesamtes restliches Leben über nicht ertragen, ihren Namen auch nur zu erwähnen.

Gleichzeitig war Darwin mit seiner Familie recht zufrieden. In seiner Autobiografie schrieb er, dass keines seiner Kinder ihm jemals Sorgen bereitet habe (S. 81).

Hypothesen zu Darwins Genogramm

Immer wenn wir ein Genogramm erstellen, versuchen wir, Muster zu erkennen und Hypothesen zu entwickeln, um die Familie besser zu verstehen. Bei der Geschichte der Darwins würden uns mehrere Dimensionen beschäftigen, zum Beispiel:

Welche Rolle spielte Charles Position in der Geschwisterreihe für seine Entwicklung? Wir könnten sagen, dass Charles als jüngerem Bruder eines älteren Bruders und drei älterer Schwestern wahrscheinlich gewisse Freiheiten gewährt wurden und er sich in einem Maße ausprobieren konnte, wie dies bei einem ältesten Sohn wohl kaum möglich gewesen wäre. Ja, sein Vater schickte ihn nur zum Medizinstudium, um seinen Bruder zu begleiten. So ist es vielleicht kein Wunder, dass er, als er mit gerade erst 16 Jahren dort ankam, beschloss, an der Universität nur die Kurse zu besuchen, die ihn interessierten, und den offiziellen Stundenplan nicht allzu ernst nahm.

Darwins spätere Entscheidung, eine fünfjährige Schiffsreise anzutreten, wäre für einen ältesten Sohn wahrscheinlich ebenfalls undenkbar gewesen. Seine Eltern hätten ihn sicher nicht für so lange Zeit in die Ferne ziehen lassen, schon gar nicht ohne erkennbaren Lebensplan. Verstärkt wird dieser Aspekt durch die Tatsache, dass Darwin der jüngere Sohn eines jüngeren Sohnes eines jüngeren Sohnes war, das Muster sich also in seinem Fall bereits über mindestens drei Generationen wiederholte.

Welche Rolle spielten der frühe Verlust der Mütter und die Dominanz willensstarker Väter? Der frühe Verlust ihrer Mütter ließ möglicherweise sowohl Robert als auch seinen Sohn Charles Darwin zu Suchenden werden. Sowohl Charles als auch ein sein Vater hatten dominante Väter mit starken eigenen Interessen. Der jeweilige frühe Verlust der Mütter und die vielfältigen Beschäftigungen der Väter nach dem Verlust könnten Charles und Robert den nötigen Raum dafür gegeben haben, ihren eigenen Neigungen stärker nachzugehen. In Charles' Fall war es das Hobby des Sammelns. Erasmus Darwins intensive Aktivitäten in den verschiedensten Interessensbereichen waren denen seines Enkels sehr ähnlich. In allen Generationen gab es in dieser freigeistigen Familie faszinierende und herausragende Persönlichkeiten.

Welche Rolle spielte die Familie Wedgwood? Auch die Wedgwoods waren Freidenker. Charles stand dem Bruder seiner Mutter, Josiah, am nächsten, der übrigens ebenfalls ein jüngerer Bruder war. Darwins Großvater mütterlicherseits, Josiah Wedgwood, war das jüngste von zwölf Kindern. Auch er hatte ein Elternteil verloren (in diesem Fall seinen Vater), als er erst neun Jahre alt gewesen war. Er selbst gehörte zu den kreativsten, innovativsten und künstlerisch einflussreichsten Männern seiner Zeit. Aus einer Töpferfamilie stammend, begann er zunächst, für seinen ältesten Bruder zu arbeiten, war aber bald aus gesundheitlichen Gründen gezwungen, neue Wege zu gehen, und sorgte dadurch für umwälzende, kreative Veränderungen in der gesamten Branche. Es waren Josiah Wedgwoods Neuentwicklungen, die dafür sorgten, dass das Wedgwood-Porzellan bis heute so berühmt ist. Er liebte das Experimentieren und seine Arbeiten waren originell – etwas, für das sein älterer Bruder, der das traditionelle Familienunternehmen führte, wenig Sinn hatte. Doch Josiah hatte in seiner Jugend Pocken gehabt, was ihn sehr schwächte, insbesondere in den Knien, sodass er nicht mehr ganze Tage an der Töpferscheibe verbringen konnte. Dies brachte ihn dazu, andere Aspekte der Porzellanherstellung zu erkunden und all die kreativen, künstlerischen Veränderungen einzuführen, die den Namen Wedgwood so berühmt machen sollten. Als sein älterer Bruder sich weigerte, seine Ideen umzusetzen, machte er sich selbstständig. Am Ende wurde er Hoflieferant der Königin und hatte auf dem Weg dorthin viele kreative Ideen entwickelt und umgesetzt.

Welche Rolle könnte die wechselseitige Inzucht in der Familie für Charles' Entwicklung gespielt haben? Die gehäufte wechselseitige Inzucht in der Familie Darwin/Wedgwood bereitete Charles Darwin große Sorgen. Dass in der Familie immer wieder untereinander geheiratet wurde, sogar unter direkten Cousins und Cousinen, könnte darauf hindeuten, dass bei der Wahl der Partnerin oder des Partners eine besondere Vertrautheit gesucht und das Abenteuer für andere Aspekte des Lebens reserviert wurde. Seine Frau Emma hatte Charles bereits sein ganzes Leben lang gekannt sich mit ihr extrem wohl gefühlt. Dies könnte für ihn ein wichtiger Faktor gewesen sein, da er schon früh erkannt zu haben scheint, dass die radikalen Schlussfolgerungen aus seinen Forschungen eine ernsthafte Bedrohung darstellen könnten – für eine Ehefrau ebenso wie für die gesamte Gesellschaft, in der er lebte. Und so war es auch!

Andererseits machte sich Darwin große Sorgen, weil er seine Cousine geheiratet hatte; die Frage, welche Folgen dies für die nächste Generation haben könnte, trieb sicherlich auch sein Studium der menschlichen Evolution voran.

Welche Rolle könnten die lebenslangen Muster von Krankheit und Behinderung für seine Leistungen gespielt haben? Was waren die Auswirkungen der vielen Verluste und ernsthaften Behinderungen? In der Familie Darwin/Wedgwood gab es zahlreiche Verluste und Dysfunktionen, die in Charles' eigener Erfahrung ihren Widerhall fanden. Seine Mutter starb, als er acht Jahre alt war, und er erinnerte sich später kaum an sie. Die Trauer der Kinder nach dem Tod der Mutter wurde offenbar totgeschwiegen. In der nächsten Generation waren Charles und Emma so getroffen vom Verlust ihrer Tochter, dass beide nicht zur Beerdigung gingen und auch nie ihr Grab besuchten. Obgleich Charles bei ihr war, als sie starb, konnte er es nicht ertragen, bis zum Begräbnis zu bleiben. Darwins Großmutter väterlicherseits hatte ein ernsthaftes Alkoholproblem. Seine Tochter Etty (Henrietta) war eine lebenslange Hypochonderin. Von seiner Tochter Lizzy heißt es, sie habe sich „wunderlich" benommen. Sein Onkel mütterlicherseits, Thomas Wedgwood, ein talentierter Pionier der Fotografie, der mit Opium experimentierte und offenbar homosexuell war, hatte einen Nervenzusammenbruch und starb als chronisch Kranker im Alter von 34 Jahren (Wikipedia, 2019). Charles' Onkel Erasmus verübte Suizid, sein Bruder Erasmus wurde opiumsüchtig (Desmond & Moore, 1991).

Andererseits war sein Onkel Josiah Wedgwood, von Pocken geschwächt und zu ausdauernder körperlicher Arbeit unfähig, mit einer außergewöhnlichen Kreativität gesegnet und revolutionierte mit seinen neuen Methoden die Herstellung und Gestaltung von Porzellan. Könnte Darwins Brillanz im wissenschaftlichen Denken durch seine lange Erfahrung mit körperlichen Krankheiten, die seine Gesundheit und Mobilität einschränkten, auf ähnliche Weise befördert worden sein?

Welche Muster könnten zu Darwins außergewöhnlich guten Beziehungen zu seiner Frau und seinen Kindern, wie sie für Männer seiner Zeit nicht typisch waren, beigetragen haben? Wir haben (noch) keine Hypothese dazu, aber Genogrammanalysen beginnen immer mit offenen Fragen!

Welche Muster könnten seine kreative Beschäftigung mit radikalen Forschungsfragen, die alle in der Gesellschaft vorherrschenden religiösen Grundüberzeugungen infrage stellten, vorangetrieben haben? Sicherlich hat das freigeistige Vermächtnis seiner beiden Großväter zu seinem kühnen Forscherdrang beigetragen. Beide waren Innovatoren gewesen, die mit Traditionen gebrochen hatten. Er war Teil einer außergewöhnlichen Familie mit talentierten und kreativen Künstlern und Wissenschaftlern, darunter auch später noch zum Beispiel der Komponist Ralph Vaughan Williams und der Wissenschaftler Francis Galton.

Ungewöhnliche Familienkonstellationen

Schon beim allerersten Blick auf ein Genogramm springen manchmal bestimmte strukturelle Merkmale ins Auge, die kritische Familienthemen nahelegen. Das gilt zum Beispiel auch für das Genogramm von Elizabeth Blackwell, der ersten Ärztin der USA (siehe **Abbildung 5-14: Familie Blackwell: Ungewöhnliche Familienkonstellationen**), das mehrere interessante und ungewöhnliche Familienkonstellationen illustriert:

- Zu dieser faszinierenden Familie gehörten Elizabeth Blackwell, die erste Ärztin, sowie Antoinette Brown, die erste Pastorin der USA, sowie zahlreiche andere erfolgreiche Ärztinnen, Pastorinnen, Künstlerinnen und Suffragetten.
- Doch, wie es so oft der Fall ist, stehen auch in dieser Familie Muster von Erfolg und von Versagen nebeneinander. Neben der Dominanz beruflich erfolgreicher Frauen galt eine fünfte Schwester als „immer kränklich". Das gleiche Muster wiederholte sich in der nächsten Generation in der Familie von Samuel Blackwell und Antoinette Brown: Zwei Töchter wurden Ärztinnen, eine wurde Pastorin, eine Künstlerin und eine war die „Invalidin".
- Drei Söhne in der ersten US-Generation, die sich selbst als Feministen verstanden, heirateten wiederum außergewöhnliche Frauen: Samuel heiratete Antoinette Brown, die erste Pastorin der USA, Henry heiratete Lucy Stone, eine der wichtigsten frühen Suffragetten in den USA, und George heiratete Lucys Cousine, Emma Lawrence, eine weitere führende Suffra-

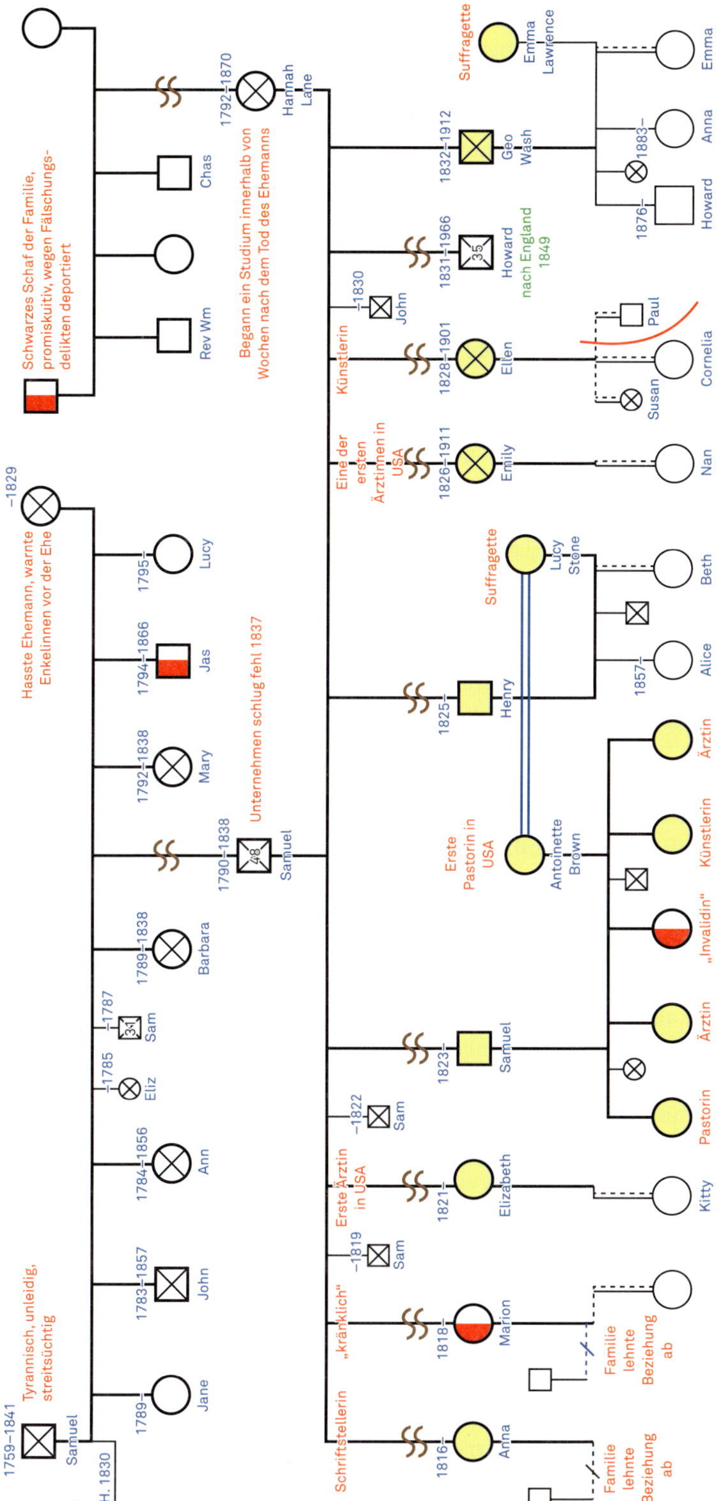

Abbildung 5-14: Familie Blackwell: Ungewöhnliche Familienkonstellationen

gette. Der vierte Sohn, Howard, ging nach Großbritannien zurück, blieb unverheiratet und starb mit 35.

- Keine der fünf Schwestern heiratete, genauso war es bei den fünf Schwestern ihres Vaters Samuel in der Generation davor, und auch von den 14 Frauen in der dritten Generation waren nur einige wenige verheiratet.
- Die unverheirateten Töchter adoptierten sieben Kinder, ihre Brüder nahmen zwei weitere Kinder an. Nur eines dieser Kinder war ein Junge und wurde wieder zurückgeschickt, weil er „nicht in die Familie passte".

Die Blackwells waren eine bemerkenswert kreative, resiliente Familie mit einem auffällig großen Anteil an starken und erfolgreichen Frauen. Diese Struktur fordert zu einer tiefergehenden Exploration der Einstellung zu den traditionellen Geschlechterrollen in dieser außergewöhnlichen Familie heraus. Fast alle Familienmitglieder waren erklärte Feministinnen (auch die Männer!). Es wäre faszinierend, den Schlüssel zu den inneren Gesetzen und Einstellungen einer Familie zu kennen, die in der Lage war, so viele starke und erfolgreiche Frauen hervorzubringen. Horn (1983) schreibt, die Institution der Ehe sei innerhalb der Familie Blackwell äußerst negativ bewertet worden; ja, man habe den Töchtern regelrecht vom Heiraten abgeraten. Eine sehr interessante Tatsache ist, dass sich zwei der drei Schwägerinnen Elizabeths – Lucy Stone, die berühmte Suffragette, und Antoinette Brown, die erste Pastorin der USA – bereits im College in Oberlin angefreundet und lange vor dem ersten Zusammentreffen mit der Familie Blackwell beschlossen hatten, nicht zu heiraten und stattdessen Kinder zu adoptieren. Als sie die außergewöhnlichen Blackwell-Brüder kennenlernten, änderten sie allerdings ihre Meinung. Auffällig ist auch, dass neben all diesen erfolgreichen Persönlichkeiten stets jeweils ein Geschwister schwach und kränklich blieb. Man kommt nicht umhin sich zu fragen, ob hier tiefere Kräfte am Werk waren und ein Geschwisterkind für die anderen eine Rolle übernahm – vielleicht, um gewisse negative Energien zu absorbieren und diese durch Krankheit auszuleben, während andere sich befreit der Kreativität hingeben und exzellente Leistungen erbringen konnten.

In der Familie Blackwell glaubten die Eltern an eine gleichwertige Ausbildung für Frauen. Eheliche Verbindungen dagegen wurden kritisch gesehen. So bremste die Familie eine Tochter, Marion, als sie sich für einen jungen Mann interessierte, der ein Freund ihres Bruders war. Als Marion sich verliebte, schrieb Elizabeth, um ihr die Verbindung auszureden: „Die Vorstellung, dass du dich an ihn binden könntest, erscheint mir ganz und gar unmöglich." Gleichzeitig bot sie sich selbst als Ersatzgefährtin für die romantischen Interessen ihrer Schwester an (Hays, 1967, S. 53). Nur eine Schwester, Anna, verlobte sich vorübergehend – mit einem „ansehnlichen, wohlhabenden, gebildeten, liebenswürdigen und faszinierenden Mann" –, doch die Familie verbündete sich gegen ihn und bombardierte Anna mit Briefen, um sie von den Heiratsplänen abzubringen (Hays, 1967, S. 52–53).

Eine ganz andere Art von ungewöhnlicher Familienkonstellation zeigt sich bei Thomas Jefferson, dem dritten Präsidenten der USA (siehe **Abbil-**

dung 5-15: Thomas Jefferson). Jefferson hat ein außergewöhnlich kompliziertes Genogramm, in dem es von Eheschließungen und Affären innerhalb einiger weniger schwarzer und weißer Familien nur so wimmelt. Solche Verwicklungen gab es in der Zeit der Sklaverei häufig; weiße Sklavenbesitzer zeugten Kinder mit ihren Sklavinnen und leugneten dann die Vaterschaft, was es für die betroffenen Afroamerikaner bis heute sehr schwierig macht, ihre Familiengeschichte zurückzuverfolgen (Pinderhughes, 2019). Das durch diese Ausbeutung afroamerikanischer Menschen verursachte Leid und das systematische Bemühen, den afroamerikanischen Beitrag an der Geschichte des Landes zu unterdrücken, gehören zu den beschämenden Anteilen des nationalen Erbes der USA. Dieser Wahrheit ins Auge zu sehen ist jedoch ein wichtiger Teil des Heilungsprozesses und notwendig für die dauerhafte Veränderung ausbeuterischer Verhaltensmuster. Die ungewöhnliche Struktur des Genogramms von Thomas Jefferson so zu lesen, dass sie einen Sinn ergibt, stellt eine echte Herausforderung dar. Wie Pinderhughes sagte:

> *Dass die Afroamerikaner in der Geschichtsschreibung der USA so ganz und gar unsichtbar sind, hat bei allen, Schwarzen wie Weißen, zu einer allgegenwärtigen Unwissenheit über den afroamerikanischen Beitrag am Aufbau unseres Landes geführt ... Ohne die Macht, die offizielle Geschichtsschreibung zu beeinflussen, und ohne Ressourcen, die eigene Geschichte zu verbreiten, sind die Afroamerikaner unsichtbar geblieben oder durch negative Stereotypen verzerrt worden. Ja, bis vor kurzem waren wir unfähig, die in der Vergangenheit weithin akzeptierten Verzerrungen, Unwahrheiten und Auslassungen überhaupt kritisch zu hinterfragen ... Und doch kommen wir allmählich zu der Erkenntnis, dass das Wissen um die eigene Vergangenheit, mag es auch noch so schmerzvoll sein, zur Stärke eines Volkes beitragen kann. Diese Erkenntnis ermutigt uns, die Erinnerung neu zu beleben und die Wahrheit zurückzuerobern, auch wenn sie noch so grausam und schockierend ist, damit die schwärenden Wunden endlich heilen, wir besser mit der Gegenwart umgehen und die Zukunft gestalten können (2019, S. 427).*

Was die Widerspiegelung dieser Geschichte in Familien wie der von Thomas Jefferson angeht, zeigte sich die Geschichtsschreibung lange Zeit extrem zurückhaltend. Jeffersons weiße Familie ebenso wie zahlreiche weiße Historiker gaben sich über mehr als 200 Jahre hinweg große Mühe, die vielen heimlichen Affären, Querverbindungen und ungewöhnlichen Beziehungskonstellationen zu vertuschen. Erst die in letzter Zeit mit den Nachkommen von Jefferson und Hemings durchgeführten DNA-Tests zwangen die Historiker dazu, dem eigenen Rassismus ins Auge zu schauen. So wie in diesem Fall kann es oft notwendig sein, die überlieferte Geschichte kritisch zu hinterfragen, um die Wahrheit der in unseren Genogrammen abgebildeten Beziehungen zu verstehen.

Schon Jeffersons Schwiegervater, John Wayles, selbst Sklavenhändler, unterhielt eine langjährige, heimliche Beziehung zu seiner Sklavin Betty Hemings, mit der er sechs Kinder hatte. Wayles hatte Bettys Mutter besessen,

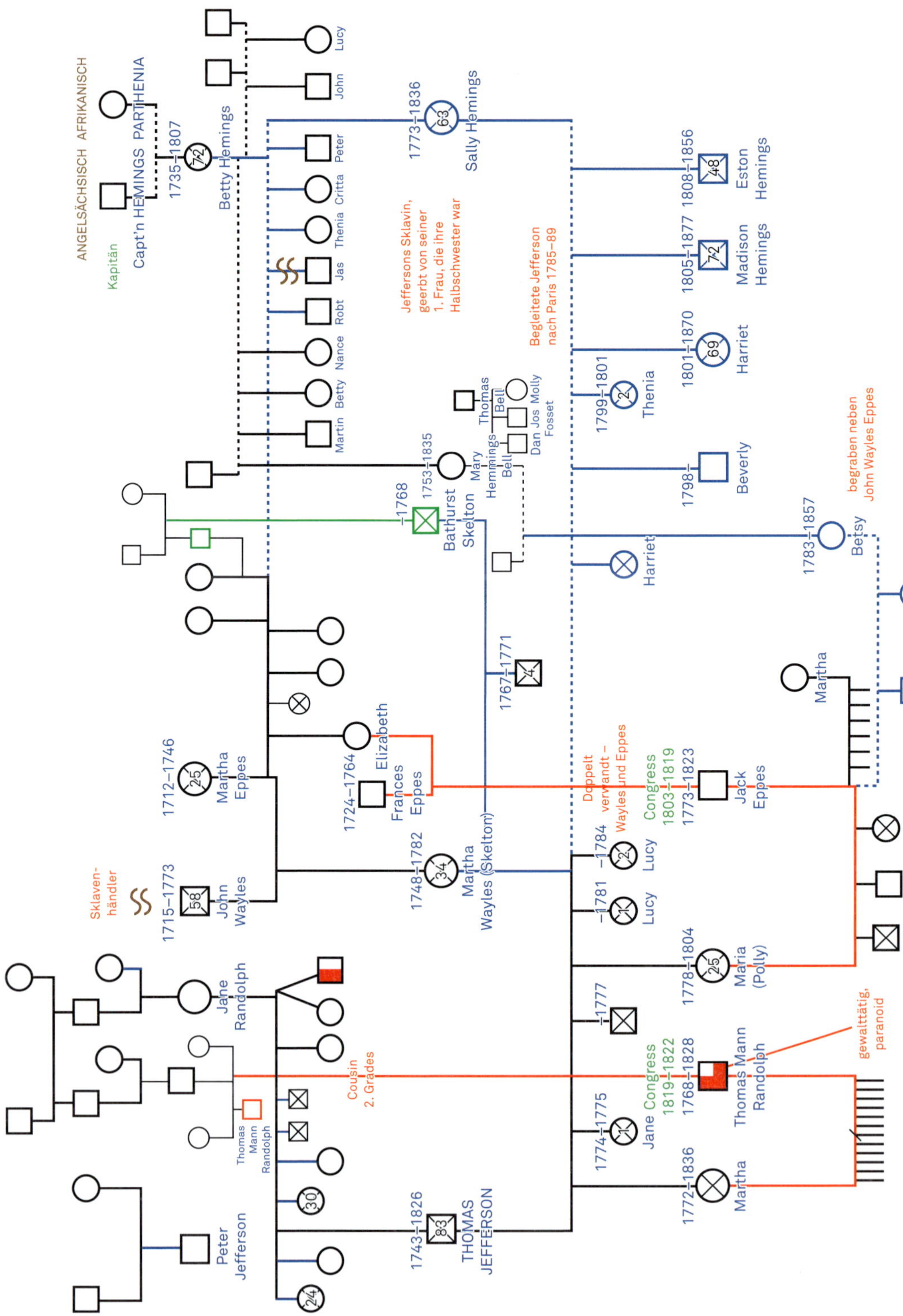

Abbildung 5-15: Thomas Jefferson

die von einem weißen Schiffskapitän schwanger wurde, der sie freikaufen wollte, doch Wayles' Schwiegervater, Frances Eppes, weigerte sich, sie zu verkaufen.

Jefferson erbte Wayles' Sklaven, darunter Betty und ihre Tochter Sally Hemings und führte über mehr als 38 Jahre lang eine heimliche Beziehung mit Sally und zeugte mit ihr sieben gemeinsame Kinder (im Genogramm blaugrün gekennzeichnet). Sally war die Halbschwester seiner Frau, Martha Wayles Jefferson, die jung verstorben war.

Jeffersons Töchter heirateten zwei Cousins (Verbindung durch rote Linien gekennzeichnet): Martha den Neffen ihrer Großmutter väterlicherseits und Maria (Polly) John Wayles Eppes, einen Cousin großmütterlicherseits, der die Halbschwester ihrer Mutter geheiratet hatte. In der dritten Generation führte Jeffersons Schwiegersohn, John Wayles Eppes, nach dem Tod seiner Frau eine lange Beziehung mit einer von Sally Hemings Nichten, Betsy Hemings, mit der er mindestens zwei Kinder hatte – obwohl er während dieser Zeit erneut heiratete. Als Betsy Hemings starb, wurde sie neben ihm bestattet.

Zudem war Martha Jeffersons erster Ehemann, Bathurst Skelton, der jüngere Bruder des ersten Mannes ihrer Stiefmutter (die beiden Brüder sind hellgrün gekennzeichnet). Jeffersons Familie hatte eindeutig die Tendenz, sich bei der Partnersuche nach innen zu orientieren. Ein besonders enges, kaum noch zu entwirrendes Beziehungsgeflecht war die Folge.

Um es noch komplizierter zu machen, heiratete Thomas Mann Randolphs Vater, Thomas Mann Randolph Sr., mit 50 Jahren in zweiter Ehe eine 17-Jährige namens Gabriela Harvie. Sie gebar einen Sohn, den er wiederum „Thomas Mann Randolph" nannte, als wollte er damit seinen ersten Sohn gleichen Namens auslöschen (Gordon-Reed, 2008). Solche Komplexitäten in einer Familie können Muster offenbaren, die klinisch relevant werden, wenn wir der offensichtlichen Dysfunktion, die sich dahinter verbirgt, weiter nachgehen.

Kinder, die in mehreren Familien aufwachsen: Pflege-, Adoptiv- und Waisenkinder

Manche Kinder wachsen in wechselnden Umgebungen auf, weil ihre Eltern sich trennen oder scheiden lassen, sterben, erneut heiraten oder unter besonderen Umständen leben, die es erforderlich machen, dass die Kinder für eine Weile – oder gar dauerhaft – in einer anderen Umgebung untergebracht werden. Gerade in solchen Fällen können Genogramme sinnvoll eingesetzt werden, um die genauen Lebensumstände der Kinder über viele Jahre hinweg zu verfolgen. Die vielen verschiedenen familiären Konstellationen ihres Lebens sind mit anderen Mitteln nur schwer zu dokumentieren. Je klarer und übersichtlicher wir ihre oft komplizierte Geschichte festhalten, desto besser sind wir in der Lage, die aktuelle Situation des Kindes und sein Zugehörigkeitsgefühl korrekt einzuschätzen. Genogramme schaffen ein klares Bild der zahlreichen Veränderungen, die Kinder durchmachen, wenn aufgrund von Krankheit, Trauma oder anderer Verluste plötzliche Verschiebungen notwendig werden.

Dr. Fernando Colon, Familientherapeut aus Ann Arbor, Michigan, ist seit vielen Jahren ein Verfechter möglichst präzise dokumentierter Familiengeschichten von Pflegekindern. Nach dem Tod der Mutter selbst in verschiedenen Pflegefamilien aufgewachsen (siehe **Abbildung 5-16: Fernando Colon: Pflegefamilien**), verwendete er als Erwachsener große Mühe darauf, sein eigenes Genogramm zu erforschen (Colon, 1973, 1998; Colon-Lopez, 2005) und anderen dabei zu helfen, die außerfamiliäre Unterbringung von Kindern kontextuell zu sehen (Colon, 1978). Um die Entwicklung eines Pflegekindes verstehen zu können, ist ein Genogramm seiner Pflegefamilie notwendig. Colon selbst hält noch immer engen Kontakt zu den leiblichen Enkeln seiner dritten Pflegemutter. Wenn die Enkel in den Ferien oder bei sonstigen Besuchen bei ihrer Großmutter (seiner Pflegemutter) waren, hatten sie viel Zeit miteinander verbracht. Die gemeinsamen Erlebnisse hatten viele Berührungspunkte geschaffen – ein Aspekt, der in unserem Jugendhilfesystem und auch gesamtgesellschaftlich nicht so oft wahrgenommen wird. Einer der positivsten Aspekte von Genogrammen ist, dass sie uns die reichen Möglichkeiten komplexer Verwandtschaftsverhältnisse vor Augen führen, die uns ein Leben lang ein Gefühl der Zugehörigkeit und Unterstützung geben können. Es kommt nicht nur auf unsere gemeinsame Geschichte, sondern auch auf die aktuellen Verbindungen an, die uns stärken und unsere Zukunft bereichern können.

Colon (2005) machte seine gesamte Lebensgeschichte mit Bildern und Genogrammen öffentlich. Von frühester Kindheit an hatte er in verschiedenen Pflegefamilien gelebt. Dabei sammelte er mit praktisch jeder denkbaren Geschwisterkonstellation Erfahrungen – ein Faktor, der seine Flexibilität im Umgang mit anderen Menschen im Erwachsenenleben wahrscheinlich stark prägte. Er war zeitweise das jüngste, das älteste und das mittlere von drei Kindern, das ältere und das jüngere von zwei Kindern und manchmal, wenn auch selten, sogar ein Einzelkind, zum Beispiel als er als Letzter bis zum Ende seiner Schulzeit noch bei seiner dritten Pflegefamilie blieb und in dieser Zeit dort eine ganz besondere Position einnahm. Drei Pflegebrüder, die längere Zeit (jeweils vier Jahre) mit ihm in einer Familie blieben, hatten auch deshalb eine große Bedeutung für ihn, weil sie alle in einem ähnlichen Alter waren wie er. Besonders hervorzuheben ist auch die extrem enge Beziehung, die er und seine Pflegemutter zu seinem Bruder Johnny hatten, der schwer behindert war und nur vier Monate in der Familie blieb. Sowohl Colon als auch seine Pflegemutter entwickelten eine starke Bindung an Johnny. Bis heute erinnert sich Colon deutlich, wie Johnny versucht hatte, Colons Vornamen Fernando auszusprechen, und wie er und seine Pflegemutter geweint hatten, als sie Johnny wieder hergeben mussten.

Ob Beziehungen gut oder schlecht, vorteilhaft oder abträglich waren – wichtig ist, sie niemals einfach abzutun. In den seltensten Fällen sind sie durch und durch positiv oder negativ, meist vereinen sie gute und schlechte

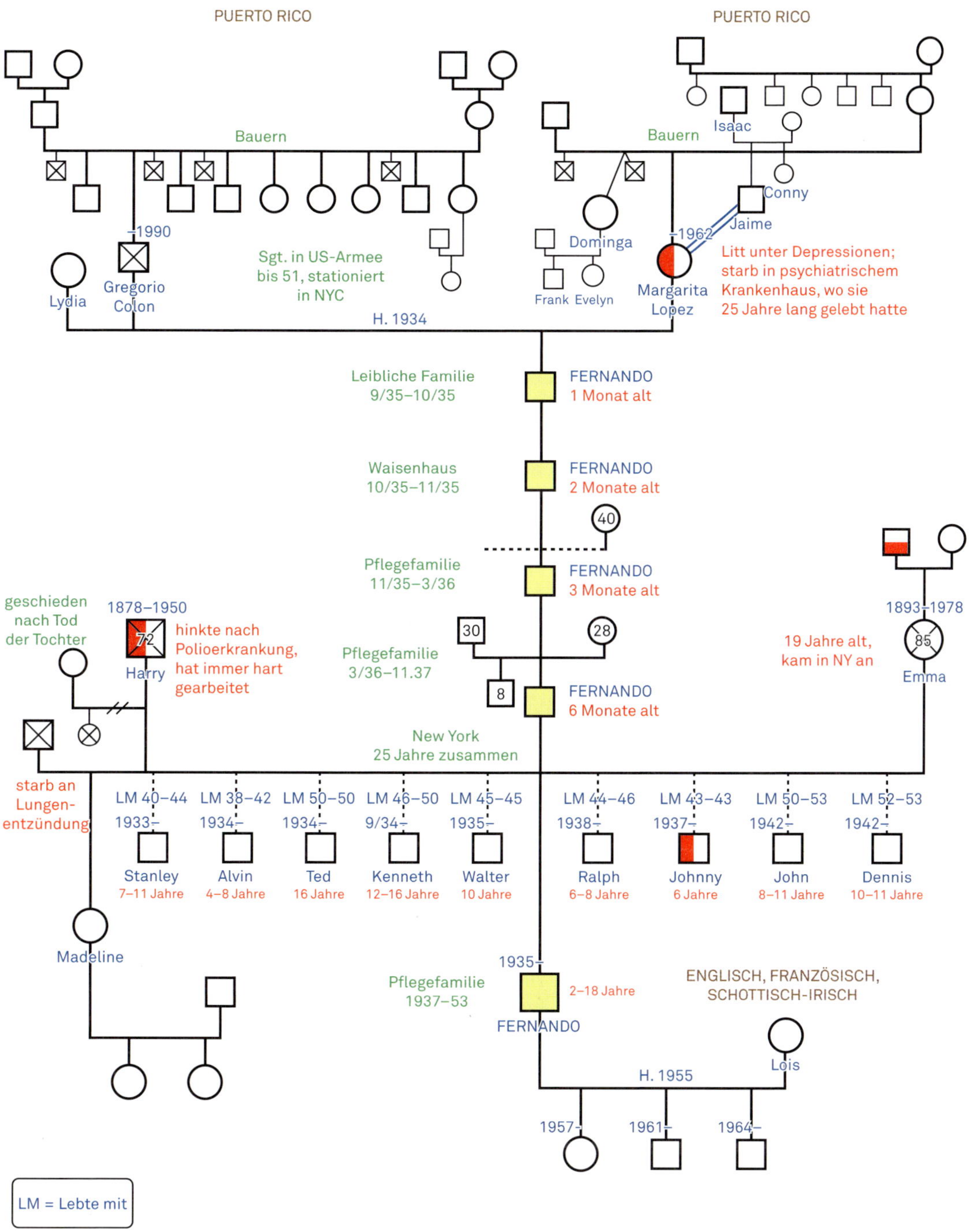

Abbildung 5-16: Fernando Colon: Pflegefamilien

Aspekte. Ihre Familiendaten in Form von Genogrammen zusammenzutragen, befähigt Menschen, viele Fragmente ihres Lebens wieder zu einem bedeutsamen Ganzen zusammenzusetzen. Als Erwachsener unternahm Colon bemerkenswerte Anstrengungen, seine Angehörigen in Puerto Rico und in den USA ausfindig zu machen und wieder mit ihnen Kontakt aufzunehmen. Obgleich sein Vater ihm gesagt hatte, dass seine leibliche Mutter gestorben sei, fand er die Stadt, in der sie gelebt hatte, fuhr hin und fand heraus, dass sie jahrelang in einem psychiatrischen Krankenhaus gewesen war und er nur um wenige Jahre zu spät kam, um sie noch persönlich anzutreffen. Dafür stellte er fest, dass er in dem Ort so gut wie mit jedem irgendwie verwandt war.

Obgleich man damals das Prinzip vertrat, dass Kinder keinerlei Kontakt zu ihren früheren Bezugspersonen haben sollten, wenn sie erst einmal in einer neuen Familie untergebracht waren, hielt Colons Pflegemutter von solchen radikalen Brüchen mit der Vergangenheit herzlich wenig und gab sich große Mühe, dem entgegenzuwirken. In den ersten Tagen seines Aufenthalts war Kenneth, einer von Colons Pflegebrüdern, besonders deprimiert. Kenneth war einer von fünf Brüdern und trotz aller Regeln fuhr die Pflegemutter mit ihm die Brüder besuchen, wonach es ihm leichter fiel, sich in der neuen Situation einzugewöhnen. Colons Erfahrung ist eine beeindruckende Lektion für alle, die nicht hinter die Brüche schauen können, die es in jeder Familie geben kann. Keine Beziehung sollte unbeachtet bleiben, weil man nie weiß, wer oder was noch damit verbunden sein kann. Colon jedenfalls nutzte sein Genogramm, um sein ganzes Leben lang mit seiner Pflegefamilie in Kontakt zu bleiben, unterhielt aber auch langjährige, enge Beziehungen zu verschiedenen Mitgliedern seiner leiblichen Familie.

Die auch in der Jugendhilfe mancherorts noch weithin akzeptierte Praxis, Familienbande zu durchtrennen – seien sie nun leiblicher Natur oder erst durch Adoptiv-, Pflege- oder Stieffamilien entstanden –, ist aus unserer Sicht eine große Tragödie. In vielen Fällen hat sie dazu geführt, dass Therapeuten herangezogen wurden, um die ausgefallenen Beziehungen im natürlichen sozialen System eines Individuums zu ersetzen. Wie die Geschichte von Fernando Colons Familie eindrücklich zeigt, lassen uns solche Brüche deprimiert, verarmt und geschwächt zurück. Die Abwendung einer Person führt tendenziell zu weiteren Brüchen zwischen anderen Familienmitgliedern und dem Verlust zahlreicher potenziell bereichernder Beziehungen. Das gesamte Gewebe des eigenen Lebens wird dadurch brüchiger. Die Arbeit an einem Genogramm kann der Tendenz zur Vereinfachung und leichtfertigen Beendigung von Beziehungen entgegenwirken, indem sie die Anzahl der davon betroffenen Personen und die Schwere des potenziellen Verlusts vor Augen führt und den Blick auf die vielfältigen Möglichkeiten bedeutsamer Kontakte freilegt.

Wie Colons Geschichte zeigt, können die Verbindungen zu anderen Kindern, die in derselben Pflegefamilie aufwuchsen, ein Leben lang tragen. Die Wiederbegegnung in späteren Lebensphasen kann besonders bedeutsam sein. Auch an diesem Beispiel zeigt sich, wie wichtig es ist, Genogramme zu zeichnen – durch sie legen wir Zeugnis ab von der Wahrhaftigkeit und Komplexität des Lebens, so traumatisch die darin beschriebenen Erfahrungen auch je gewesen sein mögen.

Adoptionserfahrungen: Steve Jobs

Wir kennen Steve Jobs als Gründer von Apple, als einen der Pioniere der Computerrevolution. Sein Leben wurde nicht nur davon bestimmt, dass er ein Adoptivkind war, sondern auch durch sein Geburtsjahr: Er kam am 24. Februar 1955 zur Welt, nach Malcolm Gladwell (2011) das Schlüsselgeburtsjahr der Computerentwickler. Bill Gates, der Mitbegründer von Microsoft, ist im selben Jahr geboren, ebenso Eric Schmidt, Geschäftsführer von Google und Novell, einer der wichtigsten Softwarefirmen im Silicon Valley. Kurz davor hatte Internet-Guru Bill Joy im November 1954 das Licht der Welt erblickt.

Steve Jobs (siehe **Abbildung 5-17: Steve Jobs: Adoption**) war der Sohn von Abdulfattah „John" Jandali, einem Einwanderer aus einer prominenten muslimischen Familie aus Syrien, der in Wisconsin ein Studium der Politikwissenschaft abgeschlossen hatte. Seine Mutter, Joanne Schieble, war Studentin, Tochter einer deutsch-schweizerischen Farmersfamilie in Wisconsin. Weil ihr Vater ihre Beziehung zu Jandali stark missbilligte, gab seine Mutter Steve nach der Geburt zur Adoption frei.

Jobs wurde von einem Paar in Kalifornien adoptiert – Paul Jobs aus einer Familie ebenfalls deutschstämmiger Farmer in Wisconsin und Clara Hagopian, die armenische Vorfahren hatte. Steve Jobs wurde also von Eltern aufgezogen, deren Hintergrund dem seiner leiblichen Eltern durchaus ähnlich war, auch wenn sich ihr sozialer Status deutlich unterschied.

Kurz nachdem sie ihren Sohn zur Adoption freigegeben hatte, starb Joannes Vater und sie und Jandali heirateten und bekamen ein zweites Kind, eine Tochter, Mona Simpson, heute eine bekannte Schriftstellerin. Die Eltern ließen sich später scheiden und Joanne heiratete in zweiter Ehe einen Mann mit dem Nachnamen Simpson.

Jandali war offenbar der jüngste von drei Söhnen aus einer wohlhabenden Familie aus Homs in Syrien. 1956 promovierte er und lehrte danach an verschiedenen Universitäten, darunter an der University of Puget Sound in Tacoma, Washington. Dann verlor er jedoch offenbar seine akademische Anstellung, als er eine Gruppe von Studierenden, mit der er eine Studienfahrt nach Ägypten unternommen hatte, plötzlich allein ließ, ihr Geld verspielte und verschwand. Später tauchte er im Restaurant- und Casinogeschäft in Nevada wieder auf. Seine zweite Frau hatte bereits erwachsene Kinder, als er sie heiratete, und sie lebten gemeinsam in Reno. Nach ihrem Tod heiratete er 2008 ein drittes Mal.

Steves Adoptivvater, Paul Jobs, war Schulabbrecher, aber ein ausgezeichneter Mechaniker. Seine Adoptivmutter, Clara Hagopian Jobs, war Buchhalterin. Sie war davor mit einem Soldaten verheiratet gewesen, der im Zweiten Weltkrieg ums Leben gekommen war (und über den nicht gesprochen wurde, weshalb wir im Genogramm ein rotes Dreieck eingezeichnet haben). Steve wuchs mit einer jüngeren Schwester namens Patricia, ebenfalls ein Adoptivkind, in einem Arbeiterviertel in Kalifornien auf. Paul und Clara hatte Steves

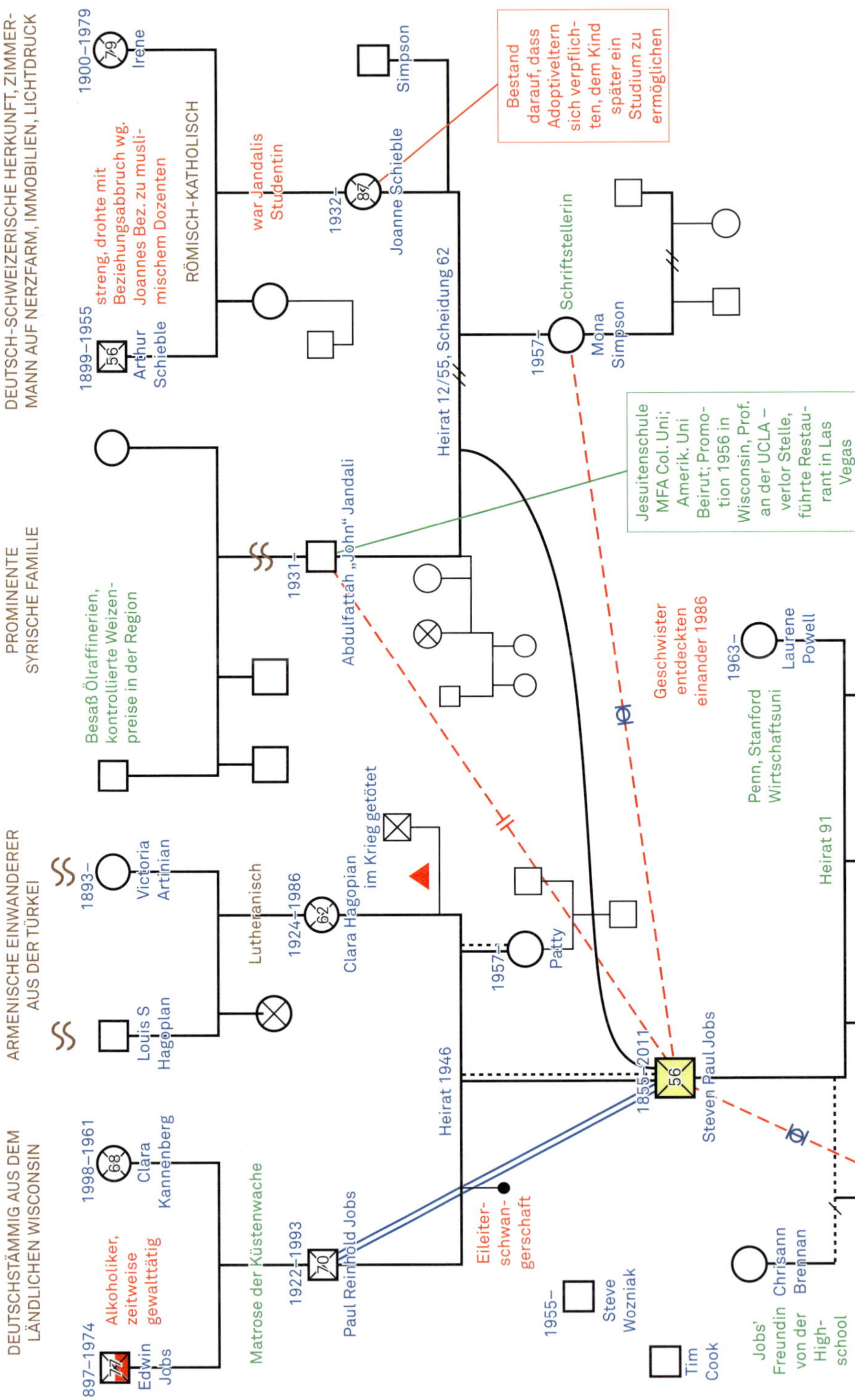

Abbildung 5-17: Steve Jobs: Adoption

leiblichen Eltern versprechen müssen, dass sie dafür sorgen würden, dass ihr Sohn aufs College ging. Sie sparten jahrelang dafür, auch wenn Steve am Ende nur ein Semester am Reed College in Oregon blieb. Er nahm dort kaum an den regulären Kursen teil, durfte aber mit Erlaubnis des Collegepräsidenten in allgemeinen Kursen hospitieren, darunter in einem Kurs in Kalligraphie, der auf seine spätere Betonung schöner Schriften und das Aussehen von Buchstaben in Apple-Computern großen Einfluss gehabt zu haben scheint.

Sein ganzes Leben lang scheint Jobs unter Gefühlen der Zurückweisung gelitten zu haben, weil er zur Adoption freigegeben worden war. Doch als er selbst sein erstes Kind, Lisa, von seiner Schulfreundin Chrisann Brennan bekam, leugnete er die Vaterschaft. Interessanterweise waren er und Chrisann zu dem Zeitpunkt beide 23, genauso alt wie seine Mutter, als er zur Welt kam! Jobs erkannte Lisa über Jahre nicht an. Chrisann war schließlich gezwungen, einen Vaterschaftsprozess gegen ihn anzustrengen, um Unterhaltszahlungen für die gemeinsame Tochter zu bekommen, aber auch dann dauerte es noch viele weitere Jahre, bis er Zeit mit Lisa verbrachte. Dafür übte er großen Druck auf sie aus, die Beziehung zu ihrer Mutter abzubrechen, wenn sie mit ihm in Kontakt bleiben wollte. Erst 1987 beschäftigte er sich eingehender mit ihr. Jobs' Biograf, Walter Isaacson, zitiert Lisas Mutter mit der Aussage, die Tatsache, dass man ihn zur Adoption freigegeben habe, habe in Jobs „einen Haufen Scherben hinterlassen ... Er, der Verlassene, wurde zum Verlassenden“ (Isaacson, 2011, S. 5). Jobs war eine komplexe Persönlichkeit, besaß eine phänomenale Energie und Begeisterungsfähigkeit und versprühte Charisma, wenn es um seine kreativen Unternehmungen ging. Auf der anderen Seite war er zu Kälte und Grausamkeit gegenüber anderen fähig, und das ohne jeden erkennbaren Anflug von Bedauern.

Jobs stand seinem Adoptivvater Paul sehr nahe, der ihm viel über die Arbeit mit elektronischen Dingen beibrachte. Die beiden verbrachten viele Studien bei gemeinsamen Arbeiten und Tüfteleien in der Garage der Familie. Später schrieb er seinem Vater einen großen Anteil an seinem Perfektionismus in allen Fragen des Designs zu, sagte, sein Vater habe darauf bestanden, dass auch die Rückseite eines Regals perfekt sein müsse, genauso wie die sichtbaren Teile.

Wegen seiner hohen Intelligenz hatte Jobs in der Schule zu kämpfen, fühlte sich oft gelangweilt. In seinen letzten Schuljahren wurde dem Vater klar, dass er viel intelligenter war als er selbst – für sie beide ein schwieriger Moment.

In seiner frühen Schulzeit war Steve oft gehänselt worden, aber auch auf der Highschool hatte er nur wenige Freunde – vor allem solche, die sich für Mathematik, Naturwissenschaften, Elektronik, Haschisch und LSD interessierten. Er wohnte in Silicon Valley, wo es nur so wimmelte von Ingenieuren. Ein Nachbar machte Steve mit den elektronischen Bausätzen von Heathkit bekannt, später trat er dem Hewlett-Packard Explorer's Club bei. Als er einmal für etwas, woran er bastelte, ein spezielles Teil brauchte, schlug er Bill Hewlett von Hewlett Packard im Telefonbuch nach und rief ihn an. Er bekam das Teil – und dazu gleich auch noch einen Sommerjob.

Von seiner Persönlichkeit her war Steve Jobs arrogant und schwierig. Aber er war auch brillant und kreativ, erfand sich selbst und seine Computer sein ganzes Leben lang bis ganz zum Ende immer wieder neu.

Als junger Erwachsener begann er, Videospiele für Atari zu entwerfen. Zwei Jahre später gründeten er und sein zukünftiger Partner, Steve Wozniak, Apple Computers. Jobs war damals erst 21. Sein Vater ließ sie seine Garage nutzen und half ihnen bei ihrem Geschäft. Wozniak wurde Designer äußerst benutzerfreundlicher Computer, Jobs war für das Marketing zuständig. Ihr Geschäft lief außerordentlich gut.

Als Erwachsener beschloss Jobs, nach seiner leiblichen Mutter zu suchen, die er auch tatsächlich fand. Sie erzählte ihm von seiner Schwester Mona, die er dann ebenfalls traf, doch als sie ihm vorschlug, ihren Vater ausfindig zu machen, machte er einen Rückzieher. Mona fand den Vater später, doch Jobs sagte, nach allem, was er über den Vater wisse, habe er beschlossen, ihn nicht zu treffen. Wie sich herausstellte, waren Steve und sein Vater sich schon einmal begegnet, als Jobs zufällig im Restaurant des Vaters war. Keinem von beiden war damals klar gewesen, dass sie Vater und Sohn waren. Jobs traf die Entscheidung, seinen Vater nicht wiederzutreffen, eine Entscheidung, die aus systemischer Sicht bedauerlich ist.

1990 lernte er seine zukünftige Frau, Laureen Powell, kennen, eine Wirtschaftsstudentin in Stanford, die einen extrem positiven Einfluss auf ihn gehabt zu haben scheint. Gemeinsam bekamen sie drei Kinder.

Gemäß einem Artikel der britischen Daily Mail sei Mr. Jandali vor dem Tod von Steve Jobs von Schuldgefühlen gequält gewesen, weil er kaum Kontakt zu seinem Sohn gehabt hatte. Und doch sei er bis zuletzt zu stolz gewesen, zum Telefon zu greifen (www.dailymail.com, 7. November 2012).

Das Zitat legt nahe, dass Vater und Sohn beide die gleiche Zurückhaltung zeigten, als es darum ging, einen wichtigen Aspekt ihrer Identität zu klären, und wir können nur hoffen, dass Jobs' Kinder diese Zurückhaltung nicht in die nächste Generation weitertragen werden. Um den „Stolz" des Vaters zu verstehen, müssten wir mehr darüber wissen, woher die Familie Jandali kam und welche Rolle er in dieser Familie gespielt hatte. War er als einziger in die USA gekommen? Wie war seine ungewöhnliche Entwicklung vom Sohn einer reichen syrischen Familie zum Professor für Politikwissenschaft in Wisconsin bis hin zum Restaurant- und später Casinobesitzer in Reno verlaufen? Was war mit dem Rest der Familie? Waren die Geschwister ebenfalls in die USA ausgewandert? Wie war es ihnen ergangen? Aus heutiger Sicht würden wir natürlich auch fragen, was aus der Familie Jandali in Syrien geworden ist. Sie stammte aus Homs, das zu einer Hochburg der Opposition wurde und 2011 heftige militärische Angriffe erleben musste. Was ist in den letzten Jahren mit der Familie passiert? Wurde sie zu einem Teil der syrischen Opposition? Musste sie flüchten? Sind andere Familienmitglieder ebenfalls in die USA gekommen?

Darüber hinaus könnten wir viele interessante Fragen stellen: Gab es in der Familie noch andere hochintelligente Menschen wie Steve? Waren sie ebenso interessiert an formschönen, modern gestalteten, einfachen Dingen?

Waren sie auch so wählerisch in ihren Essgewohnheiten oder von spiritueller Suche getrieben oder in ihren persönlichen Beziehungen so schwierig wie er? Haben andere ebenfalls ihre Kinder vernachlässigt? Und warum hat Jobs gegenüber seiner Tochter Lisa genau das gleiche Verhalten an den Tag gelegt, unter dem er selbst bei seinen Eltern so gelitten hat? Ein interessanter, transformativer Aspekt ist, dass Lisa selbst eine bemerkenswerte Autobiografie mit dem Titel *Small Fry* (Brennan-Jobs, 2018) geschrieben hat. Sie berichtet darin offen über die Erfahrungen aus ihrer Kindheit und Jugend sowie die Beziehung zu ihrem Vater, ist aber sehr zugleich sehr klarsichtig und nachdenklich, was ihr eigenes Leben betrifft. Obgleich sie auf Verlangen des Vaters die Beziehung zu ihrer Mutter abbrach und sich ihr Vater jahrelang geweigert hatte, sie überhaupt wahrzunehmen, vermittelt sie ein tiefes Verständnis für ihre eigene Entwicklung in ihrem noch jungen Leben. Als Steve Jobs seiner Tochter Lisa sagte, sie müsse den Kontakt zu ihrer Mutter abbrechen, wenn sie mit ihm und seiner Familie zusammenleben wolle, erfüllte Lisa diese Forderung.

Später versöhnte sie sich wieder mit der Mutter und machte mit ihrem Vater noch viele schwierige und schmerzhafte Prüfungen durch, entwickelte eine positive Verbindung zu ihrer Stiefmutter und Tante sowie zu anderen Mitgliedern der Familie, die die Lücken füllten, die ihr Vater immer wieder aufzureißen schien (wie ihr den Unterhalt zu streichen, als sie aufs College ging, und doch ihre unbedingte Gefolgschaft zu verlangen, wenn es ihm in den Sinn kam). Sie scheint beharrlich daran gearbeitet zu haben, ihr eigenes familiäres Netz aufzubauen und die eigene Geschichte und die Geschichten ihrer Eltern besser zu verstehen.

Aus unserer Sicht sollten wir uns nie davor verschließen, mehr über unsere Geschichte zu erfahren. Vielleicht wird eines Tages Lisa oder eines der anderen Kinder von Steve Jobs versuchen, auch wieder eine Verbindung zur Familie seines Vaters zu knüpfen. Wahrscheinlich würden sie viel über sich selbst lernen, indem sie mehr über ihren Großvater und seine Familie erfahren.

6 Geschwisterkonstellationen analysieren

Geschwisterkonstellationen zu analysieren ist ein Schlüsselaspekt der Genogrammarbeit. Viele Faktoren spielen eine Rolle, darunter der Zeitpunkt der Geburt eines Kindes im geschichtlichen Kontext und der jeweiligen Entwicklung seiner Familie, das Geschlecht, der Altersabstand zu anderen Geschwistern (selbst wenige Minuten bei Zwillingen können folgenreich sein), vorausgegangene Verluste in der Familie, das Temperament, besondere Fähigkeiten und Behinderungen, Ethnizität und soziale Lebensumstände (Bank & Kahn, 1997; Cicirelli, 1989, 1995; Kluger, 2011; Leman, 2009; Mathias, 1992; McGoldrick, 1989; McGoldrick & Watson, 2016; McNaron, 1985; Norris & Tindale, 1994; Richardson & Richardson, 2000; Sulloway, 1996). Welche Bedeutung Geschwisterkonstellationen haben können, ist seit Langem unumstritten, vor allem seit den Einlassungen von Alfred Adler (1959) und später Walter Toman (1976). Unsere Geschwister sind, wie sowohl Adler als auch Toman schon vor langer Zeit betonten, die Menschen unserer Generation, mit denen wir unsere frühesten Erfahrungen teilen. Da erscheint es logisch, dass das älteste Kind Führungsqualitäten entwickelt, das jüngste eher darauf zählt, umsorgt zu werden, und ein mittleres Kind sich zum Vermittler berufen fühlt oder wild rebelliert, wohl aus Sorge, sonst in der Menge unterzugehen.

Es scheint bei Geschwistern auch eine gewisse Neigung zu geben, sich zu zweit zusammenzutun, friedlich oder durch heftige Konflikte verbunden. Eine wichtige Frage, die wir bedenken müssen, ist die Menge an Zeit, die Geschwister in ihrer Jugend miteinander verbrachten. Zwei Kinder in ähnlichem Alter, vor allem vom gleichen Geschlecht, sind oft zusammen. Sie teilen sich die Aufmerksamkeit ihrer Eltern und werden von diesen häufig auch als „Zweierpack“ behandelt. Geschwister mit mehr als sechs Jahren Altersunterschied dagegen verbringen in der Regel weniger Zeit miteinander und haben deshalb auch nicht so viele gemeinsame Erinnerungen; häufig wachsen sie zudem in deutlich unterschiedlichen Phasen in der Entwicklung der Familie auf und sind eher wie Einzelkinder (Toman, 1976).

All dies sind jedoch bloß Verallgemeinerungen und brauchen nicht auf jede Situation zuzutreffen. Wichtig ist, jede einzelne Familie für sich zu betrachten, um herauszufinden, wie die Muster sich im konkreten Fall gestalten. Zum Beispiel als Bill Clintons Eltern sich 1962 scheiden ließen, beschloss Bill, der von seinem Stiefvater nie adoptiert worden war, seinen Namen offiziell von Blythe in Clinton zu ändern – und zwar hauptsächlich, um die Verbindung mit seinem jüngeren Halbbruder, Roger Clinton, zu stärken, dem er sich tief verbunden fühlte und als dessen Beschützer er sich empfand, vor allem im Hinblick auf den zur Gewalttätigkeit neigenden, alkoholkranken Stiefvater. Selbst wenn der Altersunterschied wie bei Bill und Roger zehn Jahre beträgt, dürfen wir die Bedeutung der Beziehungen zwischen Geschwistern, Halbgeschwistern und Stiefgeschwistern also keinesfalls unterschätzen.

In der heutigen Zeit ist die Bedeutung von Geschwisterkonstellationen auf der ganzen Welt großen Veränderungen unterworfen: Mittel zur Geburtenkontrolle sind allgemein verfügbar, die Erziehungsmuster haben sich verändert, die Frauenbewegung hat das Bewusstsein für geschlechtsspezifische Diskriminierungen geschärft und durch die zunehmende Berufstätigkeit von Frauen ändern sich die Familienstrukturen. Angesichts der Zunahme von Scheidungen und Wiederverheiratungen gibt es unzählige Familien mit einer Kombination aus Geschwistern, Stiefgeschwistern und Halbgeschwistern, die womöglich in verschiedenen Haushalten leben und nur gelegentlich zusammenkommen. Es gibt auch mehr Einzelkinder, deren engste, geschwisterähnliche Beziehungen mit ihren Spielkameraden bestehen. Häufiger als in früheren Generationen gibt es darüber hinaus mehr Zweikindfamilien, in denen die Beziehungen zwischen den Geschwistern tendenziell intensiver sind als in Familien mit mehreren Kindern. Klar ist: Je mehr Zeit die Geschwister miteinander verbringen und je weniger Geschwister es gibt, desto intensiver ist aller Wahrscheinlichkeit nach ihre Beziehung. Bei vielen Geschwistern bilden sich tendenziell nach Geschlecht und Altersunterschied organisierte Untergruppen. In einer Familie mit vier Kindern können zum Beispiel zwei Brüder, die mit einem Unterschied von 18 Monaten zur Welt kamen, eine Dyade bilden, während ihre beiden jüngeren, fünf und sieben Jahre später geborenen Schwestern als eine Art zweites Subsystem fungieren.

Während Adler Geschwisterkonstellationen für die menschliche Entwicklung große Bedeutung zusprach, ignorierte Freud sie völlig, ja schrieb sogar seine gesamte Autobiografie, ohne seine Geschwister überhaupt zu erwähnen – wie wir sehen werden, sogar ganze acht an der Zahl! Adlers Vorstellungen über Familienkonstellationen basieren laut Psychiatriehistoriker Henri Ellenberger auf persönlichen Erfahrungen (vgl. Ellenberger, 1970, S. 613–614).

Adler war ein mittleres Kind, zudem selbst Kind zweier mittlerer Kinder – und er heiratete ein mittleres Kind (siehe **Abbildung 6-1: Alfred Adler: Geschwisterkonstellation**). In den ersten Jahren war er sehr kränklich, litt an Rachitis und starb im Alter von fünf Jahren fast an einer Lungenentzündung und wurde zweimal in Verkehrsunfälle verwickelt. Er hatte das Gefühl, im Schatten seines älteren Bruders Sigmund aufzuwachsen, der in die Fußstapfen des Vaters trat und ein erfolgreicher Geschäftsmann wurde. Als Junge hatte Sigmund allerdings die Schule verlassen müssen, weil der Vater nicht genug verdiente, um die Familie zu ernähren, und er musste im Geschäft aushelfen,

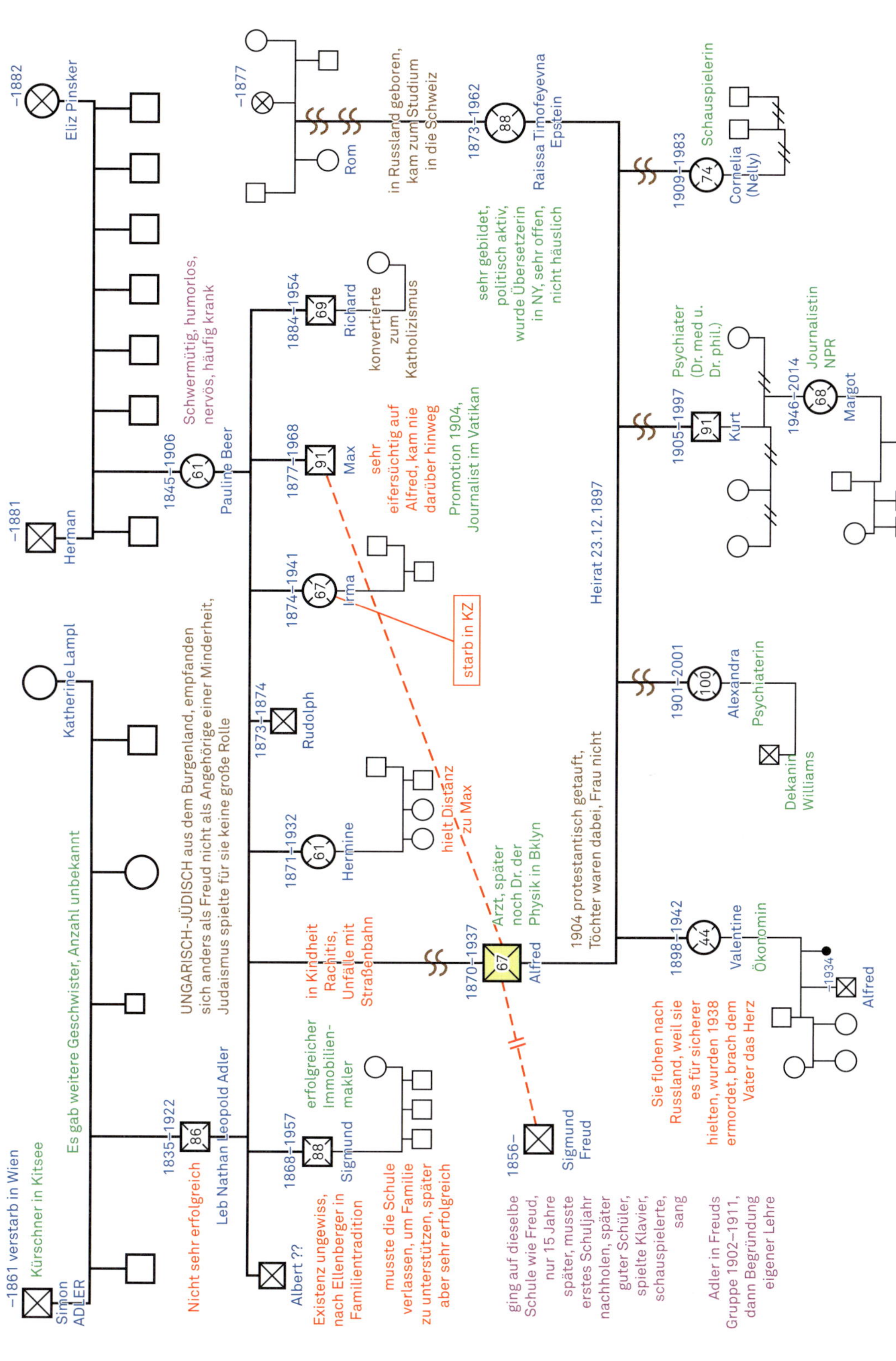

Abbildung 6-1: Alfred Adler: Geschwisterkonstellation

während Alfred weiter zur Schule gehen, studieren und schließlich Arzt werden konnte. Adlers Biograf Hoffman (1940) beschrieb die Beziehung der Brüder als einen „erbarmungslosen Wettkampf". (Nach Ellenberger [1970] hatte es außerdem einen ältesten Bruder, Albert, gegeben, der als Baby starb.) Wie sich aus dem Genogramm entnehmen lässt, bestand nur ein geringer Altersunterschied zwischen Alfred und seiner jüngeren Schwester Hermine, zu der er als Erwachsener ein recht distanziertes Verhältnis hatte, obwohl sie sich in der Kindheit nahestanden. Gut möglich ist, dass er als Kind Angst hatte, von ihr überrundet zu werden. Als Alfred vier Jahre alt war, starb der dritte kleine Bruder, Rudolf, neben ihm im Bett, was sehr traumatisch gewesen sein muss, auch wenn Kindstode in der Zeit und Situation weit verbreitet waren.

Der vierte Bruder, Max, scheint der „geborene Rebell" (Sulloway, 1996) gewesen zu sein und war auf Alfred offenbar sehr eifersüchtig; er distanzierte sich von der Familie, ging nach Rom und konvertierte zum Katholizismus. Richard wiederum, ein typisches jüngstes Kind, scheint sehr verwöhnt gewesen zu sein. Zeitlebens war er nie in der Lage, ganz für sich selbst zu sorgen. Er verstand sich selbst als Künstler und Musiker, konnte aber damit seinen eigenen Lebensunterhalt nicht bestreiten und lebte bis zu deren Tod bei der Mutter. Später wohnte er zeitweise auch bei Alfred und wurde von Alfred und dem ältesten Bruder Sigmund finanziell unterstützt.

Fehlende Informationen fallen in einem Genogramm sofort ins Auge. Obgleich Adler explizit von der Wichtigkeit der Geschwisterbeziehungen für das spätere Verhalten eines Menschen überzeugt war, machen die meisten Biografen Adlers über seine eigene Geschwisterkonstellation nur fragmentarische und widersprüchliche Angaben (siehe den Abschnitt über Adler in der Bibliografie). Noch weniger wissen wir über die Geschwisterreihen und Familienstrukturen bei Adlers Eltern – eine Tatsache, die trotz des großen Interesses, das ihrer Arbeit und ihren Persönlichkeiten gilt, auch für Freud, Horney und Jung zutrifft. Ganz offensichtlich besteht bei den Biografen im Hinblick auf eine systemische Sichtweise der Familiengeschichte noch ein großer Nachholbedarf (McGoldrick, 1995).

Die Position in der Geschwisterreihe kann für die emotionale Integration in die Herkunftsfamilie, aber auch für die zukünftigen Beziehungen zu Ehepartnern und Kindern oder auch bei der Arbeit von großer Bedeutung sein. Ein ältestes Kind wird mit größerer Wahrscheinlichkeit Eigenschaften wie ein starkes Verantwortungsgefühl, Gewissenhaftigkeit und Fürsorglichkeit entwickeln, während ein jüngstes Kind tendenziell eher kindlich und sorglos bleibt. Älteste Kinder haben oft das Gefühl, in ganz besonderem Maße für das Wohlergehen der Familie verantwortlich zu sein und sich um die Fortführung der Familientradition kümmern zu müssen. Daraus kann rasch das Gefühl entstehen, im Leben eine heroische Mission zu haben, die es zu erfüllen gilt. Älteste Kinder verspüren außerdem gegen ihre jüngeren Geschwister häufiger eine gewisse Ablehnung, da sie sie als Eindringlinge empfinden, die ihnen die elterliche Liebe und Aufmerksamkeit, die früher einmal ganz allein ihnen gehörte, streitig machten. Die Lebenserfahrung eines ältesten Kindes ist von der eines jüngsten sehr verschieden, während mittlere Kinder sich häufiger in einem Zwischenstatus gefangen fühlen oder sehr stark das Bedürfnis haben, ihre eigene Nische zu finden und sich von den anderen abzugrenzen (Sulloway, 1996). Die Position in der Geschwisterreihe kann auch spätere Erfahrungen mit Partnern, Freunden sowie Kollegen beeinflussen, obwohl natürlich nicht zwangsläufig eine bestimmte Art von Persönlichkeit damit verbunden ist. Es gibt viele andere Faktoren, die sich auf die tatsächliche Rolle in der Familie auswirken, darunter das persönliche Temperament, eine mögliche Behinderung, das Aussehen, die ethnische Herkunft, die Intelligenz, die individuellen Talente, das Geschlecht, die sexuelle Orientierung und das Zusammentreffen der Geburt mit anderen familiären Ereignissen, vor allem Todesfällen, Umzügen, Krankheiten und finanziellen Veränderungen.

Zwillinge

Durch den vermehrten Einsatz hormoneller Präparate bei unerfülltem Kinderwunsch und anderer moderner medizinischer Behandlungsmethoden nehmen heutzutage Zwillings- und Mehrlingsgeburten insgesamt zu. Früher jedoch hatte nur eine von 50 erwachsenen Personen einen noch lebenden Zwilling, auch wenn eine von acht Schwangerschaften als Zwillingsschwangerschaft begann (Wright, 1995). Zwillinge verbindet eine besondere Beziehung, aus der der Rest der Familie ausgeschlossen ist. Dass Zwillinge unsere Fantasie beflügeln, hängt vielleicht mit der Tatsache zusammen, dass ihre bloße Existenz unser Gefühl der Einzigartigkeit infrage stellt (Wright, 1995). Man weiß, dass sie ihre eigene Sprache entwickeln und sich ein unheimliches, fast telepathisches Gespür füreinander bewahren. Wenn ein Zwilling stirbt, quälen den anderen unter Umständen lebenslang Schuldgefühle. Selbst zweieiige Zwillinge haben wegen der gemeinsamen Lebenserfahrungen oft erstaunliche Ähnlichkeiten.

Die wichtigste Herausforderung im Leben von Zwillingen besteht darin, jeweils ihre individuelle Identität zu entwickeln. Anderen ist oft nicht ganz klar, wie eng sie miteinander verbunden sind, ja oft sogar die Gedanken des anderen zu lesen scheinen. Weil sie eine gemeinsame Geschwisterposition miteinander teilen, tendieren sowohl die restlichen Familienmitglieder als auch Außenstehende dazu, beide als eine Einheit zu behandeln (besonders, wenn es sich um eineiige Zwillinge handelt). Außerdem müssen sie unter Umständen auch einmal zu extremen Maßnahmen greifen, um sich voneinander abzugrenzen.

Unterschiedliche Rollen von Brüdern und Schwestern

In der Regel haben Brüder und Schwestern in ihren Familien sehr unterschiedliche Rollen inne. Schwestern von Schwestern neigen zu einem deutlich anderen Geschwisterverhalten als Schwestern von Brüdern. Weil Jungen in der Gesellschaft meist bevorzugt werden, deutet die Forschung auf eine frühe sozialisatorische Segregation (Maccoby, 1990). In koedukativen Situationen neigen Jungen dazu, Mädchen zu ignorieren oder abfällig zu behandeln; die Wünsche der Mädchen bekommen nicht die gleiche Aufmerksamkeit. Ein älterer Bruder wird von seiner Schwester häufig verehrt und bedient, ein jüngerer Bruder wegen seines besonderen Status beneidet und abgelehnt.

Prinzessin Dianas familiäre Situation hat viele Eigenheiten, spiegelt aber auch allgemeine Probleme bei der Geschlechterverteilung wider, wie sie auf der ganzen Welt zu beobachten sind (siehe **Abbildung 6-2: Prinzessin Dianas Familie: Unterschiedliche Rollen für Brüder und Schwestern**). Diana war die dritte Tochter einer Familie, deren Status davon abhing, dass ein Sohn geboren wurde, denn nur ein Sohn konnte beim Tod des Vaters zum neunten Earl Spencer of Althorp werden und das Vermögen von über 140 Millionen Dollar erben. Da sie sonst den Familiensitz hätten verlassen müssen, wünschten sich die Eltern verzweifelt einen Sohn. Der kleine Junge, der ein Jahr vor Diana zur Welt gekommen war, hatte schwere Missbildungen gehabt und war bald nach der Geburt gestorben. Dass Diana ein Mädchen war, enttäuschte die Eltern so stark, dass sie sich nicht einmal darum kümmerten, sie beim Standesamt registrieren zu lassen (im Übrigen ähnlich wie bei Maria Callas, die nach dem Tod des zweijährigen Sohnes ihrer Eltern zur Welt kam). Außerdem bekam Diana von allen ihren Geschwistern als einzige keine königliche Patin. Diana selbst sagte: „Ich war eine Enttäuschung. Meine Eltern hatten sich einen Jungen erhofft ... Sie hatten nicht einmal einen (Mädchen)Namen für mich" (Campbell, 1998, S. 1). Obgleich sie schließlich den Namen einer Vorfahrin bekam, die fast in die königliche Familie eingeheiratet hatte, lässt sich mit Fug und Recht vermuten, dass sowohl ihre Unzulänglichkeitsgefühle als auch ihre sorgfältig kultivierte Aura, etwas Besonderes zu sein, von ihrer Geschwisterposition beeinflusst worden waren. Als das dritte Mädchen in einer Familie, die dringend einen Sohn brauchte und gerade einen Sohn verloren hatte, musste sie definitiv „anders" sein, um eine Existenzberechtigung zu finden – und tatsächlich wurde sie anders. Natürlich entspannte sich die Lage, als drei Jahre später ihr jüngerer Bruder zur Welt kam. Vor diesem Hintergrund kann es kaum überraschen, dass er ihr Liebling wurde (umso mehr, als die Eltern sich bald darauf scheiden ließen) und die beiden füreinander zur jeweils größten Stütze wurden. Doch Jahre nach der feindlichen Scheidung der Eltern, konfliktreichen neuen Ehen und Dianas eigenen, öffentlich bekannten Problemen mit ihrem Ehemann fragte Diana ihren Bruder – der nach dem Tod des Vaters 1992 gerade zum neunten Earl of Spencer geworden war –, ob sie mit ihren Kindern auf den Wohnsitz der Familie zurückkehren könne. Er lehnte ab. Dass das Jahr 1992 für die britische Königsfamilie besonders schlimm war, haben wir bereits angesprochen; für Dianas eigene Familie galt tatsächlich das Gleiche. Die Konflikte gingen weiter und zum Zeitpunkt ihres Todes war Diana der Mutter vollkommen entfremdet. Die Mutter durfte auch nicht zu ihrem Begräb-

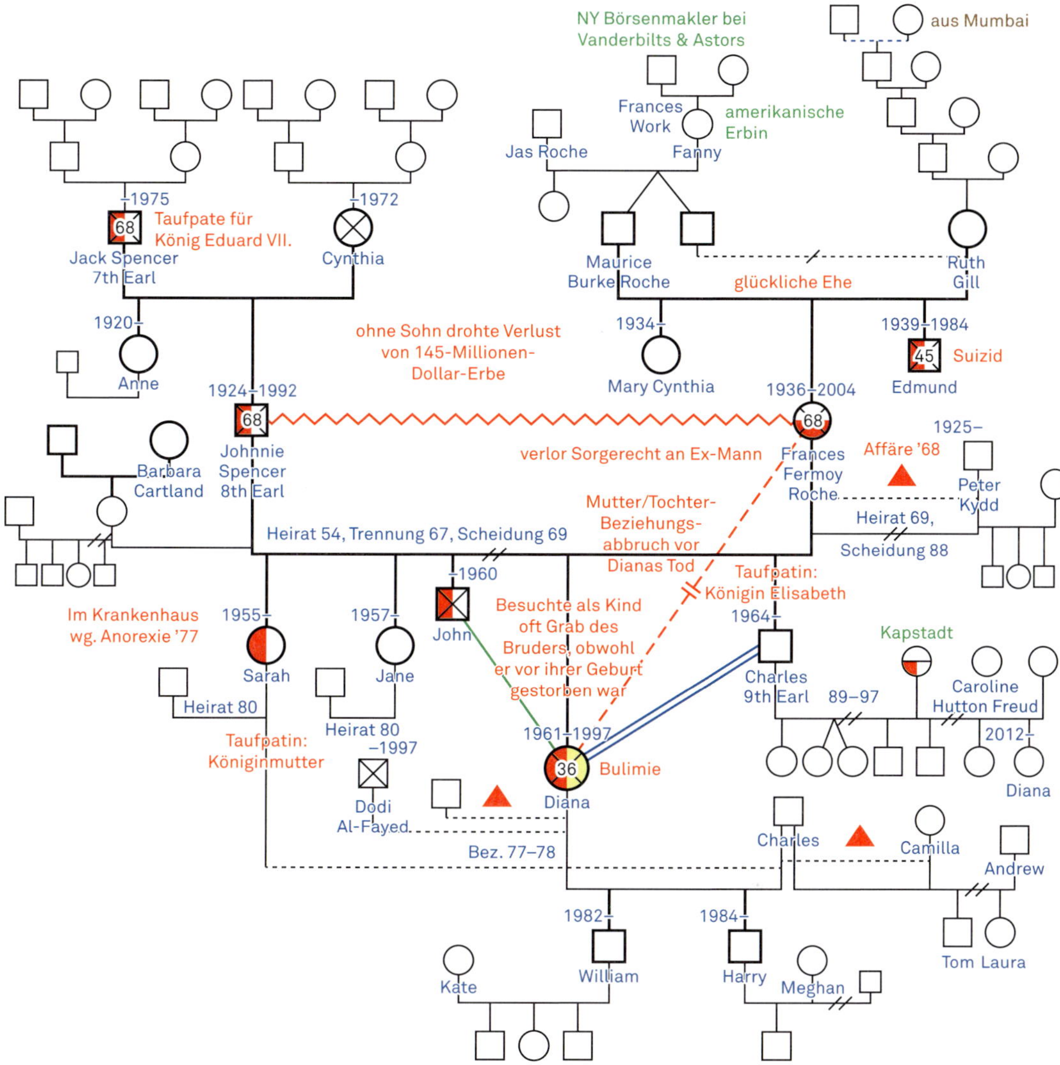

nis kommen. Ihr Bruder erlaubte, dass Diana auf dem Familienanwesen bestattet wurde, das seitdem zu einer wichtigen Gedenkstätte für sie geworden ist. Charles, das jüngste Kind und der einzige überlebende Sohn mit drei älteren Schwestern, wurde seit seiner Geburt dazu erzogen, der neunte Earl of Spencer zu werden. Man fragt sich, wie es ihm und seinen beiden überlebenden Schwestern im Leben weiter ergehen mag.

Abbildung 6-2: Prinzessin Dianas Familie: Unterschiedliche Rollen für Brüder und Schwestern

Schwestern übernehmen oft schon in der frühen Kindheit die Fürsorge füreinander und ihre Brüder, können aber auch Konkurrentinnen sein und um die elterliche Aufmerksamkeit rivalisieren. Trotz bester Absichten vermitteln Eltern oft sehr unterschiedliche Botschaften an ihre Söhne und Töchter. Aufschlussreich ist hier zum Beispiel, wie Jackie Robinson, Ausnahme-Baseballer von den Brooklyn Dodgers und unumstrittene Symbolfigur für die Rassenintegration im amerikanischen Profisport, seine Tochter Sharon beschrieb. Sharon ist das mittlere Kind zwischen zwei Brüdern (siehe **Abbildung 6-3: Familie Robinson: Unterschiedliche Rollen für Brüder und Schwestern**), eine Geschwisterkonstellation, die schon bei seiner Frau Rachel vorhanden war, was, wie wir wissen, bestimmte Muster verstärken kann.

Tatsächlich verfiel Sharon in viele typische Schwesternverhaltensweisen, trotz der Bemühungen beider Eltern, dem entgegenzuwirken – und trotz der Tatsache, dass ihre Mutter eine dynamische und erfolgreiche Frau war, die ihr als Rollenmodell hätte dienen können.

Für die Komplexität von Schwesterbeziehungen gibt es viele Gründe: die familiären Bande, die Länge der Beziehungen, die Schwestern bevorzugt zugewiesenen fürsorglichen Aufgaben und die Rivalität um männliche Aufmerksamkeit und Bestätigung. In der Geschichte wurde die Bedeutung von Schwesterbeziehungen eher heruntergespeilt. In vielen Märchen und Legenden steht ein Mann zwischen zwei Schwestern, die um seine Aufmerksamkeit buhlen (Bernikow, 1980). Mütter werden kaum erwähnt, und wenn, dann eher verächtlich, wie zum Beispiel in Aschenputtel, Stiefmütter sind oft genug geradezu die Inkarnation des Bösen. Auch ältere Schwestern werden häufig als böse dargestellt, während die jüngste als infantilisiertes Nesthäkchen und „Papas Liebling“ als Gegenleistung für ihre Loyalität und Bereitschaft, sein „Liebesobjekt“ zu sein, seine Liebe und sein Vermögen erhält. Der Einfluss dieser negativen Bilder davon, wie Frauen in Familien einander sehen, ist in der klinischen Anamnese ein

Abbildung 6-3: Familie Robinson: Unterschiedliche Rollen für Brüder und Schwestern

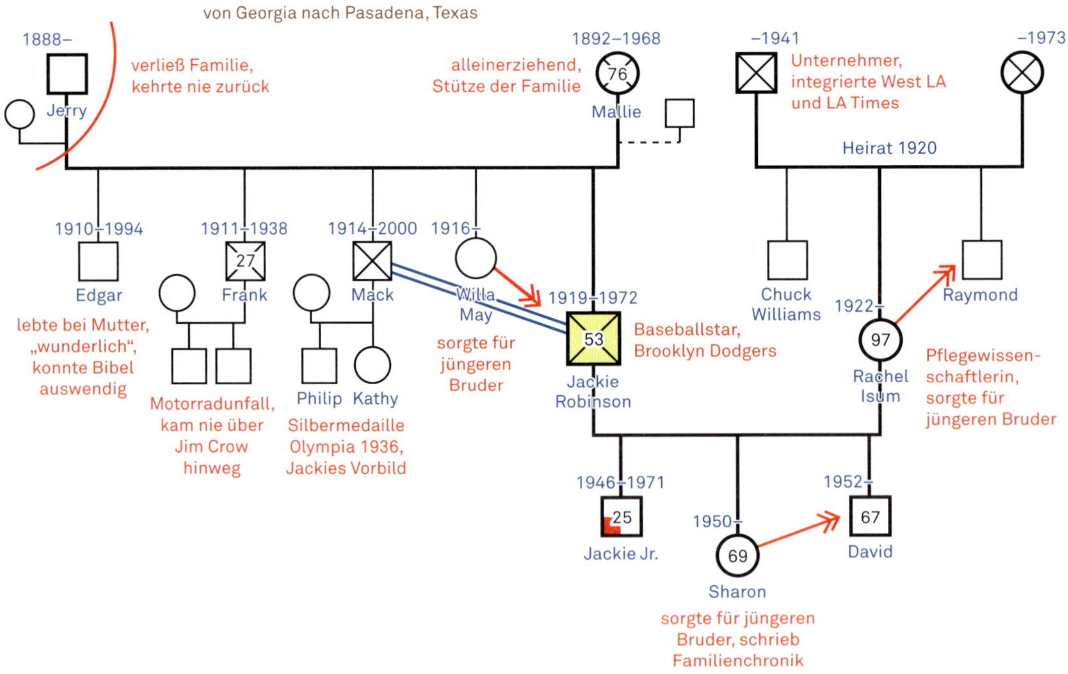

wichtiges Thema. Konflikte zwischen Frauen sollten nie für bare Münze genommen, sondern stets daraufhin hinterfragt werden, wer davon profitiert, wenn Frauen einander keine Verbündeten sein dürfen (McGoldrick & Watson, 2016). Schwesterbeziehungen wohnt oft eine besondere Intimität und Vielschichtigkeit inne.

Wichtig ist auch, die durch das Geschlecht bestimmten Rollen von Geschwistern (und aller anderen Familienmitglieder) vor dem Hintergrund der jeweiligen Kultur zu sehen. In vielen Kulturen werden Mädchen eher dazu erzogen, sich um andere Familienmitglieder, darunter auch ihre Brüder, fürsorglich zu kümmern. Manche Gruppen, wie zum Beispiel irische und afroamerikanische Familien, können aus verschiedenen, historisch entstandenen Gründen ihre Söhne zu stark und ihre Töchter zu wenig schützen (McGoldrick et al., 2005). Angelsächsisch geprägte Eltern streben immer häufiger eine gleichberechtigte Beteiligung von Söhnen und Töchtern an Aufgaben im Haushalt an. Andere Gruppen haben unterschiedliche Erwartungen und sehen Töchter dazu verpflichtet, mehr im Haushalt zu tun oder ihre Brüder gar zu bedienen. In jedem Fall ist es wichtig, ein Augenmerk darauf zu richten, wie Geschlechterrollen die Geschwisterbeziehungen – und damit alle anderen Beziehungen im Leben – prägen können.

Anders als älteste Söhne, die typischerweise oft einen nicht eingestandenen Anspruch auf Sonderbehandlung ausstrahlen, leiden älteste Töchter wegen der großen Verantwortung, die sie verspüren, tendenziell unter Ambivalenz und Schuldgefühlen. Was sie auch tun, sie haben das Gefühl, dass es nie ausreicht und dass sie niemals nachlassen dürfen, dafür zu sorgen, dass in der Familie alles glatt verläuft.

Verluste in der Geschwisterreihe

Der Tod einer Schwester oder eines Bruders ist eine einschneidende Erfahrung und trifft diejenigen, die dem verstorbenen Geschwister vom Alter her am nächsten stehen, oft am härtesten. Carl Gustav Jung, über den wir bereits in Kapitel 4 ausführlich gesprochen haben (siehe **Abbildung 6-4: Familie Jung: Verluste in der Geschwisterreihe**) ist ein gutes Beispiel für jemanden, der durch den Tod des Bruders zum „Quasi-Einzelkind“ wurde. Weil sein älterer Bruder starb, ehe er geboren wurde, und seine Schwester erst neun Jahre später zur Welt kam, glich seine Erfahrung eher der eines Einzelkindes als der eines Geschwisterkindes.

Ein weiterer Faktor, der zu Jungs Position in der Familie beitrug, war zweifellos die Tatsache, dass beide Elternteile jeweils das 13. und jüngste Kind der Familie waren, was zur damaligen Zeit als glücksverheißendes Omen galt (Bair, 2003, S. 7). Aus systemischer Sicht kann es in einer von zwei jüngsten Kindern (vor allem von solchen mit vielen Geschwistern) gegründeten Familie leicht dazu kommen, dass die Kinder vorzeitig erwachsen werden

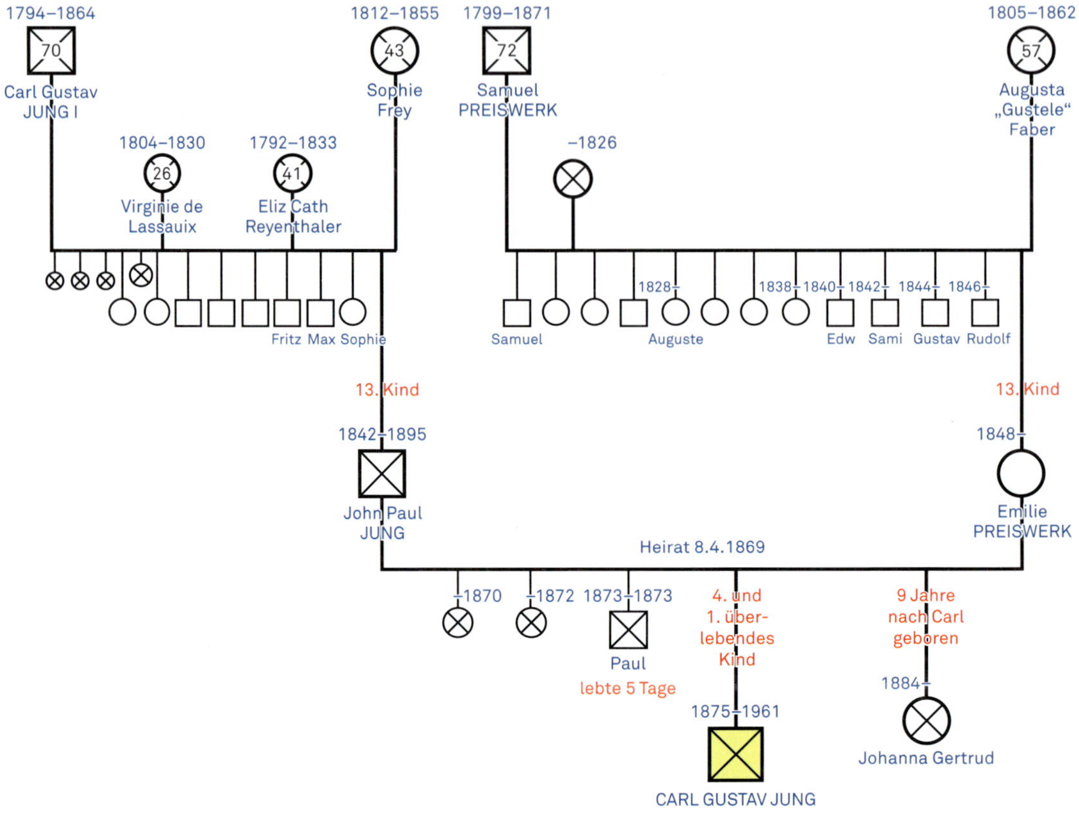

Abbildung 6-4: Familie Jung: Verluste in der Geschwisterreihe

müssen, da beide Eltern als Nachzügler in ihren Herkunftsfamilien im Umgang mit Kleinkindern oft wenig geübt sind.

Tatsächlich schienen Jungs Eltern extrem schlecht zueinander zu passen. Seine Mutter hatte ernsthafte psychische Probleme und war kaum in der Lage, ihre Mutterrolle auszufüllen. Allen Berichten zufolge war sie stärker mit spirituellen Themen befasst als mit den praktischen Dingen im Haushalt und in der Familie. Der Vater, obgleich intelligent und offenbar mit anfangs guten Aussichten als Theologe, wurde zu einem mäßig erfolgreichen Pfarrer, dem es nur mehr schlecht als recht gelang, seine Familie zu ernähren. Ganz anders hätte es zweifellos ausgesehen, wären beide Elternteile jeweils die ältesten von 13 Kindern gewesen. Sicherlich hätten sie um die Führerschaft in der Familie gerungen, doch wahrscheinlich hätten sie ihren Sohn Carl als lange Zeit einzigem überlebendem Kind von vornherein zu einer Führerrolle erzogen.

Vor allem, wenn die Eltern nicht verfügbar oder unfähig sind, ihre Bedürfnisse zu erfüllen, verlassen sich Geschwister oft stark aufeinander. So war es zum Beispiel auch bei Jane und Peter Fonda (beide erfolgreiche Schauspieler, ihr Genogramm und etliche Aspekte aus Peters Leben haben wir in Kapitel 5 vorgestellt). Von frühester Kindheit an mussten für sich selbst sorgen. Ungewöhnlich früh mussten sie den emotionalen Verlust beider Elternteile verkraften – den des Vaters, weil er von seiner Persönlichkeit her sehr distanziert und außerdem meist unterwegs bei Dreharbeiten war, den der Mutter, weil sie psychisch schwer erkrankt war. Dann kamen dazu der äußerst traumatische Suizid der Mutter und eine lange Reihe unterschiedlichster Lebenssituationen, in die sie bis zum Erwachsenenalter hin und her verschoben wurden. Wie man dies unter solchen dramatischen Umständen häufig beobachtet, wurden die Geschwister füreinander zu Rettungsankern in einer schmerzvollen, instabilen Welt.

Es war Jane, die sich um Peter kümmerte, als er sich mit zehn Jahren in den Bauch schoss und lebensgefährlich verletzte, während sein Vater in seinen dritten Flitterwochen war. Es war Jane, damals gerade selbst erst Collegestudentin, die zu ihm eilte, als er mit 16 Jahren vom Internat geschickt wurde und nicht wusste, wohin er sich wenden sollte. Er sagte über sie: „Ich hatte wirklich niemanden außer Jane. Sie war alles für mich" (S. 54). Viele Jahre später beschrieb er ihre Bedeutung in seinem Leben: „Ich brauchte zu allem unbedingt ihre Zustimmung. Auf der Zustimmungs-Bedeutungs-Skala rangierte sie immer nur geringfügig unter Dad – und da wir einander viel näherstanden und intensiver miteinander in Kontakt waren, war ihr Segen der wichtigere für mich" (S. 292–293).

Als sie selbst mit über 50 Jahren in eine Krise geriet, ließ sich Jane von Peter versprechen, fünf Tage mit ihr allein zu verbringen. Sie sagte, sie müsse mit ihm über ihre Kindheit reden, jedes noch so kleine Detail erfahren, an das er sich erinnern könne, um zu versuchen, die verrückten, zerbrochenen Puzzleteilchen ihres frühen Lebens zusammenzusetzen, und sie fürchte, sie könne ihn verlieren, ehe sie dazu käme (S. 474).

Älteste Söhne und Töchter

Älteste Kinder neigen dazu, sich in der Familie allzu verantwortlich und gewissenhaft zu zeigen. Sie werden starke Führungspersönlichkeiten, weil sie früh Autorität über ihre jüngeren Geschwister erfahren und für sie Verantwortung übernehmen. Das erstgeborene Kind zu sein kann aber auch ein zweifelhafter Segen sein. Als Antwort auf die Träume der Eltern und den Beginn einer neuen Familie bekommt das erstgeborene Kind ein Maß an Aufmerksamkeit, das den nachfolgenden Kindern in dieser Intensität versagt bleibt. Doch die Last kann manchmal auch zu schwer werden: Älteste Kinder neigen dazu, sich Verantwortung für andere aufzubürden und hart zu arbeiten, um sich und andere voranzubringen.

Ein sehr gutes Beispiel dafür ist George Washington (siehe **Abbildung 6-5: George Washington: Ein ältester Sohn**). Obgleich er zwei deutlich ältere Halbbrüder hatte (die er erst als Jugendlicher kennenlernte, weil sie in England zur Schule gingen und anschließend im Militär oder anderswo arbeiteten), wuchs er als Ältester auf. Einer der Halbbrüder, Lawrence, wurde nach dem Tod des Vaters sein Vormund, starb aber dann auch als erst 20-Jähriger, als George elf Jahre alt war. Ein solcher Verlust des Vaters verstärkt beim äl-

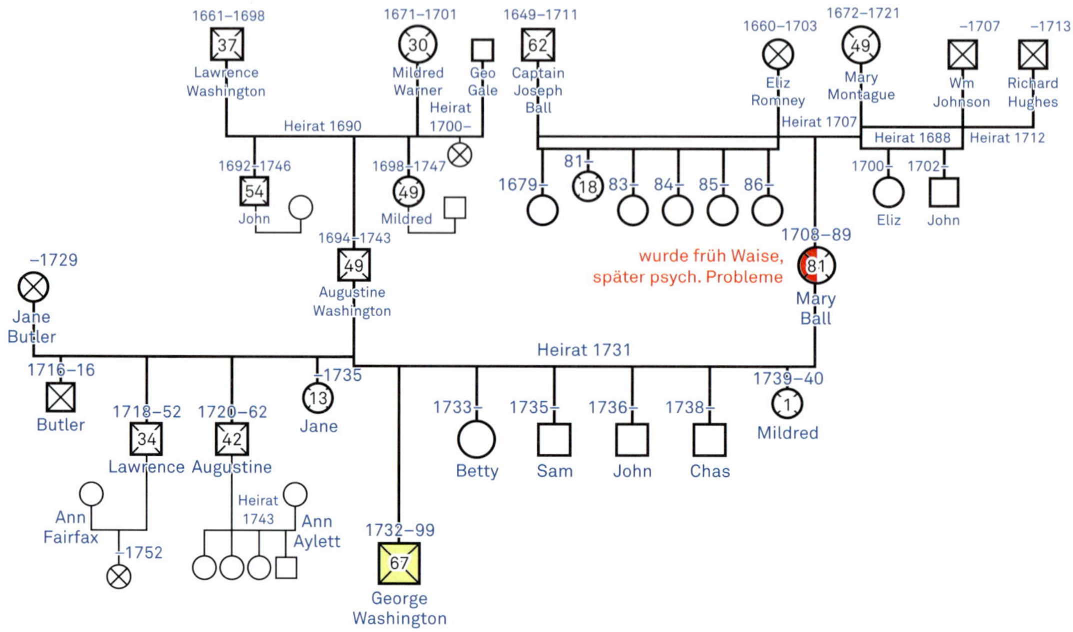

Abbildung 6-5: George Washington: Ein ältester Sohn

testen Sohn natürlich häufig den Druck, die Rolle des „Herrn im Haus“ zu übernehmen. Hinzu kam, dass Georges Mutter, der er nie besonders nahestand, das jüngste von vielen Kindern gewesen war. Sie war schon früh im Leben zum Waisenkind geworden und scheint im Leben nie gut zurechtgekommen zu sein. Ein solches Muster verstärkte Washingtons Rolle als Oberhaupt der Familie und trug mit großer Wahrscheinlichkeit zu seinen Führungsqualitäten bei, die später bei der Gründung der USA eine so bedeutsame Rolle spielen sollten. Im Alter von 20 Jahren trat er in die Miliz von Virginia ein, wo er sich rasch hervortat und mit 23 Jahren zum Obersten Kommandeur ernannt wurde. Offenbar besaß er die erstaunliche Fähigkeit, seine Männer motiviert in den Kampf und weitgehend unversehrt auch wieder herauszuführen. Als brillante Führungspersönlichkeit blieb er unbeirrbar auf sein Ziel gerichtet und versah seine Pflicht, für seine Männer zu sorgen, ungeachtet der damit verbundenen persönlichen Opfer, so wie er auch seine jüngeren Geschwister und viele andere Familienmitglieder sein Leben lang unterstützte.

Älteste Töchter haben häufig ein ähnliches Gefühl der Verantwortung, Gewissenhaftigkeit, Fürsorge und Führerschaft. Dennoch werden ihnen in der Regel nicht dieselben Privilegien zugestanden wie ältesten Söhnen, und auch die von der Familie an sie herangetragenen Erwartungen sind weniger hoch. Man könnte sagen, ihnen wird häufig die Verantwortung des ältesten Kindes aufgebürdet, ohne dass sie auch irgendwelche damit verbundenen Privilegien und ein starkes Selbstbewusstsein mitbekämen. Berühmte älteste Schwestern sind Margaret Mead, Hillary Clinton und Eleanor Roosevelt.

Sind alle Geschwister weiblich, können ältesten Schwestern aber auch gewisse Privilegien und Erwartungen aufgezwungen werden, die sich sonst meist auf Söhne richten. Folgt dem ältesten Mädchen in der Geschwisterreihe ein Junge, kann dieser quasi zum Ältesten werden, vor allem in kulturellen Kontexten, in denen Söhne bevorzugt werden und Töchter nicht die gleichen Chancen haben.

Mittlere Kinder

Mittlere Kinder einer Familie sitzen stets „zwischen den Stühlen", haben weder die privilegierte Position des ältesten Bannerträgers noch die des jüngsten Nachzüglers. Es überrascht daher nicht, wenn sie Eigenschaften des ältesten oder des jüngsten Kindes entwickeln, manchmal auch in Kombination. Obgleich sie in westlichen Gesellschaften seltener werden, weil Familien dort insgesamt weniger Kinder haben, übernehmen sie in einer Familie doch viele wichtige Funktionen (Salmon & Schumann, 2012; Sternbergh, 2018). Dennoch müssen sich mittlere Söhne wie Töchter ihre Rolle in der Familie vielfach erst erstreiten. Der Intensität, mit der älteste und jüngste Kinder oft erzogen werden, mögen sie zwar entgehen, doch dafür müssen sie eher darum kämpfen, überhaupt wahrgenommen zu werden. Sie laufen Gefahr, in der Familie unterzugehen, was insbesondere dann der Fall sein kann, wenn die Geschwister alle das gleiche Geschlecht haben. Andererseits entwickeln sich mittlere Kinder oft zu guten Verhandlungsführern. Sie wirken ausgeglichener als ihre stärker getriebenen älteren und verbindlicher als ihre eher sorglosen jüngeren Geschwister. Manchmal finden sie sogar Gefallen an ihrer relativen „Unsichtbarkeit".

Martin Luther King (siehe **Abbildung 6-6: Martin Luther King: Ein mittleres Kind**) ist ein gutes Beispiel für jemanden, der aus den positiven Eigenschaften eines mittleren Kindes, zahlreiche Rollen ausfüllen und andere zusammenbringen zu können, das Beste gemacht hat. Seine brillanten Ideen von gewaltfreiem Widerstand passen sehr gut zu seiner mittleren Geschwisterposition, da diese Position von sich aus nicht mit Macht verbunden ist, die Fähigkeit, Kräfte zu bündeln, aber sehr wohl ebenfalls mit Machtentfaltung zu tun haben kann. Anders als jüngste Kinder, die eher selten Führungsqualitäten entwickeln, können mittlere Kind herausragende Integrationsfiguren sein, weil es ihnen im besonderen Maße gelingt, miteinander widerstreitende Fraktionen zu vereinen und auf ein gemeinsames Ziel auszurichten. Im Fall von Martin Luther King war der Vater ein überlebender Zwilling und ein mittleres Kind, aber auch der älteste Sohn, genauso wie King. Kings Mutter war ein mittleres Kind, das zum jüngsten Kind wurde, weil die beiden jüngeren Geschwister früh ums Leben kamen.

Mittlere Kinder stehen weniger unter Druck, Verantwortung zu übernehmen, strengen sich jedoch stärker an, eine „Marke" zu setzen, weil ihnen in der Familie nicht per se eine besondere Rolle zukommt. In der Familie des herausragenden Sportlers, Künstlers und Bürgerrechtlers Paul Robeson (siehe **Abbildung 6-7: Paul Robesons Familie**) gab es drei mittlere Kinder, die alle Variationen der Rolle mittlerer Kinder ausfüllten. Der älteste

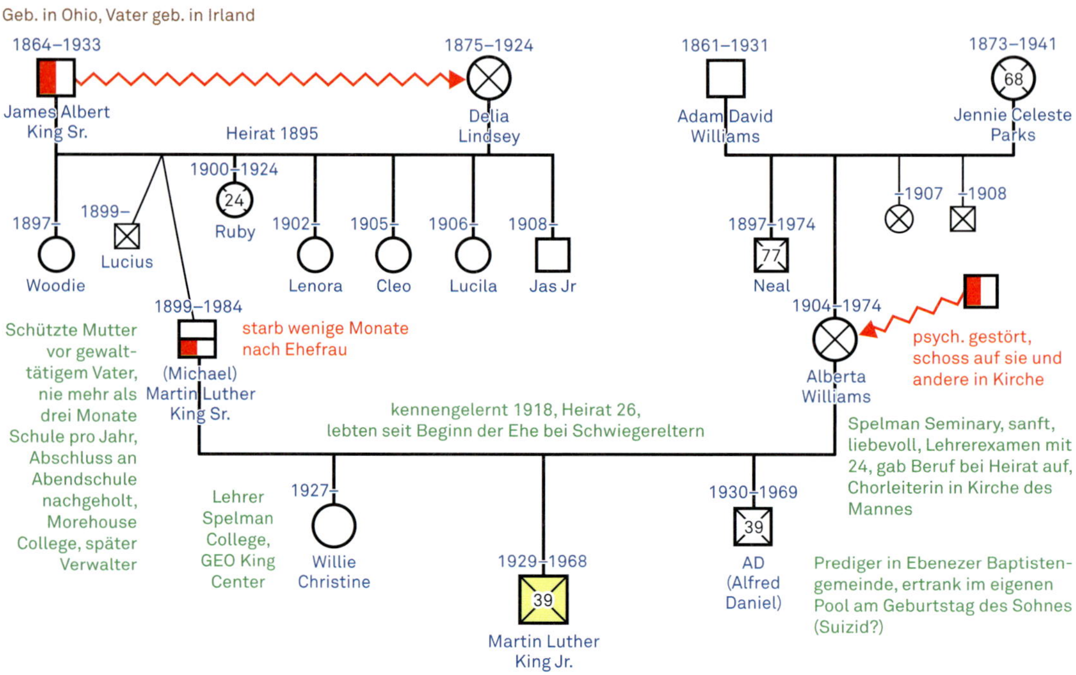

SCHLÜSSELEREIGNISSE

1936 Suizidversuch, nachdem Bruder zufällig Großmutter mütterlicherseits zu Boden warf
1941 2. Suizidversuch, nachdem Großmutter mütterlicherseits starb, während er trotz Verbots der Eltern auf einer Parade war
1956 Bombenattentat
1956 MLK festgenommen und inhaftiert

Abbildung 6-6: Martin Luther King: Ein mittleres Kind

Bruder, William Drew, trug nicht nur den Namen des Vaters, sondern trat auch in dessen Fußstapfen und besuchte wie dieser die Lincoln University, ehe er Medizin studierte. Der zweitälteste Bruder, Reed, ebenfalls brillant, jedoch von seinem Temperament her zu aufbrausend, um als Afroamerikaner in seinem Umfeld Karriere zu machen, wurde der „verlorene" mittlere Sohn; Paul meinte später, er habe Zähigkeit und Standfestigkeit von seinem Bruder Reed gelernt, dessen Geburt, wie im Genogramm leicht zu erkennen ist, von drei Fehlgeburten umgeben war, was die Problematik seiner Position in der Familie womöglich noch intensiviert hat, wie es bei Kindern häufig der Fall ist, die kurz vor oder nach einem Todesfall zur Welt kommen. Der dritte Sohn, Ben, ein hervorragender Sportler und eine eher ausgeglichene Persönlichkeit, wurde – wie der Vater – ein erfolgreicher Prediger und hatte in der Familie die Vermittlerrolle inne. Das vierte Kind, die einzige Tochter, Marion, wurde wie die Mutter Lehrerin und war für ihre Herzenswärme bekannt. Auch sie wirkte in der Familie als ausgleichende und verbindende Kraft. Für Paul waren Ben und Marion – die Geschwister, die ihm vom Alter her am nächsten standen – die wichtigsten Mentoren, „zurückhaltend in der Sprache, stark im Charakter, prinzipientreu und ihrem Bruder stets selbstlos verpflichtet" (Robeson, 1988, S. 13). Diese Unter-

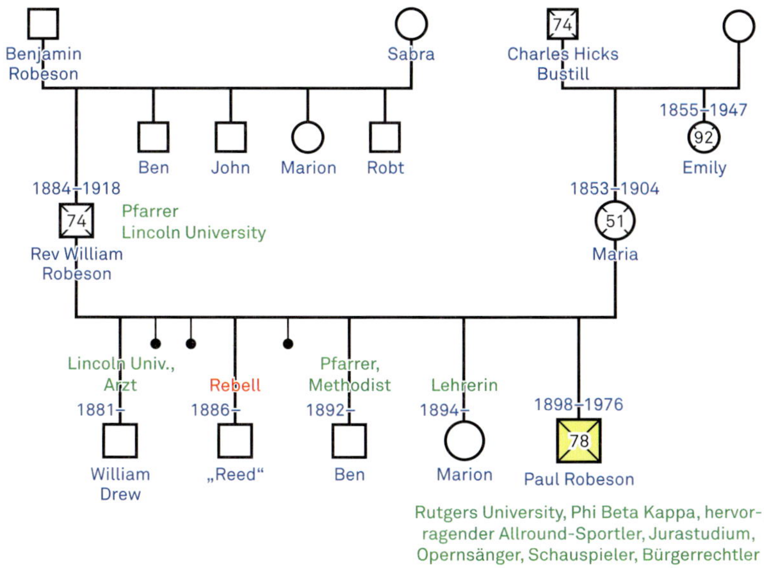

Abbildung 6-7: Paul Robesons Familie

stützung war umso wichtiger, als die Mutter auf tragische Weise in einem Feuer ums Leben kam, als Paul erst sechs Jahre alt war. Sowohl Ben als auch Marion waren zufrieden damit, nicht im Rampenlicht zu stehen und die Beziehungen anderer zu fördern.

Doch auch Reed, der stets einen kleinen Beutel mit Steinen bei sich trug, um sich selbst verteidigen zu können, falls er in eine gefährliche Situation geriet, fungierte für Paul teilweise als Vorbild. Paul bewunderte seinen „rauen" zweitältesten Bruder und lernte von ihm, wie man auf rassistische Beleidigungen und tätliche Übergriffe schnell und wirksam reagiert. Paul fühlte sich seinem Bruder, der den hohen Erwartungen des Vaters an seine Kinder nicht entsprach, auf besondere Weise verbunden.

Auch wenn der Vater Reeds unbekümmerte und undisziplinierte Art missbilligte und ihn wegen seiner ständigen Konflikte mit dem Gesetz schließlich hinauswarf, blieb Paul dabei, Reed als Vorbild zu sehen, das ihn gelehrt habe, für sich einzustehen. Wie viele mittlere Kinder konnte Reed Gefühle zum Ausdruck bringen, die andere zu zeigen nicht wagten. In seinem Fall war dies die Wut gegen den vorherrschenden Rassismus. In dem berühmten biografischen Theaterstück über Paul Robeson von Phillip Hayes Dean sagt Paul, es habe ein Gespräch gegeben, das er und sein Vater niemals hätten zu Ende führen können – das Gespräch über den Abend, als der Vater Reed aus dem Haus warf, aus Angst, er könnte für seinen jüngeren Bruder ein schlechtes Vorbild sein. Paul stellt sich vor, er würde sich mit seinem Vater und seinem Bruder Ben auf den Weg machen, um Reed zu suchen und ihn nach Hause zu holen. Er stellt sich auch vor, wie er Reed gegenüber seinem Vater verteidigt hätte (Dean 1989, S. 298).

In dem Theaterstück wird sehr eloquent zum Ausdruck gebracht, was die verschiedenen Rollen, die Geschwister in einer Familie übernehmen, ausmachen können, und wie stark der Einschnitt ist, wenn ein Geschwister aus der Reihe herausgerissen wird, auch wenn manche Familienmitglieder dies vielleicht nicht gleich so klarsehen.

Jüngste Kinder

Das jüngste Kind hat oft das Gefühl, etwas Besonderes zu sein, was das Selbstbewusstsein stärkt, ohne mit der Verantwortung belastet zu sein, die mit dem Status des Ältesten so oft verbunden ist. Gibt es mehrere Geschwister, kann dieser Effekt noch intensiver ausfallen. Das jüngere von zwei Geschwistern hat wahrscheinlich eher das Gefühl, Teil eines Tandems zu sein – es sei denn, es gibt einen größeren Altersunterschied – als das jüngste von fünf Kindern. Angesichts ihrer besonderen Position im Zentrum der Aufmerksamkeit können jüngste Kinder das Gefühl entwickeln, alles erreichen zu können – und manchmal gelingt ihnen dies auch. Jüngste Kinder sind oft unbekümmerter und zufrieden damit, Spaß zu haben, ohne den Anspruch, unbedingt Bestleistungen erbringen zu müssen. Weniger von Selbstzweifeln geplagt als ihre älteren Brüder und Schwestern, sind sie häufig äußerst kreativ – bereit, auszuprobieren, was andere nicht einmal zu denken wagen. Befreit von Konventionen und entschlossen, den eigenen Neigungen zu folgen, kann ein jüngstes Kind manchmal bemerkenswerte kreative Sprünge wagen, die zu bahnbrechenden Erfindungen und Innovationen führen, wie die Beispiele von berühmten jüngsten Kindern wie Thomas Edison, Benjamin Franklin, Marie Curie, Paolo Freire und Paul Robeson zeigen (eine ausführlichere Diskussion dieser Familien findet sich in McGoldrick, 2011; Sulloway, 1996). Interessanterweise ist Elizabeth Warren die jüngste und einzige Schwester von drei Brüdern und Nancy Pelosi die jüngste und einzige Schwester von fünf Brüdern!

Jüngste Kinder können auch verwöhnt und selbstzentriert sein, und ihr gefühlter Anspruch auf Sonderbehandlung kann zu Enttäuschungen und Frustrationen führen. Hinzu kommt, dass das jüngste Geschwister meist eine Phase erlebt, in der es als Einzelkind noch bei den Eltern wohnt, nachdem die älteren Geschwister das Haus bereits verlassen haben. Dies kann eine Gelegenheit sein, die alleinige Aufmerksamkeit der Eltern zu genießen, aber auch zu dem Gefühl führen, von den Geschwistern allein gelassen worden zu sein und von den Eltern ignoriert zu werden.

Weil sie ältere Geschwister haben, die sich in vielen Fällen bereits als „Kümmerer“ bewährt haben, können sie die „Kleinen“ bleiben, im Mittelpunkt der Aufmerksamkeit aller anderen stehen, die vorher kamen, und von ihnen Hilfe und Unterstützung erwarten. Gleichzeitig genießen jüngste Kinder mehr Freiheit, von der Konvention abweichen zu dürfen. Manchmal verspüren sie einen regelrechten Drang, aus der Rolle des behüteten „Babys“ auszubrechen, was – wie bei Edison und Franklin, die beide während der Pubertät von zu Hause wegliefen – zu einer ausgesprochen rebellischen Haltung führen kann.

Jüngste Schwestern werden tendenziell von den älteren Geschwistern beschützt und mit Zuneigung überschüttet, was viele dann zu ihrem Lebensentwurf machen. Sie können sehr verwöhnt sein (dies umso mehr, wenn es ältere Brüder gibt!) und besondere Privilegien genießen, oder aber – vor allem, wenn sie aus einer großen Familie stammen – auch frustriert sein, weil sie immer erst warten müssen, bis sie endlich auch einmal an die Reihe kommen. Vielleicht haben die Eltern bei ihnen auch einfach schon ihre Energie verbraucht. Bei einigen stellt sich Wut ein, weil sie das Gefühl haben, ständig herumkommandiert und nie ganz ernst genommen zu werden. Ist sie das einzige Mädchen, wird die Jüngste leicht Prinzessin und Dienstmädchen der Älteren zugleich; später, wenn die Geschwister erwachsen sind, wird sie oft zur Vertrauten ihrer Brüder und zu der Person, die die Eltern ersetzt, wenn es darum geht, die Familie zusammenzuhalten. Jüngste Töchter werden mit größter Wahrscheinlichkeit diejenigen, die sich um die alten Eltern kümmern, manchmal schon allein dadurch, weil sie am längsten zu Hause wohnen bleiben oder nicht heiraten. So sind sie „zur Stelle", wenn die Eltern krank, behindert oder gebrechlich werden.

Paul Robeson (siehe Abbildung 6-7: Paul Robesons Familie, Seite 231), über dessen Familie wir oben schon gesprochen haben, war ein brillantes und kreatives jüngstes Kind, der multitalentierte Star seiner Familie, was umso außergewöhnlicher war, weil die afroamerikanische Familie in einem rassistisch geprägten Umfeld lebte. Der herausragende Sportler, Mitglied der akademischen Phi-Beta-Kappa-Gesellschaft, Redner seines Collegejahrgangs bei der Abschlussfeier, Anwalt, weltberühmter Sänger, Schauspieler und politischer Redner war sich der Bedeutung jedes einzelnen seiner Geschwister für sein Leben zutiefst bewusst. Sie alle hätten ihn, sagte er, mit einer Extra-Portion Zuneigung überhäuft und in ihm eine Art „Kind der Vorsehung gesehen ..., eine Verbindung zu den lang ersehnten, besseren Zeiten, die nun endlich kommen sollten" (Robeson, 1988, S. 16). Für ein jüngstes Kind ist diese Rolle typisch, vor allem, wenn die Familie schwere Zeiten durchgemacht hat, wie es bei den Robesons der Fall war.

Einzelkinder

Einzelkinder gibt es in den USA immer häufiger, da kleine Familien zur Norm werden. In der Vergangenheit war es eher ungewöhnlich, dass jemand als Einzelkind aufwuchs.

Einzelkinder können sowohl die Ernsthaftigkeit und das Verantwortungsgefühl der ältesten als auch die Überzeugung der eigenen Besonderheit und den Anspruch auf Sonderbehandlung des jüngsten Kindes in sich vereinen. Gleichzeitig neigen sie dazu, stärker an Erwachsenen ausgerichtet zu sein und deren Liebe und Zustimmung zu suchen und als Gegenleistung deren ungeteilte Aufmerksamkeit zu erwarten. Am schwierigsten für sie ist es, mit Menschen ihres Alters enge, persönliche Beziehungen aufzubauen. Sie neigen zu größerer sozialer Unabhängigkeit, orientieren sich weniger stark an ihren Altersgenossen, benehmen sich im frühen Alter schon eher wie Erwachsene und neigen, nach all der Aufmerksamkeit und dem Schutz, der ihnen durch ihre Eltern zuteilwurde, gelegentlich zur Ängstlichkeit. Häufig behalten sie zeitlebens eine enge Bindung an die Eltern; enge Freundschaften und Liebesbeziehungen herauszubilden fällt ihnen eher schwer.

Eine extreme Version dieser Geschwisterposition ist das einzige Kind von zwei Einzelkindern, wie wir es zunehmend in China und anderen sich rasch entwickelnden Ländern sehen können (siehe **Abbildung 6-8: Einzelkind von zwei Einzelkindern**). Besonders stark ist der Effekt in einer Kultur, in der zuvor eher Großfamilien die Norm waren. In solchen Fällen richtet sich ein intensiver Fokus auf das Einzelkind, das nicht nur für die Eltern, die früher mehrere Kinder gehabt hätten, sondern auch für die vier Großeltern im Mittelpunkt der Zuneigung, Hoffnungen und Erwartungen stehen kann. Schwierig wird es außerdem, wenn die Eltern, wie in China häufig der Fall, beide weit entfernt von zu Hause arbeiten und die Großeltern gezwungen sind, mit Mitte 50 in Rente zu gehen, um auf die Kinder aufzupassen, und folglich stark auf ihre Enkel fixiert sind, vor allem, wenn es Enkelsöhne sind (Miller, 2019). Kinder haben mit der Last, die in solchen Situationen auf ihnen lastet, oft zu kämpfen, während die Eltern und anderen Verwandten auf sie Druck ausüben, damit sie die Bedürfnisse aller Familienmitglieder erfüllen.

Einzelkinder werden leicht zu „Vermächtnisbeauftragten" ihrer Eltern: Von ihnen wird erwartet, dass sie all die Hoffnungen und Träume erfüllen, die ihre Eltern für sie haben. Ein Einzelkind erfolgreicher Eltern leidet oft

Abbildung 6-8: Einzelkind von zwei Einzelkindern

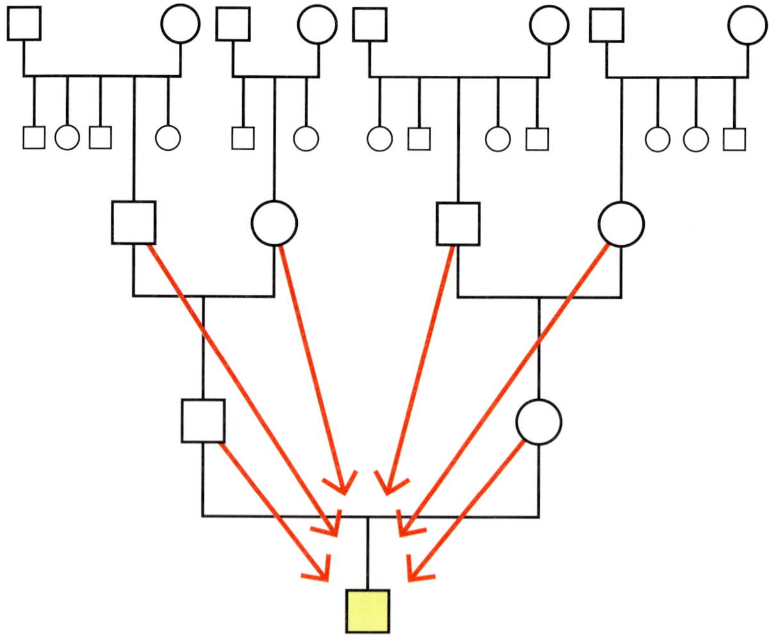

unter dem Druck, den hohen Erwartungen gerecht zu werden. In weniger gut situierten Familien können Einzelkinder als die letzte Chance der Familie auf einen sozialen Aufstieg gesehen werden, die das erreichen sollen, was die Eltern nicht geschafft haben oder ihnen nicht gegönnt war. Einzelkinder sind außerdem besonders gefährdet, in Beziehungsdreiecke zu geraten. In einem auf Mutter, Vater und Kind beschränkten Familiensystem bilden sie zur „Verbreiterung" chronischer Ängste die einzige Option. Ein Sohn als Einzelkind könnte zum Vertrauten und Quasi-Partner der Mutter werden. Eine einzige Tochter könnte in die Rolle der Verbündeten des Vaters geraten. Solche Familien können sogar anfällig für Inzestwünsche und -verhalten werden, auch wenn es diese natürlich auch in Familien mit vielen Kindern gibt.

Indira Gandhi, die zweite indische Premierministerin, war ein typisches Einzelkind (siehe **Abbildung 6-9: Indira Gandhi und ihr Vater Nehru**). Sie wuchs relativ isoliert auf, verbrachte die meiste Zeit in der Gesellschaft Erwachsener und wurde früh zur Vertrauten ihres Vaters. Die heroisch-missionarische Einstellung und Verantwortlichkeit eines ältesten Kindes waren bei ihr offensichtlich; als Regierungschefin zeigte sie sich, wie es einem Einzelkind gebührt, autokratisch und eher beratungsresistent. Interessant ist die Tatsache, dass sowohl ihr Vater als auch ihr Großvater väterlicherseits praktisch als Einzelkinder aufwuchsen. Ihr Vater, Jawaharlal Nehru, war elf Jahre älter als das nächstälteste Geschwister. Jawaharlals Vater, Motilal Nehru wiederum, ebenfalls eine herausragende Persönlichkeit der indischen Politik, war sehr viel jünger als seine anderen Geschwister. Weil sein Vater vor seiner Geburt gestorben war, wuchs er im Haushalt seines ältesten Bruders auf. Die Tatsache, dass sowohl Jawaharlals als auch Indiras Mutter unter schweren Krankheiten litten, mag ihre Isolation als Einzelkinder und die Bindung zwischen Vater und Tochter verstärkt haben.

Geschwisterkonstellation und Elternrolle

Bei der Analyse von Genogrammen sollten wir immer auch nach generationenübergreifenden Geschwisterkonstellationen Ausschau halten. Mit einem Kind, das dieselbe Geschwisterposition und dasselbe Geschlecht besitzt, können Eltern sich leicht überidentifizieren. Ein Vater, der als ältestes von fünf Kindern mit dem Gefühl aufwuchs, ihm sei stets zu viel Verantwortung aufgebürdet worden, während man seinen jüngeren Geschwistern „alles durchgehen ließ", verwöhnt vielleicht später sein ältestes Kind und versucht, die jüngeren stärker als nötig an die Kandare zu nehmen. Und einer Mutter, die früher immer auf ihre jüngste Schwester eifersüchtig war, kann es eher schwerfallen, mit ihrer jüngsten Tochter Mitgefühl zu entwickeln. Auch wegen einer eventuell vorhandenen Ähnlichkeit mit einem anderen Familienmitglied können sich Eltern leicht mit einem bestimmten Kind identifizieren.

Mit der Geschwisterkonstellation zusammenhängende Probleme zwischen den Generationen können ebenfalls auftreten, wenn die Identifikati-

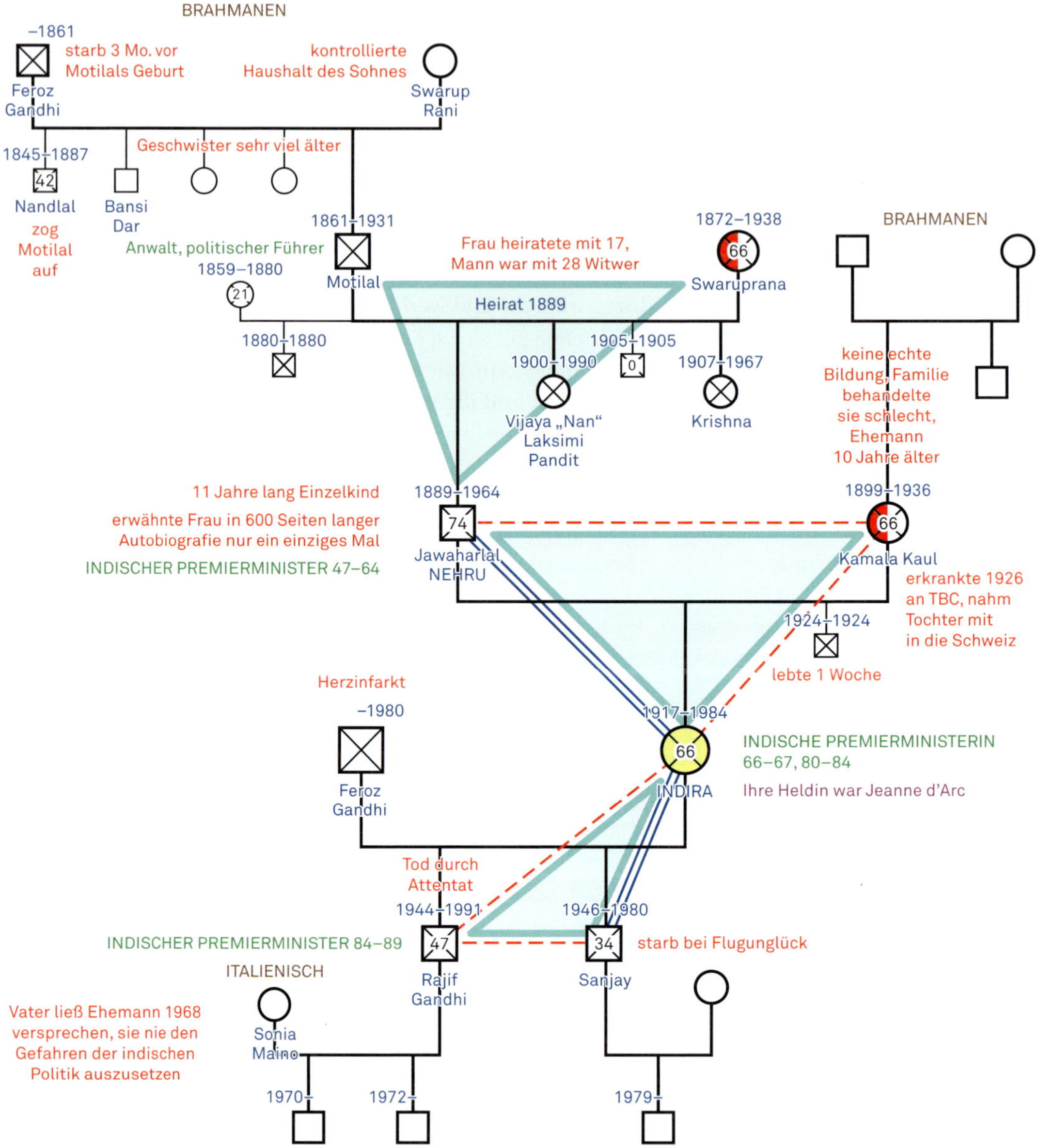

Abbildung 6-9: Indira Gandhi und ihr Vater Nehru

on so stark ist, dass Eltern ihre alten Familienmuster aufrechterhalten, wie eine Mutter, die es früher immer gehasst hat, von ihrem älteren Bruder herumkommandiert zu werden, und nun ihren Sohn anherrscht, er solle seine jüngere Schwester in Ruhe lassen. In anderen Situationen kann die Erfahrung der Eltern so andersartig gewesen sein, dass sie ihre Kinder missverstehen. Ein Beispiel dafür wäre ein Elternteil, das selbst Einzelkind war und normale Geschwisterkämpfe als Anzeichen pathologischen Verhaltens überbewertet.

Geschwisterbeziehungen im Erwachsenenleben

Auch im Erwachsenenleben, vor allem in den späteren Jahren, können Geschwisterbeziehungen sehr wichtig sein. Stehen allerdings auf Dauer negative Gefühle im Vordergrund, kann die Versorgung der alten Eltern zu Schwierigkeiten führen. In solchen Zeiten müssen Geschwister, die sich möglicherweise seit Jahren entfremdet haben, auf neue und unvertraute Weise zusammenarbeiten. Das Kind, das den Eltern am nächsten geblieben ist, in der Regel eine Tochter, bekommt oft den Großteil dieser Verantwortung aufgebürdet, was lang vergrabene Eifersüchte und Wutgefühle an die Oberfläche spülen kann.

Sind beide Eltern gestorben, sind die Geschwister zum ersten Mal wirklich unabhängig. Das ist der Zeitpunkt, an dem die Entfremdung vollständig werden kann, vor allem, wenn alte Rivalitäten weiterbestehen. Starke Gefühle können durch alte, ungelöste Themen und Konflikte weiter angefacht werden. Je besser allerdings die Beziehungen zwischen den Geschwistern, desto geringer die Wahrscheinlichkeit, dass sich aufgrund belastender Ereignisse ihre Wege dauerhaft trennen.

Andere Faktoren, die die Geschwisterkonstellation beeinflussen können

Zu bedenken ist allerdings immer, dass die hier vorgestellten Hypothesen über Geschwisterkonstellationen nicht auf jede einzelne Familie zutreffen. Die üblichen Voraussagen können durch eine ganze Reihe anderer Faktoren beeinflusst werden, die darüber bestimmen, ob die typischen Charakterisierungen tatsächlich zutreffen oder nicht. Zu diesen Faktoren gehört zum Beispiel die Einbettung in die erweiterte Familie, also die Beziehung zu den Cousins und Cousinen etc. Zwischen den Geschwistern entstandene Muster können dadurch modifiziert oder intensiviert werden. Bei einem Sohn, der nur eine Schwester, aber sechs Cousinen hat, verstärkt sich die besondere Position als einziger Sohn wahrscheinlich weiter. Zu ähnlichen Intensivierungen kann es kommen, wenn ein Kind in einem Multigenerationenhaushalt mit anderen Verwandten zusammenlebt. Beispiele wären ein Einzelkind, das nicht nur mit den Eltern, sondern auch mit den Großeltern sowie einer Tante und einem Onkel im selben Haushalt lebt oder eine sich mehrfach wandelnde Haushaltszusammensetzung erlebt, sodass die Kinder in verschiedenen Familienkonstellationen aufwachsen. Wird der Sachverhalt zu kompliziert, hilft es, Linien um die verschiedenen Haushalte zu ziehen. Dies ist besonders in multinuklearen Familien wichtig, wo die Kinder Zeit in unterschiedlichen Haushalten verbringen. So scheinen zum Beispiel Jackie Bouvier Kennedy und ihre Schwester Lee immer in multiplen Kontexten gelebt zu haben (siehe **Abbildung 6-10: Jackie Kennedy: Komplexe Konstellation bei Cousins und Geschwistern**). Dies verstärkte sich nach der offiziellen Trennung der

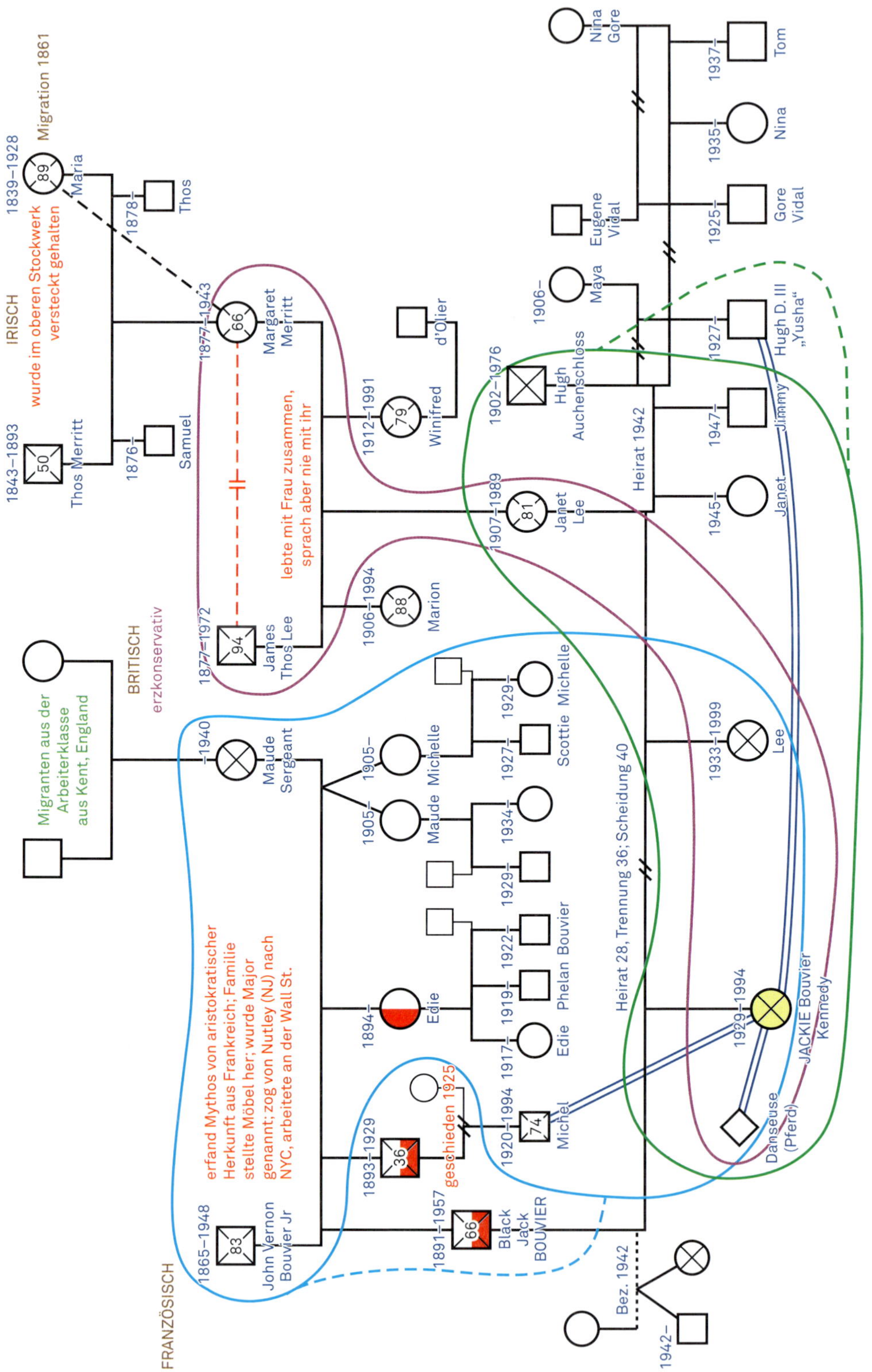

Abbildung 6-10: Jackie Kennedy: Komplexe Konstellation bei Cousins und Geschwistern

Eltern (Jackie war damals sieben) und erst recht nach der erneuten Heirat der Mutter (zu dem Zeitpunkt war Jackie 13) mit einem Mann, der bereits vier Kinder hatte und mit dem sie wenige Jahre später zwei weitere Kinder bekam.

Doch Jackie Kennedys Familie ist nicht nur ein Beispiel dafür, wie wichtig es ist, die sich verändernden Geschwisterkonstellationen zu verstehen. Sie zeigt auch, wie eng die Konstellation der Geschwister mit der der Cousins und Cousinen verwoben sein kann. Ihr Genogramm bringt uns an die Grenzen dessen, was wir in einer Zeichnung an sich ständig wandelnden Lebensumständen in einer Familie mit mehrfachen Trennungen und Wiederverheiratungen unterbringen können. (Denken Sie daran: Die Menge an Aspekten, die sich in einem Genogramm zeigen lässt, ist immer begrenzt. Wird es zu unübersichtlich, leiden Lesbarkeit und Aussagekraft!)

Während des Schuljahrs wohnten Jackie und ihre Schwester in New York City bei ihrer Mutter und den Großeltern mütterlicherseits. Die noch in Irland geborene Urgroßmutter mütterlicherseits galt bei den anderen Familienmitgliedern als so „ungehobelt", dass man sie in der Zeit, als Jackies Mutter und ihre Schwestern klein waren, über Jahrzehnte hinweg ins obere Stockwerk verbannte. Diese Urgroßmutter starb in dem Jahr, bevor Jackie zur Welt kam. Die Großeltern wiederum sprachen, auch wenn sie sich offiziell nie trennten, nicht mehr miteinander, nahmen aber trotzdem alle Mahlzeiten am gemeinsamen Familienesstisch ein.

Die Haushaltszusammensetzung veränderte sich, als die Mutter von Jackie und Lee erneut heiratete. Jackie war 13, Lee neun Jahre alt. Plötzlich hatten Jackie und Lee Stiefgeschwister und bald auch noch zwei wesentlich jüngere Halbgeschwister. Jackie entwickelte eine starke Bindung an einige dieser Geschwister, besonders an ihren wenig älteren Stiefbruder Yusha, für den sie als Teenager mehrere Jahre lang regelrecht geschwärmt zu haben scheint. Interessant ist, dass Jackie zwischen ihrer leiblichen Schwester und ihren Halb- und Stiefgeschwistern nie einen Unterschied machte.

Die Sommermonate verbrachten Jackie und Lee bei der Großfamilie ihres Vaters auf Long Island, auch wenn ihr Vater sich dort nur gelegentlich blicken ließ. Zur Familie gehörten Großeltern, Cousins und Cousinen, Tanten und Onkel sowie Danseuse, Jackies geliebtes Pferd. In dieser Konstellation war Jackie eine von drei Cousinen, die im selben Jahr geboren waren wie sie. Eine besondere Vorliebe hegte Jackie für mehrere ihrer älteren Cousins, vor allem für den neun Jahre älteren Michel, den sie sogar in ihrem Testament bedachte. Michels herausragende Rolle in der Familie verstärkte sich, als seine Mutter sich von seinem alkoholkranken Vater scheiden ließ, ein Ereignis, das die Familie, die das Gefühl hatte, den einzigen männlichen Bouvier in dieser Generation zu verlieren, stark erschütterte. Die Fragilität der männlichen Linie hatte bereits in der vorherigen Generation begonnen, als nur vier von zwölf Kindern Jungen waren und von diesen nur einer überlebte, heiratete und selber Kinder bekam. Fünf der Geschwister lebten zwar lange, heirateten jedoch nie.

Auch Tanten und Onkel können die Geschwisterkonstellation in der nächsten Generation stark beeinflussen, indem sie zum Beispiel bestimmten Nichten oder Neffen besondere Zuwendung und Aufmerksamkeit schenken, was die bestehenden Geschwistermuster verstärken oder verschieben kann. Tanten und Onkel können versuchen, eigene unerfüllte Träume oder Vermächtnisse an Kinder der nächsten Generation weiterzugeben, besonders wenn sie den gleichen Namen tragen, was in früheren Generationen häufiger der Fall war.

Darüber hinaus gibt es weitere Erfahrungen in der Geschichte einer Familie, die sich auf die Geschwisterkonstellation auswirken können. So lebte zum Beispiel Richard Burton (siehe Abbildung 7-2, Seite 248) nach dem frühen Tod seiner Mutter in einer besonders komplizierten Familiensituation. Seine um 19 Jahre ältere Schwester Cis (Cecilia) hatte vor Kurzem geheiratet und wurde für ihn und viele seiner Geschwister zur zentralen Mutterfigur. Doch wie er selbst es formulierte: „Cis war wunderbar, aber sie war nicht meine Mutter“ (Bragg, 1990, S. 69). Sein älterer Bruder wurde zur Vaterfigur, seine anderen älteren Schwestern waren wie Tanten, und Cis’ Töchter waren wie kleine Schwestern für ihn. Seine Cousins wurden zu Brüdern, während seine Tanten für ihn wie Mütter waren. Er kannte „viele alternative Welten ... Komplexität, Uneindeutigkeit, Alternativen, parallele Leben. So war es immer gewesen; das war die ‚Norm‘“ (Bragg, 1990, S. 69).

Geschwisterkonstellationen sind deshalb immer als ein Faktor von vielen im Kontext komplexer Familienmuster zu sehen. Weil sie das nötige Temperament mitbringen oder weil es einfach notwendig ist, können Geschwister die Rollen von Nicht-Geschwistern spielen und Nicht-Geschwister können Geschwisterrollen übernehmen, wie sie dies für Richard Burton taten. Die empirische Forschung über Geschwisterkonstellationen bleibt naturgemäß ohne eindeutiges Ergebnis, da es so viele andere Faktoren gibt, die sie modifizieren oder beeinflussen können. Die Kenntnis der Geschwisterkonstellation kann dennoch klinisch nützliche Erklärungen für die Rolle des Einzelnen in seiner Familie geben. Sie kann aber auch deutlich machen, dass, falls die erwarteten Muster nicht gefunden werden, andere Faktoren zu erforschen sind. Wichtig ist außerdem, dass erwachsene Geschwister, die in der therapeutischen Praxis noch viel zu häufig ignoriert werden, in der Therapie sowie in der gesundheitlichen Versorgung insgesamt als äußerst wichtige Ressourcen fungieren können.

Geschwisterposition des Kindes im Verhältnis zur Geschwisterposition der Eltern

Die Position des Kindes in der Geschwisterreihe kann besonders stark zum Tragen kommen, wenn sie sich mit der Position des gleichgeschlechtlichen Elternteils deckt. So hat der älteste Sohn eines ältesten Sohnes oft mit einem besonders hohen Erwartungsdruck zu kämpfen, der seinen jüngeren Brüdern erspart bleibt. Hatte ein Mann zum Beispiel zu seinem Vater ein eher gespanntes Verhältnis, besteht eine hohe Wahrscheinlichkeit, dass auch das

Verhältnis zu seinem Sohn in der gleichen Geschwisterposition problematisch sein wird. In Kulturen mit strengen Regeln zur Geschwisterrolle in Relation zur Geschwisterposition kann dies umso stärker der Fall sein (McGoldrick & Watson, 2016).

John Quincy Adams, der älteste Sohn von John Adams (siehe **Abbildung 6-11: Familie Adams: Namensgebung und Funktionalität**), brach mit der Familientradition, den ältesten Sohn auf den Namen John zu taufen, und nannte seinen ältesten Sohn stattdessen George Washington Adams. Dieser wurde in dem Jahr geboren, in dem sein Großvater, John Adams, das Amt des Präsidenten abgeben musste, weil er nicht für eine zweite Amtszeit gewählt worden war. John Adams war unter George Washington Vizepräsi-

Abbildung 6-11: Familie Adams: Namensgebung und Funktionalität

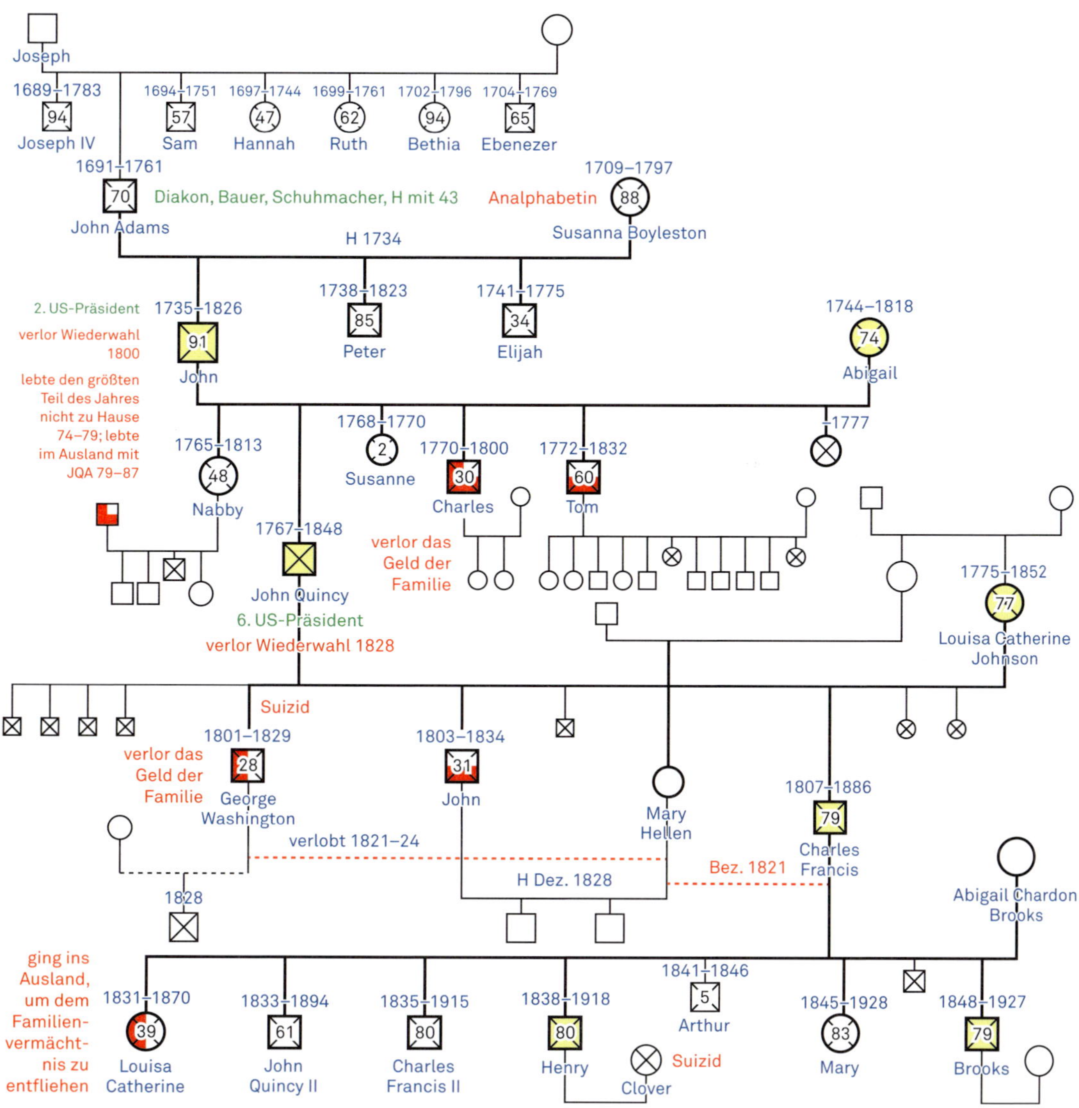

dent gewesen, hatte sich aber immer darüber beklagt, dass dieser ihm die Anerkennung für all das, was er getan habe, schuldig geblieben sei. Namen (und auch Spitznamen) in einem Genogramm können Aufschluss über die „Programmierung" von Familienmitgliedern geben. Es gilt, die Muster der Namensgebung zu erforschen, um deren Bedeutung zu verstehen.

Im Alter von 29 Jahren verübte George Washington Adams Suizid, kurz nachdem er das Geld der Familie verloren und einen unehelichen Sohn bekommen hatte – gerade zu der Zeit, als sein Vater, John Quincy Adams, die Wahl für eine zweite Amtszeit als Präsident der USA verloren hatte. Wie sich im Genogramm der Familie Adams sehr gut ablesen lässt, gab es bei ihnen ein Muster, bei dem auf eine Generation mit großem Erfolg eine nächste Generation mit bemerkenswertem Misserfolg folgt. John Adams (1735–1826), der zweite US-Präsident, war ein ältestes Kind und hatte deutlich die Rolle eines Führers, nicht nur in seiner Familie, sondern für die ganze Nation. Er war der Sohn eines weiteren John Adams (1691–1761). Sein ältester Sohn, John Quincy Adams (1767–1848), hatte eine ältere Schwester, die eine sehr enge Bindung an die Eltern hatte. Doch Eltern haben generell andere Erwartungen an Töchter. John Quincy Adams wurde der sechste US-Präsident, besaß aber eine deutlich schwächere Führerrolle und wurde, wie sein Vater, nur für eine Amtszeit gewählt. Interessanterweise saß er danach noch viele Jahre im Kongress, eine ungewöhnliche Rolle für einen früheren Präsidenten. Dort war er eine wichtige, stark auf Zusammenarbeit ausgerichtete Führungsfigur und spielte besonders in der Anti-Sklaverei-Bewegung eine herausragende Rolle, was vielleicht nahelegt, dass es ihm eher lag, von einer leicht weniger dominanten Position aus zu führen. Seine beiden jüngeren Brüder waren stark dysfunktional und alkoholkrank und bereiteten ihren Eltern große Sorgen.

Wie bereits erwähnt, hatte John Quincy Adams seinen ersten Sohn George Washington genannt und wählte für seinen zweiten Sohn den Namen John. Dieser zweite Sohn erlag ebenfalls dem Alkohol und war eine große Enttäuschung. Sein dritter Sohn, Charles Frances Adams, wurde zum Chronisten der Familie und scheint von allen Mitgliedern der dritten Generation im Leben am besten zurechtgekommen zu sein. In gewissem Maße gelang es ihm sogar, das Familienmuster bei seinen eigenen Kindern außer Kraft zu setzen – jedenfalls entgingen seine Söhne Alkoholismus, finanziellem Konkurs und frühzeitigem Tod. Dafür gerieten in der vierten Generation einige Frauen in ernste Schwierigkeiten. Die älteste Tochter, Louisa Catherine, galt als das begabteste der Kinder. Doch sie war verbittert und rebellisch, weil sie meinte, wenn sie als Junge zur Welt gekommen wäre, hätte sie Präsidentin werden können. Allen Berichten nach war die Familie bestürzt, dass das älteste Kind ein Mädchen war (Nagel, 1987). Louisa Catherine versuchte, dem familiären Druck zu entgehen, indem sie in Europa heiratete und auch dort blieb, wo sie offenbar ein hedonistisches, fast selbstmörderisches Leben führte. Sie starb bei einem Unfall mit nur 39 Jahren. Die andere tragische Frauengestalt dieser Generation war Clover, die Frau von Henry Adams. Sie war eine begabte Fotografin, die mit 42 Suizid beging, nachdem sie jahrelang erbittert gegen die gesellschaftliche Benachteiligung von Frauen gekämpft hatte. Die jüngere Schwester, Mary, im Kindesalter noch als widerspenstig und stur beschrieben, wurde zur konventionellsten Figur ihrer Generation und unterwarf sich offenbar den herrschenden Regeln, nur um im späteren Leben der Morphiumsucht zu verfallen. Der älteste Sohn, John Quincy Adams II, litt unter dem Vermächtnis der Familie und der Last, der älteste Sohn zu sein. Er wünschte sich sehnlich, in Ruhe gelassen zu werden, wurde aber ständig gedrängt, für das Präsidentenamt zu kandidieren. Schließlich machte er es sich zum Prinzip, nur dann für ein Amt zu kandidieren, wenn er sicher sein konnte, dass er die Wahl verlor. Später verbrannte er all seine Briefe und Tagebücher. Vorher hatte er noch die Verwaltung der Finanzen der Familie an seinen jüngeren Bruder, Charles, weitergegeben, der das Geld schließlich in der Wirtschaftskrise 1893 verlor und daraufhin jeden Kontakt zu seinen Geschwistern abbrach.

Der Zeitpunkt der Geburt im Kontext der Familiengeschichte

Wird ein Kind zu einem besonders kritischen Zeitpunkt der Familiengeschichte geboren, werden ihm oft spezifische Erwartungen entgegengebracht, die über die Rolle, die normalerweise an die jeweilige Geschwisterposition geknüpft ist, hinausgehen können. Diese Erwartungen können die Charakteristika einer Geschwisterposition verstärken (und z.B. bei einem ältesten Kind zu allzu großer Verantwortlichkeit führen) oder die üblichen Geschwisterrollen modifizieren (und z.B. einem mittleren oder jüngsten Kind die Funktionen des ältesten Kindes übertragen). Als besonders kritische Ereignisse in der Familiengeschichte sind in diesem Zusammenhang Todesfälle und wichtige Veränderungen im familiären Lebenszyklus anzusehen. Zum Beispiel spielt ein Kind, das kurz vor oder nach dem Tod eines Großelternteils geboren wurde, in der Familie oft eine besondere Rolle.

Besondere Merkmale eines Kindes

Ein Kind mit besonderen Merkmalen kann das zu erwartende Muster ebenfalls verschieben. Zum Beispiel kann das zweitälteste Kind die Funktionen des ältesten übernehmen, wenn es besonders talentiert ist oder das älteste Kind kränkelt. Ein älteres Kind kann aber auch wie ein jüngstes behandelt werden, wenn es besondere Probleme (wie psychische Störungen oder körperliche Behinderungen) hat.

Elterliche „Programmierung“ eines Kindes

Unabhängig von der jeweiligen Geschwisterposition können Eltern an ein Kind spezifische Erwartungen richten, zum Beispiel, dass es das „verantwortungsvolle“ oder das „kleine, niedliche“ Kind wird. Von Kindern, die einem bestimmten Familienmitglied ähnlich sehen, könnte erwartet werden, dass sie wie diese Person werden oder die Rolle dieser Person übernehmen. Das individuelle Temperament eines Kindes kann zu seiner Geschwisterposition im Widerspruch stehen. Interessant sind alle Situationen, in denen Kinder die ihnen von der Familienstruktur her zugewiesenen Geschwisterrollen nicht erfüllen können oder wollen. Einige Kinder kämpfen tapfer gegen die Erwartungen der Familie an – das älteste Kind, das sich weigert, das Familienunternehmen weiterzuführen, weil es ganz andere Berufswünsche hat, oder das jüngste Kind, das aufgrund seiner besonderen Qualifikationen nach einer Führungsrolle strebt. Und natürlich gibt es von Kultur zu Kultur enorme Unterschiede bei den Erwartungen, die sich an die Geschwisterposition und das Geschlecht von Kindern knüpfen. In asiatischen Kulturen zum Beispiel sind die Erwartungen hoch differenziert; jeder Platz in der Geburtenfolge ist mit bestimmten Pflichten und Aufgaben verbunden. In westlichen Kulturen geht es dagegen etwas demokratischer zu. Immer häufiger wird inzwischen das Kind, das die Verantwortung am liebsten übernimmt – also nicht unbedingt das älteste Kind –, zur innerfamiliären Führungsfigur.

Häufig geben Namen signifikante Hinweise auf familiäre „Programmierungen". Gregory Bateson zum Beispiel, nach dem großen Idol seines Vaters, Gregor Mendel, benannt, sollte offenbar, auch wenn er der jüngste Sohn war, als Naturwissenschaftler große Leistungen vollbringen.

Namen können natürlich aber auch ganz andere Umstände widerspiegeln. Ossie Davis zum Beispiel war nach seinem Großvater väterlicherseits Raiford Chatman Davis genannt worden (Davis & Dee, 2000). Als der Standesbeamte jedoch nach dem Namen fragte und die Mutter „R. C. Davis" sagte, verstand er „Ossie Davis". Da er weiß war und sie schwarz, gab es im tiefsten rassistischen Georgia für sie keine Möglichkeit, ihm zu widersprechen – und der Junge hieß von da an Ossie!

Familienkonstellationen sind keine Astrologie

In seinem Stück *Julius Cäsar* lässt William Shakespeare Cassius zu Brutus sagen: „Der Fehler, lieber Brutus, liegt nicht in den Sternen, sondern in uns selbst." Familienkonstellationen prädestinieren unser Leben nicht, sondern beeinflussen es auf eine Art und Weise, die manchmal voraussagbar ist, uns aber immer wieder auch zu überraschen vermag. Im günstigen Fall können wir die aus dem Genogramm gewonnenen Informationen nutzen, um Hypothesen über die Rollen und Beziehungen in einer Familie herauszubilden, die es, während wir unser Verständnis für die komplexen Verhältnisse vertiefen, immer wieder zu hinterfragen und zu revidieren gilt.

7 Paarbeziehungen explorieren

Paarbeziehungen entwickeln sich im Kontext dessen, was vorher in den Familien geschehen ist, und sie beeinflussen, was nach ihnen kommen wird. Deshalb macht es Sinn, sie stets mit Blick auf mindestens drei Generationen zu betrachten (siehe *The Genogram Casebook*, Kapitel 8, zur klinischen Arbeit mit Paaren mithilfe von Genogrammen, McGoldrick, 2016b zur Lebenszyklusperspektive bei der Paarberatung sowie McGoldrick & Carter, 2016, zur Diskussion von Scheidung, neuer Paarbildung und Wiederheirat).

Geschwisterkonstellation und Paarbeziehung

Geschwisterbeziehungen ebnen den Weg für Paarbeziehungen. In ihnen üben wir zu teilen, wechselseitige Abhängigkeit auszuhalten und das Prinzip der Gegenseitigkeit anzuerkennen. Gleichzeitig prädisponieren sie zu Eifersucht, Machtkämpfen und Rivalität. Weil wir die ersten Beziehungen zu Gleichaltrigen in der Regel mit unseren Geschwistern entwickeln, fühlen wir uns später häufig in solchen Paarbeziehungen am wohlsten, die die alten familiären Muster von Altersunterschied und Geschlecht wiederherstellen. Allgemein gesagt, kommen wir am besten mit den Personen zurecht, die unser ursprüngliches Geschwistermuster ergänzen. Eine Beziehung zwischen zwei ältesten Kindern wäre demnach weniger Erfolg versprechend als eine Verbindung zwischen einem ältesten Kind und einem jüngsten Kind. Eine älteste Tochter, die sich jahrelang um ihre zahlreichen Geschwister kümmern musste, könnte sich von einem dominanten ältesten Sohn, der ihr die Verantwortung endlich abzunehmen verspricht, durchaus angezogen fühlen. Doch im Laufe der Zeit kann es sein, dass sein ständiges Pochen auf seine Autorität ihr eher auf die Nerven geht, weil sie sich aus Erfahrung wohler fühlt, wenn sie ihre Entscheidungen eigenständig treffen kann.

Unter idealen Bedingungen (doch wann gibt es die schon mal im Leben?) könnten ein Mann, der in seiner Herkunftsfamilie der ältere Bruder einer jüngeren Schwester war, und eine Frau, die als jüngere Schwester eines älteren Bruders aufgewachsen ist, sehr gut harmonieren. Natürlich sind die komplementären Rollen von Versorger und Versorgtem, Anführer und Anhänger usw. kein Garant für eine glückliche Beziehung, in jedem Fall aber sorgen sie für eine gewisse Vertrautheit der bekannten Rollen.

Eleanor Roosevelt, eine älteste Tochter, die wie ein Einzelkind aufwuchs, und ihr Cousin Franklin Roosevelt, ein tatsächliches Einzelkind (obwohl er einen Halbbruder hatte, der allerdings eine ganze Generation älter war), sind gute Beispiele für zwei willensstarke Eheleute, deren Ehe überlebte, weil beide fähig waren, getrennte Lebenssphären herauszubilden und dies gegenseitig zu tolerieren (siehe **Abbildung 7-1: Franklin und Eleanor Roosevelt: Geschwisterkonstellationen und Heiratsmuster**). In ihren jeweiligen Welten unbestrittene Führungspersönlichkeiten, lebten sie – außer an Festtagen und zu besonderen Anlässen – getrennt. Zu Beginn ihrer Ehe unterwarf sich Eleanor Franklin und seiner willensstarken Mutter, Sara Delano, die im Leben der beiden eine wichtige Rolle spielte. Als Eleanor jedoch selbstbewusster wurde und eigene Interessen zu entwickeln begann, zeigte sich rasch die Entschlossenheit des ältesten Kindes.

Zur Krise kam es, als Eleanor Briefe fand, die Franklins Affäre mit Lucy Mercer offenbarten. Allem Anschein nach war es Franklins Mutter, die zwischen den beiden einen Vertrag aushandelte, der es Eleanor erlaubte, in die Ehe zurückzukehren. (Dieser Vertrag ist übrigens das einzige Schriftstück im Roosevelt-Archiv, das der Öffentlichkeit nicht zugänglich ist.) Weil so-

Abbildung 7-1: Franklin und Eleanor Roosevelt: Geschwisterkonstellationen und Heiratsmuster

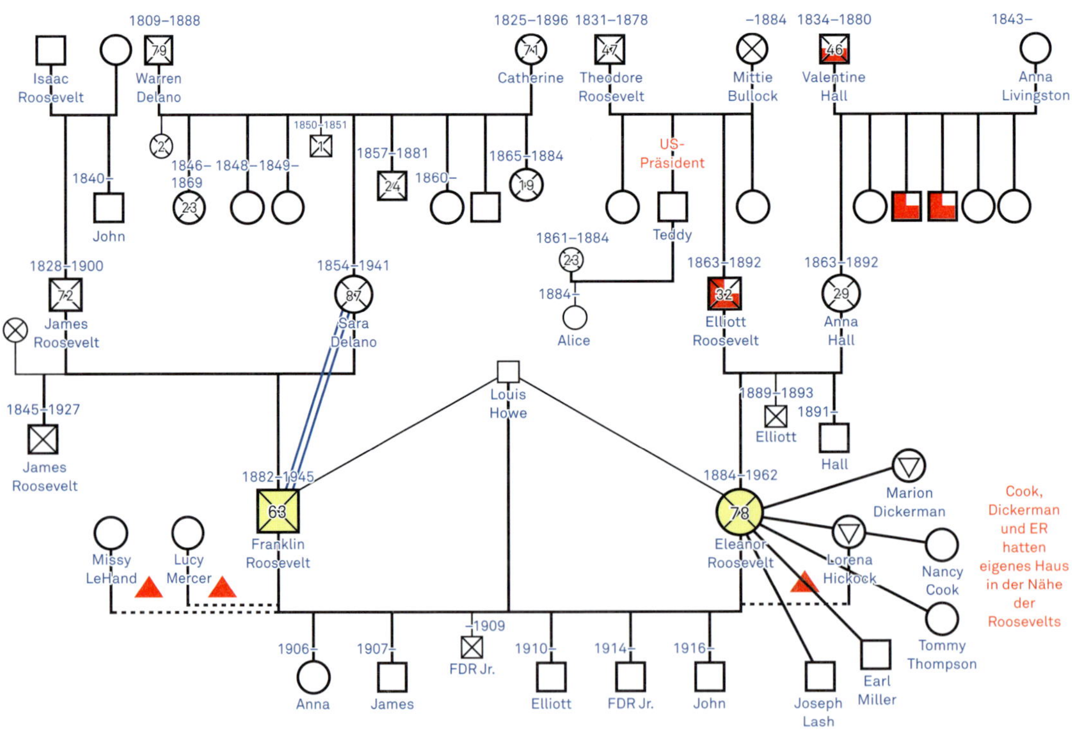

wohl älteste Kinder als auch Einzelkinder in der Regel stark an ihren Eltern orientiert sind, könnte Sara tatsächlich die einzige Person gewesen sein, die Eleanor und Franklin davon abhalten konnte, sich zu trennen – und genau das hat sie dann auch getan. Interessant ist, dass sie selbst ein mittleres von zehn Kindern war, von denen nur fünf bis zum Erwachsenenalter überlebten. Wahrscheinlich verlieh ihr dies ausgezeichnete Vermittlerfähigkeiten sowie einen besonderen Status als Überlebende all der früh verstorbenen Geschwister.

Die Roosevelts blieben verheiratet, führten aber jeweils ein eigenständiges Leben, wobei vor allem die Politik ihr gemeinsames Terrain blieb. Als Franklin an Polio erkrankte, wurde Eleanor für seine politische Karriere unverzichtbar. Trotzdem hatte sie ihre eigenen intimen Beziehungen, ihre eigenen politischen Ansichten und Aktivitäten sowie ihren eigenen Lebensraum in einem Haus in Hyde Park im US-Bundesstaat New York, das sie mit ihren Freundinnen teilte.

Schauen wir uns die Geschwisterkonstellationen ihrer Eltern an, wird schnell klar, dass Eleanors Eltern nicht sehr gut zusammenpassten. Ihre Mutter, Anna Hall, war das älteste von sechs Kindern, Eleanors Vater, Elliott, der jüngere Bruder eines älteren Bruders, umgeben von zwei Schwestern. Während Elliotts Bruder, Theodore Roosevelt, US-Präsident wurde, verfiel Elliott dem Alkoholismus, scheiterte bei allen Unternehmungen, vernachlässigte seine Familie und starb, als Eleanor zehn Jahre alt war. Ihre Mutter war bereits gestorben, als sie erst acht war, deshalb lebte sie von nun an im Haushalt ihrer Großmutter mütterlicherseits, wo sie sich wie ein Einzelkind fühlte – und wie ein Waisenkind, das sie nun ja auch tatsächlich war. Ihr mittlerer Bruder starb mit vier Jahren, ein Jahr nach der Mutter, und ihr jüngster Bruder Hall kam zur Welt, als sie sieben war. Schon in jungen Jahren war Eleanor also offensichtlich zur Unabhängigkeit gezwungen, genau wie später in ihrer Ehe. Sie entwickelte zahlreiche Freundschaften, fruchtbare Arbeitsbeziehungen und vielfältige Interessen, ebenso wie Franklin, der in einer engen Beziehung mit seiner Mutter, Sara Delano, und seinem sehr viel älteren Vater aufgewachsen war – er war schon 54 Jahre alt, als Franklin zur Welt kam. Der Vater starb, als Franklin die Highschool abschloss, sodass seine Mutter, als er mit dem Studium an der Harvard Universität begann, kurzerhand zu ihm zog.

Ein ganz anderes Paar waren dagegen Richard Burton und Elizabeth Taylor (siehe **Abbildung 7-2: Richard Burton und Elizabeth Taylor: Zwei jüngste Kinder**), zwei berühmte Schauspieler, die zweimal miteinander verheiratet waren und sich zweimal voneinander scheiden ließen. Sie können als dramatisches Beispiel für zwei jüngste Kinder dienen, die beide darum kämpften, auf immer das verwöhnte „Nesthäkchen" bleiben zu dürfen. Beide suchten nach jemandem, der sie versorgte und bediente. Burton war das zweitjüngste von dreizehn Kindern, wurde jedoch wie ein jüngstes Kind behandelt, da er von seinem jüngsten Bruder getrennt aufwuchs. (In sehr großen Familien kommt es durchaus häufiger vor, dass mehrere jüngere Kinder die Charakteristika des jüngsten Kindes zeigen.) Elizabeth Taylor war das

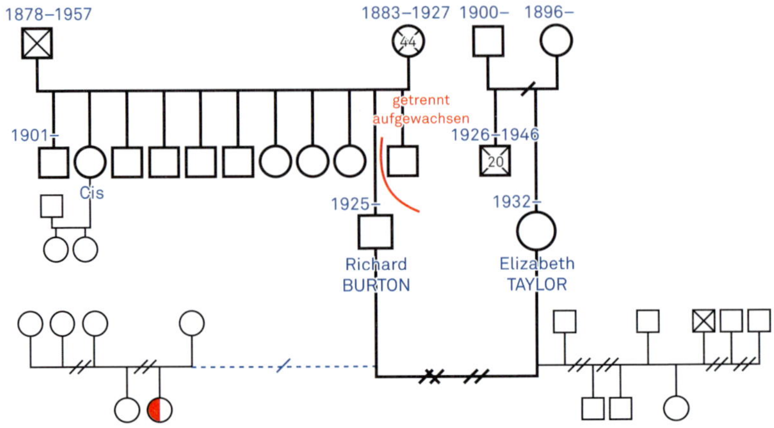

Abbildung 7-2: Richard Burton und Elizabeth Taylor: Zwei jüngste Kinder

jüngere von zwei Kindern; die Bedürfnisse des älteren Bruders wurden dem Ruhm der Schwester oft geopfert, was Elizabeths Geschwisterposition als verwöhntes „Nesthäkchen" natürlich noch verstärkte. Burton und Taylor waren bekannt für ihre theatralischen Auseinandersetzungen, in denen beide den jeweils anderen mit ihrem fordernden, kindischen Verhalten noch zu übertrumpfen versuchten.

Darüber hinaus gibt es bei Paaren natürlich viele andere mögliche Kombinationen von Geschwisterpositionen. Genogramme auf deren Kompatibilität zu untersuchen, lohnt sich in jedem Fall. Einzelkinder neigen dazu, wiederum Einzelkinder zu heiraten, doch kann dies die besondere Schwierigkeit mit sich bringen, dass keiner von beiden mit einem Geschwister geübt hat, Dinge zu teilen und Lösungen auszuhandeln. Allzu enge Verschmelzung oder große Distanz könnten in der Beziehung die Folgen sein. Mittlere Kinder sind sicherlich die flexibelsten Partner, da sie bereits mit vielfältigen Rollen Erfahrungen sammeln konnten.

Natürlich können auch bei Ehepartnern mit komplementären Geschwisterpositionen Probleme auftreten. In solchen Fällen kann es wichtig sein, die jeweiligen Familien genauer unter die Lupe zu nehmen. Ein interessantes Beispiel ist die Verbindung zwischen Margaret Mead, einem ältesten, und Gregory Bateson, einem jüngsten Kind (siehe **Abbildung 7-3: Gregory Bateson und Margaret Mead: Ein ältestes und ein jüngstes Kind**). Ihre jeweiligen Geschwisterpositionen scheinen in den beiden Persönlichkeiten ihren direkten Niederschlag gefunden zu haben. Obgleich Bateson der jüngste Bruder war, musste er nach dem Tod seiner beiden älteren Brüder deren Aufgaben übernehmen.

Meads und Batesons jeweilige Geschwisterpositionen führten jedoch nicht zu einer komplementären Beziehung zwischen Helfendem und Hilfesuchendem, sondern zu Kampf und gegenseitiger Enttäuschung. Margarets Rolle als dominante Partnerin wurde noch durch die Tatsache unterstrichen, dass sie drei Jahre älter war als Gregory (übrigens war auch ihre Mutter ein ältestes Kind und drei Jahre älter als ihr Ehemann gewesen).

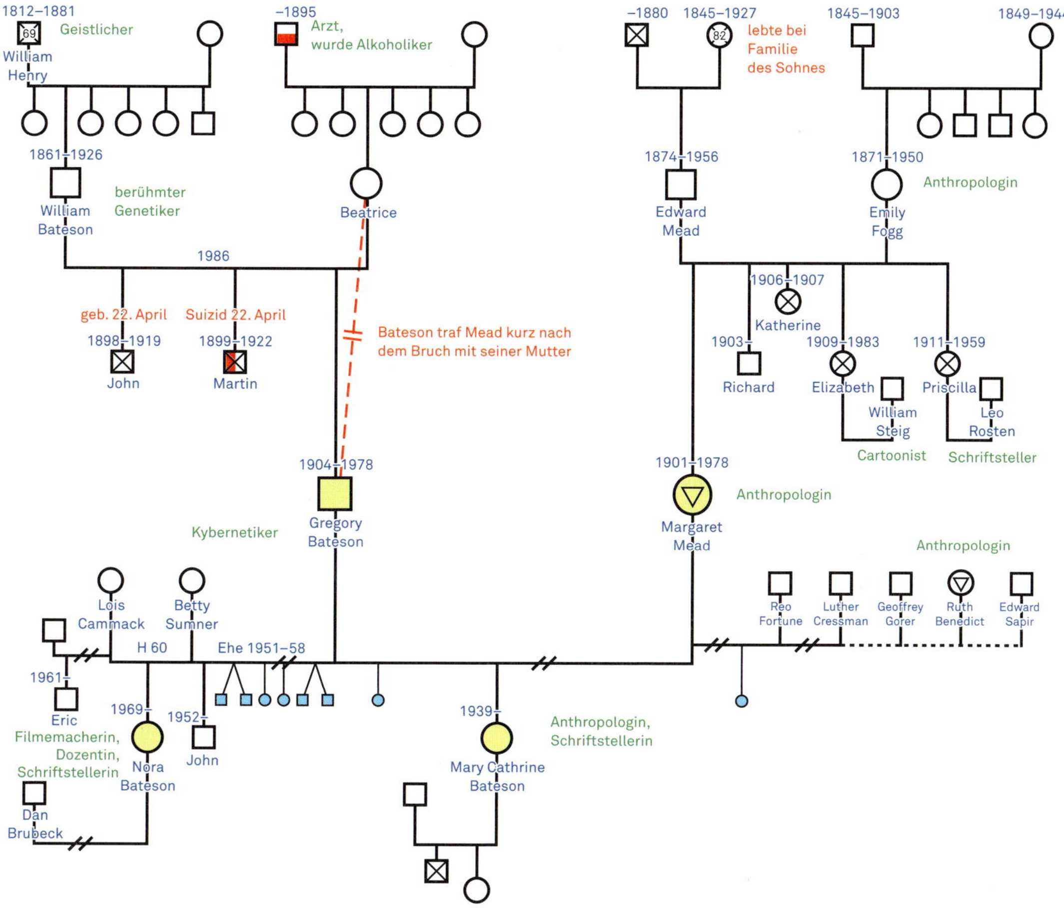

Catherine Batesons Beschreibung ihres Vaters (Bateson, 1984, S. 176; 111; 27; 160) umreißt die typischen Charakteristika eines jüngsten Kindes, das darauf wartet, umsorgt zu werden, gleichzeitig jedoch gegen die Fürsorge und die Person, die sie verkörpert (= Margaret, ein ältestes Kind), heftig rebelliert. Wie in Kapitel 4 beschrieben, wurde Gregory Batesons Position innerhalb der Geschwisterreihe durch die tragischen Todesfälle seiner beiden älteren Brüder einer radikalen Veränderung unterworfen: Mit 18 Jahren fand er sich plötzlich als Einzelkind wieder und sollte der Familie den erlittenen Verlust ersetzen. Diese tiefgreifenden Veränderungen im jungen Erwachsenenleben können zu der Unverträglichkeit zwischen ihm und Margaret Mead beigetragen haben, obgleich ihre Geschwisterpositionen eigentlich einen komplementären Charakter hatten.

Abbildung 7-3: Gregory Bateson und Margaret Mead: Ein ältestes und ein jüngstes Kind

Es besteht eine gewisse Ähnlichkeit zwischen Gregory, dessen Rolle als einziges überlebendes Kind sich bis zu dem Punkt intensivierte, an dem die Beziehung zu seiner Mutter auseinanderbrach, und dem Vater von Margaret Mead, der als Einzelkind und Halbwaise aufwuchs und von der Mutter abgöttisch geliebt wurde. Während Gregory Bateson den Kontakt zu seiner

Mutter abbrach, brachte Edward Mead seine Mutter mit in seine Ehe; bis zu ihrem Tod lebte sie im Mead'schen Haushalt. Solche Muster der Verschmelzung oder des Beziehungsabbruchs werden systemisch als emotionale Äquivalente angesehen. Das heißt, man bleibt in einer allzu engen Verbindung gefangen und verschmilzt mit dem anderen – oder man zerschneidet radikal das Band, um in einer emotional allzu intensiven Beziehung das Selbstgefühl zu wahren.

Geschwisterkonstellation, Paarbildung und Geschlecht

Neben einer sich ergänzenden Geschwisterposition scheint es für Paare hilfreich zu sein, wenn beide Partner gegengeschlechtliche Geschwister haben. Am schwersten hätten es demnach die jüngste Schwester vieler Schwestern und der jüngste Bruder vieler Brüder, da keiner von beiden viel Erfahrung mit dem anderen Geschlecht hätte und sie beide „das verwöhnte Kind" spielen und auf jemanden warten könnten, der sie versorgt. Wahrscheinlich hätten sie auch Probleme damit, Entscheidungen zu treffen, weil beide darauf warten könnten, dass jemand die Sache in die Hand nimmt und Nägel mit Köpfen macht.

Paarbeziehungen mit mehreren Partnern

Hatten beide Partner vor der aktuellen Beziehung bereits mehrere andere Partner, entsteht rasch ein Maß an Komplexität, das grafisch in einem Genogramm darzustellen eine echte Herausforderung sein kann. Ein berühmtes Beispiel dafür ist das Genogramm von König Heinrich VIII. von England und seinen sechs Ehefrauen (siehe **Abbildung 7-4: Heinrich VIII. und seine Ehefrauen**). Weiter kompliziert wird die Sache dadurch, dass Heinrichs erste Frau, Katharina von Aragón (Tochter von König Ferdinand und Königin Isabella), ursprünglich Heinrichs älteren Bruder Arthur geheiratet hatte. Seit ihrem dritten Lebensjahr war sie mit Arthur verlobt gewesen; ihre Ehe sollte das Bündnis zwischen England und Spanien festigen. Arthur starb jedoch wenige Monate nach der Hochzeit mit nur 15 Jahren. Daraufhin heiratete Heinrich Katharina und hatte fünf Kinder mit ihr, von denen jedoch nur eines, Mary Tudor, überlebte. (Mary wurde später Königin von England.) Später hatte Heinrich zahlreiche Affären sowie fünf weitere Ehen. 1519 bekam er einen Sohn, Henry Fitzroy, mit seiner Mätresse Bessie Blount, und verließ daraufhin seine Ehefrau Katharina, weil sie keinen überlebenden Sohn geboren hatte. Seine zweite Frau war Anne Boleyn, mit deren älterer Schwester er ebenfalls eine Affäre (und möglicherweise zwei Kinder) gehabt hatte. Es wird schwierig, alle Beziehungen aufzuzeichnen, und erst recht schier unmöglich, die Geschwister und Herkunftsfamilien aller Beteiligten einzutragen, ganz zu schweigen von der Schwierig-

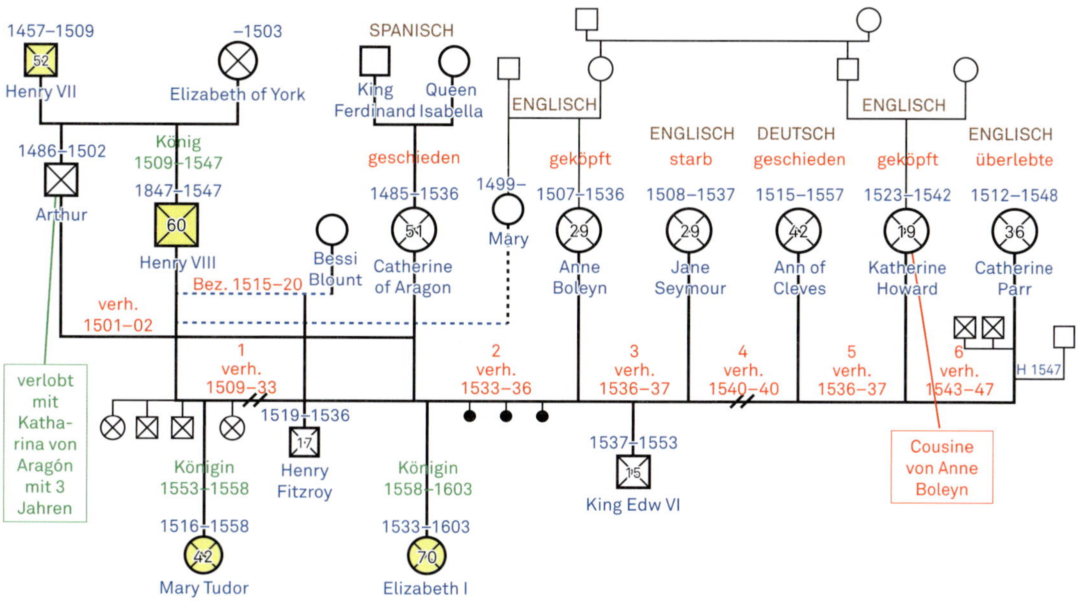

Abbildung 7-4: Heinrich VIII. und seine Ehefrauen

keit, die ganze Wahrheit über Beziehungen herauszufinden, die geheim gehalten werden sollten.

Das tragische Schicksal von Heinrichs sechs Ehefrauen in chronischer Reihenfolge: geschieden, geköpft, gestorben, geschieden, geköpft, überlebt. Dazu kamen mehrere Affären, von denen in Abbildung 7-4 nur zwei (die mit Bessie Blount und Mary Boleyn) eingezeichnet sind. Ganz links sehen Sie Heinrichs älteren Bruder Arthur und dann von links nach rechts seine Ehefrauen, mit Zahlen zur besseren Übersichtlichkeit. Nach seiner ersten Ehe mit Katharina von Aragón und seiner Affäre mit Elizabeth Blount, deren Sohn, Henry Fitzroy, nur 17 Jahre alt wurde, kam seine Affäre mit Mary Boleyn und dann seine zweite Ehe mit Anne Boleyn, deren Tochter Elisabeth später 45 Jahre lang England regieren sollte.

Heinrich war sehr enttäuscht darüber, keinen Sohn bekommen zu haben, und nachdem Anne drei Fehlgeburten hatte, ließ er sie köpfen und heiratete Jane Seymour, die zwar einen Sohn gebar, Eduard VI., der aber ein Jahr später starb. (Eduard wurde nur 15 Jahre alt.) Auf Jane folgten drei weitere Frauen, Anna von Kleve (von der sich Heinrich ebenfalls scheiden ließ), Catherine Howard (die er ebenfalls köpfen ließ) und schließlich seine letzte Frau, Katherine Parr, die ihn lang genug überlebte, um ein viertes Mal zu heiraten (vor der Heirat mit Heinrich war sie zweifach verwitwet gewesen).

Auch wenn solche komplizierten Paarbeziehungen nicht immer adäquat darstellbar sind, lohnt es sich, die Geschichte von Paarbeziehungen so gut es geht zu verfolgen. Im Genogramm von Heinrich VIII. entsteht eine zusätzliche Komplexität durch die Tatsache, dass zwei seiner Frauen (Anne Boleyn und Katherine Howard) Cousinen waren. Es gilt, im Einzelfall zu entscheiden, wie viel Komplexität sich noch unterbringen lässt, ohne dass die

Zeichnung völlig unübersichtlich wird. Bei der therapeutischen Arbeit mit einem einzelnen Paar geht es schließlich auch immer darum, möglichst viele Details über ihre jeweiligen Herkunftsfamilien festzuhalten.

Bei mehreren Ehen lautet die Faustregel, diese, soweit möglich, in chronologischer Reihenfolge von links nach rechts einzuzeichnen, falls alle Beteiligten verstorben sind. Leben sie noch, steht der aktuelle Partner bzw. die aktuelle Partnerin in der Regel direkt neben ihrer Gattin oder ihrem Gatten. Wäre Heinrich VIII. noch am Leben und mit seiner letzten Frau verheiratet, würden wir also die chronologische Reihenfolge aufgeben und ihn direkt neben ihr einzeichnen, mit seinen früheren Frauen zur Linken und ihren früheren Ehemännern zur Rechten.

Die entsprechenden Jahreszahlen der Eheschließung und Scheidungen tragen dazu bei, die Reihenfolge zu verdeutlichen. Auch die Zeiträume zwischen Trennung, Scheidung und Wiederheirat sind interessant und können zum Beispiel bemerkenswert lang oder auch kurz sein. Obgleich dies in den meisten Beispielen nicht der Fall ist, halten wir idealerweise die genauen Daten von Geburt, Tod und Eheschließung fest. Im Hinblick auf Jahrestagsreaktionen, „Muss-Ehen“ und außereheliche Kinder kann dies wichtige Aufschlüsse geben. Haben allerdings beide Ehepartner mehrmals geheiratet (und gibt es möglicherweise auch noch Kinder aus früheren Ehen), kann es in der Tat sehr schwierig werden, diese komplexe Beziehungsstruktur in eine gewisse Ordnung zu bringen. Noch komplizierter wird es, wenn die früheren Partner ihrerseits mehrfach liiert waren und Kinder aus verschiedenen Beziehungen haben. In manchen Fällen kann es hilfreich sein, über der ersten Ehelinie eine zweite Linie einzuzeichnen, um solche Beziehungen anzuzeigen. In Abbildung 7-4 geschah dies mit Heinrichs Affären und den drei weiteren Ehen seiner letzten Ehefrau.

Beim Erstellen von Genogrammen muss stets entschieden werden, welche Details aufzunehmen sind, weil sich letztlich nur eine begrenzte Menge an Informationen darstellen lässt. Ausschlaggebend ist die Frage, welche Fakten, Beziehungen oder Muster im fraglichen Fall darzustellen am wichtigsten ist. Weil wir bei Heinrich VIII. die Chronologie in den Fokus stellten, trugen wir seine Beziehungen in zeitlicher Reihenfolge ein; in einer anderen Situation, in der wir ein Paar als Eltern eines bestimmten Kindes betonen wollen, würden wir dies, wie oben schon erwähnt, in die Mitte rücken und andere Beziehungen und Kinder zu beiden Seiten anordnen.

Während vieles dafür spricht, Kinder aus verschiedenen Ehen in der Reihenfolge ihrer Geburt (mit dem ältesten links und dem jüngsten rechts) aufzuführen, kann dies bei mehreren Partnerschaften schwierig werden. Im Genogramm der Familie von Henry Fonda (siehe **Abbildung 7-5: Familie Fonda: Kinder nach der Reihenfolge ihrer Geburt**) können wir die Kinder nur dann in chronologischer Reihenfolge aufführen, wenn wir die anderen Beziehungen von Henrys Frau Frances Seymour weglassen und Fondas spätere Ehefrauen weiter nach rechts rücken. Hätte eine seiner Frauen andere Kinder aus anderen Beziehungen gehabt, wären wir gezwungen gewesen zu entscheiden, ob wir sie in der Reihenfolge ihrer Geburt oder in der Reihenfolge seiner Beziehungen in das Genogramm aufnehmen.

Amy, die jüngste Tochter von Henry Fonda und Susan Blanchard, lebte bis zum fünften Lebensjahr in der Familie, bis die Eltern sich trennten. Wie wir das Genogramm anlegen, würde also auch von dem Zeitpunkt abhängen, den wir darstellen wollen, wer damals wo lebte und welche Geschwisterkonstellation dabei zum Tragen kam. Die Geschwister in der Reihenfolge ihrer Geburt aufzuführen, kommt unserem Verständnis ihrer Beziehungen untereinander zugute. Interessant ist aber auch zu wissen, wie viele Jahre sie wann zusammen verbrachten und wer zu den verschiedenen Zeitpunkten noch im Haushalt lebte. Bei komplexen Familienstrukturen ist immer eine Auswahl zu treffen und es kann sinnvoll sein, mehrere Genogramme zu zeichnen, um verschiedene Schlüsselmomente in der Geschichte der Familie zu verdeutlichen. Entsprechende Computerprogramme werden hoffentlich bald in der Lage sein, die Daten komplexer Familien zu speichern und so zu organisieren, dass sie die Entwicklung einer Familie über Raum und Zeit verdeutlichen können.

Hat (oder hatte) jemand Partner beiderlei Geschlechts, kann es ebenfalls notwendig sein, die Beziehungslinien auf verschiedenen Ebenen einzuzeichnen, um die relevanten Verbindungen hervorzuheben. Gab oder gibt es sehr viele Partnerschaften, kann es auch hier unter Umständen sinnvoll sein, nur die bedeutsamsten davon auszuwählen und im Genogramm darzustellen. Hat ein Paar eine Liaison oder lebt es zusammen, ohne verheiratet zu sein, wird die Beziehung durch eine gepunktete Paarlinie markiert, eine durchgezogene Linie markiert eine dauerhafte, feste Beziehung, auch wenn das Paar nicht verheiratet ist (siehe **Abbildung 7-6: Familie Foster**).

Das Genogramm zeigt die feste Beziehung zwischen Jodies Mutter Brandy und ihrer Partnerin „Tante Jo". Nicht gezeigt wird, dass ihr Vater Lucius, der die Familie verließ, als seine Frau mit Jodie schwanger war, vier weitere Kinder mit fünf verschiedenen Partnerinnen hatte. Brandys Ehe mit Lucius wird durch die zeitlichen Angaben „H54, T59, S62" dokumentiert.

Abbildung 7-5: Familie Fonda: Kinder nach der Reihenfolge ihrer Geburt

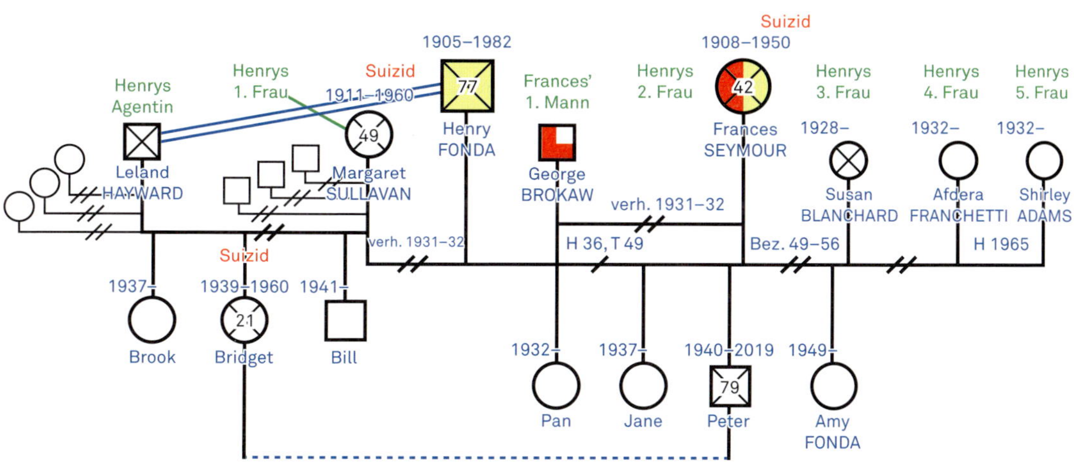

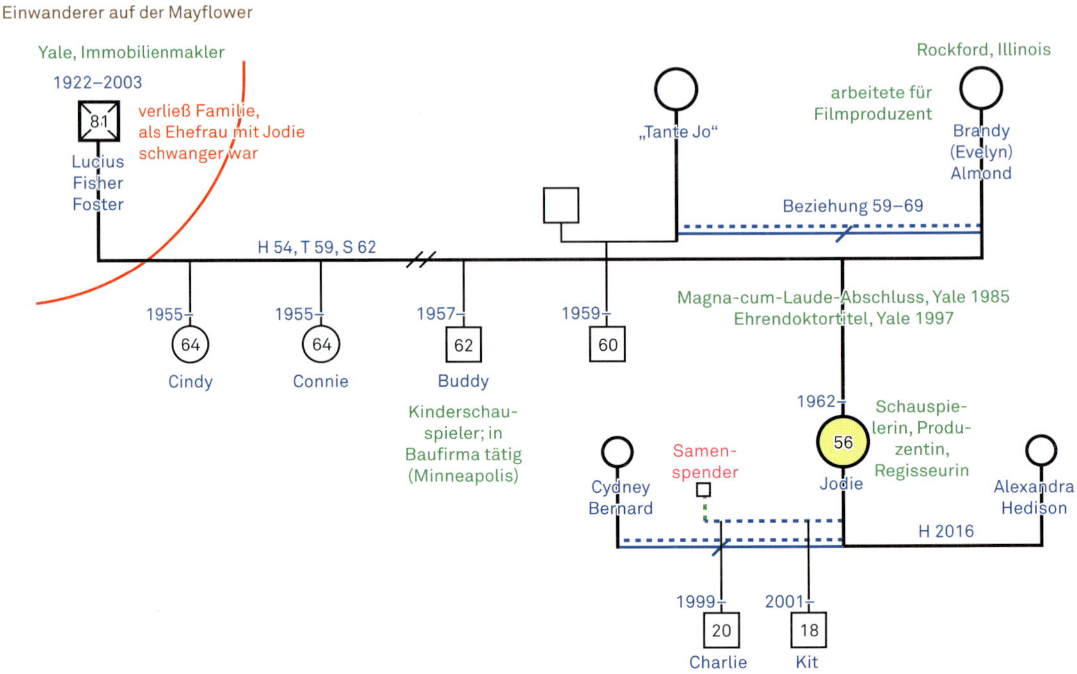

Abbildung 7-6: Familie Foster

Die spezifische Chronologie von Paarbeziehungen festzuhalten, kann für das Verfolgen familiärer Muster äußerst aufschlussreich sein. Mithilfe einer Computersoftware, die die gesamte Paarchronologie speichern und trotzdem jeweils nur ausgewählte Informationen anzeigen kann, wird dies in Zukunft noch einfacher gehen. Bei Jodie Foster zum Beispiel fällt auf, dass sie zur Welt kam, als ihre Eltern schon drei Jahre lang getrennt waren – ja, ihr Geburtstag fiel kurz vor den Scheidungstermin. Es scheint, als wäre sie das Produkt einer finanziellen, emotionalen und körperlichen Erpressung gewesen: Der Vater hatte Sex mit der Drohung erzwungen, die fälligen Alimente sonst nicht zu bezahlen.

Seit 1959 lebte Jodies Mutter in einer festen Paarbeziehung mit Josephine Dominguez, 1962 zog das Paar zusammen („ZL62“). Josephines herausragende Stellung in der Familie wird dadurch angezeigt, dass die Paarlinie von Brandy und Josephine nur wenig oberhalb der Linie ihrer leiblichen Eltern platziert ist. „Tante Jo“ wurde für die Kinder zu einem sicheren Hafen der Stabilität. Über viele Jahre hinweg gab sie ihnen finanzielle, emotionale und handfeste Unterstützung. Brandy und Josephine trennten sich 1969. Josephines Ehemann wurde, zusammen mit der Frau, mit der er den Rest seines Lebens verbrachte, kleiner und etwas höher eingezeichnet. Er ließ sich nie von Josephine scheiden und konnte daher auch nicht wieder heiraten; seine andere Beziehung wird durch eine gestrichelte Linie symbolisiert. Das Genogramm zeigt auch Jodies Paarbeziehung mit ihrer Partnerin Cydney Bernard, mit der sie zwei durch Samenspenden gezeugte Kinder bekam, sowie ihre Ehe mit Alexandra Hedison.

Paarbeziehungen im kulturellen, zeitlichen und räumlichen Kontext

Insgesamt gilt es, nicht nur die kulturelle Identität einer Familie, sondern auch den breiteren soziopolitischen Kontext und die historischen Kräfte einzubeziehen, die die Erfahrungen beider Partner prägten. Ein faszinierendes Beispiel dafür sind die berühmte Malerin Frida Kahlo und ihr Mann Diego Rivera. **Abbildung 7-7: Kahlo-Rivera: Kultureller Kontext** zeigt ihr Genogramm, das im Hinblick auf ihr kulturell stark gemischtes Erbe für viele Menschen auf dem amerikanischen Kontinent sicherlich typisch ist. Es wäre unmöglich, Frida Kahlo zu verstehen, ohne den historischen und kulturellen Kontext zu würdigen, aus dem die Familie kam.

Kahlo war eine revolutionäre Künstlerin, geboren in Coyoacán in Mexiko, mitten in politischem Chaos. Sie identifizierte sich selbst stark mit dieser politischen Ära, gab zum Beispiel 1910, das Jahr der Mexikanischen Revolution, als ihr Geburtsjahr an, obwohl sie in Wirklichkeit drei Jahre früher zur Welt gekommen war. Ihr ganzes Leben lang war sie eingebunden in die soziopolitischen Kämpfe ihrer Kultur und ihrer Zeit, was sich auch in ihrem Werk niederschlug.

Kahlo war lebenslang mit den multiplen Aspekten ihrer Identität beschäftigt, darunter mit ihrem Geschlecht, ihrer Ethnizität und ihrer nationalen

Abbildung 7-7: Kahlo-Rivera: Kultureller Kontext

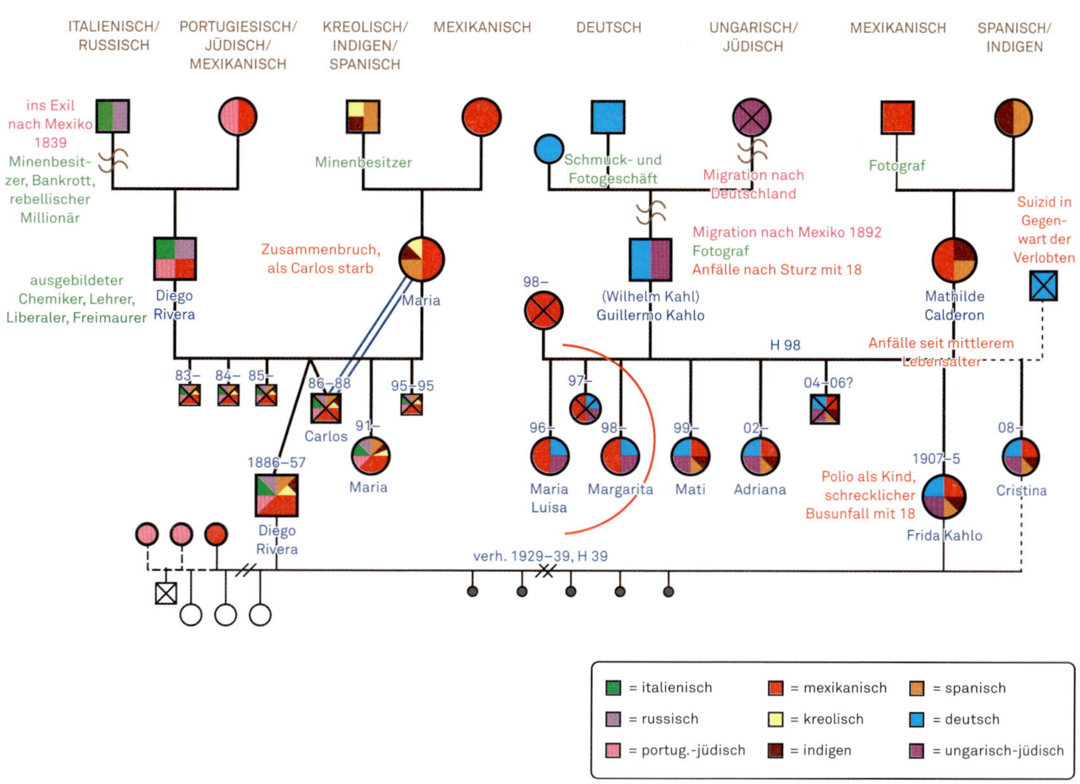

Identität. Sie stellte diese Themen oft auch in ihren Kunstwerken dar, zum Beispiel in einem Gemälde, das sie mit einem Fuß in den Ruinen des alten Mexiko und mit dem anderen in den industriell entwickelten, imperialistischen USA stehend zeigt (siehe Frida Kahlos „Selbstportrait auf zwei Kontinenten" [„Autorretrato en la frontera entre México y los Estados Unidos"]). Sie war eine komplexe Mischung miteinander widerstreitender Kräfte, einerseits ein junges mexikanisches Mädchen, andererseits eine weltläufige, moderne Frau. Ihre Werke zeugen sowohl von präkolumbianischen als auch von kolonialen kulturellen Einflüssen. Kahlos Leben und Werk verkörpern den Zusammenprall verschiedener Kulturen, in dem sich sowohl der historische Kontext als auch die einzigartige Dynamik durch das kulturelle Vermächtnis ihrer Familie zeigen.

Frida Kahlos Vater war ein deutsch-ungarischer Jude, der nach Mexiko ausgewandert war, wo er rasch die örtliche Kultur annahm. Ihre Mutter war die Tochter einer indigenen Michaoacán (Nachfahrin eines Reiches, das mit dem aztekischen Reich konkurrierte) und eines spanischen Generals, also die Verkörperung der durch das Zusammentreffen der spanischen Eroberer und der besiegten indigenen Völker des alten Mexiko gekennzeichneten mexikanischen Kultur. Kahlo identifizierte sich stark mit ihren Wurzeln auf beiden Seiten ihres Familienstammbaums und suchte nach Möglichkeiten, die Spannung zwischen diesen widerstreitenden Kräften in Balance zu halten.

Wir haben öfter gesagt, Kahlo habe das erste Genogramm überhaupt geschaffen – eine Darstellung ihrer Familie mit Portraits aller Familienmitglieder, zu sehen in Kahlos Familienportrait („Retrato de la familia de Frida"). Das Bild zeigt die komplexen kulturellen und ethnischen Wurzeln ihrer beiden Eltern sowie die ebenso komplexen Vermächtnisse der Kinder. Das Portrait wurde von der Tatsache inspiriert, dass Familienstammbäume eine Methode der Nazis waren, um die „rassische Reinheit" einer Person zu beweisen oder zu widerlegen. 1936 verteilten sie Anweisungen zur genalogischen Forschung in der Deutschen Schule in Mexiko City, wo viele der Lehrer in die Nazipartei eintraten und ihre Schüler ermutigten, eigene Familienstammbäume zu erstellen.

Angewidert von dieser Maßnahme, übernahm Kahlo zwar das Naziinstrument, um ihre multiethnische Herkunft zu betonen, machte aber ihr Gemälde zu einem subversiven Statement – und reflektierte damit zugleich ihre Identifikation mit ihren jüdischen und multiethnischen Wurzeln. Wieder spielt auch hier die Dualität der mexikanischen Kultur mit ihren uralten mesoamerikanischen und neueren europäisch-spanischen Wurzeln eine herausragende Rolle. Ihre Gemälde schlossen auch oft religiöse Symbole jüdischen, katholischen und indigenen Ursprungs ein, womit sie das gemischte Erbe in ihrem Leben weiter unterstrich.

Kahlos Vater war in Deutschland aufgewachsen und hatte gerade ein Studium an der Universität Nürnberg begonnen, als er mit 18 Jahren einen schweren Unfall erlitt, der eine Schädigung des Gehirns mit einem späteren Anfallsleiden nach sich zog. Sein Studium konnte er daraufhin nicht mehr fortsetzen. Im Jahr darauf starb seine Mutter, und sein Vater heiratete sehr bald wieder. Dass er sich mit der neuen Frau seines Vaters nicht verstand, bestärkte ihn in seinem Entschluss, nach Mexiko auszuwandern.

In Mexiko änderte er seinen Namen von Wilhelm Kahl in Guillermo Kahlo. Er wurde ein bekannter Fotograf, hatte aber immer noch mit den Folgen seines Unfalls zu kämpfen. Er heiratete und hatte drei Töchter, von denen die zweite innerhalb weniger Tage starb. Bei der Geburt der dritten Tochter kam seine Frau auf tragische Weise ums Leben (siehe **Abbildung 7-8: Genogramm Kahlo-Rivera**).

Am selben Abend noch lernte Kahlo seine zweite Frau kennen und machte ihr nach kurzer Zeit einen Heiratsantrag. Sie stellte von Anfang an klar, dass sie nicht gewillt sei, die beiden überlebenden Töchter aus seiner ersten Ehe aufzuziehen, also wurden die Mädchen auf ein Klosterinternat geschickt und er und Mathilda machten einen „Neuanfang".

In den folgenden Jahren bekamen Mathilda und Guillermo Kahlo zunächst zwei Töchter, einen Sohn, der starb, und dann zwei weitere Töchter. Frida war die erste Tochter, die nach dem verlorenen Sohn zur Welt kam. Auf einem Familienfoto mit Frida als Jugendlicher (sie stützt sich mit dem Ellenbogen auf den Vater) sieht sie aus wie ein Sohn – vielleicht eine weitere Demonstration ihrer Fähigkeit, die unterschiedlichsten kulturellen Rollen zu verkörpern.

Betrachten wir nun noch einmal Kahlos gemaltes „Genogramm" ihrer Familie („Restrato de la familia de Frida"), scheint sie nicht nur ein starkes Bewusstsein für ihr kulturelles Vermächtnis gehabt zu haben, sondern auch für

Abbildung 7-8: Genogramm Kahlo-Rivera

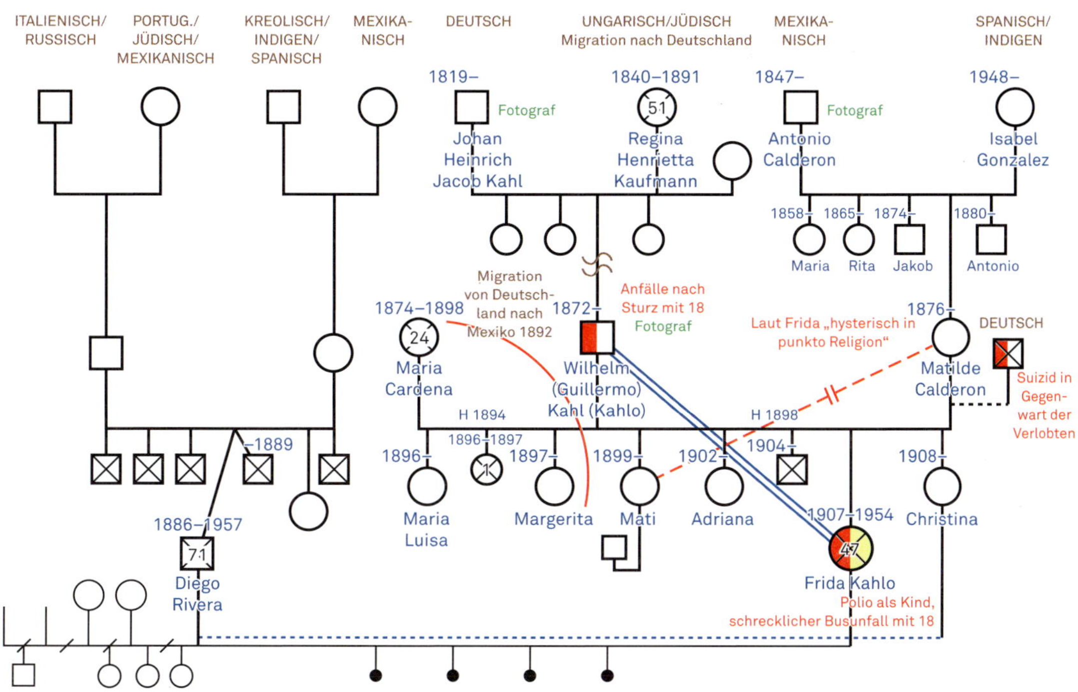

die verborgene Geschichte ihrer Familie, einschließlich der Familienmitglieder, die gestorben waren oder verleugnet wurden. Fridas „Genogramm"-Gemälde scheint in der Reihenfolge der Geburt ihre beiden älteren Schwestern, dann ein Baby (den verstorbenen Bruder?) und rechts davon sich selbst und ihre Schwester Christina zu zeigen. Ganz rechts sehen wir außerdem zwei gesichtslose Menschen und darunter einen Jungen mit durchgestrichenem Gesicht. Könnten die beiden gesichtslosen Personen ihre beiden Schwestern sein, die aus der Familie ausgeschlossen worden waren? Kahlo hatte eine erstaunliche Fähigkeit, die Vorstellung zu vermitteln, dass auch die auf dem Weg Verlorenen nie ganz gegangen sind. Ihrer Ansicht nach beeinflusst das Trauma alles zuvor Geschehenen uns ewig weiter. Wollte sie mit diesem Bild die Botschaft vermitteln, dass die beiden fortgeschickten Schwestern ebenso wie ihr verstorbener Bruder noch immer Teil der Familie waren?

Frida Kahlo malte noch ein weiteres „Genogramm" („Mis abuelos, mis padres, y yo"), das ebenfalls zu beiden Seiten die Großeltern zeigt. Außerdem ist ein Baby im Bauch der Mutter zu sehen und Frida selbst erscheint unterhalb der Eltern als Kleinkind im Innenhof des Hauses der Familie. Ist das ihr Bruder im Bauch der Mutter? Will sie damit sagen, dass sie das Leben des verlorenen Bruders ebenso lebt wie ihr eigenes? Schließlich scheint sie in vielerlei Hinsicht ein Ersatz für den verstorbenen Bruder gewesen zu sein.

Die Komplexität vielfältiger Beziehungen war im System der Familie Kahlo tief verwurzelt. In Widerspiegelung ihres komplexen Erbes ging es in Frida Kahlos Leben stets darum, die verschiedenartigsten Elemente miteinander zu verbinden.

Beide Eltern von Frida Kahlo hatten in jungen Jahren schwere Traumata zu verkraften. Ihre Mutter, Mathilda Caldaron, war eine brillante, attraktive Frau mit spanischen und indigenen Vorfahren, die sich schon einmal in einen Deutschen verliebt hatte, der aber vor ihren Auge Suizid verübte. Ihr ganzes Leben lang bewahrte sie seine Briefe auf, und obgleich sie Guillermo Kahlo heiratete und mit ihm vier Töchter und einen Sohn bekam, schien sie ihr volles Potenzial nie wirklich ausgelebt zu haben.

Mathilda war es auch, die ihren Mann ermutigte, als Fotograf in das Geschäft ihres Vaters einzusteigen. Leider schien Guillermo Kahlo jedoch nie ganz mit seinen frühen Traumata ins Reine gekommen zu sein. Trotz all seiner Stärken und Bemühungen, sich immer wieder neu zu erfinden, wurde er im Laufe der Jahre immer bitterer und zurückgezogener. Umso bemerkenswerter ist bis heute die transzendente, kreative Fähigkeit seiner schwer behinderten Lieblingstochter Frida, traumatische Erfahrungen in Hoffnung und wunderschöne künstlerische Meisterwerke zu verwandeln.

Mit sechs Jahren war Frida Kahlo an Kinderlähmung erkrankt, was dazu führte, dass ihr rechtes Bein schwächer und kürzer blieb als das rechte. Mit 18 erlebte sie einen traumatischen Busunfall, bei dem sich eine Stahlstange durch ihr Becken bohrte und ihr das Rückgrat brach. Trotz zahlreicher Operationen litt sie für den Rest ihres Lebens unter chronischen Schmerzen. Sie war das Lieblingskind ihres Vaters und das einzige Kind, das einen deutschen Namen, Frida, bekam. Schon früh entwickelte sie ein Interesse an Kunst, genau wie bei ihm wohl auch als Ventil starker Gefühle. Wie ihr Vater hatte sie davon geträumt, zu studieren und Ärztin zu werden. Stattdessen wurde sie Künstlerin – wie ihr Vater vor ihr und ihr Großvater mütterlicherseits eine Generation davor.

Drei Jahre nach ihrem Unfall heiratete Frida den 21 Jahre älteren Diego Rivera, der zu der Zeit bereits ein erfolgreicher Künstler war. Rivera selbst hatte ebenfalls einen multiethnischen Hintergrund mit russischen, italienischen, portugiesischen, spanischen, kreolischen und mexikanischen Vorfahren, darunter auch solche, die gezwungenermaßen vom Judentum zum Katholizismus konvertiert waren. Wie die Familie Kahlo hatte auch seine Familie viele Traumata erlitten. Seine Eltern hatten drei Söhne im Babyalter verloren, ehe er und sein Zwillingsbruder zur Welt kamen. Riveras Zwillingsbruder starb mit zwei Jahren, das gleiche Schicksal erlitt ein weiterer jüngerer Bruder. Von seinen sechs Geschwistern überlebte nur eine jüngere Schwester. Rivera selbst hatte wegen verschiedener Krankheiten, darunter Rachitis, als Kleinkind zwei Jahre getrennt von seiner Familie mit einem Kindermädchen in den Bergen verbracht. Als Kahlo sich in ihn verliebte, war er bereits mehrfach verheiratet gewesen und hatte mehrere Kinder. Auch sie hatte zu dem Zeitpunkt schon einige andere Beziehungen hinter sich. Während ihrer Ehe erlitt Kahlo vier Fehlgeburten. Angesichts ihrer schweren Behinderung durch ihren Unfall muss dies für sie extrem schwierig und schmerzvoll gewesen sein.

Kahlo portraitierte Rivera manchmal in ihrem Kopf – als ob es ihr unmöglich gewesen sei, ohne den Gedanken an ihn zu leben (siehe Frida Kahlos „Diego und ich" [„Diego y yo"]). Rivera war wohl die Liebe ihres Lebens, doch war er ihr niemals treu und hatte zahlreiche Affären, darunter mit ihrer Schwester Christina. Frida selbst hatte ebenfalls Geliebte, weibliche wie männliche, darunter den berühmten russischen Revolutionär Leo Trotzki. Das Paar ließ sich scheiden und heiratete erneut. Am Ende lebte es in getrennten, aber miteinander verbundenen Häusern in Mexico City. Beide waren außergewöhnliche Künstler. Trotz aller physischen und psychischen Leiden, die sich durch ihr gesamtes Leben zogen, gehörte Frida Kahlo zu den bemerkenswertesten, erfindungsreichsten, farbstärksten und kreativsten Künstlerinnen des 20. Jahrhunderts.

Aus Frida Kahlos Werk spricht ihre entschlossene Unabhängigkeit sowie ihre phänomenale Fähigkeit, vielschichtige Blicke auf die menschliche Identität zur Darstellung zu bringen, zum Beispiel als sie Rivera in ihrem Kopf malte. Manchmal stellte sie sich auch selbst aus verschiedenen kulturellen Perspektiven und in mehreren Phasen des Lebenszyklus gleichzeitig dar (siehe zum Beispiel Frida Kahlos Gemälde mit Kleidern aus drei Lebensphasen [„Recuerdo"], mit dem sie gleichzeitig ihre Zeit als junges Mädchen, als traditionelle Mexikanerin und als moderne Frau ins Bild setzt). Hoffnungsvoll und voller Verzweiflung schwankte sie zwischen Phasen der extremen Isolation und wilden Ausbrüchen von Überschwang und Lebenslust.

Das Beispiel von Frida Kahlo und Diego Rivera macht klar, wie wichtig es ist, bei der Analyse von Paarbeziehungen darauf zu achten, welchen Kohorten beide Partner angehören, welchen kulturellen Gruppen ihre Familien zuzuordnen sind und welche kreative Kraft in ihrer Resilienz und ihren individuellen und familiären Kämpfen steckt.

Verbreitete Paardreiecke, auf die es zu achten gilt

Paardreiecke umfassen nicht nur das Paar und seine Kinder, wie wir es in Kapitel 5 erörtert haben, oder die jeweiligen Geschwister, wie in Kapitel 6 besprochen, sondern auch Eltern, Schwiegereltern, Freunde und andere Menschen, Haustiere (z. B. den Familienhund), aber durchaus auch Dinge und Institutionen (Geld, das Internet, die Arbeit, den Fernseher, den Sportverein) – und natürlich auch Therapeuten.

Schwiegereltern

Das vielleicht häufigste Dreieck, in das ein Paar sich verstricken kann, ist das Schwiegerelterndreieck. Klassischerweise umfasst es den Lieblingssohn, seine Mutter und seine Ehefrau. Das Schwiegerelterndreieck kann sich allerdings auf sehr unterschiedliche Weise darstellen. Die Ehepartner können von den eigenen Konflikten ablenken, indem sie die gemeinsame Aufmerksamkeit auf die „Schrullen" der Schwiegermutter richten. Die Ehefrau kann aber auch der Schwiegermutter die Unzulänglichkeiten des Ehemannes anlasten, während die Schwiegermutter der Schwiegertochter vorwerfen kann, ihr den „lieben Jungen" vorzuenthalten. Der Ehemann kann es vielleicht sogar genießen, wenn seine Mutter und seine Frau sich um ihn streiten; es kann ihm erlauben, sich herauszuhalten, und erspart ihm vielleicht sogar, sich mit beiden offen auseinanderzusetzen: „Sollen sie sich doch streiten." Natürlich können sich Schwiegerelterndreiecke mit jedem beliebigen Schwiegerelternteil herausbilden, oft nimmt die Ehefrau jedoch eine zentrale Rolle ein und wird in einer solchen Situation zum Mittelpunkt der Spannungen. In bestimmten Kulturen, zum Beispiel den asiatischen, wo Frauen traditionellerweise mit ihren Schwiegermüttern unter einem Dach zusammenleben und deren Kontrolle unterliegen, sind solche Dreiecke teilweise bis ins Extrem ausgeprägt.

Affären

Ein weiteres, weitverbreitetes Beziehungsdreieck entsteht durch die Existenz einer Liebesaffäre. Eine außereheliche Beziehung hat auf die Ehe selbstredend enorme Auswirkungen und kann zu einem wichtigen Stressfaktor werden, auch wenn die Ehe die Affäre überdauert. Andererseits kann eine Affäre die Spannung in einer konfliktreichen Beziehung mindern, indem sie einem der Partner ein wirksames Ventil bietet; sie kann das Paar auch von unterschwelligen Problemen ablenken.

Wilhelm Reich, einer der Schüler Sigmund Freuds, war sein Leben lang auf die Sexualität als wesentliche Triebkraft der menschlichen Entwicklung fokussiert. Sein Genogramm (siehe **Abbildung 7-9: Familie Reich: Beziehungsdreiecke**) zeigt die durch eine außereheliche Affäre ausgelösten Beziehungsdreiecke, die letztlich zu einer Familientragödie führten. Wilhelm war der älteste Sohn, war in einer äußerst engen, gar sexualisierten Beziehung mit seiner Mutter aufgewachsen und hatte eine sehr negative Beziehung zu seinem brutalen, eifersüchtigen und gewalttätigen Vater. Als er jedoch entdeckte, dass seine Mutter eine Affäre mit seinem Hauslehrer hatte, war er zugleich neugierig, verärgert und vielleicht auch eifersüchtig auf ihre heimliche Beziehung. Als die Mutter einige Zeit später dem Vater berichtete, sie habe in Wilhelms Jackentasche einen kleinen Zigarettenroller gefunden, den er dem Vater entwendet hatte, fühlte sich Wilhelm verraten und erzählte seinerseits dem Vater von der Affäre der Mutter. Der Vater traktierte sie daraufhin offenbar erbarmungslos mit Schlägen, bis sie schließlich Gift nahm und einen furchtbaren Tod starb. Wilhelm kam darüber nie hinweg; es traumatisierte ihn auf tiefster Ebene. Auch der Vater schien Reue zu empfinden und verfiel in eine Depression. Er schloss eine Lebensversicherung ab und setzte sich den Elementen aus, bis er krank wurde und vier Jahre später mit nur 47 Jahren starb und seine Söhne als 17- und 14-jährige Waisen zurückließ.

Wilhelm Reichs spätere entschiedene Parteinahme für die freie Sexualität in allen ihren Formen ohne Schuldgefühle ließe sich vor diesem Hintergrund als Versuch deuten, die katastrophalen Folgen seiner eigenen Rolle im Familiendreieck wiedergutzumachen. Traurigerweise erlebte Reichs Sohn im gleichen Alter ein ähnliches Trauma. Nachdem Reich verurteilt worden war, weil er trotz eines gerichtlichen Verbots seine unwissenschaftliche vermeintliche Krebsbehandlung per „kosmischer Orgontherapie" weiter angeboten hatte, suchte ihn das FBI und zwang den Sohn, den Aufenthaltsort des Vaters preiszugeben. Reich wurde ins Gefängnis gebracht, wo er sechs Monate später verstarb. Noch jahrelang fühlte Peter sich schuldig, den Vater verraten zu haben.

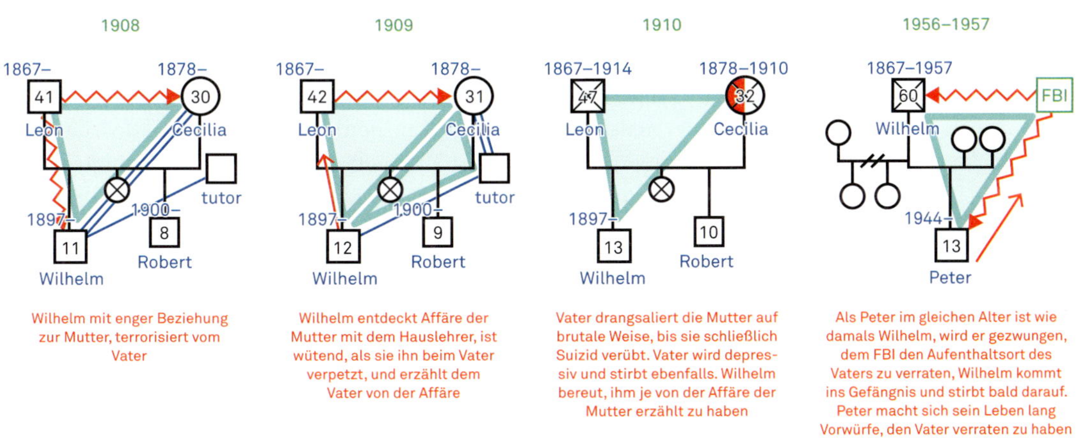

Abbildung 7-9: Familie Reich: Beziehungsdreiecke

Dreiecke in Scheidungs- und Stieffamilien

Scheidung und Wiederheirat fügen den betroffenen Familien eine ganz neue Ebene an zusätzlichen Beziehungen hinzu. Wir müssen immer an die üblichen Dreiecke denken, die entstehen können, darunter solche zwischen der neuen und der alten Frau, dem neuen und alten Mann, den neuen und alten Kindern sowie der neuen Familie und alten Familie. Beziehungsprobleme können für beide Partner, alle Kinder und die erweiterten Familien beider Seiten entstehen – Tanten, Onkeln, Cousins und Cousinen sowie Großeltern.

Bei einer Scheidung können die Kinder, wie in Kapitel 5 dargestellt, leicht in ein Dreieck mit den nun getrennt lebenden Elternteilen geraten. Gehen diese nach der Scheidung neue Ehen ein, gilt es, weitere Dreiecke zu explorieren (McGoldrick & Carter, 2016). Diese Dreiecke in den Genogrammen von Stieffamilien sind vielleicht deshalb so leicht zu erkennen, weil es die Struktur der Familie ist – und nicht die Persönlichkeit der beteiligten Familienmitglieder –, die die Situation definiert. Aus diesem Grund sind die Dreiecke so voraussagbar. Kinder haben grundsätzlich Schwierigkeiten nach dem Verlust eines Elternteils, sei dieser durch Tod oder durch Scheidung entstanden. Eltern sind unersetzbar. Und kein Elternteil hört je auf, für sein Kind wichtig zu sein, egal vor wie vielen Jahren er gestorben oder ausgezogen ist. Die Existenz von Insidern und Outsidern ist daher typisch für die Struktur von Stieffamilien und trägt tendenziell zur Schaffung neuer Beziehungsdreiecke bei. Wie Kinder auf neue Stiefeltern reagieren, hängt von vielen Faktoren ab, darunter von ihrem Geschlecht und ihrem Alter zur Zeit der Scheidung (McGoldrick & Carter, 2016), doch bestimmte Dreiecke sind in höchstem Maße vorhersehbar. So scheint zum Beispiel Henry Fondas Verbindung mit Susan Blanchard nach dem Suizid seiner vorigen Frau (siehe **Abbildung 7-10: Familie Fonda: Beziehungsdreiecke durch Scheidung und Wiederheirat**) bei dem damals 10-jährigen Peter eine ganz andere Reaktion ausgelöst zu haben als bei der 13-jährigen Jane. Peter brauchte noch dringend eine Mutter, während Jane bereits am Anfang der Pubertät stand und die Abwendung bei ihr viel stärker vorhersehbar war. Als Henry Fonda sich vier Jahre später wieder von Susan Blanchard trennte, war Peter 14 Jahre alt, Jane 17 und bereits auf dem College. Die Aussicht, auch seine zweite Mutter verlieren zu müssen, brach Peter das Herz. Sein Vater hielt es ihm und seiner neuen Braut, Afdera Franchetti, gegenüber für taktlos, dass Peter weiterhin Kontakt zu seiner Stiefmutter hielt. Wie von einem Jugendlichen in der Pubertät zu erwarten, erwiderte Peter daraufhin mit großer Schärfe, er sei es nicht gewesen, der sich von Susan habe scheiden lassen, und er werde sich auch weiterhin mit ihr treffen, wann immer er dies wolle (Fonda, 1998, S. 84). Die Muster ineinander verschränkter Dreiecke, die durch die sich verändernden Strukturen von Stieffamilien in Bewegung gesetzt werden, sind klar zu erkennen.

Die folgenden schematischen Genogramme sollen einige der vorhersagbaren Dreiecke in Stieffamilien aufzeigen. Ein typisches Dreieck kann

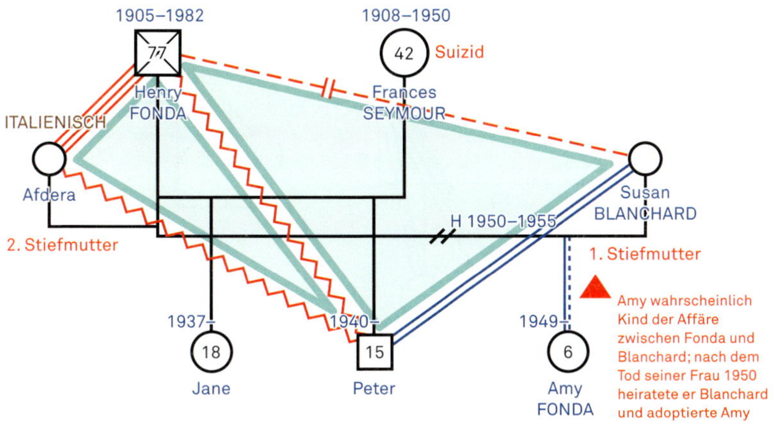

Abbildung 7-10: Familie Fonda: Beziehungsdreiecke durch Scheidung und Wiederheirat

entstehen, wenn die Kinder mit ihrem leiblichen Vater und der Stiefmutter zusammenleben, mit letzterer aber Probleme haben. Eine solche Struktur ist naheliegend. Die Stiefmutter kann die leibliche Mutter nicht ersetzen, und die Kinder werden sich fast immer eher mit dem leiblichen Elternteil als mit dem Stiefelternteil verbünden – außer in Fällen wie dem von Peter Fonda, der schon einmal eine Mutter verloren hatte, noch immer ein Kind war und dringend eine Bindung brauchte. Für den Vater bedeutet die neue Partnerin nach einem schmerzlichen Verlust große Hoffnung; für das Kind stellt sie eine Bedrohung dar: Sie könnte ihm ja auch noch den Vater nehmen.

Verschiedene Arten von Dreiecken sind in einer solchen Situation üblich (siehe **Abbildung 7-11: Typische Beziehungsdreiecke in Scheidungs- und Stieffamilien**). Das erste umfasst die Kinder, den leiblichen Vater und die Stiefmutter (**Kinder, Vater, Stiefmutter**). Zwischen den Kindern und der neuen Frau (leider viel zu oft mit dem Klischee der „bösen" Stiefmutter belegt) besteht eine feindselige Grundstimmung. (Die westliche Literatur ist voll von „bösen Stiefmüttern", Vladimir Nabokovs Roman *Lolita* mit seiner negativen Darstellung eines Stiefvaters, Humbert Humbert, ist ein seltenes Gegenbeispiel.) Die Stiefmutter fühlt sich oft bedroht und fürchtet, ihr Ehemann könnte den Kindern mehr Aufmerksamkeit schenken als ihr. Der Ehemann gerät so leicht in einen Loyalitätskonflikt zwischen seiner Frau und den Kindern. Das so entstandene Dreieck ist instabil, weil es schwer ist, mit zwei Krieg führenden Parteien gleichermaßen in Kontakt zu bleiben. Alles spricht dafür, dass der Vater sich vergeblich abstrampeln wird. Die Struktur deutet gleichzeitig aber auch schon auf die Lösung hin: Der Vater muss sich so positionieren, dass er zuerst die Verbindung zu seinen Kindern stärkt, denn die neue Ehe ist erst nach der längst vorher entstandenen Verpflichtung gegenüber seinen Kindern gekommen, und dann die Beziehung zu der neuen Partnerin ausbaut. Der Vater muss bewusst daran arbeiten, sich nicht von der neuen Partnerin oder den Kindern in ein Beziehungsdreieck hineinziehen zu lassen. Die Kinder müssen sich zuallererst sicher fühlen, dass der Vater sie liebt und immer lieben wird, und die neue

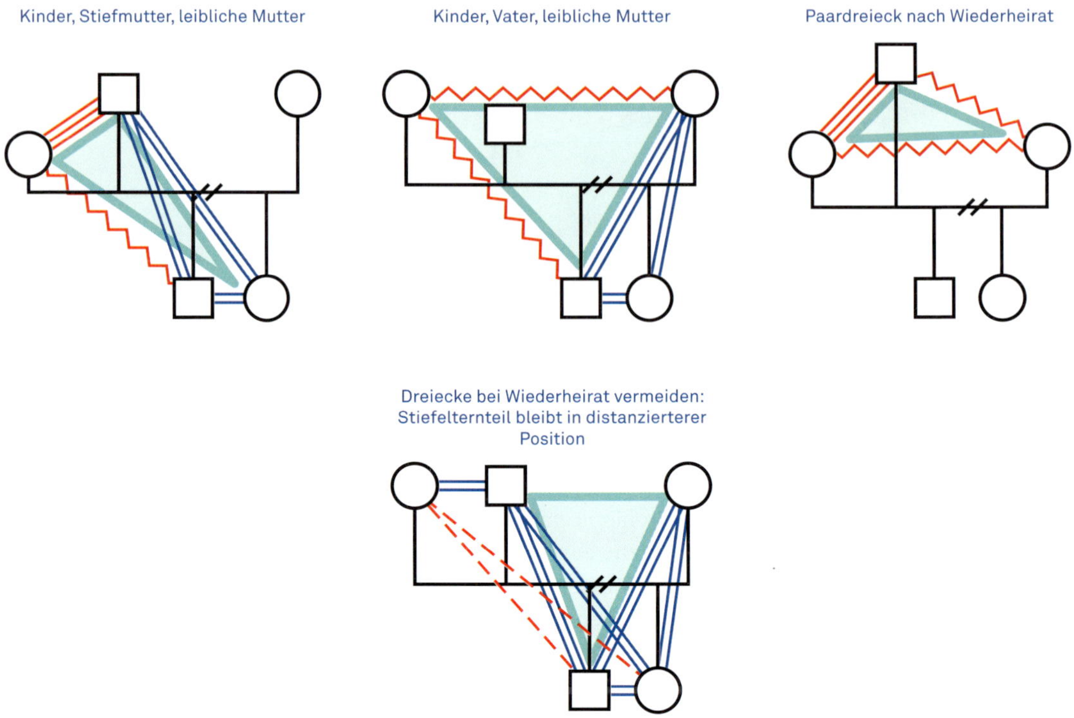

Abbildung 7-11: Typische Beziehungsdreiecke in Scheidungs- und Stieffamilien

Beziehung muss in den Kontext früherer Verpflichtungen aufgrund der Eltern-Kind-Beziehung passen.

Das zweite Dreieck, das in der Regel mit dem ersten ineinandergreift, umfasst die Kinder, die Stiefmutter und die leibliche Mutter (**Kinder, Stiefmutter, leibliche Mutter**). Die Kinder können es der Stiefmutter übel nehmen, dass sie versucht, ihnen die leibliche Mutter zu ersetzen. Die neue Ehefrau fühlt sich in ihrem neuen Zuhause nicht akzeptiert, die leibliche Mutter dagegen von der neuen Frau bedroht. Es ist nicht unüblich, dass in einem solchen Beziehungsdreieck zwischen Mutter und Stiefmutter unverhohlene Feindschaft herrscht. Solche problembeladenen Dreiecke zwischen dem Ehemann, seiner Exfrau und seiner neuen Frau sind sehr verbreitet. Zwischen dem neuen Ehepaar und der Ex-Frau bestehen erhebliche Spannungen; die Ex-Frau wird dabei ausgeschlossen. Zwei Typen von Dreiecken sind in dieser Situation möglich: Das neue Ehepaar kann sich gegen die Ex-Partnerin zusammenschließen und in ihr die Ursache all seiner Probleme sehen. Oder es besteht eine unverhohlene Feindschaft zwischen der alten und der neuen Frau, wobei der Ehemann seine neue Frau durchaus ermutigen kann, für ihn ins Feld zu ziehen, um die Schlachten der Vergangenheit zu schlagen (siehe **Paardreieck nach Wiederheirat**).

Natürlich können ähnliche Beziehungsdreiecke auch zwischen einer leiblichen Mutter, ihren Kindern und einem Stiefvater entstehen. Da in unserer Kultur jedoch mit der Mutterschaft noch immer größere Erwartungen verknüpft werden als mit der Vaterschaft, scheinen Stiefmütter generell einen sehr viel schwierigeren Stand zu haben.

Wie in anderen Situationen weist die Struktur auch hier bereits auf die Lösung hin (siehe **Dreiecke bei Wiederheirat vermeiden: Stiefelternteil bleibt in distanzierterer Position**): Die Stiefmutter muss es vermeiden, im Leben der Stiefkinder eine zentrale Rolle spielen zu wollen, da dies die Kinder in einen Loyalitätskonflikt gegenüber der leiblichen Mutter führen würde. Stattdessen sollte sie gegenüber den Kindern eine distanziertere Position wahren und deren Verbindung zu ihrer leiblichen Mutter und zu ihrem Vater fördern (McGoldrick & Carter, 2016).

Die geschiedenen Eltern wiederum sollten alles daransetzen, eine „Elternpartnerschaft" zu bewahren, die es den Kindern erlaubt, beiden Elternteilen gegenüber loyal zu bleiben – für viele Familien ganz offensichtlich keine leichte Aufgabe. Ist ein partnerschaftliches Vorgehen nicht möglich, sollten sich beide zumindest feste Regeln im Umgang auferlegen, die sie dann auch zwingend einhalten, um den Kindern eine sichere und absolut verlässliche Struktur zu bieten.

Die möglichen negativen Nachwirkungen solcher Dreiecke in Stieffamilien sieht man im Genogramm Eugene O'Neills nach seiner dritten Eheschließung (siehe **Abbildung 7-12: Eugene O'Neill: Verschmelzung und Beziehungsabbruch nach Wiederheirat**) (McGoldrick, 2011). Nach seinen Scheidungen brach O'Neill jeglichen Kontakt zu allen seinen drei Kindern ab. Von Agnes, seiner zweiten Frau, trennte er sich, als Oona, das jüngste Kind, erst drei Jahre alt war. Voller Verbitterung brach er nicht nur mit seiner ehemaligen Frau, sondern auch mit den Kindern. Er weigerte sich sogar, ihre Namen zu erwähnen, und ärgerte sich über die „maßlos übertriebenen" Unterhaltszahlungen, die von ihm erwartet wurden. Gleichzeitig war Agnes sehr eifersüchtig auf seine dritte Frau, Carlotta. Als Oona später

Abbildung 7-12: Eugene O'Neill: Verschmelzung und Beziehungsabbruch nach Wiederheirat

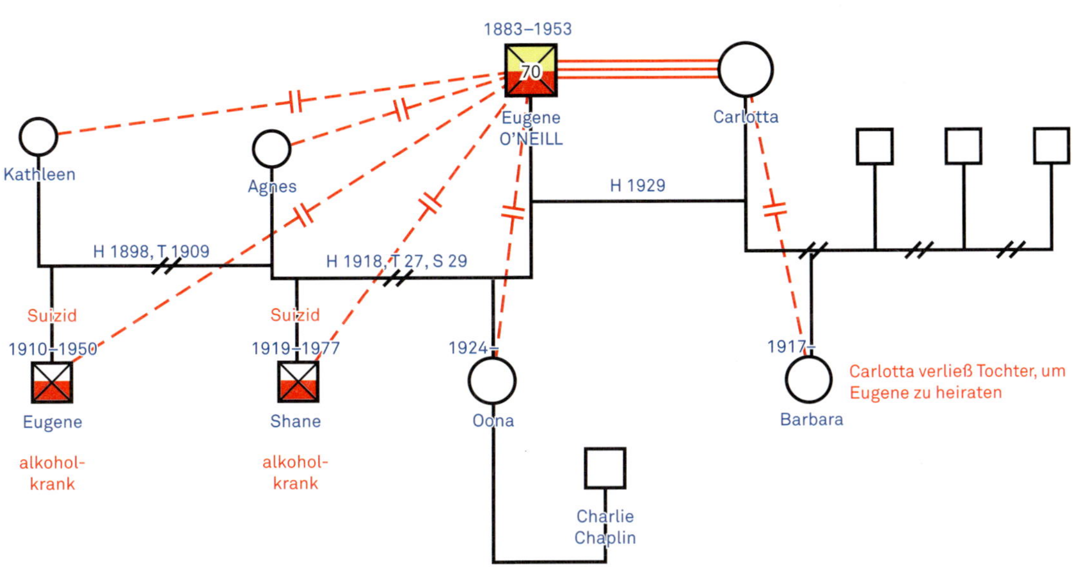

Charles Chaplin heiratete, kam es zum endgültigen Bruch zwischen O'Neill und seiner Tochter. Der Konflikt könnte durch andere Beziehungsdreiecke verschärft worden sein. Möglicherweise hatte Agnes selbst eine Affäre mit Chaplin gehabt, der zeitweise auch sehr gut mit Carlotta befreundet gewesen war (Gelb & Gelb, 1987). In Stieffamilien kann es sehr schnell zu einer Vermehrung von Beziehungsdreiecken kommen.

Groß- und Schwiegereltern in Scheidungs- und Stieffamilien

Schließlich sind auch die Großeltern nicht immer neutral, wenn es um Scheidung und Wiederheirat geht. Zum Beispiel können zwischen der Mutter des Ehemannes und seiner zweiten Frau Spannungen bestehen. Auf diese Weise wird die Großelterngeneration in die Beziehungsdreiecke der Stieffamilie einbezogen. Oft verschärfen die Großeltern den Prozess, indem sie sich mit ihrem erwachsenen Kind gegen den ehemaligen Ehepartner verbünden, dem sie alle Schuld an der Scheidung geben. Sie haben auch ein großes Interesse an ihren Enkelkindern und könnten für eine Seite Partei ergreifen oder sich „einmischen", wenn sie das Wohlergehen ihrer Enkelkinder gefährdet sehen. Großeltern, die ihrem erwachsenen Kind unaufgefordert Ratschläge erteilen, können die Sache noch schlimmer machen.

Paare in Perspektive sehen

Das Genogramm eines Paares zu zeichnen ist die schnellste und effektivste Methode, um das „Gelände" einer Familie zu erkunden. Selbst ein nur mäßig detailliertes Genogramm verrät viel über die wichtigen Beziehungen des Paares, ihre Funktionalität und ihre Bewältigungsstrategien. Das Genogramm zeigt oft generationenübergreifende Muster, die zu Problemen führen oder führen könnten, wenn die Familie stressreiche Situationen erlebt. Der Therapeut kann diese Informationen nutzen, um effektiver mit Familien in Krisen zu arbeiten. In ruhigeren Zeiten kann er Paare coachen, um ihre Kommunikation und Interaktionen zu verbessern, sodass sie mit zukünftigen Krisen besser umgehen oder sie ganz vermeiden können.

8

Die Entwicklung von Familien durch Zeit und Raum verfolgen: Der familiäre Lebenszyklus

Die Geschichte einer Familie über den gesamten Lebenszyklus zu verfolgen ist eine zentrale Voraussetzung für das Verständnis eines jeden Genogramms. Aus klinischer Sicht kann es besonders auch für Studierende und Klienten hilfreich sein, Genogramme zu erstellen, um mit ihrer Hilfe die Vermächtnisse der Familie aus chronologischer Perspektive besser zu verstehen und Familienerzählungen im Sinne eines resilienzbasierten Ansatzes direkt einzubeziehen (Walsh, 2016).

Bei der Interpretation eines Genogramms wird man immer auch schauen, in welcher Phase im Lebenszyklus sich die beteiligten Individuen und die Familie als Ganzes derzeit befinden. Auch Familien durchlaufen eine Reihe von Entwicklungsphasen, darunter die Ablösung vom Elternhaus, Paarbildung, Geburten, Kindererziehung und Pensionierung. Beim Erreichen eines jeden Wegstücks muss die Familie sich neu organisieren, um erfolgreich zur nächsten Phase fortschreiten zu können. Versteifen sich die Muster an den Übergängen, kann es in späteren Phasen zu Anpassungsproblemen kommen (McGoldrick, Garcia Preto & Carter, 2001b).

Wichtig ist deshalb die Frage, an welche Übergänge im Lebenszyklus sich die Familie gerade anzupassen versucht und wie sie in der Vergangenheit solche Situationen bewältigt hat. Passen Alter und Lebensdaten nicht zu den anstehenden Phasen, sollte möglichen Schwierigkeiten bei deren Bewältigung nachgegangen werden. Haben erwachsene Kinder zum Beispiel das Elternhaus noch nicht verlassen, würde man fragen, ob es rund um den Beginn einer neuen Phase im Lebenszyklus Schwierigkeiten gibt. Und kommt es zum Beispiel schon kurze Zeit nach dem Tod des Partners zu einer neuen Ehe, könnte dies ein Hinweis auf unbearbeitete Trauer sein.

Genogramme zeigen die Vergangenheit einer Familie auf und fördern dabei schöne ebenso wie schmerzliche Erfahrungen zutage. Während die sich abzeichnenden Muster vielfach Orientierung und Inspiration für die Zukunft bieten, stecken sie auch voller Geheimnisse, die als bedrohlich empfunden werden können. Die Angst vor den „heiklen Dingen“ spielt bei jeder Genogrammanalyse eine Rolle.

Wichtig ist natürlich auch sich klarzumachen, dass Menschen, die nicht ins typische Lebenszyklusmuster passen, oft vorschnell als „unnormal“ abgestempelt werden, obwohl sie eigentlich vielleicht nur kreative oder unabhängige Köpfe sind oder andere, ebenso tragfähige Lebensmuster anstreben. Insgesamt gilt es, jedes Lebensmuster nicht nur auf Vulnerabilität, sondern vor allem auch auf Stärken und Resilienz zu prüfen.

Für uns hat es sich am besten bewährt, das Gespräch mit den jungen Erwachsenen zu beginnen, die ihr Leben unabhängig von der Familie neu organisieren müssen und meist mit der Ausbildung und der Partnersuche beschäftigt sind. Familien sind an diesem Punkt im Lebenszyklus oft zum ersten Mal seit langer Zeit mit der Notwendigkeit von Veränderungen konfrontiert, denn es gilt, neue Mitglieder zu integrieren. Eltern können Mühe haben, die Partnerinnen und Partner ihrer Kinder und dazu noch deren Familien in eine neue, erweiterte Familienkonstellation aufzunehmen.

Beispiel: Sigmund Freud und seine Familie

In diesem Kapitel wollen wir am Beispiel unseres fachlichen Vorfahren Sigmund Freuds und seiner Familie typische Muster über den gesamten familiären Lebenszyklus verfolgen. Wegen seines enormen Einflusses auf die Psychotherapie ist sein Genogramm besonders relevant für uns, wenn es darum geht, unsere Konzepte aus historischer Perspektive zu sehen. Sein Vermächtnis könnte ein erhellendes Licht auf unser eigenes Selbstverständnis werfen.

Freud selbst hegte eine lebenslange Aversion gegen Biografien. Wie viele andere Menschen, die Aspekte ihrer Herkunft als peinlich oder schmerzvoll empfinden, zog er es zeit seines Lebens vor, seine Familiengeschichte herunterzuspielen oder gar möglichst geheim zu halten, sodass man einiges an Detektivarbeit aufbringen muss, um die Zusammenhänge aufzudecken. Aus seiner Sicht gibt es nichts, wovor sich Menschen mehr schützen wollen als vor ihrer persönlichen und familiären Geschichte (Phillips, 2014). Gleichzeitig scheinen seine Theorien ausgerechnet von seiner eigenen Familiengeschichte geprägt zu sein (so sehr er diese auch ignorieren, in manchen Aspekten ganz vergessen und in jedem Fall vor anderen verbergen wollte). Zu mindestens drei Anlässen zerstörte er einen Großteil seiner persönlichen Unterlagen.

Freud hatte kaum seine berufliche Laufbahn begonnen und war doch schon recht sicher, dass er eines Tages Biografen haben würde – und setzte darauf, sie in die Irre zu führen! In späteren Jahren vernichtete er zu zwei weiteren Anlässen viele persönliche und familiäre Unterlagen. Wie so vielen waren ihm die psychischen Krankheiten, kriminellen Handlungen und anderen Geheimnisse verschiedener Mitglieder seiner Familie offenbar peinlich.

Freuds negative Einstellung gegenüber Biografien hat unser psychologisches Denken letztlich wohl mehr beeinflusst als alles andere. Er konzentrierte sich fast ausschließlich auf die Bedeutung kindlicher Fantasien über die Eltern und ignorierte die Realitäten der eigenen Geschichte – der eigenen Lebensgeschichte, der Geschichte der Eltern ebenso wie der Rolle von

Geschwistern und anderer Mitglieder der erweiterten Familie. Letztlich versuchte er, unsere Aufmerksamkeit von unserer Familiengeschichte abzulenken.

Da mag es nicht überraschen, dass etliche von Freuds Biografen, ebenso wie andere Psychologen, ihrer Leitfigur folgten und blinde Flecken in der Familiengeschichte kultivierten. So wäre doch zum Beispiel davon auszugehen, dass Freuds Biografen sich für seine Mutter interessiert hätten – erst recht, wenn man bedenkt, welche herausragende Rolle nach Freuds Theorie die Mütter für die Entwicklung eines Kindes spielen. Noch im Alter von 77 Jahren schrieb Freud über die Bedeutung der Mutter für den Groll des Kindes bei der Geburt eines neuen Geschwisters (vgl. Neue Vorlesungen zur Einführung in die Psychoanalyse, „Die Weiblichkeit", zitiert nach Philips, 2014, S. 47).

Wir würden erwarten, dass eine solche Einstellung Freuds Biografen dazu bringen würde, mehr über seine Mutter erfahren zu wollen. Freuds Mutter wurde 95 Jahre alt und lebte immer in seiner Nähe. Doch die Biografen schenkten ihrem Leben und ihrer Rolle in der Familie keine Aufmerksamkeit. Wir wissen nichts über ihre Beziehung zu ihren Eltern, ihren Geschwistern oder ihr frühes Leben. Es ist verwunderlich, dass weder Freud noch seine vielen Biografen jemals über sie, ihr Leben oder ihre Familie schrieben. Natürlich könnten sich viele von uns die gleiche Frage stellen: Warum haben wir unsere Mütter (oder Väter oder Großeltern) nicht nach ihrem Leben gefragt, als dies noch möglich war? Über die Beziehung von Müttern zu ihren Söhnen schrieb Freud:

> *Nur das Verhältnis zum Sohn bringt der Mutter uneingeschränkte Befriedigung; es ist überhaupt die vollkommenste, am ehesten ambivalenzfreie aller menschlichen Beziehungen. Auf den Sohn kann die Mutter den Ehrgeiz übertragen, den sie bei sich unterdrücken musste, von ihm die Befriedigung all dessen erwarten, was ihr von ihrem Männlichkeitskomplex verblieben ist (Sigmund Freud, Neue Folge der Vorlesungen zur Einführung in die Psychoanalyse, „Die Weiblichkeit", zitiert nach Krüll, 1986, S. 117).*

Freuds Mutter bezeichnete Sigmund stets als „Meinen goldenen Sigi". Doch muss sich, wie Krüll betont, Freuds Bezeichnung der Mutter-Sohn-Beziehung als der am ehesten „ambivalenzfreien" Beziehung nur auf ihre Gefühle für ihn, nicht aber seine Gefühle für sie bezogen haben. Offenbar hatte er vor Besuchen bei ihr regelmäßig schwere Verdauungsprobleme. Von ihren Enkelkindern wurde Freuds Mutter im späteren Leben als ein „Wirbelwind" beschrieben: impulsiv, schrill, kein bisschen warm (Krüll, 1986).

Wir müssen auch den kulturellen Kontext einbeziehen, in dem die Freuds lebten. Sie stammten von osteuropäischen Juden ab, die seit Hunderten von Jahren verfolgt und wiederholt zur Migration gezwungen worden waren. Sie hatten immer in kleinen, marginalisierten Gemeinden innerhalb feindlicher Gesellschaften gelebt, an denen sie niemals richtig teilhaben konnten. Freuds starker Wunsch, sich vor Bloßstellung zu schützen, war wohl auch eine Reflexion seines kulturellen Erbes als Mitglied einer gesellschaftlichen

Gruppe, die so lange unter Verfolgung und Ausgrenzung leben musste (Krüll 1986; Phillips, 2014).

Schließlich können wir Freuds Genogramm so angehen wie alle Genogramme – mit einer Reihe von Fragen: Warum hat Freud die Familiengeschichte gescheut? Warum wollte er deren Relevanz leugnen? Gibt es bestimmte Fakten, die er ausblenden wollte? Und falls ja, warum? Gab es Geheimnisse in der Familie Freud, über die er nicht zu sprechen wagte? Jüngere Forschungen legen nahe, dass dies der Fall war.

Die Muster der Familie Freud mithilfe des Genogramms genauer anzuschauen, kann uns vielleicht helfen, die Dinge zu sehen, von denen Freud wollte, dass wir sie nicht bemerken. Lassen Sie uns mit dem jeweiligen Lebensalter der Familienmitglieder in bestimmten Phasen des Lebenszyklus beginnen. Wie in **Abbildung 8-1: Familie Freud 1855** zu sehen, lag zwischen Freuds Eltern Jacob Freud und Amalia Nathansohn vom Alter her eine ganze Generation. Als sie heirateten, war Jacob 40 und Amalia 20. Jacob war bereits Großvater und Vater von zwei, mit seiner neuen Frau fast gleichaltrigen Söhnen. Wir sehen, dass Jacob schon vorher einmal verheiratet gewesen und dass seine erste Frau drei Jahre vor seiner Heirat mit Amalia verstorben war.

Jacob war geschäftlich mit seinem Großvater mütterlicherseits, Zisi Hoffman, verbunden gewesen und hatte auch mit Amalias Vater, Jacob Nathansohn, zehn Jahre lang Geschäfte gemacht, ehe beide Männer in ernsthafte geschäftliche Turbulenzen gerieten. Jacob wollte seinem Sohn Emanuel 1853 die Anteile am Geschäft übergeben. Amalias Vater hatte sich durch sein geschäftliches Debakel 1854 in große Schwierigkeiten gebracht. Wir könnten uns fragen, ob dieses Geschehen mit dazu beitrug, dass Amalia einen viel älteren Mann heiratete, der seit ihrem zehnten Lebensjahr mit ihrem Vater zusammengearbeitet hatte. Wir wissen, dass ein so großer Altersunterschied zu ihrer Zeit und in ihrer Kultur nicht üblich war (Krüll, 1986), auch wenn dies bei Witwern und ihren zweiten Frauen schon gelegentlich vorkommen mochte. Vielleicht kann der Vermögens- und Ansehensverlust ihres Vaters die Entscheidung der einzigen Tochter erklären, sich mit einem älteren Mann „zufriedenzugeben" (Swales, 1986).

Wir wissen nichts über Jacobs erste Frau, Jacobs und Amalias Entschluss zu heiraten oder die Reaktion der anderen Familienmitglieder auf all diese Veränderungen. Warum hielt niemand in der Familie diese Ereignisse und Beziehungen für wichtig genug, um sie – damals oder auch später – zu thematisieren und darüber zu berichten? Wir wissen nicht, ob Amalia Jacobs erste Frau, Sally Kanner, persönlich kannte. Als er sie heiratete, war er erst 17 gewesen, was die Möglichkeit einer ungewollten Schwangerschaft nahelegt (Anzieu, 1986).

Von Sallys Existenz jedoch muss Amalia zumindest gewusst haben, da sie alle im selben Ort wohnten und Jacob geschäftlich mit ihrem Vater verbunden war. Dennoch wurde über sie offenbar beharrlich geschwiegen. Wir wissen nicht, ob jemand sie Freud gegenüber je erwähnte, von ihm selbst gibt es jedenfalls keinerlei Hinweis, dass er mit irgendjemandem über sie gesprochen hätte. Hatte sie irgendetwas an sich, wofür die Familie sich schämte?

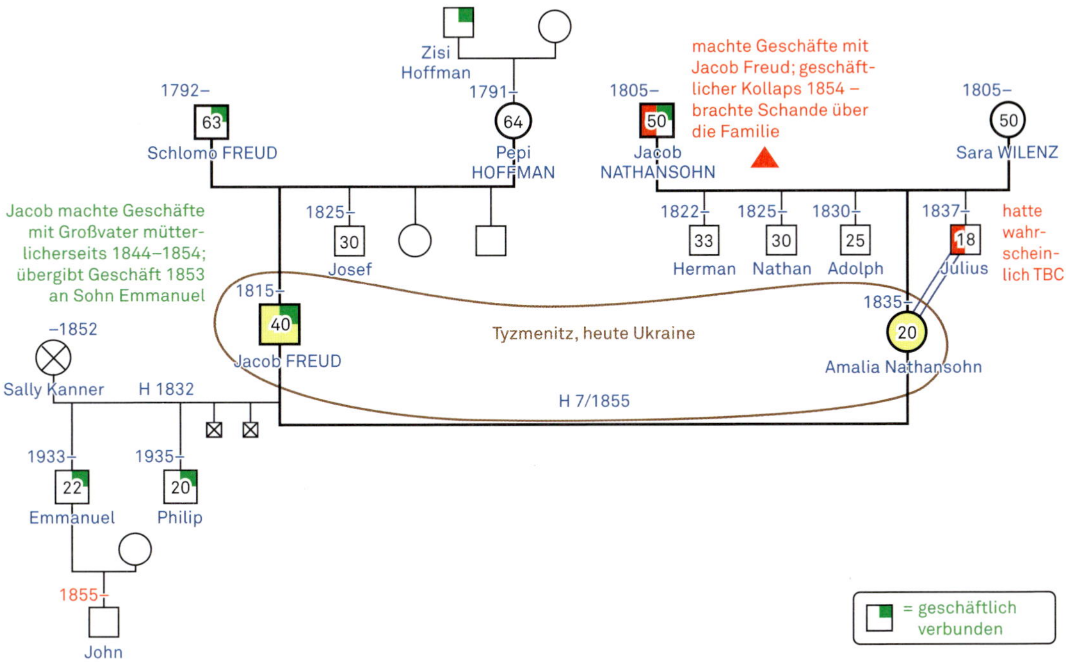

Abbildung 8-1: Familie Freud 1855

Auch über Amalias Beziehung zu den mit ihr gleichaltrigen Stiefsöhnen Emmanuel und Philipp sind keine Details bekannt. Aus den Kommentaren, die Freud später als Erwachsener machte, wissen wir nur, dass seine Mutter und Philipp in seiner Fantasie ein Liebespaar waren und dass Jacob nach drei Jahren Ehe die Voraussetzung dafür schuf, dass seine Söhne nach England auswandern konnten, was zumindest teilweise mit dem Wunsch verbunden gewesen sein könnte, sie in eine sichere Distanz zu seiner zweiten Frau zu bringen.

Was könnte das Vermächtnis von Jacobs mehr als 20 Jahre dauernder erster Ehe gewesen sein? Welche Gedanken oder Ängste könnte Amalia gehabt haben bei der Vorstellung, in Sallys Fußstapfen zu treten? In jedem Fall gründeten Jacob und Amalia ihre neue Familie im Schatten von Jacobs früherer Ehe und dem Verlust von zweien seiner ersten vier Kinder.

Amalia war eine lebhafte junge Frau und die einzige Tochter ihrer Eltern. Jacob seinerseits hatte früher als reisender Handelsvertreter mit seinem Großvater mütterlicherseits sowie mit Amalias Vater gute Geschäfte gemacht, war im mittleren Lebensalter aber offenbar ins Stocken geraten. Sieht man ein solches Paar in einem Genogramm, würde man für die nächste Generation aus vielen Gründen einen problematischen Übergang in die neue Lebensphase der Eheschließung voraussagen. Ungelöste Probleme in früheren Lebensphasen führen tendenziell zu schwierigeren Übergängen und komplexen Konflikten in späteren Phasen des Lebenszyklus. Angesichts von Jacobs erster, geheimnisumwitterter Ehe, dem großen Altersunterschied, der unsicheren finanziellen Lage, in der sie sich befanden, dem geschäftlichen Fiasko bei Amalias Vater und der tödlichen Krankheit des Bruders kann man wohl behaupten, dass Jacob und Amalia viele ungelöste Probleme mit in ihre Ehe brachten.

All diesen Fragen würden wir im Rahmen der Erstellung eines solchen Genogramms nachgehen. Hypothesen über mögliche Familienmuster und Stressfaktoren sind ein wesentlicher Teil der Genogrammarbeit. Muster zu erkunden, hilft uns, Hypothesen über eine Familie zu entwickeln und neue Fragen zu formulieren, die uns besser verstehen lassen, was geschehen ist, und wo die Beteiligten in diesem Moment stehen.

Häufig werfen Genogramme Fragen über frühere Beziehungen auf, zum Beispiel über Probleme der Verschmelzung oder Distanz mit einem Elternteil oder Geschwistern, was sich auf die Paarbeziehung auswirken kann. Leider wissen wir über die Schwiegerbeziehungen in dieser Generation der Familie Freud lediglich, dass Jacob und sein Vater Schlomo jahrelang mit Amalias Vater zusammenarbeiteten und dessen Geschäft am Ende unterging. Wie sich dies auf ihre Beziehungen auswirkte, entzieht sich leider unserer Kenntnis.

Der Übergang zur Familiengründung: Familie Freud 1856

1856, ein Jahr nach der Heirat der Eltern, kam Sigmund in Freiberg in Mähren zur Welt (siehe Abbildung **8-2: Familie Freud 1856**). Mehr als von der Hochzeit selbst wird der Übergang zu einer neuen Familie von der Geburt des ersten Kindes gekennzeichnet. Der neuen Partnerin verleiht das Kind größere Legitimation, der neuen Familie in Relation zur Herkunftsfamilie größere Macht.

Drei Monate vor Sigmunds Geburt war Jacobs Vater mit 63 Jahren gestorben und Sigmund wurde nach ihm benannt. (Wir haben die Ereignisse rund um Freuds Geburt in Rot markiert, um die Verbindungen hervorzuheben: den Tod des Großvaters väterlicherseits und die Geburt seines Halbneffen John ein Jahr vorher.) Der Großvater war Rabbi gewesen. Vielleicht wurde Sigmund dazu erzogen, in die Fußstapfen des Großvaters zu treten und selbst eine Art Rabbi zu werden – ein Lehrer und intellektueller Führer. Im Herzen seiner Mutter scheint er jedenfalls von Anfang an einen Ehrenplatz gehabt zu haben. Zusätzlich wurde seine Rolle in der Familie durch seine Position als ältestes Kind in der neuen Rolle sowie seine angeborene Brillanz gestärkt. Hinzu kam sicherlich außerdem, dass er zu einer Zeit geboren wurde, als die Familie (noch) große Hoffnungen hatte.

Die Familie mit kleinen Kindern

Das Genogramm kann die konkreten Umstände rund um die Geburt eines Kindes offenbaren und Aufschluss darüber geben, wie diese Umstände zur besonderen Position des Kindes in der Familie beigetragen haben könn-

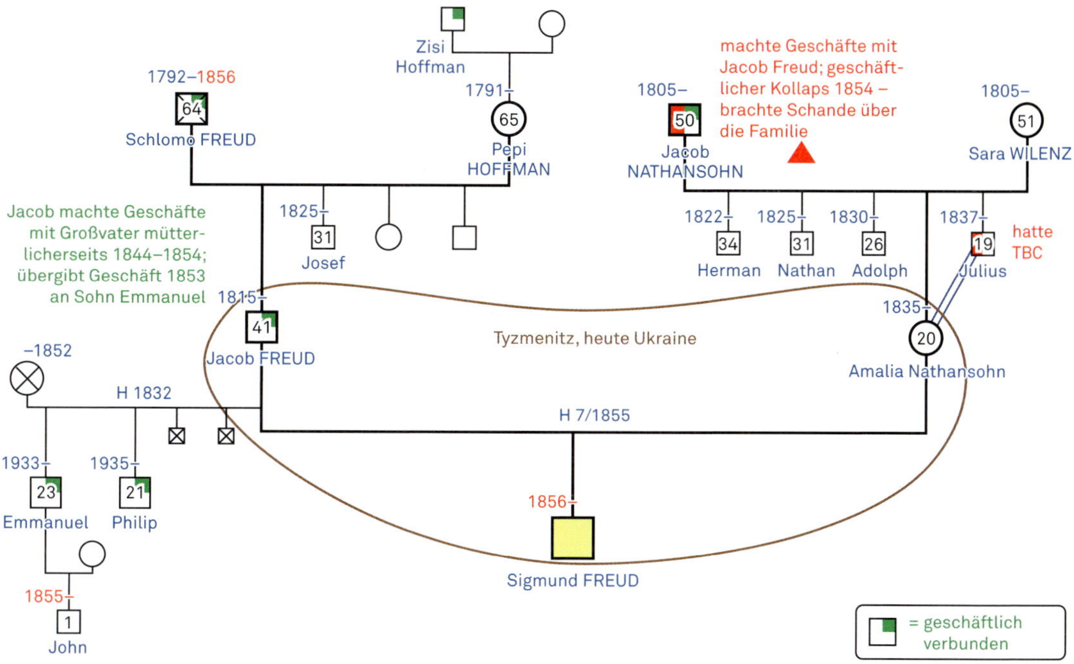

Abbildung 8-2: Familie Freud 1856

ten. Es kann auch Hinweise auf typische Eltern-Kind-Dreiecke geben, die in einer solchen Situation entstehen können. Schauen wir uns das Genogramm für die ersten drei Jahre nach Sigmund Freuds Geburt an (siehe **Abbildung 8-3: Familie Freud 1857–1860**), erkennen wir eine außergewöhnliche Reihe von Stressfaktoren einschließlich Migration, Geburt, Tod und andere Bedrohungen des Systems. (Auch hier haben wir die Schlüsselereignisse im Genogramm rot markiert, um ihre Verbindung zu Freuds frühester Kindheit hervorzuheben.)

Freuds Mutter wurde acht Monate nach seiner Geburt erneut schwanger und brachte im Oktober 1857 ihren zweiten Sohn, Julius, zur Welt, der mit sechs Monaten am 15. April 1858 an Enteritis starb, nur einen Monat, nachdem Amalias jüngerer Bruder Julius an TBC gestorben war.

Der frühzeitige Tod eines Kindes intensiviert in der Regel die elterlichen Gefühle gegenüber den überlebenden Kindern. Das vom Alter her nächste Kind, vor allem, wenn es vom gleichen Geschlecht ist, wird häufig zum Ersatz für das verlorene Kind. Sigmund könnte nach dem Tod ihres zweiten Sohnes also für seine Mutter sogar noch wichtiger geworden sein. Der Verlust dieses Kleinkinds wurde sicherlich durch den Tod von Amalias jüngstem Bruder intensiviert (Krüll, 1986). Amalia muss gewusst haben, dass ihr Bruder tödlich erkrankt war, als sie sechs Monate zuvor den Namen für den Kleinen auswählte. Die Namensgebung ist besonders interessant, da sie der jüdischen Sitte entgegensteht, ein Neugeborenes zu Ehren einer bereits verstorbenen Person zu benennen. War der emotionale Imperativ in diesem Fall mächtiger als die in Amalias Umgebung wichtige kulturelle Sitte, die man

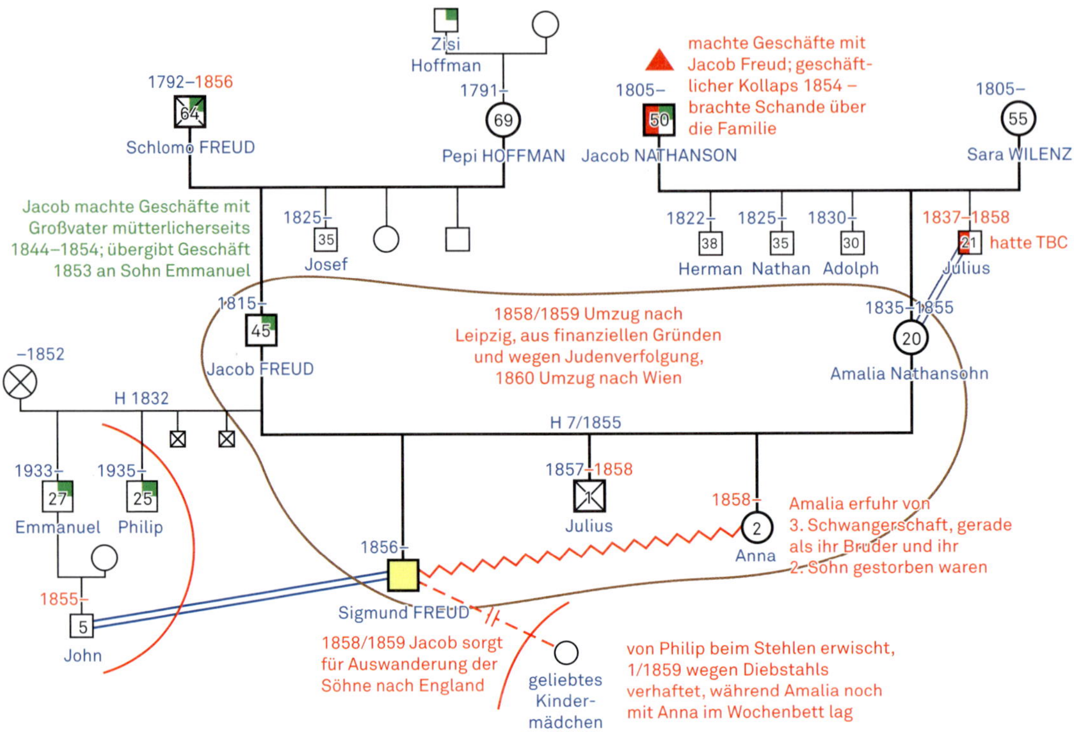

Abbildung 8-3: Familie Freud 1857–1860

bei Sigmund noch ohne Weiteres befolgt hatte? Im späteren Leben sagte Sigmund, er habe seinen Bruder mit „schlechten Wünschen und echter kindlicher Eifersucht empfangen; sein Tod ließ in mir den Keim der Schuld zurück" (Masson, 1985, S. 268: Brief an Wilhelm Fleiss vom 3. Oktober 1897).

Als Julius, der Bruder, und Julius, der Sohn, starben, war Amalia bereits mit Anna, ihrem dritten Kind, schwanger, das am 31. Dezember 1858 zur Welt kam. Dies muss für die Familie eine sehr belastende Zeit gewesen sein. Einen Monat nach Annas Geburt, im Januar 1859, wurde Sigmunds Kindermädchen, das in seinen ersten drei Lebensjahren seine engste Bezugsperson gewesen zu sein scheint, wegen Diebstahls inhaftiert. Sigmunds Bruder Philip hatte sie angezeigt. Zur gleichen Zeit sorgte der Vater dafür, dass seine beiden ältesten Söhne nach Manchester in England auswanderten. Dies bedeutete für Sigmund den Verlust seines ersten Freundes, Emanuels ältesten Sohn John, der nur sieben Monate älter war als er. Als Erwachsener sagte er, alle seine späteren Freundschaften seien „Reinkarnationen" dieser frühesten Beziehung gewesen. Gegenüber Ernest Jones kommentierte er:

> *Bis zum Ende meines dritten Lebensjahrs waren wir unzertrennlich gewesen; wir hatten einander geliebt und bekämpft und diese kindliche Beziehung hat alle meine späteren Gefühle im Umgang mit Menschen meines Alters geprägt (Jones, 1953, Vol. 1, S. 8).*

Später schrieb er:

> *Mein Gefühlsleben hat immer darauf bestanden, dass ich einen vertrauten Freund und einen verhassten Feind habe. Es ist mir gelungen, mich stets mit beidem zu versorgen, und nicht selten geschah es, dass die ideale Situation aus der Kindheit so vollständig wiederhergestellt wurde, dass Freund und Feind in einer einzigen Person zusammenkamen – wenn auch natürlich nicht auf einmal oder mit ständigen Schwingungen, wie dies in meiner frühen Kindheit gewesen sein mag (mit John) (Krüll, 1986, S. 130).*

Vielleicht führte, wie erwähnt, die Möglichkeit einer außerehelichen Beziehung zwischen Amalia und Philipp bei Jacob auch zu dem Wunsch, zwischen die beiden räumliche Distanz zu legen. Jedenfalls wanderten Sigmunds ältere Stiefbrüder mit ihren Familien nach England aus, während Jacob mit seiner Familie zuerst nach Leipzig und später nach Wien umzog, wohl aus „wirtschaftlichen Gründen", womöglich aber auch wegen der Verwicklung in ein Geldfälschungsdelikt (Swales, 1986). Weder er noch irgendein anderes Mitglied der Familie äußerte sich je dazu. Während für den ersten Umzug finanzielle Gründe angenommen werden, wird für den zweiten auch häufig angeführt, dass Juden in Wien zu jener Zeit weitaus willkommener waren.

In einem Zeitraum von nur drei Jahren hatte Sigmund also eine Vielzahl von Verlusten erlebt: den Tod seines Bruders, die Entlassung des Kindermädchens, die Emigration seiner Stiefbrüder Emmanuel und Philip sowie seines Neffen/„Bruders" John, die Geburt seiner Schwester (die ihm die intensive Aufmerksamkeit der Mutter raubte) und schließlich die Entwurzelung der gesamten Familie im Rahmen zweier Umzüge. Die Freuds sollten nie wieder finanzielle Stabilität gewinnen. Sigmunds jüngere Schwestern, vor allem Anna und Dolfi, könnten die Hauptlast dieser negativen Veränderungen in der Familie getragen haben.

Mit seiner Schwester Anna scheint Sigmund nie besonders gut ausgekommen zu sein. Am Anfang könnte er sie als Eindringling gesehen, sie wiederum könnte seine besondere Position und Privilegien in der Familie abgelehnt haben. Als einziger der schließlich sieben Geschwister hatte Sigmund stets ein eigenes Zimmer gehabt, selbst in den Zeiten, als die Familie in sehr beengten Verhältnissen lebte. Die Spannungen zwischen beiden hielten auch über die Kindheit hinaus Anna an und als Erwachsene waren sie einander entfremdet.

Die mittleren Familienjahre

Die mittlere Phase der Elternschaft ist typischerweise durch eine latente Überlastung gekennzeichnet. Die Eltern sind vollauf damit beschäftigt, die Kinder großzuziehen und für den Lebensunterhalt der Familie zu sorgen. Zur gleichen Zeit können sie als Betreuungspersonen der älter werdenden Großeltern zunehmend gefordert sein. Auch für die Familie Freud war es eine schwierige

Phase, denn ihre finanzielle Situation war tendenziell instabil, und zwischen 1956 und 1866 wurden insgesamt acht Kinder geboren. Das Genogramm für das Jahr 1873 (siehe **Abbildung 8-4: Familie Freud 1873**) zeigt die Familie zu der Zeit, als Sigmund die Schulzeit am Gymnasium abschloss und mit dem Medizinstudium begann. (In diesen Genogrammen haben wir die vielen Geburten von 1859 bis 1866, die Gefängnisstrafe des Onkels, Familiengeheimnisse und Hinweise zur finanziellen Situation der Familie rot markiert.)

Allen Berichten zufolge bildete Sigmund den unbestrittenen Mittelpunkt des Haushalts. Eine bekannte Familienanekdote besagt, dass die Mutter, als Sigmunds Schwester Anna Klavier spielen wollte, ein Instrument kaufte, es aber sofort wieder abgab, als Sigmund sich über die Ruhestörung beschwerte. Von nun an bekam die Schwester keine weiteren Klavierstunden. Sigmunds besondere Position zeigt sich auch in der Tatsache, dass die Familie ihm das Privileg gewährte, den Namen für seinen jüngeren Bruder, Alexander, auszuwählen, als Sigmund zehn Jahre alt war.

Werden die Kinder älter und sind sie von ihren Eltern nun nicht mehr so abhängig, sind häufig die folgenden drei Beziehungsdreiecke zu beobachten: Das erste (a) verbindet das Kind, die Eltern und gleichaltrige Freunde, das zweite (b) das Kind, ein ihm näherstehendes und ein ihm weniger nahe stehendes Elternteil, das dritte (c) das Kind, die Eltern und ein Großelternteil oder beide Großeltern. Während die Jugendlichen ihre Identität herausbilden und ihr sexuelles und kreatives Potenzial entfalten, kämpfen die Eltern oft mit der Erkenntnis ihrer eigenen Grenzen im Hinblick auf die Arbeit und ihre zwischenmenschlichen Beziehungen, was die Konflikte zwischen den Generationen noch verstärken kann.

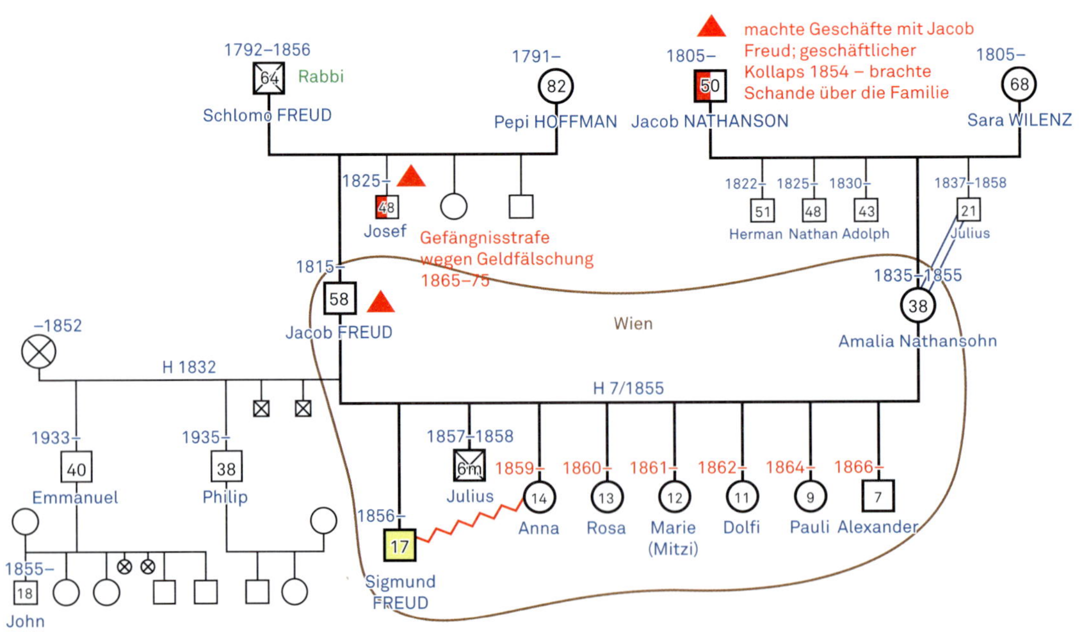

Abbildung 8-4: Familie Freud 1873

Über die familiären Ereignisse in den Jahren, in denen Freud Jugendlicher war, wissen wir nur wenig, doch legt das Genogramm große Belastungen durch die Versorgung der Kinder nahe: Sieben Kinder wohnten zu der Zeit noch zu Hause. Wir könnten uns auch fragen, ob der große Altersunterschied zwischen Jacob und Amalia in dieser Phase des Lebenszyklus stärker zum Tragen kam. Jacob könnte mit Ende 50 sein steigendes Alter deutlicher gefühlt haben. Sigmund beschrieb seinen Vater später als eher griesgrämig und enttäuscht von seinen älteren Söhnen Emmanuel und Philipp.

Im Gegensatz dazu wirkte die 20 Jahre jüngere Amalia noch immer energiegeladen, attraktiv und jugendlich. Angesichts ihrer engen Verbundenheit mit Sigmund und der Anforderungen eines großen Haushalts könnte es sein, dass ihre Energien eher auf ihre Kinder konzentriert waren als auf ihren Ehemann. Sigmund berichtete später, er habe das Gefühl gehabt, die emotionale Abwesenheit seines Vaters wettmachen zu müssen. Im gleichen Jahr, in dem der jüngste Sohn, Alexander, zur Welt kam, wurde Jacobs Bruder Josef wegen eines Geldfälschungsdelikts verhaftet und zu einer Gefängnisstrafe verurteilt. Der damit verbundene Schmerz und die Demütigung, sagte Sigmund später, hätten seinen Vater ergrauen lassen. Es scheint, als sei Jacob ebenfalls in das Delikt verwickelt gewesen. Noch wahrscheinlicher gilt dies für Emmanuel und Philipp, was ebenfalls für ihren Umzug nach England verantwortlich gewesen sein könnte (Krüll, 1986; Swales, 1986).

In der Pubertät beginnen Kinder, Interessen außerhalb der Familie zu entwickeln und sowohl in der Schule als auch im Umgang mit ihren Gleichaltrigen bedeutsame Erfahrungen zu sammeln. Sigmund war ein sehr guter Schüler und in sechs von acht Jahren, die er auf dem Gymnasium verbrachte, Klassenbester. Bei seinen Mitschülern war sein Erfolg weniger spektakulär. Nach allen Berichten war er ein schüchterner, ernster junger Mann, mehr seinen Studien als dem geselligen Umgang zugetan.

Wichtige Gleichaltrige im Genogramm einzutragen kann äußerst sinnvoll sein. Interessant ist auch, ob die Grenzen der Familie nach außen durchlässig sind und andere leicht integrieren lassen. Bei Sigmund wissen wir nur von einem engen Schulfreund, Eduard Silberstein, mit dem er korrespondierte und eine „Geheimgesellschaft" gründete. Mit 16 schwärmte er für die Schwester eines Freundes, Gisela Fluss, gestand ihr jedoch nie seine Gefühle. Vielleicht erfüllte er einen Auftrag seiner Familie, in der Schule zu glänzen und im Leben Erfolg zu haben, seine besondere Position in der Familie dadurch zu rechtfertigen und die Enttäuschungen über die älteren Halbbrüder und über den wirtschaftlich nie wieder erfolgreichen Jacob wettzumachen.

Die Ablösung der Kinder

Werden aus Kindern Jugendliche, besteht die Aufgabe darin, die Familie auf eine qualitative Veränderung bei den Beziehungen zwischen den Generationen vorzubereiten, da die Kinder von ihren Eltern nun nicht mehr so abhängig sind und für ihr Leben eigene Pläne zu schmieden beginnen. Die Phase, in der die Kinder das Elternhaus verlassen, um auf eigenen Beinen zu stehen, fiel in früheren Zeiten meist mit der Heirat zusammen, da die Kinder häufig erst dann zu Hause auszogen, wenn sie eine Partnerin oder einen Partner gefunden hatten. Zu Freuds Zeit fielen Pubertät, Ablösung, junges Erwachsenenalter und Paarbildung in einer relativ kurzen Zeitspanne zusammen.

1875 unternahm der Medizinstudent Freud eine Reise nach England, um seine Halbbrüder zu besuchen. Diese Reise führte bei ihm offenbar dazu, seine Eltern und seine eigenen Ziele neu zu überdenken, wie es für die späte Pubertät typisch ist. Solche Erfahrungen mit anderen außerhalb der unmittelbaren Familie bringen junge Erwachsene häufig dazu, ihre Familien in einem neuen Licht zu sehen. Leider wissen wir wenig über Freuds Gedanken zu dieser Zeit und wie seine Eltern auf diese Veränderungen reagierten, falls er sie ihnen überhaupt mitteilte, was bei jungen Menschen längst nicht immer der Fall ist.

Im 21. Jahrhundert und besonders in westlichen Gesellschaften fällt diese Lebensphase deutlicher länger aus; manchmal spricht man sogar von einer eigenen Phase, der „adultolescence". Manche junge Menschen schließen ihre Ausbildung erst ab und stehen auf eigenen Beinen, wenn sie über 30 sind.

In Freuds Fall dauerte die Phase jedenfalls länger, als es für seine Generation üblich war. Das gemeinsame Genogramm der Familien Freud und Bernays für das Jahr 1885 (siehe **Abbildung 8-5: Familien Freud-Bernays 1885**) zeigt das dritte Jahr seiner Verlobung mit Martha Bernays. Mit 29 Jahren, zehn Jahre nach Beginn seines Medizinstudiums, wurde er berufstätig, wohnte aber immer noch bei seinen Eltern – und seine Verlobte Martha lebte noch bei ihrer Herkunftsfamilie. Das Genogramm zeigt die gesamte Familie Freud in dieser Phase ebenso wie die Familie Bernays, in die sowohl Sigmund als auch seine Schwester Anna einheirateten, indem sie die beiden Geschwister Eli und Martha Bernays ehelichten.

Die sehr wichtige Ablösungsphase ist sozusagen der Eckstein des Lebenszyklus einer modernen Familie und für alle folgenden Phasen wesentlich. Wird sie abgekürzt oder über Gebühr verlängert, kann dies alle zukünftigen Übergänge zwischen weiteren Lebensphasen beeinflussen.

In der Familie Freud, wie es bei großen Familien häufig der Fall ist, traten mehrere Lebensphasen gleichzeitig auf. Während Sigmund sich bereits ablöste, waren die jüngsten Kinder noch nicht einmal in der Pubertät. Und in der erweiterten Familie zogen seine Brüder Emmanuel und Philip ihre Kinder auf, während Sigmund gerade erst die Pubertät hinter sich ließ.

Wir könnten fragen, wie die Familie Freud mit den sich verändernden Grenzen umging, während ihre Kinder selbstständiger wurden und ihr eigenes Leben begannen. Hielt sich die Mutter an den Töchtern fest, als sie ihren „goldenen Sigi" verlor? Wurde Freuds Vater depressiv, als er mit steigendem Lebensalter weniger Energie, schwindende finanzielle Ressourcen und

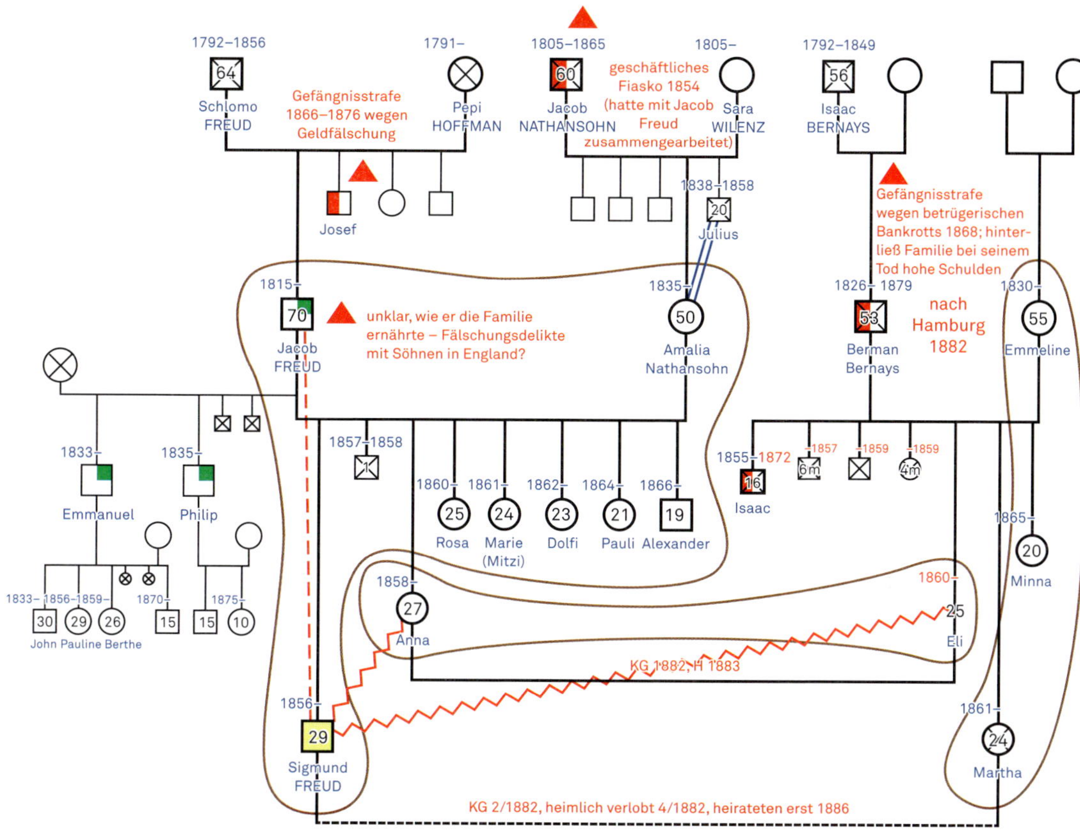

Abbildung 8-5: Familien Freud-Bernays 1885

weniger Verbindung zu seiner Frau verspürte? Machte es die Nähe zu seiner Mutter oder die nachlassende Funktionalität seines Vaters Freud schwieriger, das Elternhaus zu verlassen? Fühlte sich Freud als ältester Sohn verantwortlich und versuchte die Mutter, ihn zu halten?

Wie sehr beeinflussten Freuds finanzielle Schwierigkeiten bei der Planung einer Heirat seine eskalierenden Konflikte mit seiner Schwester Anna und seinem Schwager Eli? Die Paare lernten sich im gleichen Jahr, 1882, kennen, doch hatten Eli und Anna größere finanzielle Mittel und heirateten schon im Jahr darauf, 1883, während Sigmund und Martha weitere drei Jahre warten mussten, ehe sie heiraten konnten.

Wie sehr haben Geschlechterrollen Freuds Beziehung zu seiner Verlobten beeinflusst, die von ihrem Bruder, Eli, mit ihrer Schwester, Minna, nach Hamburg geschickt wurde, um der trauernden Mutter beizustehen, was Freuds Beziehung zu Martha unterbrach? Wäre ein Sohn fortgeschickt worden, um sich um eine trauernde Mutter zu kümmern? Kaum. Ein weiteres Beispiel für die beschränkenden Geschlechterrollen zu der Zeit ist, dass eine von Sigmunds fünf Schwestern unverheiratet blieb, um die alte Mutter zu versorgen; in der nächsten Generation übernahm Sigmunds Tochter Anna diese Rolle.

Auffällig ist auch, wie lange sich Sigmunds Medizinstudium hinzog. Er brauchte acht Jahre, um Examen zu machen, und begann erst mehrere Jahre danach, als Arzt zu praktizieren. Zu jener Zeit war dies äußerst unüblich, vor allem bei Studenten, die nicht von Haus aus vermögend waren. Vielleicht hatte er das Gefühl, seine Mutter bräuchte ihn noch weiter in ihrer Nähe. In jedem Fall dachte er offenbar nicht ernsthaft daran, eigenes Geld zu verdienen, bis er zur Heirat mit Martha entschlossen war. Zeichnet sich im Genogramm eine Verzögerung des Übergangs von einer zur nächsten Lebensphase ab, wie dies bei Freud in seiner langen Studenten- und Verlobungszeit der Fall war, sollte man erkunden, welche Hindernisse dem Voranschreiten im Lebenszyklus im Wege gestanden haben könnten. In Freuds Fall scheinen diese Hindernisse sowohl finanzieller als auch emotionaler Natur gewesen zu sein. Aber auch der die Karrierepläne jüdischer Menschen beschränkende Antisemitismus in jener Zeit hat mit Sicherheit eine Rolle gespielt. Freud lebte weiterhin zu Hause, bis eine kleine Erbschaft von Marthas Tante es dem Paar erlaubte, zu heiraten und in eine eigene Wohnung zu ziehen.

Das Genogramm für die Zeit der Verlobung und Heirat kann auch wichtige Hinweise darauf geben, welche Probleme mit dem Zusammenschluss von zwei Familientraditionen zu einer Familie verbunden sind. Fühlt sich ein Partner oder eine Familie im Wettbewerb mit der anderen (wie es bei Freud der Fall war) – oder billigen die Eltern die Partnerwahl ihres Kindes nicht, was hier nicht so gewesen zu sein scheint –, entstehen mit großer Wahrscheinlichkeit Schwiegerfamiliendreiecke.

Auch Geschwisterkonflikte und -dreiecke können in dieser Phase des Lebenszyklus leicht entstehen. In dieser Familie wird das sehr deutlich. Schon vor der Heirat war es zwischen Sigmund und Martha wegen ihrer Herkunftsfamilien zu Schwierigkeiten gekommen. Freud fühlte sich von Marthas enger Beziehung zu ihrer Herkunftsfamilie bedroht, war fordernd, besitzergreifend und unverhohlen eifersüchtig auf ihre Loyalität gegenüber ihrem Bruder Eli. Hier könnte man vermuten, dass Eli Freuds berufliche Laufbahn ablehnte und das Gefühl hatte, er würde ihm die Schwester wegnehmen. Während ihrer langen Verlobungszeit schrieb Sigmund an Martha, sein Egoismus drohe ihn dazu zu bringen, sich gegen ihre Familie aufzulehnen.

Sigmund drohte sogar damit, seine Verlobung mit Martha zu lösen, wenn sie ihre Loyalität gegenüber ihrem Bruder nicht aufgab.

Die ungewöhnliche Doppelverbindung zwischen den Familien Freud und Bernays in Sigmunds Generation legt komplizierte Beziehungen zwischen beiden Familien und die Entstehung schwieriger Beziehungsdreiecke nahe. In beiden Familien heiratete der jeweils älteste Sohn die älteste Tochter der anderen Familie. Wie bereits erwähnt, standen sich Sigmund und seine Schwester Anna nie sehr nahe. Dass sie Geschwister heirateten, verschlechterte nur die Lage. Vielleicht verspürte Sigmund eine ganz normale Geschwisterrivalität eines ältesten Sohnes zu seiner jüngeren Schwester; vielleicht assoziierte er Annas Geburt aber auch mit den vielen Verlusten, die er zu jener Zeit erlitt: die Mutter, die ein weiteres Baby bekam, das Kindermädchens, das ins Gefängnis musste, seine Halbbrüder und seinen Neffen, die nach England zogen, sowie den Umzug der eigenen Familie aus finanziellen Gründen.

Auf jeden Fall ärgerte Sigmund sich über die Tatsache, dass Eli – anders als er selbst – das nötige Geld hatte, um seine Verlobte auch tatsächlich zu heiraten. Es brachte ihn auch auf, dass Eli angefangen hatte, seinen jüngeren Bruder, Alexander, Geld für ein Projekt zuzustecken, auf diese Weise also neben der Kontrolle über die Verlobte nun auch noch Kontrolle über den Bruder gewann.

Martha kam aus einer Familie mit eigenen Familiengeheimnissen. Ihr Vater war mit dem Gesetz in Konflikt geraten und wegen Betrugs ins Gefängnis gekommen, als Martha noch ein Kind gewesen war. Er war nur wenige Jahre, ehe sie Sigmund kennenlernte, gestorben und hatte der Familie hohe Schulden hinterlassen. In der Zeit war Sigmund bereits mit Eli befreundet gewesen, der sich dann mit seiner Schwester Anna zusammentat. Gleichzeitig zwang Eli Martha, wegen der Schulden und gesellschaftlichen Schande, die der Vater über die Familie gebracht hatte, mit ihrer Mutter und Schwester nach Hamburg zu ziehen.

Sigmund ärgerte sich so über Eli und Anna, dass er nicht einmal an ihrer Hochzeitsfeier teilnahm. Ja, er erwähnte diese Feier nicht einmal in seinen Briefen an Martha, obwohl er ihr fast täglich schrieb und kurz danach die Möglichkeit der Teilnahme an der Hochzeitsfeier einer ihrer Cousinen mit ihr erörterte, was doch sicherlich ein wesentlich weniger bedeutsames Familienereignis war. Auch Elis Verfügungsgewalt über ein kleineres Erbe in Marthas Familie, das ihm und Martha zu einer früheren Heirat hätte verhelfen können, war ihm ein Ärgernis (Young-Bruehl, 1988).

Beim Betrachten der Genogramme von Sigmund Freud und Martha Bernays fallen wichtige Parallelen ins Auge. Wie die Freuds hatten auch die Bernays den Tod mehrerer Kleinkinder zu verkraften, und Eli, der älteste überlebende Bernays-Sohn, war in einer ganz ähnlichen Position wie Sigmund, der ebenfalls der älteste überlebende Sohn mit mehreren jüngeren Schwestern war und zur Welt kam, kurz nachdem drei ältere Babys gestorben waren. Der älteste Sohn, Isaac, starb 1872 mit 17 Jahre und hatte offenbar eine sehr schwierige Jugend, auch wenn wir keine Einzelheiten kennen, da die Familie die Geschehnisse streng geheim hielt.

1867, als die Kinder noch nicht einmal Jugendliche waren, wurde der Vater, Berman Bernays, wegen Betrugs verhaftet und vorübergehend ins Gefängnis gesteckt, was dem Ansehen der Familie ebenso schadete wie das Fälschungsdelikt, in das Sigmunds Onkel sowie vielleicht auch sein Vater und seine Halbbrüder verstrickt waren. Eine weitere Parallele besteht zur vorherigen Generation, nämlich zu Freuds Großvater mütterlicherseits, dessen Geschäfte fehlschlugen und der die Familie mittellos und in ihrem Ansehen beschädigt zurückließ, als Amalia 18 Jahre alt gewesen war.

Auf ganz ähnliche Weise erlebte Martha Bernays mit 18 Jahren, wie ihr Vater, der die Familie bereits vorher schon in eine schwierige Lage gebracht hatte, an einem Herzanfall starb und nichts als hohe Schulden hinterließ. Ähnlich wie bei der Familie Freud, die in Jacobs späten Jahren ohne eigentlichen Ernährer war, ist nicht klar, wie die Familie Bernays diese Phase überstand. Eli, Marthas älterer Bruder, der als Familienoberhaupt fungierte, floh aus Wien, um dem Bankrott und den Rückzahlungsforderungen der Gläubiger zu entgehen. Marthas Mutter zog mit ihren Töchtern nach Hamburg, was Sigmund, der Martha 1882 kennengelernt und sich zwei Monate später heimlich mit ihr verlobt hatte, erboste.

Wir können spekulieren, dass die ähnlichen Erfahrungen mit angeschlagenem Ansehen und Familiengeheimnissen für einen Teil der Anziehung zwischen Sigmund und Martha verantwortlich waren. Freuds Vater hatte ernsthafte geschäftliche Probleme. Schon vor seiner Heirat hatte Sigmund, wie wir bereits gesehen haben, damit begonnen, familiäre Unterlagen zu vernichten, das erste Mal einige Monate, nachdem er Martha kennengelernt und sich heimlich mit ihr verlobt hatte, und ein weiteres Mal drei Jahre später, also im Jahr vor seiner Eheschließung. Martha gelang es schließlich, die kleine Erbschaft ihrer Mutter zu bekommen, über die ihr Bruder verfügt hatte, und das Paar konnte endlich heiraten.

Sigmunds negative Gefühle gegenüber seiner Schwester und seinem Schwager verstärkten sich noch, als das Paar nach New York zog und der weniger gebildete Eli äußerst wohlhabend wurde, während der hoch qualifizierte Sigmund kämpfen musste, um seine Familie ernähren zu können. Rund um das Thema, dass Eli und Anna Geld hatten, aber auch materialistisch eingestellt waren und „niedere" Werte vertraten, während Sigmund und seine Seite der Familie nie genug Geld besaßen, sich aber intellektuell überlegen fühlten, bildeten sich Beziehungsdreiecke.

Manche Konflikte wurden zwar unter den Teppich gekehrt, standen aber das gesamte Eheleben über zwischen den Partnern. So hielt Martha während ihrer gesamten Ehe zu den anderen Mitgliedern ihrer Herkunftsfamilie Kontakt und blieb auch ihrem Glauben, dem orthodoxen Judentum, treu, obwohl ihr Ehemann jegliche Religion rigoros ablehnte. Nach vielen Jahren Ehe sagte sie, dass Sigmunds Weigerung, sie am ersten Freitagabend nach ihrer Heirat die Sabbatkerzen anzünden zu lassen, für sie eine der schrecklichsten Erfahrungen ihres Lebens gewesen sei (Appignanesi & Forrester, 1992). Sobald Sigmund gestorben war, begann die damals 68-jährige Martha wieder damit, an jedem Freitagabend die Kerzen anzuzünden.

Die nächste Generation

Die frühen Jahre einer Familie mit kleinen Kindern sind immer ereignisreich, wenn auch schwierig für die jung verheirateten Paare, weil so viel Energie für die Versorgung der Kinder und die Bewältigung der Arbeit benötigt wird. Während Martha praktisch alle Aufgaben der Kinderbetreuung übernahm, kämpfte Sigmund darum, seine medizinische Praxis aufzubauen, und nahm einige seiner kreativsten intellektuellen Arbeiten in Angriff. Befindet sich eine Familie in dieser Phase, sollte man sorgfältig auf

Belastungen durch die Kinder und normative Anforderungen achten. Wie ihre Eltern auf beiden Seiten bekamen Sigmund und Martha innerhalb von acht Jahren sechs Kinder (siehe **Abbildung 8-6: Familie Freud 1896**).

Die Geburt des letzten Kindes kann im Familienleben ebenfalls ein wichtiger Wendepunkt sein. So war es auch bei Anna Freud, die am 31. Dezember 1895 zur Welt kam. Sie wurde nicht nach Freuds Schwester, sondern nach der Tochter seines geliebten Lehrers und Freundes, Samuel Hammerschlag, benannt (Krüll, 1986). Es scheint, dass Sigmund und Martha nach diesem letzten Kind beschlossen, keine weiteren Kinder zu bekommen. Die sexuelle Beziehung zwischen den beiden kam von diesem Punkt an immer mehr zum Erliegen (Anzieu, 1986; Roazen, 1993).

Trotz der Hingabe Anna Freuds für ihren Vater schien sie sich seiner Liebe nie sicher gewesen zu sein und verwandte ihr Leben lang eine enorme Mühe darauf, seine Anerkennung zu erlangen. Sie (und weniger seine Frau)

Abbildung 8-6: Familie Freud 1896

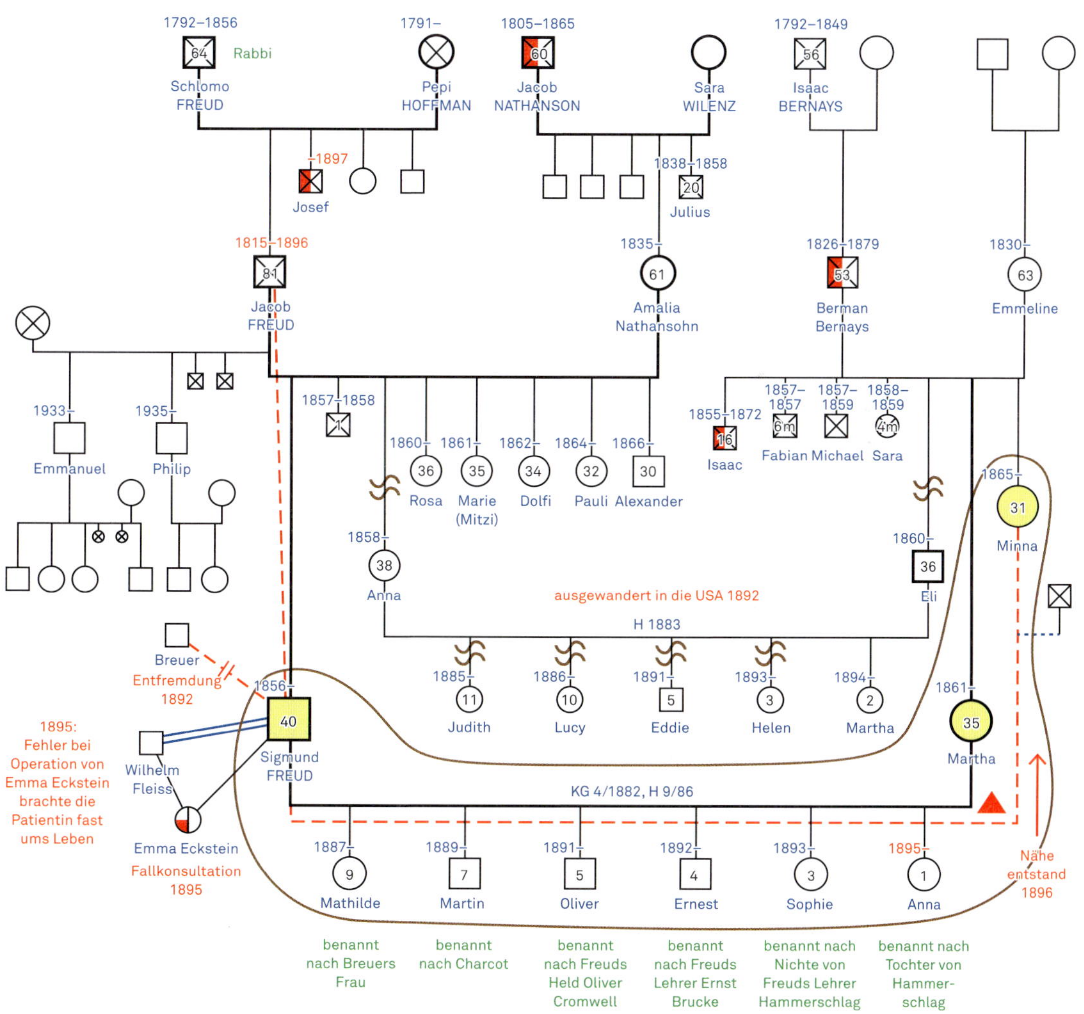

war es denn auch, die ihn pflegte, als er krank war. Beginnend mit dem Jahr 1918, als sie 23 war, wurde er auch ihr Analytiker. Sie ging an seiner Stelle zur Beerdigung seiner eigenen Mutter! Als einziges seiner Kinder heiratete sie nie, widmete sich ganz ihrem Vater und beschloss, sein Werk fortzuführen.

Es scheint, dass Martha mit der Betreuung ihrer sechs Kinder sehr beschäftigt war, während Sigmund, der sich kaum um die Kinder kümmerte, sich seiner Schwägerin Minna zuwandte, die er im Mai 1894 in einem Brief an seinen Freund Fleiss als „ansonsten meine engste Vertraute" (Masson, 1985, S. 73) bezeichnete. In dem Monat, in dem Anna, das letzte Kind, geboren wurde, zog Minna in den Haushalt der Freuds. 14 Jahre zuvor war sie mit Sigmunds engem Freund Ignaz Schonberg verlobt gewesen, der die Beziehung kurz vor seinem Tod durch Tuberkulose abgebrochen hatte. Minna hatte seitdem nie geheiratet.

Allen Berichten zufolge hatten Sigmund und Minna eine in jeder Hinsicht enge Beziehung. Sigmund meinte in dieser frühen Phase, dass er und Minna sich sehr ähnlich, weil wild und leidenschaftlich seien und ihren eigenen Weg gehen wollten, während Ignaz und Martha einen eher gutmütigen und anpassungsfähigen Charakter hätten (Jones, 1955). Sigmund und Minna unternahmen zu zweit mindestens 17 Urlaubsreisen (Swales, 1986), angeblich weil sie beide gern reisten und so viel gemeinsam hatten, während Martha weder die gleichen Vorlieben teilte noch mit Sigmunds Tempo mithalten konnte (Freeman & Strean, 1981). Außerdem zeigte Minna viel größeres Interesse an Sigmunds Ideen als Martha. Ja, Martha sagte über die Psychoanalyse: „Ich muss gestehen, dass ich nicht begriffen habe, wie ernst mein Mann seine Behandlungen nimmt, ich hielt die Psychoanalyse für eine Art Pornographie" (zitiert nach Appignanesi & Forrester, 1992, S. 45).

Minnas Zimmer im Haushalt der Freuds konnte nur durch Marthas und Sigmunds Schlafzimmer betreten werden (Eissler, 1978). Neuere Forschung bestätigt Jungs Bericht, Minna habe ihm gesagt, sie und Sigmund hätten eine Affäre gehabt. 1898 buchten sie sich in einem Ferienhotel in der Schweiz als Ehepaar Freud ein, doch als er seiner Frau schrieb, erwähnte er nicht, dass Minna bei ihm war. Es gibt Belege dafür, dass Minna 1901 schwanger wurde und eine Abtreibung vornehmen ließ (Swales, 1986). Wir wissen nichts über Marthas Haltung zu der Beziehung, die ihren Mann mit ihrer Schwester verband.

Bestimmte Muster in der Lebensmitte seines Vaters wiederholend, erlebte Sigmund in dieser Phase des Lebenszyklus eine echte Krise. In diese Zeit fielen die Geburt seines letzten Kindes, die sich stark verändernden Beziehungen zu seiner Frau und seiner Schwägerin und der Tod seines Vaters. Freud war gerade 40 geworden; er hatte berufliche und persönliche Probleme; er kämpfte mit der Aufgabe, eine große Familie zu ernähren.

Ähnlich wie bei seinem Vater, der mit 40 eine neue Beziehung mit Amalia anknüpfte sowie tiefgehende berufliche Veränderungen und Migration erlebte, scheint Sigmunds Krise mit Veränderungen bei den engsten Beziehungen und beruflichen Turbulenzen verbunden gewesen zu sein. Er war allerdings in der Lage, sie positiver zu lösen als sein Vater: mit der Konsolidierung seiner Karriere, seiner Ernennung zum Professor und einer wachsenden Anerkennung als Begründer einer neuen Theorie. Interessanterweise wiederholte Martin, Sigmunds ältester Sohn, in der nächsten Generation das gleiche Muster und hatte ebenfalls eine außereheliche Beziehung mit der Schwester seiner Ehefrau (Freud, S., 1988).

Sigmunds Krise führte ihn zu einigen seiner größten intellektuellen Entdeckungen, darunter die grundlegende Formulierung der Verführungstheorie, bei der er zu dem Schluss kam, dass der frühe sexuelle Missbrauch, von dem so viele Frauen in der Therapie sprachen, kein Produkt der Fantasie war, sondern Realität. (Im darauffolgenden Jahr kehrte Freud jedoch zu seiner ursprünglichen Annahme zurück, dass sich der sexuelle Missbrauch nur in der Fantasie der Frauen abgespielt hatte, vgl. Masson, 1992.) Während dieser Jahre zeigte Sigmund Symptome von Depression und Angst, darunter „Pseudo"-Herzbeschwerden, und klagte über Lethargie, Migräne und verschiedene andere somatische und emotionale Probleme. Es war eindeutig eine Phase großer Umbrüche, in der er seinen Freund Wilhelm Fliess als Vaterfigur in seiner Selbstanalyse annahm, die eine Reaktion auf seine Midlife-Crisis gewesen zu sein scheint. Gleichzeitig entwickelte er das Gedankengebäude einer neuen Theorie, das zur Publikation seines berühmtesten Werkes führte, der Traumdeutung.

Die **Chronologie 8-1: Familie Freud 1895–1897** zeigt Schlüsselereignisse aus dieser Zeit in Freuds Leben. Seine Tochter Anna wurde zeitgleich mit einer der problematischsten beruflichen Konsultationen Sigmund Freuds gezeugt. Er hatte seine Patientin Emma Eckstein an seinen Freund Wilhelm Fliess überwiesen, der glaubte, die Nasen von Menschen operieren zu können, um deren sexuelle Probleme zu heilen, die er für Folgen der Masturbation hielt. Fliess machte bei der Operation einen Fehler und ließ Gaze in der Wunde zurück, was die Patientin fast das Leben kostete. Freud, dessen Beziehung zu Fliess bis dahin sehr intensiv gewesen war, fühlte sich desillusioniert und empfand großen Kummer wegen der Sache.

1896, weniger als ein Jahr nach Annas Geburt, starb Sigmunds Vater, ein Verlust, den Sigmund als das schwerwiegendste und verstörendste Ereignis im Leben eines Mannes bezeichnete. Martha machte zu der Zeit zum ersten Mal seit vielen Jahren einen Besuch bei ihrer Mutter, und Minna war die Einzige, die zugegen war, um ihn zu trösten, was ihre Affäre mit Sigmund möglicherweise beförderte. Der Tod eines Elternteils markiert einen kritischen Punkt im Lebenszyklus, und es ist nicht unüblich, dass Menschen im Gefolge eines solchen Verlustes eine Affäre beginnen.

Zusätzlich zum Verlust ist der Tod eines Elternteils eine schmerzliche Erinnerung an die eigene Sterblichkeit und die Weitergabe von Tradition und Verantwortung an die nächste Generation. Sigmund hatte jetzt auch seine Mutter zu unterstützen. Außerdem waren in jenem Jahr auch sein in Unehre gefallener Onkel Joseph und ein Onkel von Martha gestorben.

Die Familie im späteren Leben

Schreitet der Lebenszyklus weiter voran, müssen die Familienmitglieder der Sterblichkeit der älteren Generation ins Auge sehen. Während die älteste Generation nach und nach ausstirbt und jede weitere Generation dadurch in der Entwicklungshierarchie eine Ebene aufsteigt, gilt es, alle Beziehungen neu zu ordnen und auszuloten (Shields et al., 1995; Walsh, 1998). Für die Frauen, die meist die Pflegeaufgaben übernehmen (Dolfi und Anna) und ihre Ehemänner tendenziell auch häufiger überleben (Amalia und Martha), hält diese Phase besondere Herausforderungen bereit. Stirbt auch der letzte Elternteil, werden die Geschwister und ihre Beziehungen zueinander zum ersten Mal wirklich unabhängig. Häufig offenbart das Genogramm, welches Kind den Auftrag bekam, die alten Eltern zu pflegen. Auch die üblichen Beziehungsdreiecke zwischen den Geschwistern hinsichtlich der Verteilung der Aufgaben treten deutlich hervor. Konflikte zwischen den Geschwistern spiegeln jetzt häufig Beziehungsdreiecke wider, die schon in sehr viel früheren Phasen im Lebenszyklus ihren Ursprung haben; besonders relevant ist die Frage, wer in der Kindheit das Lieblingskind war.

Sigmunds Vater starb 1896. Die folgenden 34 Jahre lang mussten Amalias Kinder für sie sorgen. Sigmund und sein jüngster Bruder Alexander übernahmen die finanzielle Verantwortung für ihre Mutter und ihre Schwestern, und Dolfi, die mittlere Tochter, blieb unverheiratet zu Hause und pflegte die Mutter.

Sigmund Freud lebte ebenfalls lange, er wurde 83 Jahre alt (siehe **Abbildung 8-7: Familie Freud 1939**) und wurde von seiner Tochter Anna versorgt. Anna wurde auch zu seiner wichtigsten Schülerin und intellektuellen Erbin. Obgleich Martha Freud noch lebte (sie starb 1951), war es Anna, die ihn während seines langen Kieferkrebsleidens mit insgesamt 33 Operationen, die erste 1923, pflegte. Für Anna, ebenso wie für Dolfi in der vorherigen Generation, bedeutete dies, dass sie nie aus dem Elternhaus ausziehen konnte. Als ihr Vater starb, war sie 44 Jahre alt. Die ganze Zeit über war er nicht bereit gewesen, auf sie zu verzichten.

Obgleich sie 1913 kurzzeitig in ihren Cousin Edward Bernays verliebt gewesen war, sagte Anna Freud später, sie sei froh gewesen, dass sich die Beziehung nicht weiterentwickelt habe, da er ihr „doppelter Cousin" war und es deshalb „doppelter Inzest" gewesen wäre. Sie hatte früh geträumt, ihr Vater sei der König und sie die Prinzessin und die Leute hätten versucht, sie durch politische Intrigen auseinanderzubringen. Schließlich tat sie sich mit Dorothy Burlingham zusammen, einer aus den USA stammenden, alleinerziehenden Mutter von vier Kindern, der jüngsten von acht Töchtern des Glas-Millionärs Louis Comfort Tiffany. Obgleich Dorothy sich niemals offiziell scheiden ließ, lebten und reisten sie und Anna für den Rest ihres Lebens zusammen. Gemeinsam leiteten sie auch ein Kriegswaisenhaus, ein psychoanalytisches Ausbildungsinstitut und eine weltberühmte Kinderklinik. (Nachdem er vergeblich versucht hatte, sie zur Rückkehr zu bewegen, beging Dorothys Ehemann 1938 Suizid.) Als die Familie Freud im selben Jahr

Chronologie 8-1: Familie Freud 1895–1897

1895 (Februar) Freud lässt eine seiner Patientinnen von seinem Freund Fliess operieren. Fliess macht jedoch einen Fehler und lässt Gaze in der Wunde, was die Patientin fast das Leben kostet.

1895 (März) Anna wird gezeugt.

1895 Depressiv und unter Herzbeschwerden leidend, behandelt Freud sich selbst mit Kokain. Nach über einem Jahr Abstinenz beginnt er auch wieder zu rauchen. Er beschließt, eine Selbstanalyse durchzuführen. Fliess operiert ihn an der Nase.

1895 (Dezember) Das sechste und letzte Kind wird geboren, Anna (benannt nach der Tochter von Freuds Lehrer Samuel Hammerschlag, einer jungen Witwe und Patientin von Sigmund; Anzieu, 1986). Sigmund verbindet die Erweiterung seiner Praxis mit Annas Geburt.

1895 (Dezember) Marthas Schwester Minna zieht bei der Familie Freud ein. Ihr Schlafzimmer liegt hinter dem Schlafzimmer der Eheleute und kann nur durch dieses betreten werden.

1896 Freud entwickelt sehr negative Gefühle für seinen Freund und Kollegen Breuer.

1896 (April) Freud berichtet von Migräne, nasalen Sekretionen und Todesängsten.

1896 (Mai) Freud formuliert seine Verführungstheorie, wonach die Ängste von Frauen auf tatsächlichem sexuellem Missbrauch in der Kindheit basieren. Die Veröffentlichung löst einen Skandal aus.

1896 Freud wird wegen seiner Ideen von der ärztlichen Kollegenschaft ausgegrenzt.

1896 Freud nennt Emma Ecksteins Blutungen „hysterisch".

1896 (23. Oktober) Jacob Freud stirbt. (Freud ist zu diesem Zeitpunkt 40 Jahre alt – genauso alt wie sein Vater, als dessen Vater starb und Sigmund geboren wurde.) Jacob war etwa einen Monat lang sehr krank gewesen. Martha ist wegen ihrer ersten Reise seit zehn Jahren abwesend (zu einem Besuch bei ihrer Mutter), sodass nur Minna da ist, um Freud über den Verlust des Vaters zu trösten.

1897 (Januar) Freud wird bei einer Beförderung an der Universität übergangen.

1897 (Februar) Freud erhält die Nachricht, dass man ihn endlich für den Professorentitel vorschlagen will.

1897 (März) Freuds in Unehre gefallener Onkel Joseph stirbt.

1897 (März) Tochter Mathilda erkrankt an einer sehr schweren Diphtherie.

1897 (Mai) Freud wird bei der Beförderung erneut übergangen und reagiert mit Ängsten.

1897 (Mai) Freud hat einen inzestuösen Traum mit seiner Tochter Mathilde.

1897 (Juli) Freud unternimmt die erste von mindestens 17 Urlaubsreisen mit Minna.

1897 (September) Freud widerruft die „Verführungstheorie" (er hatte gedacht, sein Vater habe eine sexuelle Beziehung zu seiner Schwester Anna gehabt). Er ist niedergeschlagen und verspürt das Bedürfnis nach einer Selbstanalyse; er entwirft die Grundzüge der „Ödipalen Theorie".

1897 (15. Oktober) Freud entwickelt Ideen zum Ödipuskomplex.

1899 Freud schreibt *Die Traumdeutung*.

1900 Freud beendet die Selbstanalyse.

1900 Eine Reise mit Fliess endet in einem Zerwürfnis, das sich als dauerhaft erweist.

1900 Italienreise mit Minna. Wurde Minna von Freud schwanger und ließ in einer Klinik eine Abtreibung vornehmen? Sie reisen zusammen ausgiebig vom 12. September 1900 bis Mitte Februar 1901 (Swales, 1982). Jones sagte, Minna habe sich wegen einer Tuberkulose behandeln lassen, doch gibt es keine andere Erwähnung einer solchen Erkrankung.

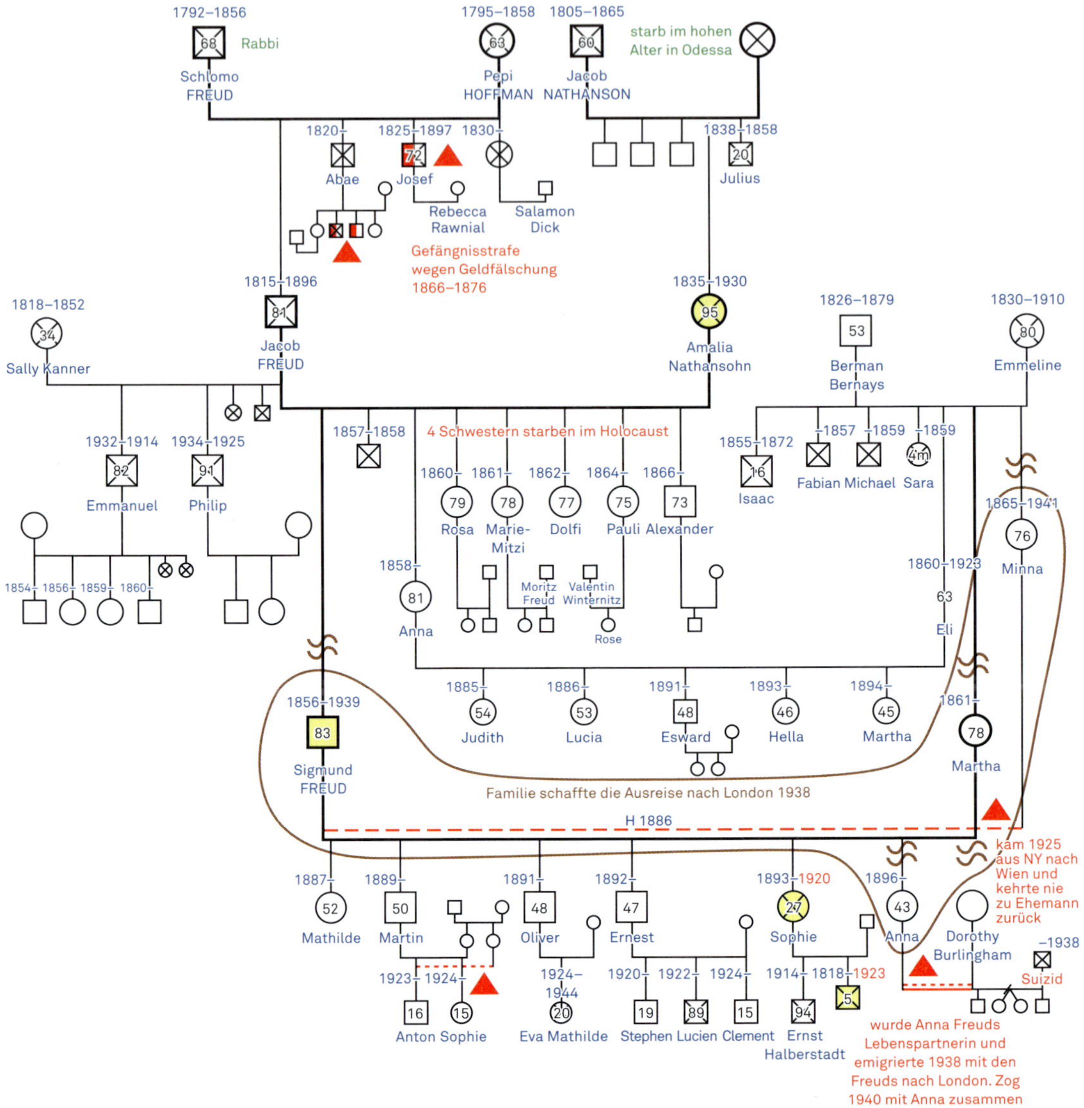

Abbildung 8-7: Familie Freud 1939

nach London emigrierte, um der Verfolgung durch die Nazis zu entgehen, zog Dorothy zu ihnen. Über vier weitere Jahrzehnte lebte sie in London mit Anna zusammen, bis zu ihrem Tod 1979.

Mithilfe des Genogramms könnten sich die Reaktionen der Familienmitglieder auf die Schlüsselereignisse in den verschiedenen Phasen des Lebenszyklus besser verstehen bzw. voraussagen lassen. Sigmund zum Beispiel reagierte sehr stark auf den Tod seines dreijährigen Enkels im Jahr 1923, kurz nach der Diagnose seiner eigenen Krebserkrankung.

Zweifellos nahm seine eigene Krankheit Einfluss auf seine Reaktion, doch es geht auch um die Tragödie des Kindstods. Einen Monat später berichtete er, unter der ersten wirklichen Depression seines Lebens zu leiden (Jones, 1955, S. 92); drei Jahre danach schrieb er seinem Schwiegersohn, dass er seit dem Tod des Enkels das Leben nicht mehr habe genießen können:

> *Ich habe hier einige der schwärzesten Tage meines Lebens in Trauer um das Kind verbracht. Endlich habe ich mich aufgerafft und kann jetzt ruhig an ihn denken und ohne Tränen von ihm reden (Jones, 1955, S. 92).*

Sigmunds Worte legen nahe, dass er darum kämpfte, mit seiner eigenen Sterblichkeit ins Reine zu kommen. Dies war nicht nur deshalb so schwierig, weil der Tod des Enkels so frühzeitig eingetreten war, sondern auch, weil seine Tochter Sophie, die Mutter des Kindes, drei Jahre zuvor im Alter von 27 Jahren gestorben war.

Vergleichen wir die Trauer um den Enkelsohn mit Sigmunds Reaktion auf den Tod seiner eigenen Mutter sieben Jahre später im Jahr 1930:

> *... oberflächlich verspüre ich nur zweierlei, den Zuwachs an Freiheit, den ich erworben habe, denn es war mir immer ein abschreckender Gedanke, dass sie von meinem Tod erfahren sollte, und zweitens die Befriedigung, dass ihr endlich die Befreiung geworden ist, auf die sie sich in einem so langen Leben ein Recht erworben hatte. Keine Trauer sonst, wie sie mein um zehn Jahre jüngerer Bruder so schmerzlich zeigt. Ich war nicht beim Leichenbegängnis, wiederum hat mich Anna vertreten, wie in Frankfurt. Ihre Bedeutung für mich ist kaum zu steigern. Es hat merkwürdig auf mich gewirkt, dies große Ereignis ... Kein Schmerz, keine Trauer, was sich wahrscheinlich aus den Nebenumständen, dem hohen Alter, dem Mitleid mit ihrer Hilflosigkeit am Ende, erklärt, dabei ein Gefühl der Befreiung, der Losgesprochenheit, das ich auch zu verstehen glaube. Ich durfte ja nicht sterben, solange sie am Leben war, und jetzt darf ich. Irgendwie werden sich in tieferen Schichten die Lebenswerte merklich geändert haben. (zitiert in Jones, 1955, S. 152)*

Auf diese Weise war Sigmund mit 74 Jahren, nach einem jahrelangen Kampf gegen den Krebs, mit seinem eigenen Tod eher versöhnt. Er war erleichtert, dass die natürliche Abfolge des Lebenszyklus wieder hergestellt war: Erst sterben die Eltern, dann sterben die Kinder. Der in diesem Sinne verfrühte Verlust eines Familienmitglieds ist traumatisch für die Angehörigen und schwierig zu betrauern. Therapeuten wird deshalb dringend angeraten, bei der Analyse eines Genogramms ein besonderes Augenmerk auf frühzeitige Todesfälle zu legen.

Das große Mandala – das Rad des Lebens

Den Lebenszyklus eines Individuums oder einer Familie kann man sich als großes Rad („Mandala" nach der buddhistischen Lehre) vorstellen, das sich ständig mit den Lebensrädern früherer Vorfahren und nachfolgender Generationen, aber auch mit denen aller anderen bedeutsamen Menschen in ihrem Leben auf höchst interessante Arten und Weisen überschneidet. Therapeuten sind gut beraten, sich dafür, dass sie – in der Hoffnung auf einen gemeinsamen Nutzen – an den Mandalas anderer teilhaben dürfen, eine wissenschaftliche Ehrfurcht und Wertschätzung zu bewahren. Mit den Worten der Folksänger Peter, Paul and Mary in ihrem Song „The Great Mandala“:

> *„Win or lose now, you must choose now,*
> *And if you lose, your're only losing your life.“*
>
> *(Gewinnen oder verlieren, jetzt musst du entscheiden,*
> *Und wenn du verlierst, verlierst du nur dein Leben.)*

Therapeuten können das Bewusstsein für ihre eigenen Mandalas nutzen, um anderen dabei zu helfen, besser mit Not und Trauer umzugehen und den Weg durchs Leben freudvoller und resilienter zu machen. Manchmal ist es tröstlich, sich die positive Rolle von Enttäuschung und Verlust ins Gedächtnis zu rufen – einen Kontrast zu liefern, der die guten Dinge im Leben süßer und kostbarer macht.

9

Klinische Einsatzmöglichkeiten von Genogrammen

Dieses Kapitel bietet einige anschauliche Beispiele dafür, wie sich Genogramme in der klinischen Praxis einsetzen lassen. Im Genogramminterview gruppieren sich die Fragen um familiäre Schlüsselerfahrungen: Geburt, Heirat, Übergänge im Lebenszyklus, Krankheit, Tod. Umfassendere Ausführungen zum klinischen Einsatz von Genogrammen finden Sie in dem Begleitband *The Genogram Casebook* (McGoldrick, 2016b), der noch einmal sehr viel detaillierter beschreibt, wie sich Genogramme klinisch so zum Einsatz bringen lassen, dass sie die systemische Theorie und Praxis bestmöglich zur Geltung bringen. Schon das Sammeln von Informationen über zentrale Familienereignisse kann helfen, ein rigides Familiensystem zu öffnen, und Klienten dabei unterstützen, mit blockierten emotionalen und zwischenmenschlichen Problemen in Kontakt zu kommen.

Familiengeheimnisse aufdecken: Die Familie Caruso

Die italienischstämmige Familie Caruso war von ihrem Anwalt zur Konsultation geschickt worden, der hoffte, der Beginn einer Familientherapie könnte das Gerichtsverfahren gegen den wegen Drogenhandels verhafteten ältesten der drei Söhne günstig beeinflussen (siehe **Abbildung 9-1: Familie Caruso**).

Zu Beginn präsentierte die Familie eine einheitliche Front: Sie seien eine intakte, liebevolle Familie, der Sohn sei lediglich unter den Einfluss „schlechter Freunde" geraten. Sie spielten die Straftat des Sohnes herunter, boten wenig sachliche Informationen an, leugneten jegliche Art von Beziehungsproblem, sagten aber, sie seien bereit, alles zu tun, um John Jr. zu helfen. Beim Sammeln der grundlegenden Genogramminformationen wurden nur wenige Verbindungen sichtbar – bis wir auf die Lebensumstände des Onkels mütterlicherseits zu sprechen kamen. Carla Caruso, die Mutter, sagte, sie wisse nicht, wo ihr Bruder sich zurzeit aufhalte, gab dann jedoch zu, dass er im Gefängnis einsitze und auch in der Vergangenheit schon zahlreiche Gefängnisstrafen abzuleisten gehabt habe. Dies führte zu Fragen über die Reaktion der Großmut-

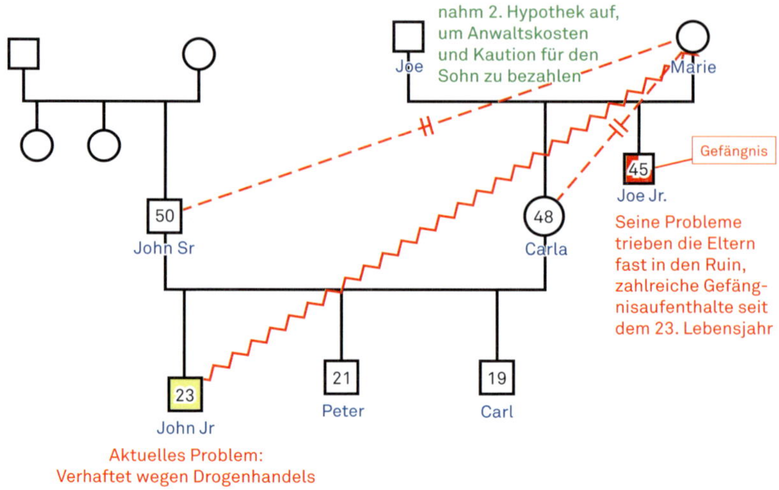

Abbildung 9-1: Familie Caruso

ter auf Johns Probleme – und an diesem Punkt fing die einheitliche Familienfront zu bröckeln an. Die Eltern gaben widerwillig zu, dass sie seit Johns Verhaftung nicht mehr mit der Großmutter gesprochen hätten, da sie so „herzlos" reagiert und gesagt habe: „Soll er doch im Gefängnis verrotten!"

Die Eltern Caruso hatten auf ihr Haus eine zweite Hypothek aufgenommen, um die Anwaltskosten und die Kaution für ihren Sohn bezahlen zu können. Carla Caruso sagte, sie habe ihrer Mutter immer sehr nahegestanden, empfinde deren jetziges Verhalten aber als „illoyal". Weitere, detailliertere Fragen ergaben, dass Carlas Bruder das erste Mal mit 23 Jahren (im gleichen Alter wie John jetzt) verhaftet worden war. Gegen den Wunsch der Großmutter hatte der Großvater die gesamten Ersparnisse der Familie darauf verwandt, für seinen Sohn immer wieder Kautionen zu stellen. Nun sei die Großmutter verbittert darüber, dass ihr Sohn die Familie finanziell fast in den Ruin getrieben habe. Erst durch ein Gespräch über die Einzelheiten des kriminellen Verhaltens des Onkels (ein Familiengeheimnis, von dem John und seine Brüder nichts wussten) wurde die Zurückhaltung der Familie gebrochen.

Carla sprach über ihren Schmerz, den jahrelangen Kummer der Mutter mitansehen zu müssen, aber auch über ihre Wut auf den Bruder, der der Familie so viel Schande bereitet habe. Sie habe große Angst davor, die gleichen Erfahrungen machen zu müssen wie ihre Eltern, und fürchte das Gespräch mit ihrer Mutter, weil es bestätigen könnte, dass die Familie dazu „verdammt" sei, die Vergangenheit noch einmal zu erleben. Sie habe deshalb aufgehört, überhaupt mit der Mutter zu sprechen. Auch Johns Brüder begannen daraufhin, sich zu öffnen und der Wut über den Bruder Ausdruck zu verleihen, da er die Familie in diese schreckliche Position gebracht habe, entscheiden zu müssen, ob sie ihre Ersparnisse aufbrauchen oder John im Gefängnis lassen sollte. Der Vater, der am hartnäckigsten alle Schwierigkeiten geleugnet hatte, sprach über das ihm von seinem Sohn aufgezwungene Gefühl des Versagens und des Verrats. Nur durch den Einfluss früherer Familienerfahrungen wurden die gegenwärtigen Konflikte der Familie evident.

In dem Versuch, schmerzliche Erfahrungen und ungelöste emotionale Fragen zu umgehen, lassen Familien häufig ihre Beziehungen sowie das eigene Bild von diesen Beziehungen erstarren. Durch ruhige, sachliche Fragen können sich die Familienmitglieder diesen Themen ohne Bedrohung nähern und sich schließlich neu so aufeinander beziehen, dass sich der Familie neue Möglichkeit erschließen. Das Genogramminterview ist besonders dazu geeignet, zwanghafte, unzugängliche oder unbeteiligte Klienten in den therapeutischen Prozess zu integrieren. Zwanghafte Personen, die sonst dazu neigen könnten, sich in endlosen Einzelheiten zu ergehen, dringen beim Interview rasch zu emotional besetzten und bedeutsamen Themen vor, eher verschlossene Typen finden sich unversehens in ein Gespräch über zentrale Familienerfahrungen verstrickt (McGoldrick, 1981).

Verluste und Traumata ansprechen

Das Thema, bei dem besonders häufig Blockaden bestehen, ist das des Verlusts. Ein detailliertes Video über den klinischen Einsatz bei Verlusten und Traumata finden Sie unter dem Titel *Freeing Ourselves from the Ghosts of Our Families (Wie wir uns von den Geistern unserer Familien befreien)* unter psychotherapy.net. Das Video illustriert Leben und Werk von Norman und Betty Paul (1986), die vorbildlich aufzeigten, wie man Genogramme ganz gezielt dazu einsetzen kann, das Familiensystem von Blockaden zu befreien, indem man sich auf die Verluste in der Mehrgenerationenfamilie konzentriert. Nach diesem Ansatz erkundet man die Bedeutung aktueller Symptome dadurch, dass man gemeinsam mit den Klienten nach Erklärungen für Todesfälle oder lebensbedrohliche Erfahrungen in der erweiterten Familie sucht. Das „Vergessen“ und die verzerrte Wahrnehmung der Familienmitglieder in Bezug auf einen schmerzlichen Verlust gehören ihrer Erfahrung nach zu den wichtigsten Einflüssen bei der Entwicklung von Symptomen. Sie schickten routinemäßig Genogrammformulare an neue Klienten, die diese vor der ersten Sitzung ausfüllen sollten, und erhielten dadurch wichtige Hinweise darüber, wie die Klienten sich gegenüber ihrer Herkunftsfamilie positionieren. In der ersten Sitzung ermittelten die Pauls dann sorgfältig alle Geburts- und Todesdaten sowie die Todesursachen für die Familienmitglieder der letzten drei Generationen. Ihrer Erfahrung nach zeigten sich die Klienten darüber zunächst verwundert – bis sie begannen, die verborgenen Verbindungen zu sehen.

In *A Marital Puzzle* (1986), einer ausführlichen Studie über die therapeutische Paarberatung, berichten sie von einem Fall, in dem der Ehemann gebeten wurde, zur ersten Sitzung Genogramminformationen mitzubringen. Dabei hatte er nicht eingetragen, dass seine beiden Eltern gestorben waren, obgleich speziell nach den Eltern gefragt worden war; daraufhin befragt, sagte er, er könne sich nicht genau daran erinnern, wann sie gestorben seien. Genau auf diese Art von Neuentdeckung dissoziierter Familienerfahrung zielt das therapeutische Modell von Norman und Betty Paul ab. Vor einigen

Jahren entwickelten wir eigene Formulare, in die Familien verschiedene Genogramminformationen eintragen sollten, darunter an drei verschiedenen Stellen die Todesdaten in der Großelterngeneration. Häufig bekamen wir drei voneinander abweichende Antworten, was zeigt, wie emotional aufgeladen dieses Thema sein kann.

Klärung von Familienmustern

Das Klären von Familienmustern ist ein zentrales Anliegen beim Einsatz von Genogrammen. Während wir Informationen sammeln, um das Genogramm zu vervollständigen, bilden und revidieren wir kontinuierlich Hypothesen, die auf dem sich ständig erweiternden Verständnis der Familie basieren. In der Regel erörtern wir unsere Beobachtungen mit der Familie und bieten diese als vorläufige Hypothesen an, die erweitert oder revidiert werden können, während wir gemeinsam weiter die Familiengeschichte explorieren.

Die oben besprochene Familie Caruso illustriert, wie das Genogramm sowohl der Familie als dem Therapeuten helfen kann, Muster zu verstehen, die das gegenwärtige Dilemma klären und Möglichkeiten für ein zukünftiges alternatives Verhalten eröffnen können. Als das Familiengeheimnis rund um den Gefängnisaufenthalt des Onkels gelüftet war, zeigte sich im Genogramm ein Muster wiederholten kriminellen Verhaltens. Und sobald die Verbindung zwischen dem Verhalten des Sohnes und dem des Onkels erst einmal hergestellt war, begann die Familie, das Verhalten des Sohnes im Familienkontext zu sehen und die Traditionen und Konflikte, die dieses Verhalten aufrechterhielten, näher zu explorieren. Zusätzlich konnte sie ihre Überlegungen darauf konzentrieren, ob und wie sie das Muster verändern wollte.

Das Klären von Familienmustern dient einem wichtigen edukativen Zweck: Es erlaubt den Familienmitgliedern, ihr Leben und ihr Verhalten in Verbindung mit der Familiengeschichte zu sehen. Sind die zugrunde liegenden Familienmuster erst einmal deutlich geworden, werden die dysfunktionalen Verhaltensweisen häufig aufgegeben.

Neuformulierung und „Entgiftung“ zentraler Familienthemen

Jede Familie entwickelt eine eigene Art von Selbstbild. Gibt es viele Probleme, wird dieses Bild oft rigider und sperrt sich nachhaltig gegen Veränderungen. Genogramme sind wichtige Hilfsmittel, um Verhaltensweisen, Beziehungsstrukturen und zeitliche Zusammenhänge in der Familie neu zu formulieren und die Selbstwahrnehmung der Familie zu „entgiften“ – und zu normalisieren. Das Vorschlagen alternativer Interpretationen deutet den Weg für mögliche Veränderungen in der Zukunft an.

Das Genogramm bietet dem Therapeuten mehrere Möglichkeiten, die Vorstellung der Familie von der eigenen Situation zu normalisieren. Schon das bloße Ansprechen eines Themas unter normativen Gesichtspunkten kann zu einer „Entgiftung" führen. Durch den bewussten Einsatz der im Genogramm verzeichneten Informationen kann die Bedeutung von verschiedenen Verhaltensweisen innerhalb des familiären Systems aber auch aktiv neu formuliert werden, und die Familienmitglieder können so in die Lage versetzt werden, sich selbst verändert wahrzunehmen.

Die Familienstruktur legt normative Aussagen über Verhaltensweisen und Beziehungen nahe (z.B.: „Es überrascht nicht, dass Sie sich so verantwortlich fühlen, das ist bei ältesten Kindern häufig der Fall." – „Normalerweise neigen die Partner in einer Ehe zwischen zwei jüngsten Kindern dazu, darauf zu warten, dass der andere sie umsorgt. Wie ist das bei Ihnen?"). Ähnlich kann die Erkenntnis wichtiger Übergänge im familiären Lebenszyklus zu normalisierenden Aussagen führen, zum Beispiel: „Wer so spät heiratet wie Sie, ist normalerweise schon eine ausgeprägte, eigenwillige Persönlichkeit."

Die Wiederholung bestimmter Muster und das Zusammentreffen wichtiger Ereignisse zeigen den umfassenderen Kontext problematischen Verhaltens auf (z.B.: „Vielleicht hatte Ihr Gefühl etwas mit den schwierigen Ereignissen jener Zeit zu tun"). Das Erkennen von Beziehungsmustern und Familiengleichgewicht kann nützlich sein, um die wechselseitige Abhängigkeit von Familienmitgliedern zu verdeutlichen (zum Beispiel: „Die meisten Menschen reagieren so, wenn sie ausgeschlossen werden." – „Es ist oft so, dass eine Person mehr Verantwortung übernimmt, die andere dafür weniger.")

Bowen war ein Meister im „Entgiften" schon während des Genogramminterviews. Als Beispiel führen wir einen Auszug aus einem Gespräch an, das Bowen mit einem Mann führte, der sich von seiner „dominanten, besitzergreifenden Mutter" eingeschüchtert fühlte:

Bowen: Wie ist das, wenn man das Einzelkind einer Mutter ist, die ebenfalls ein Einzelkind war?

Klient: Meine Mutter war eine sehr dominante Frau, die einfach nichts loslassen konnte – auch mich nicht.

Bowen: Nun, da Sie ein Einzelkind sind, ist das vielleicht auch gar nicht anders zu erwarten. Oft ist es in solchen Beziehungen so, dass der eine ziemlich genau weiß, was der andere denkt ... Ich meine, Sie beschreiben eine intensive Beziehung, die zwischen einer Mutter und ihrem einzigen Sohn nicht ungewöhnlich ist, besonders wenn die Mutter das Kind allein erzieht und selbst ein Einzelkind war. Wie würden Sie die Beziehung Ihrer Mutter zu Ihrer Großmutter beschreiben?

Bowen setzt hier die Diskussion über die Familienstruktur ganz gezielt ein, um das Verhalten einer Mutter und die besondere Mutter-Kind-Bindung eines Einzelkindes zu normalisieren. Ein solches Aufspüren, „Entgiften" und Neuformulieren generationenübergreifender Familienmuster ist kennzeichnend für Bowens Therapie. Fragen dieser Art machen es außerdem einfacher für den Therapeuten, den Klienten in seiner Position als Experte für seine eigene Familie zu stärken, indem er ihn die Beziehung zu seiner Mutter selbst charakterisieren lässt.

Genogramme als Grundlage der Interventionsplanung

Familientherapeuten, die den systemischen Ansatz Bowens verfolgen, benutzen Genogramme seit vielen Jahren als wesentliches Hilfsmittel bei der Diagnose und Planung therapeutischer Interventionen. In letzter Zeit haben auch Vertreter anderer Schulen begonnen, Genogramme bei der Karteiführung, Familiendiagnostik und Planung strategischer Interventionen einzusetzen.

Manche Therapeuten hören sich die Beschreibungen mehrerer Familienmitglieder an, um ein Gefühl für die Werte der Familie zu bekommen, die von einer Generation zur nächsten weitergegeben werden. Unterschiedliche Sichtweisen sind in diesem Zusammenhang natürlich Wasser auf den Mühlen der Therapie. Deshalb ermutigen wir Klienten häufig dazu, Informationslücken in ihren Genogrammen und Meinungsverschiedenheiten innerhalb der Familie in den Zeiten zwischen den Sitzungen aktiv nachzugehen.

Die im Genogramm erkennbaren Muster können strategisch eingesetzt werden, um ein positives Verständnis für die dysfunktionale Situation zu vermitteln und damit auf paradoxe Weise die Rigidität der aktuellen Stabilisation zu hinterfragen. Treten Veränderungen ein, wird die im Genogramm verzeichnete Information wiederum nutzbar gemacht, um sich neu herausbildende Muster zu bestärken und die normative Entwicklung der Familie zu unterstützen.

Der Einsatz von Genogrammen in der Therapie kann helfen, der Entwertung entgegenzuwirken, die Familien mit Migrationshintergrund oder dunkler Hautfarbe häufig erleben. Genogramme befördern den respektvollen Umgang mit der eigenen Geschichte und ermutigen zum Einsatz adaptiver Strategien, die sich schon in anderen Kontexten als nützlich erwiesen. Schließlich wird in unserer „lösungszentrierten" Gesellschaft die Geschichte von Minderheiten tendenziell unterdrückt, um die dominanten Gruppen in ihrer Vorherrschaft nicht zu gefährden. Wer Familien hilft, ihre Geschichte zu erzählen, leistet einen wichtigen Beitrag zur persönlichen und sozialen Befreiung von jeglicher Unterdrückung.

Eine wichtige therapeutische Aufgabe besteht darin, die Klienten so zu stärken, dass sie über die erlittenen Verluste Zeugnis ablegen und ein Gefühl des erfolgreichen Überlebens, der Bedeutsamkeit, der Kompetenz und der Kontinuität entwickeln können. Viele Familien brauchen Hilfestellung dabei, den Blick auf sich selbst zu erweitern und ihre Geschichte im Kontext der Kontinuität sowohl der Erfahrungen ihrer Vorfahren als auch der aktuellen Gemeinschaft zu sehen und die Verbindung zu denen zu erkennen, die nach ihnen kommen werden. Viele Kräfte, die in unserer Gesellschaft am Werk sind, berauben die Menschen ihres Gefühls der Kontinuität. Gelingt es, diese Tendenz umzukehren, rücken damit nicht nur die Verluste, sondern auch die gesamten Lebenserfahrungen in eine positivere Perspektive und machen die Menschen stark für eine gemeinsame Zukunft.

Wir stellen immer wieder fest, dass relativ einfache Interventionen, die darauf abzielen, Familienmitglieder sowohl mit ihren Aufgaben in der Gegenwart als auch mit ihren Verlusten in der Vergangenheit zu verbinden, viel für ihr Selbstgefühl und damit für ihre Zuversicht bei der Bewältigung der Zukunft bewirken können.

Auf beeindruckende Weise brachte uns Familie Chen diese Einsicht näher (siehe **Abbildung 9-2: Familie Chen**).

Familie Chen wurde an uns verwiesen, weil Joe, der 14-jährige Sohn, mit Drogen zu tun hatte und in der Schule Verhaltensauffälligkeiten zeigte. Die Schule hatte die Familie schon vorher einige Male zu verschiedenen Drogenberatungsstellen geschickt. Dort hatte man die Eltern als nicht kooperativ bezeichnet; sie seien nicht bereit, mit den Therapeuten zusammenzuarbeiten, und außerdem unfähig, dem Sohn, der als schlechter Einfluss auf die Mitschüler gesehen wurde, wirksam Grenzen zu setzen.

Der Vater, Jim Chen, ein 58-jähriger, seit einer Rückenverletzung vor vier Jahren arbeitsunfähiger Restaurantangestellter, war mit 18 Jahren von Chi-

Abbildung 9-2: Familie Chen

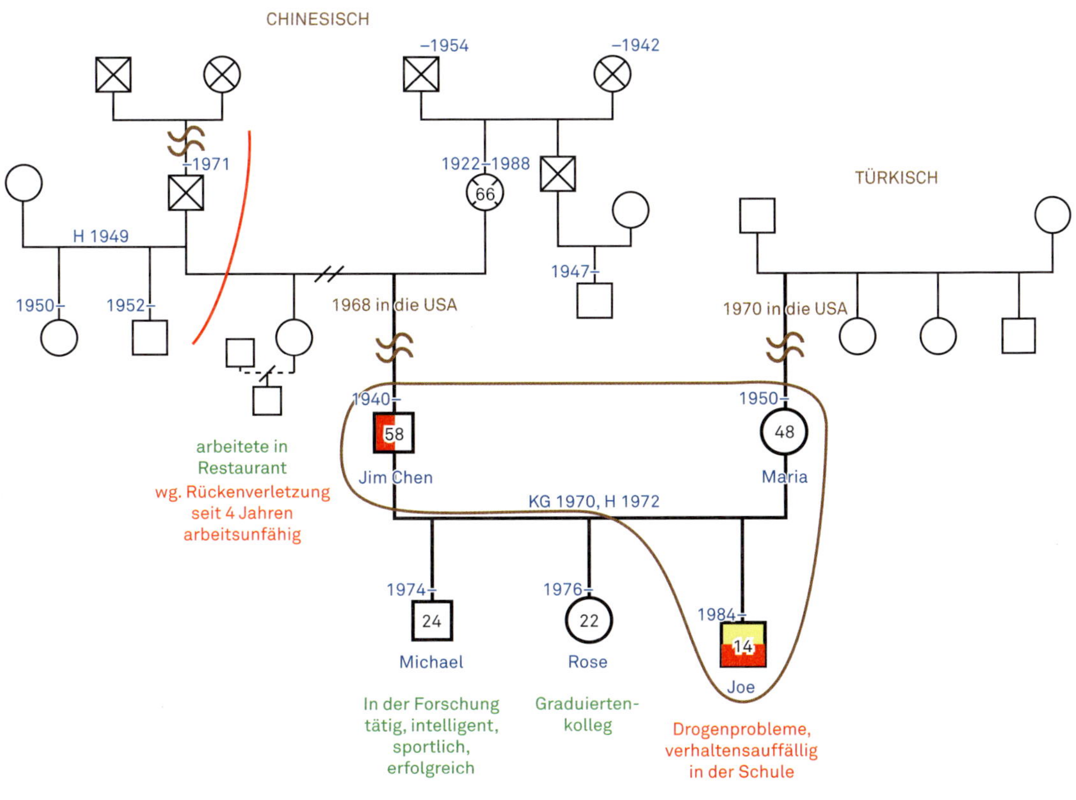

na aus in die USA eingewandert. Seine Frau, die mit 20 Jahren aus der Türkei gekommen war, hatte er zwei Jahre später in den USA kennengelernt. Das Paar hatte bereits zwei deutlich ältere, erfolgreiche Kinder. Michael hatte schon im Alter von 19 Jahren das College abgeschlossen und arbeitete im Forschungsbereich einer nahegelegenen Universität. Ihre Tochter, Rose, besuchte nach ihrem Uniabschluss ein Graduiertenkolleg. Joe war zehn gewesen, als sich sein Vater die schwere Verletzung zugezogen hatte. Seit er nicht mehr im Restaurant arbeiten konnte, hatte der Vater ein starkes Gefühl der Unzulänglichkeit, zumal er seine Elternrolle mit einem tiefen Verantwortungsgefühl verband.

Im Gespräch über den Drogenmissbrauch und die Verhaltensprobleme des Sohnes kamen wir zu dem Schluss, dass die Eltern den meisten Aufforderungen der Schule nachgekommen waren. An den ihnen empfohlenen „Co-Abhängigkeitsprogrammen" von Al-Anon und anderen Anbietern dagegen hatten sie nicht teilgenommen. Sie hatten das Gefühl, die Schule würde ihnen vorwerfen, sich wegen des Drogenkonsums nicht ausreichend von ihrem Sohn zu „distanzieren". Diese Vorstellung von „Distanzierung" sei ihnen völlig fremd. Sie seien mit Joe zu regelmäßigen Drogentests gegangen, und er sei über einen Monat clean geblieben. Dennoch sei die Schule ihm gegenüber auch weiterhin negativ eingestellt und wolle ihn dort entfernen.

Als wir damit begannen, das Genogramm der Familie zu zeichnen, vergoss der Vater viele Tränen, weil es ihn an seinen eigenen Vater erinnerte, der die Familie wegen einer anderen Frau verlassen hatte, mit ihr in die USA gezogen war und dort eine neue Familie gegründet hatte, ohne seine erste Familie je zu unterstützen. Schließlich war er ein Jahr vor Jims Eheschließung gestorben. Wir beschlossen ein Trauerritual durchzuführen, das auf die Geschichte der Familie zurückgriff und sie gleichzeitig für die Zukunft stärkte. Unklar war, ob der Schmerz des Vaters über den Tod seines eigenen Vaters mit der aktuellen Situation zusammenhing, doch seine starke emotionale Reaktion machte deutlich, dass etwas daran ihn noch immer belastete. Wir baten deshalb beide Elternteile und Joe, jeweils einen Brief an den toten Großvater zu schreiben, in der Hoffnung, damit die im Genogramm abgebildeten Beziehungsmuster mit dem aktuellen Problem verknüpfen zu können. In der nächsten Sitzung eine Woche später lasen die drei dann die hier in Auszügen wiedergegebenen Briefe vor:

Der Brief des Vaters

Lieber Vater,

ich habe schon lange vor, dir zu schreiben. Immer in der Abenddämmerung kommen mir Erinnerungen an meine Kindheit, und dann muss ich auch an dich denken. Viele Kinder haben ihre goldenen Kindheitsjahre. Ich habe nichts, woran ich mich mit Freude erinnern kann. Bei mir gab es nur Krieg, Hunger und Einsamkeit. Ich hatte nicht die Chance, zur Schule zu gehen. Und was noch schlimmer war: Ich hatte keinen Vater, der mich hätte leiten können. Diese Lücke wird für immer in meinem Herzen und in meinen Gedanken sein. Sie ruft eine solche Trauer hervor, dass ich nur noch weinen kann. Mein Herz ist wie von einem Seil zugeschnürt. Es tut mir so weh in der Brust. Ich möchte dich so vieles fragen. Du bist ein Ehemann und ein Vater. Aber hast du denn deine Pflicht gegenüber deiner Frau und deinen Kindern auch erfüllt? Als ich noch in China war, schrieben wir dir viele Briefe, doch niemals bekamen wir ein Wort von dir zurück. Als ich noch klein war, musste meine Mutter mich ganz allein versorgen. Sie arbeitete hart und verdiente wenig Geld, aber sie gab ihr Bestes, um mich großzuziehen. Von meinem Onkel hörte ich, dass sie wieder hätte heiraten können, doch weil ich noch so jung war, wollte sie nicht, dass ich einen Stiefvater bekam. Meine Mutter war durch die Tradition gebunden, die ihr nie erlaubt hätte, wieder zu heiraten. Du hast ihr ganzes Leben zerstört.

Du hattest einen Bauernhof, auf dem du all deine Setzlinge und Gemüsepflanzen hegtest und pflegtest, damit sie auch richtig wuchsen. Du achtetest darauf, dass im Gewächshaus auch alle Knospen stark genug geworden waren, ehe du die kleinen Sprösslinge mit nach draußen nahmst. Du pflanztest sie im Feld aus und jätetest das Unkraut. Du düngtest, wässertest und umsorgtest deine Gemüsepflanzen äußerst umsichtig. Du machtest dir Sorgen, dass sie nicht gedeihen könnten.

Auch ich bin dein Sprössling! Wieso hast du nicht für mich gesorgt? Ich wollte so gern zur Schule gehen, eine gute Ausbildung bekommen. Wieso hast du mich nicht in die Schule geschickt, so wie du für deine Gemüsepflanzen sorgtest, die Dünger und Wasser bekamen. Auch ich hätte Nahrung und Fürsorge gebraucht. Meinst du das nicht auch? Du gabst mir nie die Chance, eine gute Ausbildung zu erlangen. Als ich in die USA kam, erzählte ich dir von meinem Wunsch. Aber dein Herz war aus Stein. Du sagtest zu mir:

„Du bist 18 Jahre alt. Ich habe dich hergebracht, damit du deine Mutter und deinen Neffen versorgen kannst.“ Von dem jungen Alter an trug ich also die schwere Last, für meine Familie ganz allein sorgen zu müssen. Glaubst du, dass es richtig ist, wie du deine Familie behandelt hast? Schämst du dich nicht dafür, was du getan hast? Es ist ein ruhiger Abend. Bitte, denk darüber nach. Ich habe nur noch wenig zu sagen, also schließe ich hier. Ich wünsche dir gute Gesundheit. Endlich kann ich dir sagen, dass ich jetzt verheiratet bin und drei eigene Kinder habe. Ich bin ein guter Ehemann und ein guter Vater, ich versorge meine Familie nicht nur mit Essen und Obdach, sondern achte auch darauf, dass meine Kinder so viel Bildung bekommen, wie sie nur können. Ich liebe meine Kinder, und es gibt nichts, was ich nicht für eines von ihnen tun würde.

Dein Sohn, Jim Chen

Joes Brief

Lieber Großvater,

wie geht es dir? Alles, was ich sagen kann, ist, dass du es wohl ziemlich vergeigt hast. Trotzdem kann ich dich nicht wirklich hassen, weil du meinen Vater so mies behandelt hast. Ich kann auch nicht wirklich sagen, dass ich dich mag, weil ich dich nie persönlich kennengelernt habe. Aber nach allem, was ich von dir gehört habe, schätze ich, hast du dir aus meinem Dad, deinem Sohn, nicht wirklich was gemacht. Ich muss Schluss machen.

Frieden!

Dein Enkelsohn

Der Brief der Mutter

Lieber Schwiegervater,

ich habe dich nie kennengelernt, weil du gestorben bist, ehe ich deinen Sohn heiratete. Aber ich weiß alles über dich und wie du meinen Mann und meine Schwiegermutter behandelt hast. Es tut mir für die beiden weh, besonders für Jimmy. Ich kann mir gut vorstellen, wie traurig er zu der Zeit war. Obgleich er deinetwegen keine normale Kindheit hatte wie andere Kinder, hat er mir immer gesagt, dass er dir verzeiht. Er hat immer an Vergebung geglaubt, an Liebe und Frieden. Du hast ihm und seiner Familie viel Schmerz zugefügt; er hat arbeiten müssen, um seine Mutter, deren Schwester und seinen Neffen durchzubringen. Er hat mir immer gesagt, er habe das nie bereut. In seinen Verwandten hat er nie eine Last gesehen. Auch nachdem wir schon geheiratet hatten, schickte er seiner Tante Geld für den Neffen. Wie konntest du als Vater deinen Sohn so behandeln? Doch Jimmy hatte Glück. Er hatte wundervolle Onkel und einen wundervollen Großvater. Von seinem Großvater hat er unendlich viel gelernt. Heute ist Jimmy nicht wie du, sondern wie sein wundervoller Großvater. Er denkt an seinen Großvater immer voller Liebe zurück – er war zwar streng, behandelte ihn aber immer mit Wohlwollen und Liebe. Mein Mann behandelt seine Kinder genau wie sein Großvater. Ich bin stolz auf ihn und sage meinen Kindern, was für ein großes Glück sie haben. Sie haben einen wundervollen Vater, der immer für sie da ist und für sie sorgt.

Vor dem Verlesen der Briefe hatte Joe gelangweilt gewirkt, war auf seinem Stuhl hin- und hergerückt und hatte an dem Gespräch kein Interesse gezeigt. Nach den Briefen gelang es uns, sowohl den Sohn als auch die Eltern dafür zu mobilisieren, mit uns und der Schule zusammenzuarbeiten. Am Ende konnte er so integriert werden, dass er zu Hause wieder stärker am Familienleben teilnahm und die Schule besuchte, ohne zu stören.

In diesem Fall half also das Genogramm, eine Kernfamilie in ihrem Gefühl für die eigene Geschichte zu stärken, darin noch unbearbeitete Probleme zu klären und Verbindendes neu zu entdecken. Rituale, die das Zusammenkommen der Familienmitglieder befördern und sie in die Lage versetzen, von ihrer Geschichte Zeugnis abzulegen (so schmerzhaft diese auch gewesen sein mag), können sich als eine wichtige Ressource der Resilienz erweisen.

Interventionen in der Familienmedizin

Die folgenden Beispiele zeigen, wie Genogramme bei der medizinischen Behandlung von Familien zum Einsatz kommen können. Das erste Beispiel verdeutlicht darüber hinaus, wie wichtig es ist, schon beim ersten Kontakt Genogramminformationen zu sammeln.

Michael Anderson, ein 28-jähriger Chemieingenieur, suchte im August 2007 wegen starker Magenschmerzen eine hausärztliche Praxis auf (siehe **Abbildung 9-3: Familie Anderson**). Wie bei allen neuen Patienten zeichnete die Arzthelferin vor der ersten Begegnung zwischen Ärztin und Patient ein Genogramm der Familie Anderson. Davon ausgehend, versuchte die Ärztin, die Magenschmerzen des Patienten im umfassenderen Kontext zu sehen. Sie stellte fest, dass Michael Anderson wohl eine schwierige Lebens-

Abbildung 9-3: Familie Anderson

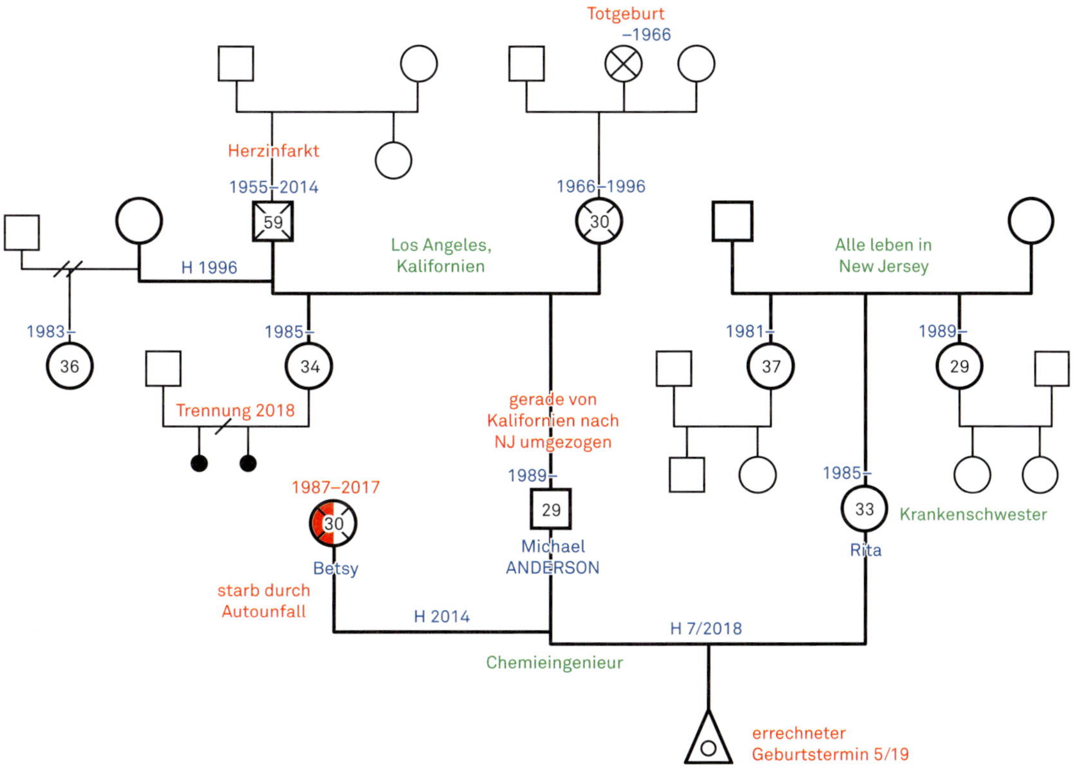

phase zu durchleben habe: Seine erste Frau war gestorben, er war nach Kalifornien gezogen, um neu zu heiraten, und seine zweite Frau war schwanger geworden – all das innerhalb eines Jahres. Sie fragte, wie er mit all diesen Stressfaktoren zurechtkäme. Rita, seine Frau, erwartete in fünf Monaten ihr erstes Baby. Hinzu kam, dass Michaels Schwester und ihr Mann sich vor Kurzem nach zwei Fehlgeburten getrennt hatten – ein Ereignis, das auf das gesamte Familiensystem zurückstrahlte.

Bei einem sorgfältigen Studium des Genogramms erkennen wir einige zeitliche Verbindungen, Jahrestagsreaktionen und repetitive Muster, die den aktuellen Stress bei Michael Anderson noch verstärkten. Seine erste Frau war im August 2017 bei einem Autounfall ums Leben gekommen, was diese Jahreszeit für ihn besonders schwierig machte („Jahrestagsreaktion"). Überhaupt waren mehrere weibliche Familienmitglieder in jungen Jahren gestorben: Michaels Mutter, seine Großmutter mütterlicherseits und seine erste Frau hatten alle das 30. Lebensjahr nicht erlebt, was ihn für die körperliche Verletzlichkeit von Frauen möglicherweise extrem sensibel machte. Es schien der Ärztin daher wahrscheinlich, dass Michael Anderson sich über die bevorstehende Niederkunft seiner Frau große Sorgen machte, zudem seine Großmutter im Kindbett gestorben war und seine Schwester vor der erst kurze Zeit zurückliegenden Trennung von ihrem Ehemann zwei Fehlgeburten erlitten hatte.

Hatte er Angst, das Kind zu verlieren? Oder Rita, die er nur eine Woche nach der Beerdigung seiner ersten Frau kennengelernt hatte? Er war sehr bald von einem Ende des Landes zum anderen gezogen, um mit ihr zusammen zu sein, weit entfernt von seiner Familie und vertrautem Terrain. Angesichts dieser kurzen Übergangszeit fragte sich die Ärztin, ob Michael die Trauer um seine erste Frau ausreichend verarbeitet hatte, und stellte die Hypothese auf, dass es ein verborgenes Beziehungsdreieck gab, in dem der zweiten Frau im Verhältnis zu der unbewältigten Beziehung zur ersten Frau gewissermaßen die Rolle der Außenseiterin zukam.

Da Michael keine Verwandten in der Gegend hatte, während die Eltern seiner Frau und alle ihre Geschwister in der Nähe wohnten, vermutete die Ärztin bei dem Paar im Hinblick auf die emotionalen Ressourcen ein Ungleichgewicht. Bei einer kurzen Diskussion dieser familiären Faktoren war Michael in der Lage, seine Ängste hinsichtlich der Schwangerschaft seiner jetzigen Frau sowie seine andauernde gedankliche Beschäftigung mit seiner ersten Frau einzugestehen; beides war bei ihm mit großen Schuldgefühlen verbunden. Er akzeptierte den Vorschlag, einen Familientherapeuten aufzusuchen.

Die körperliche Untersuchung ergab einen gastroösophagealen Reflux, der durch Williams emotionale Belastung der letzten Jahre wahrscheinlich verstärkt wurde. Es wurden entsprechende Medikamente verordnet, und der Patient wurde gebeten, zum nächsten Untersuchungstermin seine Frau mitzubringen. Als er zwei Wochen später wieder in die Sprechstunde kam, hatte er den familientherapeutischen Termin bereits wahrgenommen und seine Symptome waren verschwunden. Er und seine Frau sprachen jetzt offenbar häufiger über seine vergangenen Erfahrungen, und Michael fühlte sich sowohl psychisch als auch physisch wesentlich stabiler.

In diesem Fall förderte das Genogramminterview eine Reihe von Stressfaktoren zutage, die es der Ärztin ermöglichten, zum Kontext des Patienten genauer nachzufragen und eine Überweisung zu einem Familientherapeuten einzuleiten, die Michael Anderson und seine Familie von großem innerem Druck befreite. Es stellte sich nämlich auch heraus, dass er zwei Collegefreunde hatte, die ebenfalls nach New Jersey gezogen waren, dass er auch über die Distanz eine enge Beziehung zu seiner Schwester in Texas hatte, ebenso wie zu einer Tante in Kalifornien, mit der er ebenfalls offen reden konnte und die nach dem Tod der Mutter zu einer Art Muttersatz geworden war. Alles in allem hatte das Genogramm die Ärztin also in die Lage versetzt, Präventivmedizin im besten Sinne zu betreiben, indem sie ihn nicht nur an einen Familientherapeuten überwies, sondern ihm auch dringend anriet, in dieser schwierigen Zeit in engem Kontakt mit seinen Freunden, seiner Schwester und seiner Tante zu bleiben.

Das nächste Beispiel (siehe **Abbildung 9-4: Familie Rogoski**) illustriert einen komplexeren Fall, in dem die Reaktion auf die Genogramminformationen weniger unmittelbar einsetzte.

Dan Rogoski, ein 49-jähriger Verkäufer, klagte bei einem Arztbesuch über Herzklopfen. Der Arzt konnte keinen Anhaltspunkt für eine organische Störung finden und konsultierte daher das Genogramm in der Akte des Patienten. Daraus ging hervor, dass sein Vater an einem Herzanfall gestorben war und seine Mutter mehrere Herzinfarkte und Schlaganfälle erlitten hatte; die

Abbildung 9-4: Familie Rogoski

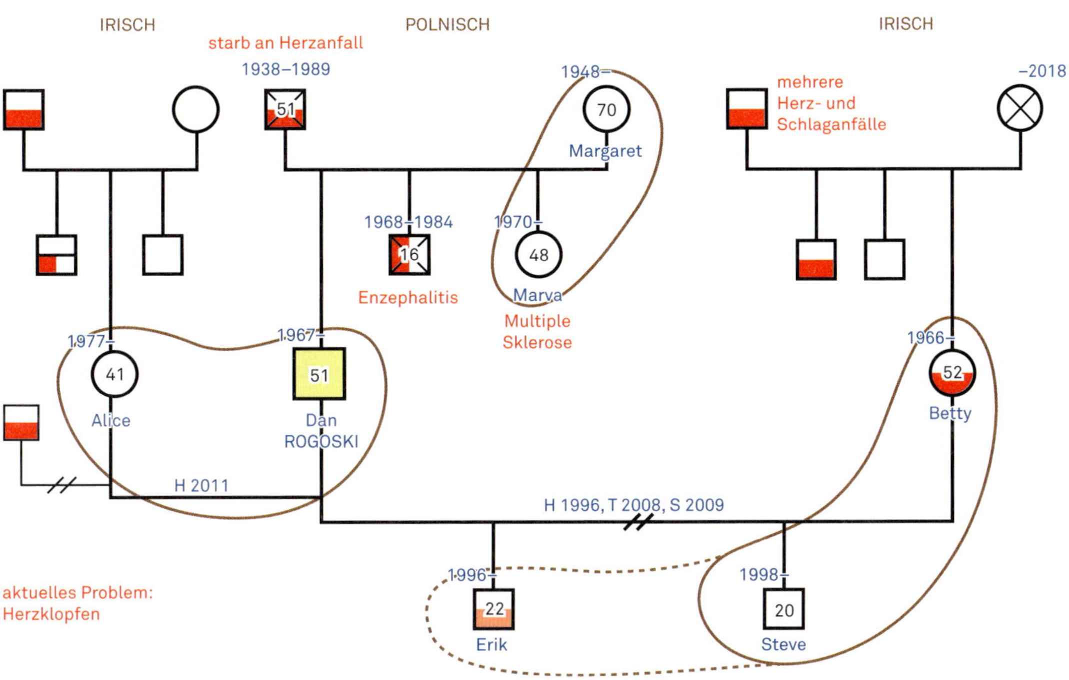

Mutter lebte jetzt bei seiner Schwester, Marva, die an Multipler Sklerose erkrankt war und der es seit einiger Zeit ziemlich schlecht ging. Außerdem hatte er einen Bruder, der schon als Jugendlicher an Enzephalitis gestorben war. Der Arzt kam zu dem Schluss, mehr über Dan Rogoskis Familiengeschichte herausfinden zu müssen, und stellte weitere Fragen, um das Genogramm zu ergänzen.

Dem Arzt fiel eine Reihe von familiären Ereignissen auf, die Dans Gesundheitszustand beeinträchtigt haben könnten. Sein Sohn, Erik, der vor seinem Eintritt in die Marine Drogen genommen sowie Verhaltensprobleme gezeigt hatte, sollte in Kürze entlassen werden; es war also durchaus möglich, dass Dan sich seinetwegen Sorgen machte und Angst hatte, die Probleme könnten wieder von Neuem beginnen. Seine alkoholkranke Ex-Frau hatte vor Kurzem ihre Mutter verloren, was befürchten ließ, dass ihr jetzt schon bedenklicher Alkoholkonsum weiter zunehmen könnte. Für die beiden bei ihr lebenden Söhne wäre dies mit Sicherheit mit einigem Stress verbunden. Der Zustand von Dans an Multipler Sklerose leidender Schwester hatte sich ebenfalls verschlechtert. Sie lebte bei der Mutter, die gerade 78 geworden war, und es war absehbar, dass die Mutter bald nicht mehr für die Schwester würde sorgen können. Als einziger noch lebender Bruder fühlte sich Dan für seine Schwester verantwortlich. Wegen der Erkrankungen beider Elternteile und Geschwister könnte er auch eine eigene verstärkte Anfälligkeit befürchten.

Dem Arzt fiel auf, dass Dan jetzt genauso alt war wie sein Vater zum Zeitpunkt seines Todes. Außerdem war sein jüngster Sohn gerade 20 geworden – so alt wie er beim Tod des Vaters. Vielleicht hatte Dan Angst, sein Herzklopfen sei Ausdruck eines drohenden Herzinfarkts – dass die Ereignisse sich wiederholen könnten.

Schließlich trat in mehreren Generationen dieser Familie Alkoholismus auf: Nicht nur beide Eltern von Dan waren alkoholkrank gewesen, sondern auch sein Sohn, seine erste Frau sowie die Angehörigen seiner beiden Frauen hatten Alkoholprobleme. Vor diesem Hintergrund erschien es dem Arzt möglich, dass Dan ebenfalls zum Alkoholismus neigte oder zumindest jemand in seiner Familie dies vermutete – oder dass er gar Angst hatte, alkoholkrank zu werden.

Gestützt auf die im Genogramm enthaltenen Informationen, war der Arzt in der Lage, Dan zu all diesen problematischen Bereichen zu befragen: zur bevorstehenden Entlassung des Sohnes, zur Situation seiner Ex-Frau, zur zukünftigen Versorgung seiner MS-kranken Schwester, zum Tod des Vaters und zu seinem eigenen Alkoholkonsum. Obgleich Dan in Bezug auf alle diese Bereiche – mit Ausnahme des Alkohols – eine gewisse allgemeine Besorgnis durchaus einräumte, bestritt er jegliche Auswirkung auf seinen körperlichen Zustand; solche Dinge nehme er sich normalerweise nicht zu Herzen.

Zum Thema Alkohol räumte er allerdings auf Befragen ein, seine Frau sei der Meinung, er trinke zu viel, was jedoch nur daran liege, dass ihr Vater und ihr erster Ehemann getrunken hätten und sie in dieser Hinsicht überempfindlich sei. Diese Antwort zog natürlich weiterführende Fragen nach dem Ausmaß seines Alkoholkonsums und der Beziehung zu seiner Frau nach sich. Obgleich die körperliche Untersuchung ohne Ergebnis geblieben war, vereinbarte der Arzt einen zweiten Termin zwei Wochen später, „um zu sehen, wie es dann Ihrem Herzen geht". Ausdrücklich bat er Dan, seine Frau mitzubringen.

Bei diesem zweiten Termin wurde noch einmal über die für die Familie relevanten Stressfaktoren gesprochen. Frau Rogoski bekräftigte ihre Besorgnis wegen der Ängste und des Alkoholkonsums ihres Mannes. Der Arzt erwähnte die Möglichkeit, zu einem Treffen der Anonymen Alkoholiker zu gehen oder eine Therapie zu beginnen – ein Vorschlag, der von beiden Partnern empört zurückgewiesen wurde. Einen Monat später rief Frau Rogoski in der Praxis an und sagte, die Spannungen seien ihrem Gefühl nach nicht zurückgegangen; sie würde gern wissen, welchen Therapeuten sie nun konsultieren könnte. Der Arzt schlug noch einmal vor, sich an die Anonymen Alkoholiker zu wenden, was sie jedoch ablehnte. Stattdessen notierte sie sich den Namen eines örtlichen Therapeuten.

Bei einer medizinischen Nachuntersuchung sechs Monate später erzählte Dan stolz, er habe inzwischen seinen 50. Geburtstag gefeiert, fühle sich rundum wohl und kerngesund. Er sagte, er habe sogar mit seiner Ex-Frau Kontakt aufgenommen, um über Erik, den gemeinsamen Sohn, zu sprechen, dessen Verhalten nach der Entlassung aus der Marine unverändert problematisch sei und der noch immer zu viel zu trinken scheine.

Obgleich weder Dan noch seine Frau gleich auf die Vorschläge des Arztes eingegangen waren, half das Genogramm immerhin dabei, die in der Familie wirkenden Stressfaktoren richtig einzuschätzen und wichtige Ratschläge zu erarbeiten. Bei allen zukünftigen Kontakten mit der Familie wird das Genogramm es dem Arzt erleichtern, die Problembereiche der Familie (die Situation des Sohnes Erik, den Krankheitsverlauf der MS-kranken Schwester, die Konflikte mit Dans Ex-Frau, die Spannungen zwischen ihm und seiner jetzigen Frau wegen des Alkoholkonsums) weiter im Auge zu behalten.

Es gibt deutliche Hinweise darauf, dass auch die anderen Familienmitglieder Reaktionen zeigen, wenn ein Mitglied der Familie unter Stress steht (Huygen, 1982; Widmer et al., 1980). Angesichts der vielfältigen Stressfaktoren in Dans Leben hatte der Arzt Frau Rogoski in das zweite Gespräch mit einbezogen, um ihre Unterstützung zu gewinnen und beide Ehepartner auf die Möglichkeit, therapeutische Hilfe in Anspruch zu nehmen, zumindest hinzuweisen. Dies erleichterte es Frau Rogoski, um eine Überweisung zur Psychotherapie zu bitten, als sie dies für notwendig hielt, da der Arzt bereits mit der Situation vertraut war und seine Hilfsbereitschaft signalisiert hatte.

In der familienmedizinischen Praxis können Genogramme zeigen, welche Muster in einer Familie wiederholt auftreten, sodass man präventive Maßnahmen ergreifen kann. Darüber hinaus geben sie wichtige Aufschlüsse darüber, welche Ressourcen den Patienten bei der Bewältigung ihrer Krankheit zur Verfügung stehen und welche Probleme bei der Behandlung auftreten bzw. welche Stressfaktoren sie unter Umständen erschweren könnten. Schließlich ist es mithilfe von Genogrammen leichter einzuschätzen, ob weitere psychosoziale Interventionen notwendig sind, ob eine Überweisung angeregt werden sollte oder ob es eher ratsam ist, andere Familienmitglieder zu einem späteren Beratungstermin hinzuzuziehen.

Familiäre Muster, signifikante Ereignisse, gleichzeitig auftretende Stressfaktoren und Konflikte durch unterschiedliche kulturelle Prägungen

Das Genogramm der Familie Montessinos-Nolan (siehe **Abbildung 9-5: Familie Montessinos-Nolan**) zeigt eine Konstellation mit Extremen von Erfolg und Versagen, Gesundheit und Krankheit sowie schwerwiegenden Triangularisierungen über mehrere Generationen. Die Familie (vor allem die Mutter) suchte Hilfe, weil sie spürte, dass das Verhalten der mittleren Tochter, Barbara, außer Kontrolle geraten sei. In den ersten Sitzungen wurde gemeinsam das Genogramm der Familie erarbeitet. Eine Familienaufstellung ließ die bestehenden Bündnisse und Beziehungsdreiecke sichtbar werden. So ergab sich rasch eine Übersicht über all die vielen Faktoren, die in der gegenwärtigen Belastungssituation eine Rolle spielen könnten. Hier eine Zusammenfassung unter Berücksichtigung der einzelnen Muster:

Ungünstige Geschwisterpositionen der Eltern

- Sowohl Peter als auch Susan waren älteste Kinder, die ständig darum zu kämpfen schienen, wer in der Ehe den Ton angibt (typisch für Ehen zweier ältester Geschwister – siehe Kapitel 6).

Abbildung 9-5: Familie Montessinos-Nolan

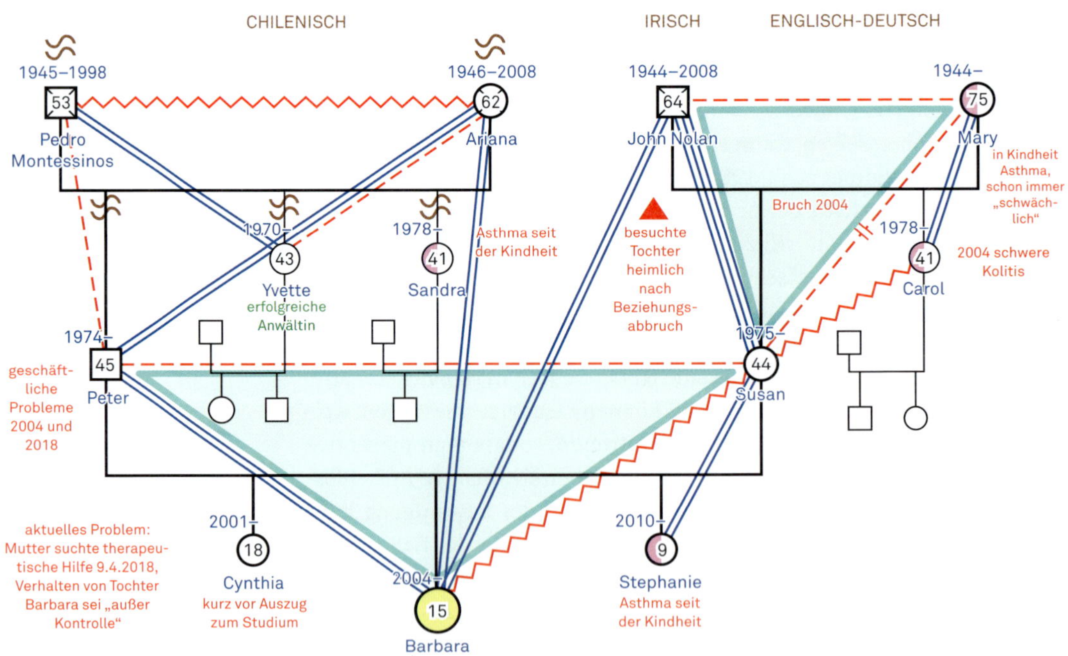

Jahrestagreaktionen

- Beide Großväter starben einen Tag vor bzw. nach Barbaras Geburtstag (der Großvater väterlicherseits, ehe sie geboren wurde, der Großvater mütterlicherseits, als sie vier Jahre alt war). Um eine Behandlung ersuchte die Familie zwei Tage vor Barbaras Geburtstag. Der Großvater mütterlicherseits hatte zu Susan von Geburt an ein sehr enges Verhältnis und hatte sie auch noch heimlich besucht, als seine Frau den Kontakt abgebrochen hatte.
- Peters Familie war aus Chile in die USA gekommen, als er 14 Jahre alt gewesen war – so alt wie Barbara (IP) jetzt.
- Im Jahr von Barbaras Geburt (2004) hatte Susan mit der Mutter gebrochen und die Krankheit ihrer Schwester Carol war erstmals aufgetreten.
- Im selben Jahr geriet Peter in berufliche Schwierigkeiten. Inzwischen war er wieder arbeitslos.

Generationenübergreifende Beziehungsdreiecke

- Barbara hatte eine enge Beziehung zu ihrem Vater und eine eher konfliktreiche Beziehung zu ihrer Mutter. Die Beziehung zwischen den Eltern kann als distanziert beschrieben werden.
- Barbaras Mutter Susan hatte ebenfalls eine enge Beziehung zu ihrem Vater und gar keinen Kontakt mehr zu ihrer Mutter. Auch die Beziehung zwischen ihren Eltern war eher distanziert.
- Barbaras Vater Peter hatte eine enge Beziehung zu seiner Mutter und eine distanzierte Beziehung zu seinem Vater. In der Beziehung seiner Eltern herrschte Feindseligkeit.
- Peters mittlere Schwester, Yvette, war Teil eines parallelen, aber umgekehrt angelegten Dreiecks: Ihr Verhältnis zum Vater war gut, das zur Mutter problematisch. Unter diesen Umständen würde man Konflikte mit ihrem Bruder vermuten, doch die beiden Geschwister verstanden sich gut.

Gleichzeitig auftretende Stressfaktoren

- Barbara hatte ihrer vor drei Monaten gestorbenen Großmutter väterlicherseits sehr nahegestanden.
- Peter hatte vor Kurzem seine Arbeit verloren. Im Jahr von Barbaras Geburt hatte er schon einmal eine berufliche Krise durchstehen müssen.
- Cynthia, die älteste Tochter, wollte im Herbst ausziehen und aufs College gehen, was für den Rest der Familie mehr Belastung bedeutete.

Ungleichgewicht zwischen „erfolgreichen“ und „weniger erfolgreichen“ Familienmitgliedern

- Peters Schwester Yvette war eine sehr erfolgreiche Anwältin und das Lieblingskind des Vaters, während Peter wiederholt berufliche Probleme hatte und arbeitslos war.

- Cynthia ist sehr erfolgreich. Es besteht ein offensichtliches Ungleichgewicht, und Barbara droht, zur dysfunktionalen mittleren Schwester zu werden. Stephanie, die Jüngste, hat chronisches Asthma.
- Susan, Barbaras Mutter, war Zeit ihres Lebens gesund und erfolgreich gewesen, während ihre jüngere Schwester, Carol, schon immer als „schwächlich“ gegolten hatte und von der Mutter überbehütet worden war, auch als sie noch gar nicht an Kolitis erkrankt gewesen war.

Muster

- Die jüngsten Töchter in der Familie hatten alle Asthma: Peters jüngste Schwester Sandra litt daran ebenso wie Carol und Stephanie.
- Susans jüngere Schwester, Carol, hatte eine schwere Kolitis. Ihre Symptome hatten 2004 eingesetzt, dem Jahr, in dem Susan und ihre Mutter sich überworfen hatten. Susans Vater hatte die Familie von da an heimlich besucht und war der Tochter und den Enkeltöchtern nah geblieben.
- Barbara, Susans und Peters mittlere Tochter, war in der Familie immer mit dem Großvater mütterlicherseits in Zusammenhang gebracht worden. Sie hatte Träume, in denen er ihr erschienen war, und die Familie glaubte, sie sei seine Reinkarnation (was allerdings erst in einer späten Phase der Therapie explizit zur Sprache kam).

Finanzielle Probleme

- Peter hatte kürzlich seinen Job verloren und war gegenwärtig arbeitslos. Susan verdiente als Vertretungslehrerin nur ein geringes Gehalt. Sollte Peter nicht bald eine Stelle finden, würden sie Geld borgen müssen, um über die Runden zu kommen.
- Cynthia wollte in den nächsten Monaten ausziehen und auf das College gehen, was für die Familie mit größeren Ausgaben verbunden war.

Unterschiedliche kulturelle Prägung

- Peters Herkunftsfamilie stammte aus Chile. Wechselseitige Abhängigkeit und das Übernehmen von Verantwortung für die erweiterte Verwandtschaft besaßen für ihn als Kind der lateinamerikanischen Kultur einen hohen Stellenwert. Susans Herkunftsfamilie hat britische, deutsche sowie irische Wurzeln und lebt seit drei bzw. vier Generationen in den USA. Susan schätzte die Unabhängigkeit. Die Eltern waren ihrer Ansicht nach nur bis zum Ende der Collegezeit für ihre Kinder zuständig. Ihre Wertvorstellungen waren eindeutig in der amerikanischen Kultur verwurzelt. Die so zum Ausdruck kommende unterschiedliche kulturelle Prägung war für Susan und Peter eine ständige Quelle des Streits.
- Peter wollte mehr Zeit mit seinen Schwestern und deren Familien verbringen und wünschte sich eine enge Beziehung zwischen seinen Töchtern und deren Cousins und Cousinen. Susan wollte in ihrer Freizeit haupt-

sächlich mit der Kleinfamilie zusammen sein und meinte auch, es würde ihrer Ehe guttun, wenn Peter mehr Zeit allein mit ihr und ihren Töchtern verbringen würde. In Peters enger Bindung an seine Herkunftsfamilie sah Susan einen Vorwand, unter dem er sich von ihr distanzieren konnte.
- Susan hatte seit 1989 keinen Kontakt mehr mit ihrer Mutter. Das beunruhigte Peter, zumal seine Schwiegermutter alt und krank war. Er wollte, dass Susan mit ihrer Mutter Frieden schloss. Seit dem Tod seiner eigenen Mutter war er sogar noch stärker darauf aus, Susan mit ihrer Mutter zu versöhnen. Peter interpretierte Susans mangelnde Empathie mit ihrer Mutter als „Kälte" – ein weiterer Streitpunkt in ihrer Ehe.

Schon das Sammeln von Informationen für ein Genogramm an sich ist eine therapeutische Intervention. Häufig fördert das Gespräch über sich wiederholende familiäre Muster, signifikante Ereignisse und gleichzeitig auftretende Stressfaktoren einen Dialog, der den Familienmitgliedern mehrere Lösungsmöglichkeiten eröffnet. Als Susan um eine therapeutische Behandlung für ihre Tochter nachsuchte, war sie ganz auf Barbaras „außer Kontrolle" geratenes Verhalten konzentriert. Schon beim Erzählen ihrer Geschichte wurde Susan und Peter jedoch klar, dass Barbaras Verhaltensprobleme als Manifestation oder Symptom der sich häufenden familiären Stressfaktoren (angespannte finanzielle Situation, Angst vor Cynthias Auszug, generationenübergreifende Dreiecke, unterschiedliche kulturelle Prägungen) angesehen werden konnte.

Als Susan aufging, dass sie und Peter die Muster ihrer Herkunftsfamilien wiederholten, begann sie, das Problem mit neuen Augen zu betrachten. Sie wünschte sich eine gute Beziehung zu ihrer Tochter, wollte die gescheiterte Beziehung zu ihrer Mutter nicht auf Barbara übertragen. Susan und Peter wurde deutlich, dass sie mit Barbara ein Beziehungsdreieck bildeten, in dem sie überkommene familiäre Verhaltensmuster reproduzierten. Diese Erkenntnis befähigte sie, im Sinne einer positiven Veränderung ihrer Beziehung zusammenzuarbeiten. Als Susan und Peter daraufhin wieder näher zusammenrückten, änderte sich Barbaras Position. Weil sie sich nun nicht mehr auf ihren Vater als Verbündeten in den Konflikten mit ihrer Mutter verlassen konnte, gelang es ihr und ihrer Mutter besser, ihre Beziehung direkt miteinander zu regeln.

Obgleich Susan ihre Beziehung zu Peter als distanziert bezeichnet hatte, liebten sich die beiden und standen zu ihrer Ehe. Ihre unterschiedlichen Prägungen als solche zu erkennen, half ihnen, ihre Meinungsverschiedenheiten als weniger bedrohlich wahrzunehmen. Als Susan Peters Bindung an seine Schwestern als kulturell vermittelten Wert zu sehen begann, brauchte sie dahinter nicht mehr nur ein Ausweichmanöver zu vermuten. Gleichzeitig gelang es Peter, Susans Unabhängigkeit als kulturellen Wert zu erkennen und diese nicht mehr nur als „Kälte" zu interpretieren. Beide begannen, als Eltern stärker zu kooperieren und sich zu einigen, wie sie ihre Kinder erziehen wollten. Dadurch wuchsen sie wieder näher zusammen und ihre Ehe wurde lebendiger.

Wie Genogramme die Selbstwahrnehmung von Klienten verändern können

Ein letzter Fall soll zeigen, auf welch nachhaltige Weise verborgene Genogramminformationen das Selbstwahrnehmung eines Klienten transformieren können. Der 59-jährige Frank Petrucci (siehe **Abbildung 9-6: Familie Petrucci 2019**) war ein erfolgreicher Geschäftsmann italienisch-irischer Abstammung, der gerade zum dritten Mal geheiratet hatte. Seine beiden Töchter aus zwei früheren Ehen, Sophia und Ophelia, hatte er nach den jeweiligen Trennungen von seinen Ex-Ehefrauen kaum noch gesehen. In seiner dritten Familie übernahm er die Verantwortung für einen Stiefsohn, der seinen Vater verloren hatte, einen erfolgreichen, einflussreichen Geschäftsmann, der aus Griechenland in die USA eingewandert und an Krebs gestorben war.

Christine versuchte, den Sohn im Sinne ihres ersten Mannes an die griechische Kultur heranzuführen, über die sie selbst allerdings wenig wusste. In Frank hatte sie jedoch einen Mann gefunden, der wenig mit Kultur anzufangen wusste und die zwischenmenschliche Nähe, von der er sagte, dass er sich danach sehnte, kaum aushalten konnte, weshalb er sich immer wieder zurückzog, was bei ihr zu Frustration und Wutgefühlen führte. Nach seiner Herkunftsfamilie befragt, wollte Frank über dieses Thema erst gar nicht sprechen. Er räumte ein, in häufig wechselnden Umgebungen aufgewachsen zu sein, da seine Mutter wegen ihrer ständig wechselnden Beziehungen unzählige Male umgezogen sei. Insgesamt war sie vor seinem 24. Geburtstag siebenmal verheiratet gewesen!

Von seinem eigenen Vater dauerhaft getrennt worden sei er mit sieben Jahren, als seine Mutter von einem Tag auf den anderen alles eingepackt habe und mit ihm weit weggezogen sei. In den darauffolgenden Jahren war er der eigenen, vagen Erinnerung nach von seinen weiterhin Krieg führen-

Abbildung 9-6: Familie Petrucci 2019

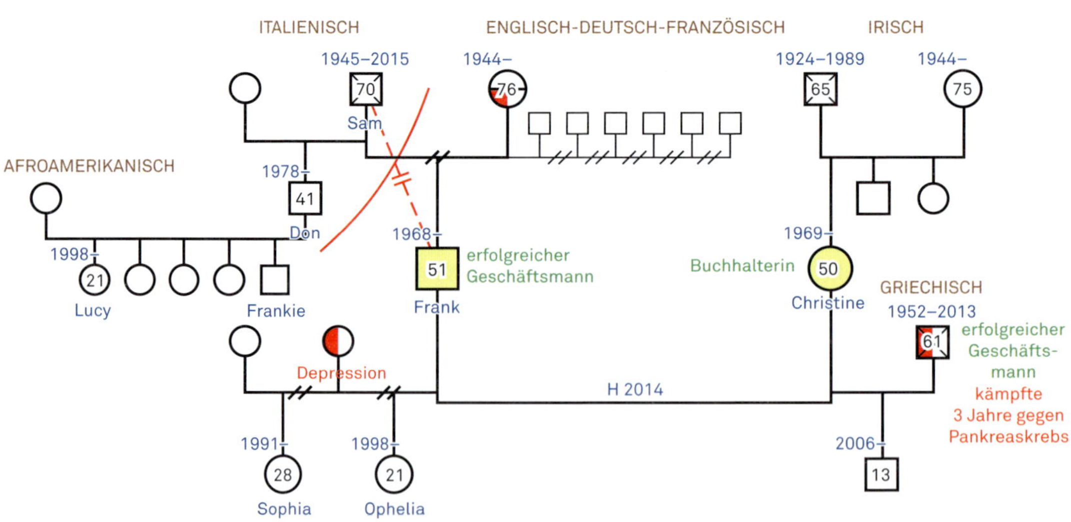

den Elternteilen wechselseitig immer mal wieder „zurückerobert“ worden. Seine Mutter sei anderen gegenüber stets leicht ausfallend geworden und außerdem alkoholkrank gewesen, sodass Frank von Kindheit an nicht nur für sich selbst, sondern auch für sie habe sorgen müssen. Einmal, so erinnerte er sich, habe sein Vater den Kontakt zu ihm wieder anknüpfen wollen. Als er jedoch ein Bild von dem Sohn herausgeholt habe, den er inzwischen mit seiner zweiten Frau bekommen habe, sei Frank wütend aufgesprungen und hinausgelaufen.

Christine nutzte die Therapiesitzungen, um an Problemen aus ihrer eigenen Herkunftsfamilie zu arbeiten. Dabei ging es auch um den Schmerz im Zusammenhang mit der langen Krankheit ihres ersten Mannes und wie dies zu ihrer Wut und Frustration über das distanzierte Verhalten ihres jetzigen Mannes beigetragen haben könnte. Es war eine große Überraschung, als Frank am Ende einer Paarsitzung, in der er bis dahin sehr wenig gesagt hatte, plötzlich verkündete, er habe seinen Vater gefunden: Er habe einen Detektiv engagiert und auf diese Weise erfahren, dass sein Vater ein Jahr zuvor gestorben sei. Er sei sich ziemlich sicher gewesen, dass sein Vater bis zuletzt in der gleichen Wohnung in Cleveland gewohnt habe. Er sagte auch, er habe beschlossen, nach Cleveland zurückzukehren, sich das Haus anzuschauen, in dem er geboren worden war, und das Grab seines Vaters zu besuchen.

Als er an der letzten Adresse seines Vaters klingelte, öffnete ihm eine junge Afroamerikanerin, die dort lebte. Als er sich vorstellte, gab sie erstaunt zurück, ihr Vorname sei Lucy und ihr Nachname ebenfalls Petrucci. Wie sich herausstellte, war sie eines von sieben Kindern von Franks Halbbruder Don, der eine Afroamerikanerin geheiratet hatte. Sein jüngstes Kind und einziger Sohn hieß Frankie Petrucci (ein zufälliger Namensvetter, wie sich herausstellte).

Lucy war das älteste Kind und hatte dem Großvater, also Franks Vater, Sam, der bis zu seinem Tod bei der Familie gelebt hatte, am nächsten gestanden. Am Abend gingen sie alle zusammen essen, und wie Frank es später beschrieb, erlebte er in dieser Runde eine liebevolle Verbundenheit, von der er bisher nicht einmal gewusst hatte, dass er sie zulassen und genießen konnte. Seine neu gewonnene Nichte Lucy konnte viele seiner Informationslücken zum Leben seines Vaters schließen; sie war Frank senior in seinen letzten Lebensjahren sehr nahe und auch die Letzte gewesen, die kurz vor seinem Tod noch mit ihm gesprochen hatte.

Sein neu gewonnener Halbbruder erzählte ihm, wie sehr ihr gemeinsamer Vater sich in all den Jahren nach Frank gesehnt und wie weh es ihm getan habe, als Frank ihn bei dem letzten Versuch der Kontaktaufnahme zurückgewiesen habe. Besonders überrascht war Frank davon, dass er sich dieser dunkelhäutigen Familie so nah fühlen konnte, denn bis dahin war er ein strikter Rassist gewesen. Die gesamte Begegnung machte ihm klar, dass er mehr als nur seinen Vater verloren hatte, als es in seiner Kindheit zum Bruch gekommen war.

Und die jetzige Wiedervereinigung betraf nicht nur Frank – seine gesamte Familie nahm daran teil. Auf „wunderbare Weise“, wie er fand, habe sich dadurch auch seine Beziehung zu seiner Frau gebessert. Sie sagte: „Die Wiedervereinigung mit seiner Familie kann die Vergangenheit nicht ungeschehen machen, aber sie hat einen viel weicheren, liebevolleren Frank aus ihm gemacht." Frank begann nun auch, die Distanz zu seinen Töchtern aus erster Ehe neu zu überdenken. Ein Vorfall, den er sehr bereute und für den er sich jetzt entschuldigte, bezog sich auf seine Hochzeit mit Christine. Er war sehr wütend auf Ophelia gewesen, weil sie zu spät und sichtlich übelgelaunt bei der Feier erschienen war, anstatt mit ihm zu feiern, dass er ein neues Glück gefunden hatte. Als er daran dachte, dass er Ophelia mit ihrer depressiven, von Ängsten getriebenen Mutter alleingelassen und sie selten besucht oder gar Kontakt mit ihr aufgenommen hatte, begann er hart daran zu arbeiten, den Kontakt zu beiden Töchtern wieder anzuknüpfen.

Das Genogramm als wichtiges Instrument der Therapie

Um einen bekannten Werbespot abzuwandeln:

Therapie ohne Genogramm – wertvoll.

Therapie mit Genogramm – unbezahlbar!

Wir hoffen, wir können Leser, die Genogramme bisher nicht kannten, dazu inspirieren, ihren wahren Wert zu erkennen und sie in der Ausbildung und Praxis mit ihren Klienten einzusetzen. Allen, die bereits mit Genogrammen vertraut sind, hoffen wir, durch die Lektüre neue Anstöße geben zu können, die ihnen helfen werden, Genogramme noch effektiver in der Therapie, aber auch in der Arbeit an eigenen Familienproblemen einzusetzen.

10

Genogramme in der medizinischen oder psychiatrischen Praxis

Michael Avery Crouch, M. D., M. S. P. H

Warum soll ein Arzt Genogramme erstellen?

Um die Knochengesundheit eines Patienten zu ermitteln, machen Ärzte Röntgenbilder. Um einen schnellen Einblick in die familiäre Gesundheit eines Patienten zu erlangen, erstellen wir ein Genogramm – gewissermaßen ein „Röntgenbild" der gesamten Familie, allerdings ganz ohne gefährliche Strahlen. Bei neuen Patienten gibt uns das Genogramm außerdem die Möglichkeit, innerhalb kurzer Zeit ein gegenseitiges Vertrauensverhältnis aufzubauen und Daten zur sozialen und familiären Situation zu sammeln. Genogramme fördern das systemische Denken, denn sie zeigen den Einzelnen im Kontext seiner Familie(n) und seines sozialen Umfelds. Dieses Denken kann die Effektivität ärztlichen Handelns dramatisch steigern, sowohl im Hinblick auf die biomedizinischen als auch auf die psychosozialen Dimensionen. Einige der vielen potenziellen Vorteile des Einsatzes von Genogrammen zeigen sich darin, dass sie ...

- Ängste von Patienten lindern;
- eine von Kooperation geprägte Arzt-Patienten-Beziehung fördern;
- Muster von Krankheiten und frühzeitigen Todesfällen in der Familie (Diabetes, Herzerkrankungen, Krebs) aufdecken;
- den Bedarf an präventiven Interventionen aufzeigen (Rauchen abgewöhnen, Krebsvorsorge wahrnehmen);
- gemeinsame Interessen von Arzt und Patient verdeutlichen und damit Verbindlichkeit herstellen;
- Beziehungsmuster (Konflikt, Distanz, Missbrauch, mehrfache Scheidungen) aufzeigen, die gesundheitliche Auswirkungen nach sich ziehen können;
- familiäre Probleme bei der psychischen Gesundheit (bipolare Störung, Depression, Alkoholkonsum) zur Sprache bringen;
- soziale Probleme in der Familie (Ehekonflikte, Alkoholismus, häusliche Gewalt) offenlegen;
- Probleme beim Übergang zwischen Phasen im Lebenszyklus (leeres Nest, Pensionierung, Tod des Partners) erkennen lassen;
- Familiengeheimnisse (ungewollte Schwangerschaften, Skandale, Gefängnisaufenthalte) offenbaren.

Warum viel beschäftigte Ärzte oft keine Genogramme erstellen

Ärzte arbeiten in der Regel unter erheblichem Zeitdruck, weswegen das Genogramm als Extraaufgabe gesehen werden könnte, für die es (leider) keine Zeit gibt. Sehen wir es aber als alternative Methode zur Ermittlung der sozialen und familiären Patientengeschichte, braucht es jedoch nur wenig, wenn überhaupt zusätzliche Zeit. Auf lange Sicht kann es sogar Zeit sparen und dem Arzt zu einer effizienteren, weil frühzeitigeren und zielgerichteteren Planung verhelfen.

Ein weiteres Hindernis für die Erstellung von Genogrammen ist eine verständliche Scheu davor, die „Büchse der Pandora zu öffnen". Ärzte möchten gern sofort das Richtige tun, um die vorliegenden Probleme schnell zu „beheben". Tatsächlich können Genogramme zusätzliche Probleme aufdecken, deren Bearbeitung noch mehr Zeit erfordert. Ärzte mit stark biomedizinischer Ausrichtung (und ohne psychosoziale Ausbildung) fühlen sich oft nicht dafür gerüstet oder haben auch wenig Interesse daran, sich näher mit den psychosozialen Problemen ihrer Patienten zu befassen. Das Antidot zu dieser Scheu besteht darin, sich klarzumachen, dass in aller Regel nur weniges gleich angegangen werden muss. In der Praxis ließe sich auf ein durch ein Genogramm neu zutage gefördertes Problem etwa wie folgt reagieren:

- „Hm, das scheint sicherlich relevant zu sein. Vielleicht können wir einen Folgetermin vereinbaren, um es dann näher zu besprechen?"
- „Ich glaube schon, dass das wichtige Auswirkungen auf Ihre Gesundheit hat. Wenn Sie möchten, kann ich Sie an einen guten Therapeuten überweisen, der Ihnen da sicher helfen kann."
- Wie wichtig der Inhalt von Pandoras Büchse ist, werden wir allerdings nur erfahren, wenn wir sie öffnen und kurz hineinschauen. Das Genogramm bietet dafür ein ausgezeichnetes Instrument. Die Büchse respektvoll, aber bestimmt wieder zu schließen, wenn die Angelegenheit nicht wirklich dringend ist (wie es z. B. ein unmittelbares Suizidrisiko wäre), gehört mit zu den wichtigen ärztlichen Fähigkeiten, die mit zunehmender Übung immer leichter fallen.

Praktische Tipps für Ärzte, die Genogramme erstellen

Auch für den viel beschäftigten Arzt ist das Genogramm ein praktikables Instrument, denn ein „Basis"-Genogramm ist leicht und schnell gezeichnet (Waters et al., 1994). Wie in Kapitel 2 dieses Buches erläutert, lässt sich ein einfaches Blankoformular zugrunde legen. Beim Ausfüllen sollte man am besten unten mit den Kindern und Enkeln des Patienten beginnen und sich dann langsam nach oben bis zu den Eltern und Großeltern vorarbeiten.

Das gewählte Papier sollte genug Platz für seitliche Verzweigungen haben, die jedes Mal dann entstehen, wenn wir eine Generation weiter zurückgehen. Auch für in späteren Sitzungen hinzukommende Informationen sollte genug Platz vorhanden sein. Wir hoffen, dass wir bald in der Lage sein werden, computergestützte Genogramme der Krankenakte hinzuzufügen und verschiedene Variablen herausheben oder ergänzen zu können, während Arzt und Patient weiter gemeinsam an einem Genogramm arbeiten oder es verfeinern.

Meine erste Begegnung mit Genogrammen

Während der Vorbereitung auf mein hausärztliches Praktikum 1977 sollten ich und alle anderen Teilnehmenden ein eigenes Genogramm erstellen und mit den anderen diskutieren. Dazu gehörte ein kurzer Blick auf die Familiendynamik. Auch unsere Ausbilder zeigten uns ihre Genogramme und wir sprachen über potenzielle persönliche und berufliche Implikationen unserer familiären Prägungen und der jeweiligen Position in der Geschwisterreihe (Toman, 1976). Der Fokus lag darauf, ein Bewusstsein für unsere emotionalen, verhaltensbezogenen und kommunikativen Tendenzen im Umgang mit Mitarbeitern und Patienten zu entwickeln. Durch diese Übung wurde mir klar, dass ich signifikante ungelöste Probleme sowohl mit meiner Mutter als auch mit meinem Vater hatte, die bei der Versorgung von Patienten, aber auch in meinem eigenen Familienleben problematisch werden könnten. Gleichzeitig wurde mir klar, dass ich nur sehr wenig über die früheren Generationen meiner Familie wusste.

Nach dem Praktikum absolvierte ich eine zweijährige Ausbildung als Familienmediziner. Anschließend arbeitete ich zwei Jahre lang in der Klinik und schloss dabei eine familientherapeutische Fortbildung ab. Das Genogramm war das wichtigste Instrument zur Datenerhebung für die Arbeit mit generationsübergreifenden Familiensystemen nach Murray Bowen (1978). Es gab klare Einsichten in das emotionale Leben von Familien und zeigte die mächtigen Einflüsse wiederkehrender Familienmuster auf Beziehungen, gesundheitsrelevante Verhaltensweisen, Gewohnheiten und Erkrankungen. Die Ausbildung half mir dabei, ängstliche und depressive Patienten wirksamer zu beraten. Das Genogramm wies den Weg zu präventiven Schritten, mit denen sich schädliche Familienmuster vermeiden oder abschwächen ließen.

Interessante Erkenntnisse aus dem langjährigen Einsatz von Genogrammen

In der Assistenzarztzeit wurden wir angehalten, mit unseren Patienten Genogramme zu erstellen, um uns in deren Einsatz zu üben und ihre klinische Nützlichkeit für uns zu entdecken. Ich begann, mit jedem Patienten routinemäßig ein Genogramm zu erarbeiten. Als Erstes stellte ich fest, dass mir dies half, rascher ein Vertrauensverhältnis zu dem Patienten herzustellen. Dieses Phänomen liegt meiner Meinung nach zum Teil daran, dass das Sam-

> Das Sammeln von Genogrammdaten kann die übliche Rollenverteilung zwischen Arzt und Patient zumindest vorübergehend umkehren. Der Patient wird zum Experten (für alles, was seine eigene Familie betrifft) und der Arzt wird zum Lernenden.

meln von Genogrammdaten die übliche Rollenverteilung zwischen Arzt und Patient zumindest vorübergehend umkehrt. Der Patient wird zum Experten (für alles, was seine eigene Familie betrifft) und der Arzt wird zum Lernenden.

Die nötigen Informationen für ein Genogramm zusammenzustellen hatte eine beruhigende Wirkung auf ängstliche Patienten. Es gab ihnen die Möglichkeit, sich in einen gemeinsamen Interaktionsprozess einzubringen und in der Arzt-Patienten-Beziehung zu einer Art von Wechselseitigkeit zu kommen, wie sie mir eigentlich ohnehin schon immer vorgeschwebt hatte.

Besonders beeindruckend war für mich das Beispiel eines jungen Mannes, der unruhig im Untersuchungsraum auf- und abging, als ich eintrat. Auch als ich mich setzte und nach dem Grund seines Besuches fragte, blieb er nervös und äußerst angespannt. Erst als ich ihm sagte, dass ich ihm einige Fragen zu seinem familiären Hintergrund stellen wolle, um ihm möglichst gut helfen zu können, entspannte er sich und wurde offener und mitteilsamer.

Das Genogramm offenbarte oft Zusammenhänge, die mir halfen, Patienten und ihre gesundheitlichen Risiken in einer Tiefe zu verstehen, die mir sonst erst viel später zugänglicher gewesen wäre, wenn überhaupt. Erstaunlich häufig ergab sich eine Geschichte von (emotionalem, körperlichen und/oder sexuellem) Missbrauch in der Kindheit oder auch in späteren Lebensphasen, typischerweise vor allem von Frauen, die einen Stiefvater oder einen alkoholkranken Vater hatten. Später lernte ich, diese Bereiche taktvoll anzusprechen, indem ich fragte: „Ist in Ihrer Kindheit oder Jugend Ihnen mal jemand zu nahegekommen?“ In Reaktion darauf sahen die Patienten entweder erstaunt auf und verneinten – oder sie erzählten mir ihre ganze traurige Geschichte, manchmal gleich beim ersten oder zweiten Termin.

Der Hauptgrund dafür, warum ich mich in meiner Arbeit über all die Jahre immer wieder auf Genogramme stützte, war mein Wunsch, die Qualität der Versorgung meiner Patienten ständig zu verbessern. Ein Genogramminterview dauert zwar ein paar Minuten, die medizinische und psychiatrische Krankengeschichte muss man aber sowieso aufnehmen und die Arbeit an dem Genogramm kostet erfahrungsgemäß nicht wirklich mehr Zeit. Zwar kam gelegentlich schon beim Genogramminterview etwas Wichtiges zur Sprache, das der unmittelbaren Aufmerksamkeit bedurfte, sodass ich den Termin zeitlich überziehen musste. Durch allgemeine Verbesserungen beim Zeitmanagement und mehr Courage beim Abschluss von Sitzungen konnte ich viele solcher Gespräche jedoch auf einen Folgetermin verlegen.

Manchmal sparte mir eine Entdeckung mithilfe des Genogramms auch auf lange Sicht Zeit und Frustration, indem sie etwas Wichtiges im Hintergrund klärte, was bis dahin für diagnostische und/oder therapeutische Unsicherheiten gesorgt hatte. Bei solchen Gelegenheiten wurde mir klar, dass ich vielleicht im Kreis gelaufen wäre, ohne je zum Kern der Sache vorzudringen, wenn ich das Genogramm ausgelassen und die Anamnese auf bloßes Abfragen und die üblichen Untersuchungen beschränkt hätte.

Ein Blick auf meine eigene Familie

Die familientherapeutische Ausbildung regte mich auch dazu an, mehr über die Geschichte meiner eigenen Familie in Erfahrung zu bringen (siehe **Abbildung 10-1: Familie Crouch**). Da meine Großeltern nicht mehr am Leben waren, begann ich damit, mich mit meinen Eltern, Geschwistern, Tanten und Onkeln näher zu befassen. Zwei Jahre, ehe mein emotional eher distanzierter Vater mit 83 Jahren an einem Emphysem starb, lernte ich endlich, mit ihm ins Gespräch zu kommen. Ich erzählte ihm, was ich über seine Vorfahren herausbekommen hatte. Das war der erste Schritt meiner sich über 36 Jahre hinziehenden genealogischen Forschungen.

Durch die Arbeit an meinem eigenen Genogramm erfuhr ich, dass alle drei Brüder meines Vaters und eine jüngere Schwester vor dem siebten Lebensjahr gestorben waren, ich hörte auch von Kinderkrankheiten und Kerosinvergiftungen. Zu den ersten beiden Todesfällen kam es drei Jahre vor der Geburt meines Vaters, die letzten beiden lagen nur Monate auseinander, als er elf Jahre alt war. Zum ersten Mal sah ich ihn mit Respekt als einen Überlebenden schlimmer Tragödien, der bis zum 75. Lebensjahr hart als Maurer gearbeitet hatte. Mir wurde klarer, warum er sich so wenig auf die

Abbildung 10-1: Familie Crouch

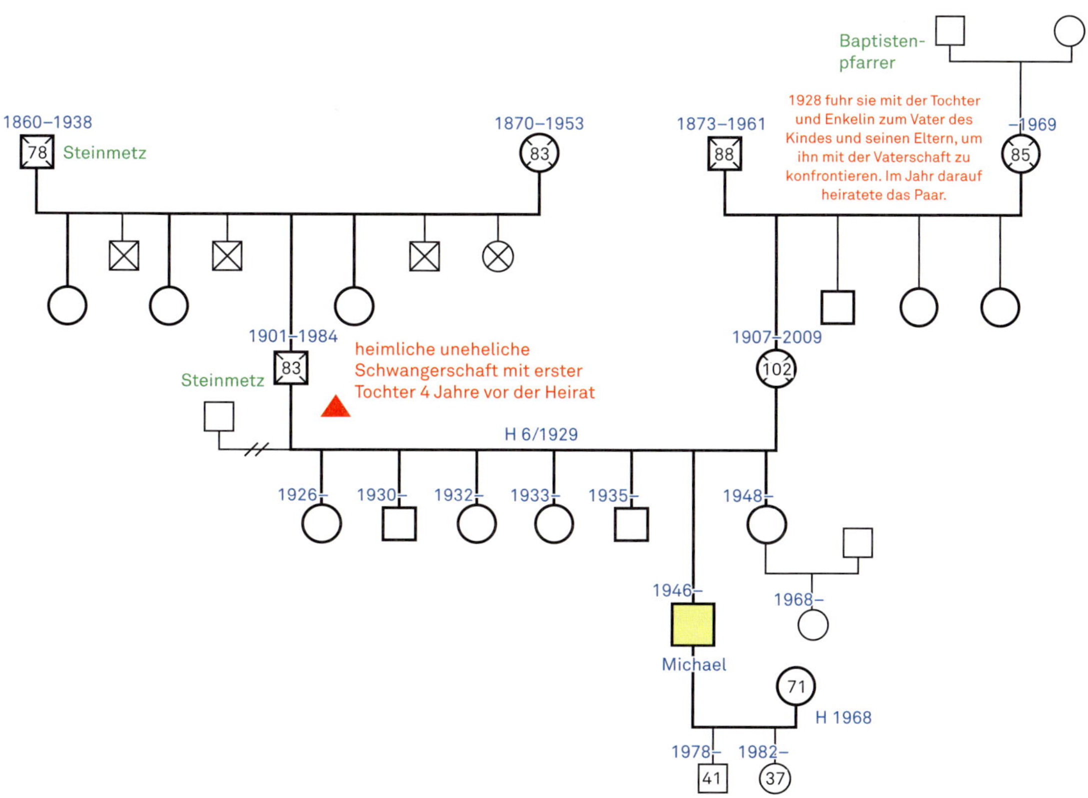

Familie eingelassen und nur selten mit einem von uns gesprochen hatte, und warum er niemanden um sich haben wollte, wenn er in seiner Werkstatt oder in seinem großen Biogarten zugange war. Ich verstand, dass er seine Liebe auf seine Weise zum Ausdruck brachte, indem er für unseren Lebensunterhalt sorgte, gesunde Lebensmittel anbaute und Sachen reparierte.

Mehrere Bemerkungen verschiedener Familienmitglieder legten nahe, dass meine Großmutter väterlicherseits chronisch depressiv war und sich nur bedingt um ihre überlebenden Kinder kümmern konnte. Meinem Vater waren nur wenige verbale oder nonverbale Zeichen der Liebe oder Zuneigung von seinen Eltern zuteilgeworden, und er war selbst fast sein ganzes Leben lang unfähig, Zuneigung zu zeigen. Er konnte schrecklich jähzornig werden und schlug dann mit einem Gürtel oder Rasierriemen auf mich ein. In der Familie meines Vaters war die Kommunikation so spärlich, dass er nicht einmal den korrekten Namen seines Großvaters kannte. Er meinte, er hieße Ezra, doch in Wirklichkeit hieß er Enoch Elwood.

Ehe mein Vater sich ganz zuletzt doch noch ein wenig öffnete, hatte ich keine Ahnung, was in seinem Kopf vorging. Nachdem ich ihm von meiner manchmal ziemlich starken Todesangst erzählt hatte, kam es zu einem sehr ernsten Gespräch, an dessen Ende wir sogar Witze über den Tod machen konnten. Kurz bevor er starb, konnte ich ihn fragen, was er davon hielte, wie ich mich im Leben geschlagen habe; ich war glücklich zu hören, er sei stolz auf mich. Im selben Gespräch fragte er mich, ob ich glaubte, dass sich sein Zustand noch einmal bessern könne. (Allein schon wenn er vom Sessel aufstand, wurde er sehr kurzatmig, selbst unter ständiger Sauerstoffzufuhr.) Ich sagte ihm, dass sich seine Medikamente gegen COPD nicht mehr höher dosieren ließen und sein Zustand sich wahrscheinlich nicht mehr bessern würde. Er sagte: „Na, dann bin ich wohl bereit, den Löffel abzugeben." Zwei Tage später, an meinem Geburtstag, starb er an plötzlichem Herzstillstand. Bei der Trauerfeier sprach ich darüber, wie schwer es für ihn war zu lieben und von ihm geliebt zu werden, und gab der Hoffnung Ausdruck, weiter von ihm lernen zu können. Interessanterweise hatte ich in den letzten Jahren mehrere positive Träume davon, mit meinem Vater zu sprechen oder etwas mit ihm zu unternehmen.

Am Ende doch noch ein gutes Gespräch mit meinem Vater gehabt zu haben, nahm der Negativität in unserer Beziehung die Schärfe und erlaubte mir, älteren männlichen Patienten entspannter zuzuhören und ihnen mehr Toleranz entgegenzubringen. Es half mir auch, bei der Stange zu bleiben, wenn es darum ging, sterbenden Patienten und ihren Angehörigen beizustehen, anstatt dem Drang zur Distanzierung nachzugeben, den ich von meinem Vater gelernt hatte. Meine Angst vor dem Tod habe ich nicht lösen können, seine Unabänderlichkeit jedoch größtenteils akzeptiert. Heute kann ich mit dem Tod von Patienten und der Gewissheit meines eigenen Todes besser umgehen.

Als Jugendlicher und junger Erwachsener fühlte ich mich von der Überfürsorglichkeit meiner Mutter geradezu erstickt. Oft erzählte sie am Abendbrottisch von Menschen, die bei den verschiedensten Unfällen ums Leben gekommen waren, und ermahnte mich, solche Situationen zu meiden. Als ich mit 16 meine erste Freundin hatte, warnte sie mich wiederholt: „Dass du mir bloß kein Mädchen schwängerst und dir damit dein Leben ruinierst!“ Mich ärgerte das maßlos und einmal fuhr ich sie wütend an, sie solle sich „verdammt nochmal aus meinem Leben raushalten“ (worauf sie natürlich in Tränen ausbrach). Erst mit 37 Jahren begann ich zu verstehen, woher bei ihr die Vehemenz bei dieser an sich ja nicht verkehrten Mahnung stammte.

Bei der Erweiterung meines Genogramms im Rahmen der familientherapeutischen Ausbildung entdeckte ich ein 50 Jahre altes Familiengeheimnis: die uneheliche Schwangerschaft meiner Mutter vier Jahre vor der Heirat mit meinem Vater. Sie heiratete ihn kurz nach der Scheidung von einem anderen Mann, den sie geheiratet hatte, um ihrer Tochter einen Vater zu geben. Jetzt verstand auch meine jüngere Schwester, warum sich unser Vater, als sie schwanger wurde und kurz darauf heiratete, so darüber aufregte, dass er ein blutendes Magengeschwür bekam. Ausgerechnet zu dieser Zeit fand eine unserer älteren Schwestern das Scheidungsurteil meiner Mutter in einer verschlossenen Box. Sie hatte nach dem Veteranenausweis meines Vaters gesucht, der wegen des Magengeschwürs auf der Intensivstation in einem Veteranenkrankenhaus lag. Weitere 14 Jahre lang erzählte sie niemandem davon und bewahrte das Familiengeheimnis weiter. Erst als ich aufgrund der Arbeit an meinem Genogramm meine Schwester zu der Diskrepanz zwischen dem Geburtsdatum unserer ältesten Schwester (1926) und dem Heiratsdatum unserer Eltern (1929) befragte, erzählte sie mir, was sie entdeckt hatte. Als ich meine Mutter darauf ansprach, war sie erleichtert darüber, dass das Geheimnis endlich gelüftet war.

Meine Mutter erzählte mir auch, mein Vater habe ihr Geld für eine „Engelmacherin“ gegeben, sei dann aus der Kleinstadt weggezogen und habe sich in einem anderen Bundesstaat Arbeit gesucht. Die Schwangerschaft sei aber für eine Abtreibung schon zu weit fortgeschritten gewesen. Als meine Großmutter (die Tochter eines Baptistenpfarrers) von der unehelichen Schwangerschaft erfuhr, habe sie darauf bestanden, in eine Großstadt im Mittleren Westen zu ziehen, um der Schande zu entgehen. Drei Jahre später fand die Großmutter einen nicht abgeschickten Liebesbrief meiner Mutter an meinen Vater. Kurzerhand schnappte sie sich meine damals dreijährige Schwester, fuhr mit ihr mit dem Zug zurück in die Kleinstadt, aus der sie geflohen waren, und konfrontierte die Eltern meines Vaters gleich zur Begrüßung mit den Worten: „Das ist eure Enkeltochter!“ Ich bin meiner Großmutter für ihren Mut dankbar; ohne ihre Beharrlichkeit wäre ich heute nicht hier und könnte diese Zeilen nicht schreiben.

Meine Beziehung zu meiner Mutter verbesserte sich zunehmend, als ich über mehrere Jahre beharrlich daran zu arbeiten begann. Zum Glück überlebte sie meinen Vater um fast 20 Jahre und starb erst zwei Wochen vor ihrem 102. Geburtstag, sodass wir viel Zeit zum Reden hatten. Sie dachte viel an ihre Kindheit und ihre Eltern zurück, die ich als Kind kaum kennengelernt hatte. Mir wurde klar, mit welchen Widrigkeiten sie zu kämpfen gehabt hatte und wie diese die Weltsicht meiner Mutter beeinflusst hatten. Auch in der Familie meiner Mutter wurde kaum kommuniziert. Erst als ich das Medizinstudium und meine Ausbildung zum Facharzt für Allgemeinmedizin abgeschlossen hatte, entdeckte ich durch genealogische Forschung, dass mein Urgroßvater mütterlicherseits von 1855 bis 1910 in dem Landkreis, in dem ich aufgewachsen war, eine Hausarztpraxis geführt hatte. Als ich meine Mutter fragte, warum sie mir nie von ihm erzählt habe, sagte sie: „Du hast ja nie gefragt." Touché! An der Kommunikationslosigkeit unserer Familie war ich ein passiver Teilhaber gewesen.

Die Muster in meiner Herkunftsfamilie besser zu verstehen, ebnete mir den Weg dafür, meine emotionalen Reaktionen auf andere Systeme wie meine Kernfamilie und mein Arbeitsumfeld bewusster zu gestalten. Nachdem ich einen Großteil der Wut losgelassen hatte, die ich gegenüber meinem distanzierten Vater und meiner überfürsorglichen Mutter verspürt hatte, fühlte ich mich ihnen gegenüber deutlich unabhängiger und konnte das, was sie mir gegeben hatten, besser wertschätzen. Es erlaubte mir auch, besser mit Patienten umzugehen, die mich an meine Mutter oder meinen Vater erinnerten. Es gelang mir häufiger, Patienten, die – wie mein Vater – rauchten und an COPD litten, erfolgreich vom Rauchen abzubringen. Ich erzählte ihnen, dass sowohl mein Vater als auch mein ältester Bruder am Rauchen gestorben waren (letzterer durch einen schweren Schlaganfall während einer Bypassoperation nach einem Herzinfarkt, den er während einer Golfpartie mit seinem Sohn und Enkel bekommen hatte), und konnte sie so auf ganz authentische Weise vor den Folgen warnen.

Nach der Arbeit an meinem eigenen Genogramm und nachdem ich selbst Vater geworden war, entwickelte ich mehr Empathie mit Müttern, die mit den Erkrankungen ihrer Kinder (z. B. Asthma) oder Verhaltensproblemen (z. B. Aufmerksamkeitsdefizitstörung mit Hyperaktivität) Schwierigkeiten hatten. Gleichzeitig gelang es mir besser, überfürsorgliche Mütter von Jugendlichen taktvoll dazu zu bringen, die Zügel etwas lockerer zu lassen und ihren Kindern mehr Selbstständigkeit zuzugestehen.

Ich bin als jüngerer Bruder von zwei deutlich älteren Schwestern aufgewachsen, die mich „verwöhnten", und zugleich als älterer Bruder einer zwei Jahre jüngeren Schwester, die ich auf üble Weise herumkommandierte. Meine Erwartung an Frauen war deshalb, entweder von ihnen verwöhnt zu werden oder ihnen zu sagen, wo es langgeht. Mein ältester Bruder war für meine jüngere Schwester und mich eine Art Vaterfigur gewesen, bis er plötzlich auszog und zur Air Force ging, als ich fünf Jahre alt war. Mein inneres Kind erwartete also, von Männern ignoriert, verprügelt oder im Stich gelassen zu werden.

Mein Bruder stand zeitlebens im Konflikt mit unserem Vater, der sich, als er im Sterben lag, bei ihm entschuldigen wollte, doch mein Bruder weigerte sich, nach Hause zu kommen. Nach seinem Tod reiste er mit dem Auto aus Kalifornien an anstatt zu fliegen, sodass er auch noch die Beerdigung verpasste. Traurigerweise wiederholte mein Bruder den Konflikt mit seinem ältesten Sohn. Sie wohnten im selben Ort, hatten aber, als mein Bruder starb, seit zehn Jahren nicht mehr miteinander gesprochen. Während mein Bruder im Koma lag, ging ich ins Krankenhaus, um mich von ihm zu verabschieden, und sprach zum ersten Mal seit 36 Jahren mit meinem Neffen.

Meine Frau ist die ältere Schwester eines sieben Jahre jüngeren Bruders. Sie wuchs damit auf, ihren Bruder herumzukommandieren, ähnlich wie ich es mit meiner jüngeren Schwester getan hatte. Wie vorauszusehen, kämpften wir lange um die Vorherrschaft in unserer Beziehung und hatten Schwierigkeiten damit, größere Entscheidungen gemeinschaftlich zu treffen. Es dauerte Jahrzehnte (fünf bisher), bis wir lernten, das Ruder gemeinsam zu führen und Lösungen auf Augenhöhe auszuhandeln. Schließlich gewöhnte ich mir an, alles, was meine Frau mir an Arbeiten im Haus auftrug, sofort zu erledigen, anstatt es vor mir herzuschieben und oft genug auch komplett zu vergessen. Wahrscheinlich hat das unserer Beziehung mehr gutgetan als alles andere, was wir versucht haben.

Als Vater machte ich es mir zur obersten Priorität, für meine Tochter und meinen Sohn emotional und körperlich präsent zu sein und mich ihnen ganz bewusst liebevoll zuzuwenden. Wir verbrachten viel Zeit zusammen, als sie klein waren, und es hat immer Spaß gemacht. Bedauern tue ich heute nur, dass der Jähzorn meines Vaters gelegentlich in mir zum Vorschein gekommen war, wenn ich frustriert war oder das Gefühl hatte, dass der Rest der Familie sich gegen mich verschwor. Doch sie scheinen es mir verziehen zu haben. Ich habe mit beiden Kindern mehr als zehn Jahre lang Fußball trainiert und freue mich jetzt darauf, meine Liebe zum Sport mit meinen drei Enkeltöchtern zu teilen. (Großkinder sind die größten!)

Angesichts des schwierigen Temperaments meines Vaters überraschten mich etwaige Konflikte mit Männern nicht. Mit wütenden Frauen umzugehen, war für mich allerdings viel schwieriger, wohl weil ich damit keinerlei emotionale Erfahrung hatte. Zu Beginn meiner beruflichen Laufbahn fiel es mir schwerer, mit männlichen Patienten zusammenzuarbeiten, vor allem, wenn sie wütend waren. Bei Patientinnen neigte ich dazu, mich allzu stark zu engagieren, ich wollte sie unbedingt vor ihren Problemen retten. Mein Wunsch, gebraucht zu werden, verstärkte bei manchen eine allzu große Abhängigkeit und erstickte die Eigeninitiative von Patienten, die von sich aus nichts taten, bis sie mich aufgesucht hatten, was ihrer Gesundheit manchmal eher abträglich war. Im Laufe der Zeit gelang es mir aber besser, klammernde Patienten behutsam „abzunabeln“, anstatt mich in ihren Sog ziehen zu lassen oder mich von ihnen zu distanzieren, in dem bewussten oder unbewussten Versuch, sie zu vertreiben. Ich lernte, mich dazu zu zwingen, Anrufe zu erwidern und Nachfolgetermine ebenso gewissenhaft an Patienten zu vergeben, die ich als schwierig empfand, wie an jene, die zu mögen einfach war.

Alle, die klinisch arbeiten, können davon profitieren, ihre eigenen Genogramme zu erstellen und dabei zu analysieren, wie ihre eigenen Familienmuster und -probleme sich auf ihre Interaktionen mit Patienten auswirken können. Vor allem, wenn die Arzt-Patienten-Beziehung sich als schwierig oder unbefriedigend erweist, kann es nützlich sein, sich die folgenden Fragen zu stellen:

1. Wie könnten meine eigenen familiären Muster an dem Geschehen beteiligt sein?
2. Wie könnte ich meinen Teil der Interaktion so verändern, dass ich nicht in eigene, dysfunktionale Familienmuster verfalle?
3. Was könnte ich in Zukunft anders machen, wenn ich erkenne, dass eine ähnliche Situation sich in ein Problem zu verwandeln droht?

Bei der Patientenaufklärung ist es oft effektiver, mit systemischen Fragen zu beginnen (z. B. „Was meinen Sie, was Sie tun könnten, um Ihre Gesundheit zu verbessern?"), anstatt sie einseitig mit Informationen zu füttern (z. B. „Wegen des Diabetes ist bei Ihnen das Risiko für ein Nierenversagen hoch") oder Ermahnungen oder Befehle zu erteilen („Sie sind krankhaft übergewichtig, Sie müssen abnehmen!").

Die Jahre der Ausbildung sind eine Gelegenheit zu lernen, wie der eigene familiäre Hintergrund die eigene Effektivität als Arzt beeinflussen kann (Emerson, 1995; Launer, 2017; Manne, 2009). Familiäre Probleme können benannt und bearbeitet werden, während man über sich selbst und die Arzt-Patienten-Beziehung dazulernt. Bereits praktizierende Ärzte mit signifikanten ungelösten familiären Problemen können davon profitieren, sich regelmäßig für einen Therapietermin mit einer Fachkraft ihres Vertrauens Zeit zu nehmen.

Genogramme im Zeitalter elektronischer Krankenakten

Nachdem ich 20 Jahre lang routinemäßig Genogramme erstellt hatte, wurde 1997 mein Arbeitsplatz mit seinem ersten Programm zur Erstellung elektronischer Krankenakten ausgestattet (Logician, später Centricity). Eine Genogrammfunktion war allerdings nicht eingebaut. Trotz des mit dem Humangenomprojekt verbundenen Versprechens, die Familiengeschichte stärker zu berücksichtigen, wurde ein erstes Genogrammformat zur Dokumentation der Familiengeschichte in der elektronischen Krankenakte erst 2019 hinzugefügt (EPIC). Plötzlich wurde das bis dahin so einfache und unkomplizierte Erstellen von Genogrammen furchtbar umständlich. Zwar konnte ich noch immer ein Genogramm auf Papier zeichnen, scannen und als gespeichertes Dokument der Krankenakte hinzufügen; es sich anschließend anzuschauen, war jedoch ein mehrstufiger Prozess, und die Auflösung des Bildes war relativ schlecht. Neue Informationen ließen sich nur hinzufügen, indem man das Genogramm ausdruckte, hineinschrieb, das Dokument erneut scannte und wieder abspeicherte.

Wie wohl nicht anders zu erwarten, erstellte ich – trotz bester Absichten – von nun an immer seltener Genogramme. Schließlich zeichnete ich sie nur noch, wenn:

- ich mir bei einem Patienten nicht sicher war,
- ich bei der Kommunikation mit einem Patienten Probleme hatte,

- die Behandlung eines Patienten nicht gut verlief, weil ich diagnostisch oder therapeutisch nicht weiterkam oder wir uns über die Ziele und Ansätze nicht einigen konnten,
- ein Patient stärker eingeschränkt oder dysfunktional war, als dies bei der augenscheinlichen Schwere der gesundheitlichen Probleme zu erwarten gewesen wäre,
- bei einem Familienmitglied ernsthafte körperliche, emotionale oder verhaltensmäßige Probleme einsetzten oder sich verschlechterten (mögliche Symptome einer familiären Krise).

Jedes Mal, wenn ich eines dieser Genogramme erstellte, wurde ich daran erinnert, wie nützlich sie sind, und bereute, dass ich sie nicht mehr routinemäßig mit einbezog. Besonders nützlich sind sie, wenn es darum geht, Patienten zu verstehen und zu helfen, bei denen der Arzt Schwierigkeiten hat,

- ein größeres Bild von den Problemen des Patienten und seiner Familie zu gewinnen,
- realistische langfristige Prognosen zu stellen,
- bei drohendem selbstschädigendem Verhalten (z. B. Suizidgefahr) zeitnahe Beratung anzubieten,
- eine realistischere Einschätzung der Behandlungsziele zu gewinnen,
- die Frustration von Arzt und Patient zu mindern und eine vertrauensvolle Zusammenarbeit aufzubauen (die auch für das Befolgen der ärztlichen Empfehlungen nötig wäre).

Beim Rückblick auf meine medizinische Laufbahn sind mir manche Genogramme und Familiengeschichten besonders in Erinnerung geblieben. Einige Beispiele aus meiner Praxis möchte ich in den nächsten Absätzen erzählen – in der Hoffnung, dass sie die nächste Generation von Ärzten dazu inspirieren können, den Wert dieser Perspektiven wertzuschätzen.

Greg und Penny

In der ersten Woche meiner Assistenzzeit bekam ich die Meldung, dass Greg[**], der 34-jährige Vater einer meiner 25 vorbestellten Familien, wegen einer Stichwunde ins Krankenhaus eingeliefert worden sei. Einige Tage später kam er zu einem Nachsorgetermin zu mir. Greg war betrunken nach Hause bekommen (was öfter vorkam) und mit seiner Frau Penny in Streit geraten. Irgendwann hatte er dann nach einem Küchenmesser gegriffen und es sich selbst in den Bauch gerammt. Das war jedenfalls seine Geschichte. Ich frage mich immer noch, ob es nicht vielleicht doch seine Frau war, die ihm vor Wut oder aus Notwehr die Stichwunde zugefügt hatte, und er – in einer Anwandlung verdrehter Ritterlichkeit – die Geschichte nur deshalb so erzählte, um sie zu schützen.

** Namen und persönliche Daten geändert.

Bei diesem ersten Termin zeichnete ich Gregs Basisgenogramm und fügte später nach und nach weitere Details hinzu (siehe **Abbildung 10-2: Greg und Penny**). Schon auf den ersten Blick vermittelte es ein starkes Muster von Alkoholismus und frühem Herztod. Sein Großvater väterlicherseits war mit 52 an einem Herzinfarkt gestorben, sein Vater gar bereits mit 40; beide waren alkoholkrank gewesen. Als Kind hatte Greg seine Zimmertür zugeschlossen, wenn sein Vater abends noch spät in irgendwelchen Bars unterwegs war, damit der Vater ihn bei seiner Rückkehr nicht verprügeln konnte. Auf gar keinen Fall wollte er „so werden wie mein Alter“ – und er schämte sich sehr dafür, dass er das Muster nun doch wiederholte und ebenfalls dem exzessiven Trinken verfallen war.

Gregs Skript für sein Leben war: „Ich werde sowieso sterben, bevor ich 40 bin, und habe jede Menge Lebensversicherungen abgeschlossen, damit meine Frau und mein Kind versorgt sind, wenn ich nicht mehr da bin. Ich bin tot mehr wert als lebendig.“ Auch Pennys Vater und Großvater waren in jungen Jahren an Herzerkrankungen gestorben, sie teilte also die düsteren Aussichten ihres Mannes. Gregs Mutter wohnte nebenan auf der einen Seite, seine Schwiegermutter auf der anderen Seite. Familientherapeuten sprechen in solchen Fällen von „verstrickten“ Familien mit starker wechselseitiger Abhängigkeit der Familienmitglieder. Greg hatte viele chronische Gesundheitsprobleme, darunter Alkoholismus, Rauchen, Diabetes, Blut-

Abbildung 10-2: Greg und Penny

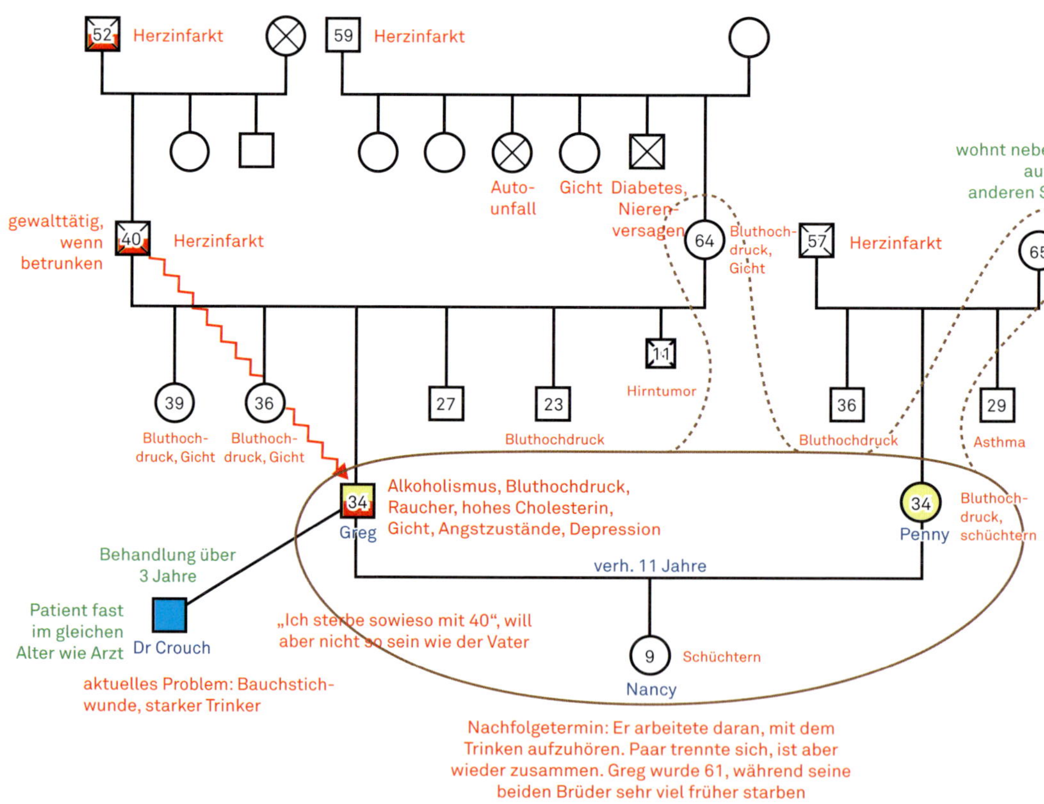

hochdruck, erhöhte Cholesterinwerte, Gicht, Angstzustände und Depression. Trotz unbestreitbar vorliegender genetischer Prädisposition wurden viele der Probleme durch seinen chronisch exzessiven Alkoholkonsum verursacht oder zumindest verschlimmert. In den nächsten drei Jahren sah ich ihn öfter, gelegentlich auch mit seiner Frau und seiner kleinen Tochter. Greg war nur wenig älter als ich. Ich mochte ihn als Menschen, trotz seines alles überschattenden Pessimismus. Ich drängte ihn regelmäßig, besser für sich zu sorgen und etwas für seine Gesundheit zu tun, um seine niederschmetternden Aussichten zu lindern – und alles dafür zu tun, dass daraus keine sich selbst erfüllende Prophezeiung wurde.

Im dritten Jahr kam er zu einer Reihe von supervisierten Beratungsterminen im Familienzimmer unserer Praxis. Er schien ein besseres Verständnis seiner emotionalen Muster und Trigger gewonnen zu haben. Einmal war er sogar sechs Wochen nüchtern geblieben – bis zu seinem Geburtstag. Er wollte feiern, indem er in seine Lieblingsbar ging und dort nur *einen Drink* zu sich nahm. Erstaunlicherweise wollte er auch wirklich nach einem Drink tatsächlich wieder gehen. Auf dem Weg nach draußen hielt ihn dann aber leider jemand für einen anderen (dem er, wie Greg später zugab, tatsächlich ähnlich sah), der ihm Geld schuldete. Er und ein Freund zerrten Greg auf die Straße und schlugen ihn zusammen. „Wie ich's auch mache, ich kriege immer mein Fett weg", kommentierte Greg. „Manchmal denke ich, ich bin vom Pech verfolgt."

Einige Jahre später trennten sich Greg und Penny, waren aber, als ich ihn das letzte Mal sah, wieder zusammen. Ich hoffe sehr, dass es für sie besser lief, bis Greg schließlich im Alter von 61 starb. Das war zwar immer noch früh, aber immerhin hatte Greg bei Weitem länger gelebt, als er es selbst vorausgesagt hatte. Seine beiden älteren Schwestern leben noch, seine beiden jüngeren Brüder sind ebenfalls gestorben. Am Ende war Greg dem Kernschatten, den sein Vater und sein Großvater auf sein Leben geworfen hatten, doch noch zumindest teilweise entflohen und hatte länger gelebt als jeder andere Mann in seiner Familie seit drei Generationen.

Bob und Nell

Bob und Nell lernte ich kennen, als mich eine Assistenzärztin im Krankenhaus in diesem Fall um eine Konsultation bat (siehe **Abbildung 10-3: Bob und Nell 2015**).

Sie fragte um Rat, wie sie der Familie im Umgang mit ihren Erkrankungen helfen könne. Während eines zweistündigen Gesprächs zeichnete ich das Genogramm, und je mehr ich über die Familie erfuhr, desto besorgniserregender erschien mir ihr Risiko für nachfolgende tragische Entwicklungen.

Bob und Nell waren im Vorjahr in die Gegend gezogen. Sie waren beide 48 Jahre alt und seit 26 Jahren verheiratet. Sie hatten vier Kinder, von denen zwei noch zu Hause wohnten, sowie ein Enkelkind, das gerade geboren war.

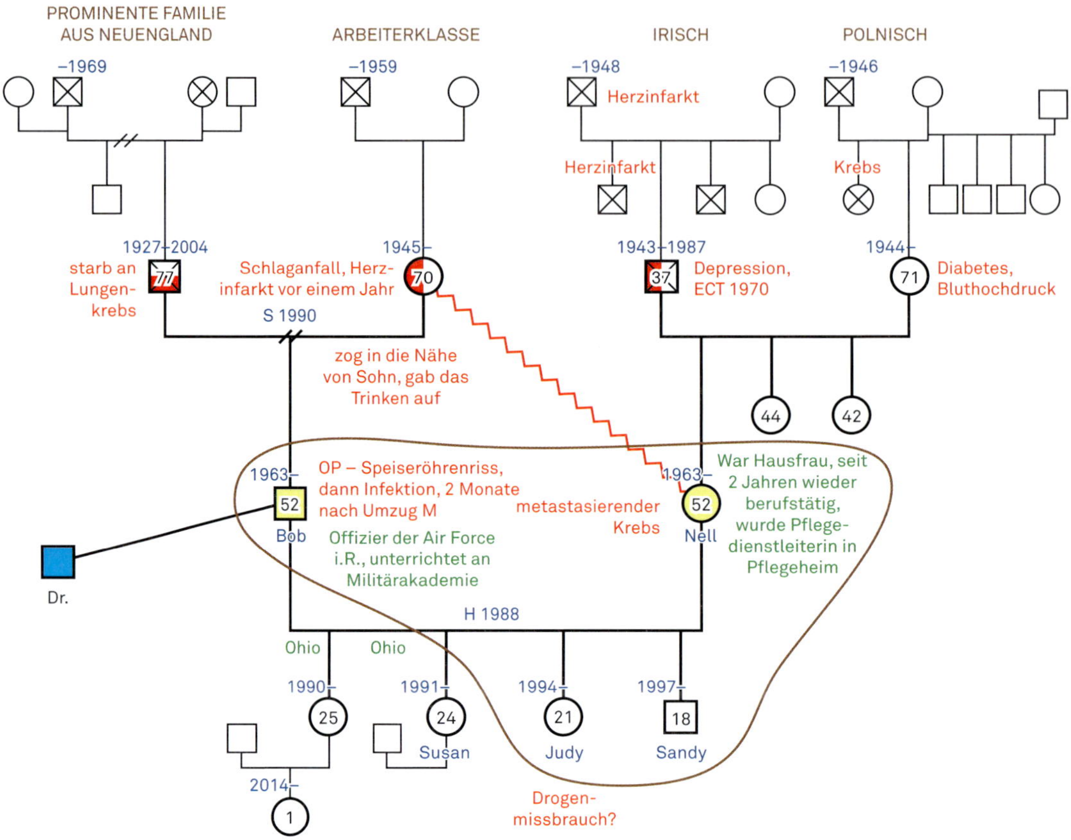

Abbildung 10-3: Bob und Nell 2015

Bob, ein Offizier der Air Force im Ruhestand, unterrichtete an einer Militärschule. Nell war 22 Jahre lang Hausfrau gewesen und hatte gerade drei Jahre zuvor ihre Berufstätigkeit wieder aufgenommen. Vor einem Jahr war sie zur Pflegeleiterin in einem Pflegeheim befördert worden. Ihre erwachsenen Kinder wohnten weit weg.

Bobs Mutter, Vera, stammte aus einer Arbeiterfamilie, hatte aber in eine prominente Familie an der Ostküste eingeheiratet. Vera war streng dagegen gewesen, dass Nell ihr einziges Kind heiratete. Sie hielt sie ihres Sohnes und des Familiennamens für unwürdig. Nells Vater war Arbeiter, seine Eltern aus Irland eingewandert, während die Eltern ihrer Mutter aus Polen in die USA gekommen waren. Trotz Nells wiederholter Versuche, eine freundliche Beziehung aufzubauen, blieb Vera ihr gegenüber feindselig. Bob und Nell nannten sie scherzhaft „den Hausdrachen“.

Im Vorjahr hatte Vera erst einen Schlaganfall, dann einen Herzinfarkt erlitten. Sie weigerte sich, in ein Pflegeheim zu gehen, und zog stattdessen in eine Wohnung in der Nähe von Bob und Nell. Bob meinte, es sei für sie zu gefährlich, Auto zu fahren, also verkaufte sie ihr Auto und war nun auf allen Wegen von Bob und Nell abhängig. Bob klagte, seine Mutter (selbst ein Einzelkind) habe sich schon immer viel zu sehr auf ihn fixiert, kein Geschwister habe ihre Aufmerksamkeit zumindest zeitweise von ihm ablenken können. Trotzdem begann er, das gleiche Muster umgekehrt zu wiederholen, indem er Vera „bemutterte". Nell wusste, dass auf sie alle eine schwierige Phase zukommen würde, und versuchte, das Beste aus der Situation zu machen.

Ein familiäres Muster aus Scheidung und Tod komplizierte die Lage. Bobs Eltern hatten sich ein Jahr nach der Geburt ihres ersten Enkelkinds und zwei Jahre nach Bob und Nells Hochzeit scheiden lassen. Bobs Vater war alkoholkrank und starb an Lungenkrebs, als Bob 39 war. In der vorherigen Generation hatten sich Bobs Großeltern väterlicherseits ebenfalls ein Jahr nach der Geburt ihres ersten Enkelkinds getrennt, und ein Jahr nach der Geburt des zweiten Enkelkinds wurde die Scheidung rechtskräftig.

Veras Vater starb, als sie 13 war. Sechs Jahre zuvor war er im Krankenhaus gewesen und wegen einer schweren Depression mit einer Elektroschocktherapie (ECT) behandelt worden. Die restlichen Lebensjahre war er depressiv und starb, als Nell 24 war. Nells Großvater väterlicherseits war gestorben, als ihr Vater fünf, ihr Großvater mütterlicherseits, als ihre Mutter zwei Jahre alt gewesen war. Mit fünf Jahren verlor Bob seinen Großvater väterlicherseits.

Angesichts dieses Musters der Instabilität beim Hinzukommen neuer Familienmitglieder war die Geburt des jüngsten Enkelkinds und die „Invasion" durch die Mutter/Schwiegermutter auf voraussehbare Weise für die Familie mit Stress verbunden. Das Risiko einer ernsthaften Erkrankung oder gar eines Todesfalls in der Folgezeit war hoch, wenn es der Familie nicht gelingen konnte, die Veränderungen besser zu bewältigen als die früheren Generationen.

Zwei Monate, nachdem Vera in ihre Nähe gezogen war, begann Nell, sich müde und reizbar zu fühlen. Eine Woche später verspürte Bob beim Verzehren eines Stücks Fleisch plötzlich starke Schmerzen und spuckte Blut. Daraufhin musste er wegen eines Speiseröhrenrisses operiert werden, zog sich dabei aber eine postoperative Infektion zu, die den ersten Krankenhausaufenthalt seines Lebens auch noch verlängerte. Die Forschung zeigt, dass starker familiärer Stress mit einer Schwächung des Immunsystems einhergehen kann (Schmidt, 1983).

Einige Tage nach Bobs Entlassung aus dem Krankenhaus musste dann Nell wegen einer schweren Anämie stationär aufgenommen werden und es wurde ein metastasierender Krebs mit unbekanntem Primärtumor festgestellt; sie bekam eine Chemotherapie. Kurz nachdem Nell nach Hause gekommen war, wurde Bob mit einer Infektion rund um seine Milz eingeliefert. Die 21-jährige Tochter Judy weigerte sich, mit der Mutter über ihren Krebs zu reden, und die Assistenzärztin vermutete, dass sie illegale Drogen nahm.

In unserem Gespräch berichteten Bob und Nell offen von ihrem Konflikt mit Vera, lehnten es aber ab, therapeutische Hilfe in Anspruch zu nehmen. Sie hätten alle ihre Probleme stets allein bewältigt und würden in ihrer Kirchengemeinde und im Freundeskreis die nötige Unterstützung bekommen. Mir war sehr unwohl dabei, doch als konsultierender Arzt respektierte ich ihre Wünsche und drang nicht auf ein weiteres Familiengespräch, wie ich dies als behandelnder Arzt getan hätte. Wird eine metastasierende Krebserkrankung diagnostiziert, können gezielte Gespräche mit der Familie und dem Hausarzt oder einem Psychotherapeuten der Familie durchaus helfen, die damit verbundenen Belastungen besser zu bewältigen. Ist die Behandlung nicht erfolgreich, können Familiengespräche einen würdevollen Sterbeprozess und die Familie in ihrer Trauer unterstützen (Worby & Babineau, 1974).

In den nächsten 11 Monaten musste Vera wegen unklarer Beschwerden mehrfach ins Krankenhaus, und Nell unterzog sich einer (erfolglosen) Krebsbehandlung. Weil er so oft bei seiner Frau und seiner Mutter im Krankenhaus war, verbrachte Bob nur wenig Zeit mit den Kindern. Ihr Hausarzt bot weiterhin eine therapeutische Beratung an, doch sie lehnten wiederholt ab. Im März 2016 starb Nell an Komplikationen im Zusammenhang mit ihrer Krebserkrankung. Zwei Familienmediziner sprachen während der Trauerphase mit einzelnen Familienmitgliedern, doch eine Familienberatung oder -therapie lehnte Bob auch jetzt noch ab.

Drei Monate nach Nells Tod nahm sich Bob mit einer Pistole das Leben. Seine Mutter überlebte beide um weitere zwei Jahre. Meine Vermutung ist, dass Bob es nicht länger ertragen konnte, ohne seine Frau zu leben und gleichzeitig bei seiner Mutter wieder „an der Nabelschnur zu hängen“. Zu Beginn von Nells Krebsbehandlung hatte Vera ihn gedrängt, „nicht zu lange zu warten, wenn sie gestorben ist, und dir eine neue Frau zu suchen, die besser zu dir passt“. Mir taten vor allem aber die Kinder leid, besonders die beiden, die noch zu Hause lebten und nun beide Eltern kurz hintereinander verloren hatten. Trotzdem konnte ich Bob wegen seiner Entscheidung nicht verurteilen. Ich denke, er hat die aus seiner Sicht einzige Lösung aus einer furchtbaren Situation gewählt. Hätte ich die Chance gehabt, danach mit seinen Kindern zu sprechen, wäre es das gewesen, was ich ihnen wohl hauptsächlich gesagt hätte.

Ein Genogramm zu erstellen kann Ärzten manchmal helfen zu verstehen, warum Menschen Entscheidungen treffen, die der Arzt als schlecht, irrational oder gar moralisch falsch empfindet. Eine unserer Aufgaben als Familienmediziner ist es zu versuchen, nicht über Patienten zu urteilen. Die Akzeptanz für die Autonomie der Patienten zu fördern, die auch das Recht einschließt, fragwürdige Entscheidungen zu treffen, kann eine der nützlichsten Funktionen von Genogrammen in schwierigen Situationen sein.

Larry und Connie

Als Larry und Connie das erste Mal in meine Praxis kamen, wollten sie einfach nur ihren neuen Arzt kennenlernen. Larry war ein 44-jähriger promovierter Wissenschaftler, der in der Forschung arbeitete, Connie eine 35-jährige Hausfrau. Die ersten Genogrammdaten umfassen ihre zwei Jahre zurückliegende Heirat – Larrys zweite und Connies dritte Ehe. Larrys erste Frau, Sarah, hatte an einer bipolaren Störung gelitten und die gemeinsamen Kinder verbal und körperlich misshandelt. Vor drei Jahren hatten sie sich getrennt. Sechs Monate vor Larrys und Connies Hochzeit hatte sich Sarah im

Wochenendhaus der Familie das Leben genommen. Seitdem bringen Wochenendausflüge dort nicht mehr unbedingt unbeschwerte Entspannung.

Abgesehen von gelegentlichen Stimmungsschwankungen war Larry gesund. Connie litt unter chronischer Angst, wiederkehrender Depression und einer leichten Bewegungsstörung. Sie kämpfte mit der häufig schwierigen Rolle als Stiefmutter für Larrys 12-jährigen Adoptivsohn, Bert, und seine achtjährige leibliche Tochter, Briana. Bei Bert wurde mit fünf Jahren eine Aufmerksamkeitsdefizitstörung diagnostiziert, die sich durch die Einnahme von Methylphenidat stark verbessert hatte. Connies 16 und 14 Jahre alte Söhne lebten in Kansas bei ihrem ersten Ex-Mann. Wenn sie in den Ferien zu Besuch kamen, wurde die Situation noch komplizierter.

In den folgenden fünf Jahren kamen Larry und Connie einzeln, als Paar und als ganze Familie zu einer Reihe von Beratungsgesprächen. Einige davon waren präventiv, andere von Krisen ausgelöst. Bei den Krisen ging es meist um die Kinder, aber Connie hatte auch Phasen der Verzweiflung, die eine Einzel- oder Paarberatung notwendig machte.

Das Genogramm (siehe **Abbildung 10-4: Larrie und Connie 1985**) zeigte ein starkes Muster instabiler Beziehungen. Larrys Eltern wurden geschieden, als er ein Jahr alt war. Larrys Vater hatte noch zweimal geheiratet und mit der zweiten Frau eine Tochter bekommen. Seine Mutter heiratete noch viermal und ließ sich viermal scheiden; mit ihrem zweiten Mann hatte sie drei Söhne. Connies Eltern ließen sich scheiden, als sie und ihre eineiige Zwillingsschwester 11 Jahre alt waren. Ihr Vater hatte zwei Kinder aus einer früheren Ehe; er war 55 Jahre alt, als sie geboren wurde, und starb, als sie 30 war. Ihre Mutter war 18 Jahre jünger als Connies Vater. Gerüchten in ihrem Heimatdorf zufolge war der Kinderarzt ihrer älteren Halbgeschwister ihr leiblicher Vater. Ihre Mutter heiratete noch zweimal und ließ sich zweimal

Abbildung 10-4: Larrie und Connie 1985

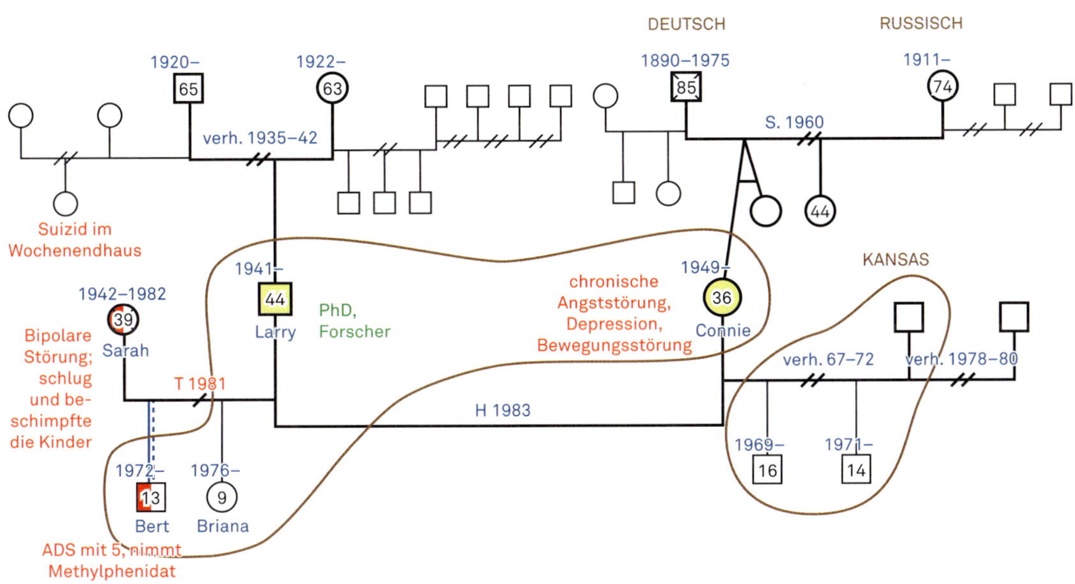

scheiden. Connie bekam einige Unterstützung von ihrer Zwillingsschwester, nicht aber von ihrer Mutter und ihren beiden älteren Halbgeschwistern, die alle weit weg wohnten. Weil es in der Elterngeneration so viel zu dokumentieren gab, wurden die spärlichen Informationen, die sich über die Großeltern ermitteln ließen, aus dem Genogramm herausgelassen.

Die Beratung schien Larry und Connie zu helfen, ihre Partnerschaft zu stärken, doch die Elternschaft blieb für sie beide ein Kampf. Vor allem die Teenagerjahre von Larrys Kindern waren steinig: Bert war schlecht in der Schule, trank Alkohol, nahm illegale Drogen und hatte mehrere depressive Phasen, bis es ihm schließlich etwas besser ging; Briana bekam im Alter von zehn Jahren erste Depressionen, reagierte aber besser auf die therapeutische Begleitung, kam gut durch Pubertät und junges Erwachsenenalter. Jetzt arbeitet sie als medizinische Masseurin und Homöopathin und hat eigene Kinder.

Auch wenn das Genogramm starke familiäre Muster offenbart, die sich durch Beratung lindern lassen, können manche Muster absolut hartnäckig sein. Vor Kurzem hörte ich, dass Larry und Connie sich am Ende doch scheiden ließen und inzwischen zum dritten bzw. vierten Mal verheiratet sind.

Linda, Patrick und Gino

Linda, eine ledige 23-jährige Atemtherapeutin, kam das erste Mal in unsere Praxis, als bei ihr zweimal die Regel ausgeblieben war. Als sich herausstellte, dass sie schwanger war, freute sie sich sehr, hatte aber Angst vor der Reaktion ihrer Familie. Ihr Genogramm (siehe **Abbildung 10-5: Linda, Patrick und Gino 2000**) zeigte, dass sie mit ihrer katholischen Mutter und drei jüngeren Geschwistern zusammenlebte. Ihre Eltern hatten sich kürzlich scheiden lassen. Ihre Mutter litt unter Depressionen und hatte drei Jahre zuvor einen Suizidversuch unternommen. Eine ihrer jüngeren Schwestern war immer wieder einmal depressiv. Der jüngere Bruder ihres Vaters und ihr Vater waren durch Alkoholmissbrauch gestorben. Linda war seit drei Jahren (also dem Jahr des Suizidversuchs ihrer Mutter) mit Patrick verlobt.

Zu Lindas Erleichterung sicherten ihr der Verlobte, ihre Mutter und ihre Geschwister sofort ihre Unterstützung zu. Ihr Vater erging sich zunächst in Schuldzuweisungen. (Sein Vater und Bruder waren beide in jungen Jahren an Alkoholmissbrauch gestorben, und er war selbst in einer emotional volatilen Familie aufgewachsen.) Nach einer Weile war aber auch er positiv eingestellt. Nach einer komplikationslosen Schwangerschaft und Geburt kam Gino zur Welt.

Etwa zehn Minuten nach der Geburt nahm Ginos Atemfrequenz stark zu und ein Neonatologe übernahm seine Versorgung auf der Neugeborenen-Intensivstation. Es wurde bei ihm eine Eventration des Zwerchfells festgestellt – ein Zustand, bei dem sich das Zwerchfell nicht tief genug nach unten zieht, sodass sich die Lungen nicht ausreichend füllen können. Der Neonatologe meinte, der Defekt könnte sich von selbst korrigieren.

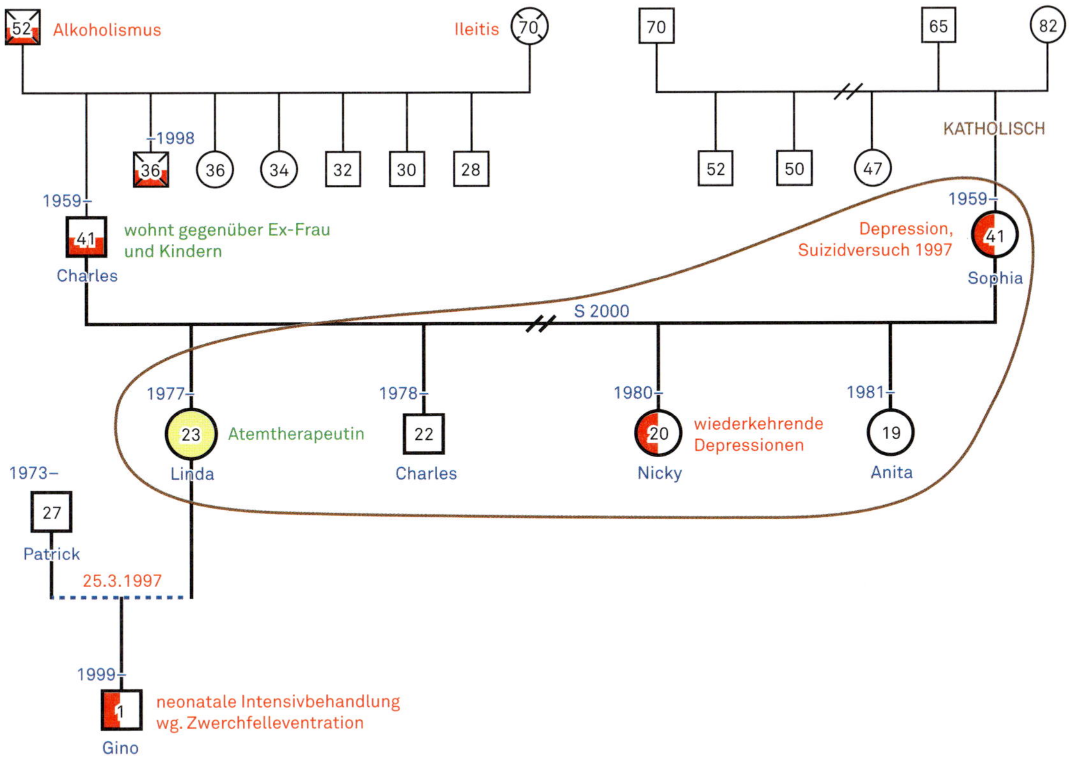

Abbildung 10-5: Linda, Patrick und Gino 2000

Weniger als 24 Stunden später wurde Gino intubiert und an eine Beatmungsmaschine angeschlossen. Eine Durchsicht der medizinischen Fachliteratur zum Thema Zwerchfelleventration und ein Anruf bei einem Experten für dieses seltene Phänomen ergab die Empfehlung, sofort zu operieren, um das Zwerchfell weiter nach unten zu ziehen. Dies erweitert das Lungenvolumen, erlaubt eine normale Proliferation des gesamten Atemapparats und beugt irreversiblen Narben an der Lunge vor (Langer et al., 1988). Der Neonatologe zögerte jedoch, der Operation zuzustimmen. Der einzige Chirurg in der Gegend, der diesen Eingriff jemals durchgeführt hatte, empfahl ebenfalls, noch ein wenig abzuwarten.

An seinem vierten Lebenstag wurde Gino von der Beatmungsmaschine abgenommen. Seine Mutter, Großmutter und Tante stellten mir viele Fragen. Um den Neonatologen und Chirurgen nicht zu unterminieren, hielt ich meine Meinung als Nichtexperte, nämlich dass der Junge so bald wie möglich operiert werden sollte, noch zurück.

In den nächsten vier Wochen verbesserte sich Ginos Zustand unter kontinuierlicher Sauerstoffgabe nur marginal. Am 18. Februar traf ich mich mit der Familie und riet nun offen zu einer Operation – je schneller, desto besser. Doch die Familie zögerte. Sie wollten immer noch glauben, dass Gino es am Ende doch allein mit unterstützender Pflege schaffen könnte. Am 23. Februar erlitt Gino eine ausgeprägte hypoxämische Episode und musste wieder beatmet werden. Ich traf mich mit der Familie und drängte erneut auf eine baldige Operation. Als ich kurz darauf die Stadt verließ, um zu einem Fachkongress zu fahren, fühlte ich mich frustriert, traurig und besorgt.

Auf dem Kongress der Society of Teachers of Family Medicine nahm ich an einem Workshop über Heilzeremonien des Familienmediziners Howard Silverman teil. Dazu gehört eine tatsächliche Zeremonie, bei der die Teilnehmer herausfinden sollten, warum sie an dem Workshop teilnahmen. Ich war wegen meiner Gefühle zu Ginos Situation gekommen.

Ich kam zu dem Schluss, dass eine Zeremonie auch für Ginos Familie und für mich hilfreich sein könnte. Nach Hause zurückgekehrt, fuhr ich gleich ins Krankenhaus. Die Mutter und die Großmutter saßen an Ginos Bettchen. Der Chirurg hatte die Operation in drei Tagen angesetzt. Ich erzählte ihnen von der Idee mit der Zeremonie und sie sagten, sie hätten großes Interesse. Ich holte die nötigen Materialien und fuhr zum Haus der Familie. Einzelheiten dieser Zeremonie habe ich in einer anderen Publikation beschrieben (Crouch, 2016). Dabei konzentrierten wir uns darauf, alte Hoffnungen loszulassen und neue, realistischere Erwartungen für Ginos Zukunft herauszubilden.

Die Zeremonie öffnete die Tür für ein offenes Gespräch über alles, was in der Zeit an Gefühlen hochgekommen war. Sie linderte unsere Angst und Frustration und gab uns die Kraft, einander zu helfen und besser mit der Situation zurechtzukommen. An der Heilzeremonie teilzunehmen, linderte auch die Schuldgefühle, die wir alle verspürten. Selten habe ich mich so sehr als Heiler gefühlt wie in diesem Moment.

Gino absolvierte mit Bravour zwei Operationen in einwöchigem Abstand, eine für jede Seite seines Zwerchfells. Eine Woche später durften ihn seine Eltern mit nach Hause nehmen, allerdings brauchte er weitere dreieinhalb Monate zusätzlichen Sauerstoff. Bei allen Nachuntersuchungen zeigte er ein gutes Wachstum und machte langsame, aber stetige Entwicklungsfortschritte.

In den folgenden zehn Jahren wuchs Gino zu einem normalen, aktiven Jungen heran. Er kam gut in der Schule mit und schnitt bei sprachlichen und mathematischen Tests deutlich besser ab als seine Altersgenossen. Er war eine mitfühlende, sanfte Seele, liebte Tiere, ging mit seinem Onkel zum Angeln und fuhr für sein Leben gern Fahrrad. Er übertraf alle Hoffnungen, die wir in den zukunftszugewandten Momenten der Zeremonie zum Ausdruck gebracht hatten.

Hätte ich nicht durch das Genogramm, das ich ursprünglich mit Linda erstellt hatte, ein Bild von der „ganzen Familie" gewonnen, hätte ich nicht den Mut gehabt, ihnen die Zeremonie vorzuschlagen. Die über das Genogramm gewonnenen Informationen über die depressiven Erkrankungen, Alkoholprobleme und Beziehungskonflikte in der Familie ließen mich besonders respektvoll und vorsichtig agieren, wenn ich mit der Familie über Fragen von Leben und Tod sprach.

Unkonventionelle Dinge wie solche Zeremonien durchzuführen, liegt außerhalb der Komfortzone vieler Ärzte. In jedem Fall aber sollten sie, wenn sie von der Erkrankung eines Patienten besonders mitgenommen oder betroffen sind und nicht wissen, wie sie reagieren sollen, dazu ermutigt werden, eine passende Konsultation in Anspruch zu nehmen. Dies ist eine weitere Möglichkeit, „die Büchse der Pandora zu schließen", wenn das Genogramm toxische Probleme offenlegt.

Das Genogramm der Familien- und Allgemeinmedizin

Schon vor längerer Zeit habe ich die mutmaßliche Abstammungslinie der Familien- und Allgemeinmedizin in Genogrammform gefasst. Auch wenn dieser Ansatz auf den ersten Blick etwas sexistisch wirken mag, scheint die Darstellung doch immer noch eine gewisse metaphorische Plausibilität zu besitzen (Crouch, 1989). In der aktualisierten Version (siehe **Abbildung 10-6: Genogramm der Familien- und Allgemeinmedizin**) wurden Familien- und Allgemeinmedizin 1969 als Zwillingsnachkömmlinge der alten Praktischen Medizin (dem Vater) geboren. Unklar ist, wer die Mutter war – soziale Verantwortung, professionelle Pflege, politische Zweckmäßigkeit?

Aus der ersten Ehe mit dem Humanismus hatte der Großvater väterlicherseits, die Allopathie, zwei Söhne (Praktische Medizin und Innere Medizin) sowie zwei Töchter (Pädiatrie und Psychiatrie), gefolgt von einem weiteren Sohn (medizinische Spezialisierung) mit der zweiten Frau, einer verführerischen Sirene namens High Technology. Letztere hatte bereits einen Sohn (Chirurgie) von ihrem früheren Partner, dem alten Baderwesen. Eines der Geschwister der Allopathie, die Osteopathie, hat ihrerseits zahlreiche Kinder und Enkelkinder hervorgebracht, die teilweise in die Allopathie eingeheiratet haben. Das andere Geschwister, die Homöopathie, hat relativ wenige Nachfahren, die mit dem Rest der Medizinfamilie nur noch wenig zu tun haben.

Familien- und Allgemeinmedizin sind im mittleren Alter, und es besteht durchaus das Risiko einer Midlife-Crisis. In den 1970er- bis 1990er-Jahren hatte die Familienmedizin eine längere Affäre mit der biopsychosozialen Medizin. Die familienorientierte Versorgung und die familienorientierte Forschung, die in dieser Zeit zur Welt kamen, sind in ihrem Wert noch häufig unterschätzte Abkömmlinge der Familienmedizin – keine direkten Kinder zwar, aber doch Kinder im Geiste (wie John Snow in *Game of Thrones*).

Mit der ersten Frau, der gesteuerten Gesundheitsversorgung („Managed Care"), zeugte die Allgemeinmedizin das Primärversorgungsmodell. Die Allgemeinmedizin, später auch die Familienmedizin, vermählten sich mit einer weiteren verführerischen Sirene, der elektronischen Krankenakte, die dem Patienten die ungeteilte Aufmerksamkeit des Arztes streitig machte und für Ablenkung von der eigentlichen Arzt-Patienten-Kommunikation sorgte (Crouch, 2004). Später brachte die Familienmedizin dann noch das Patient-Centered-Medical-Home-Model hervor. Die Cousins versuchen sich im mal mehr, mal weniger harmonischen Zusammenspiel mit ihren Eltern.

Sowohl in der Familien- als auch in der Allgemeinmedizin vollzieht sich eine Geschlechtsumwandlung von männlich zu weiblich. Der Anteil der von Frauen geführten allgemeinmedizinischen Praxen liegt in den USA inzwischen bei über 50 %, in der familienmedizinischen Ausbildung sieht es ähnlich aus. Es wird interessant sein zu sehen, wie sich dieser Wandel auf den

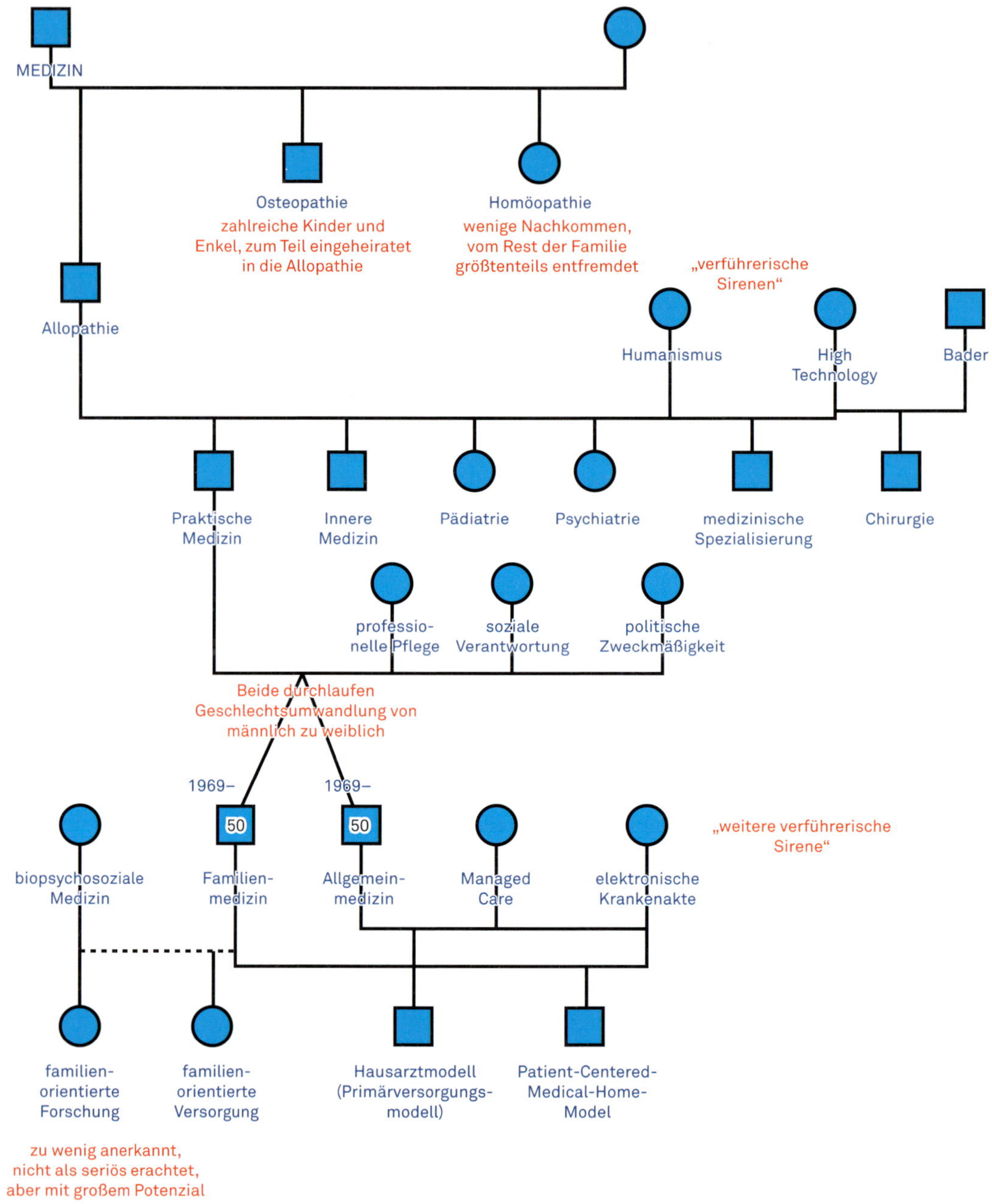

Abbildung 10-6: Genogramm der Familien und Allgemeinmedizin

Ethos und die Entscheidungsfindung in beiden Disziplinen auswirken wird. Beflügelt von den Fortschritten in der Genomik, wird die familienorientierte Forschung und Versorgung vielleicht eine neue Blüte erleben und reiche Früchte tragen, die sich als noch wirkungsvoller erweisen könnten als die frühen Erfolge in den 1980er-Jahren.

Als das Patient-Centered-Medical-Home-Modell 2004 als neues Konzept der Familienmedizin erstmals vorgelegt wurde (Green et al., 2004), wurde die familiensystemische Ausrichtung aus den Zielen für das Gesundheitssystem des 21. Jahrhunderts gestrichen, obwohl es ein Schlüsselmerkmal der Familienmedizin gewesen war. Die einzige kurze Erwähnung fand sich in der allgemeinen Präambel: „... Gesundheit und Krankheit ... sind mitbestimmt vom Kontext der Patienten als Mitglieder ihrer Familie und Community." Auch wenn „der ganze Mensch" gesehen werden soll, bietet der individualistische Fokus der operationalen Merkmale des Patient-Centered-Medical-Home-Modells keine Richtlinien, Anreize oder Belohnung für eine familienorientierte Behandlung.

Erst 2001 bekam die Website der American Academy of Family Physicians eine Rubrik mit dem Titel „Fakten zur Allgemeinmedizin". Darin fand sich diese Aussage:

> *Die Allgemeinmedizin ist das medizinische Spezialgebiet, das jedem Einzelnen und den Familien eine kontinuierliche und umfassende Betreuung bietet. Als Spezialgebiet ist es in seiner ganzen Breite in die biologischen, klinischen und verhaltensorientierten Wissenschaften integriert (Gutierrez & Scheid, 2019).*

Inzwischen ist diese Rubrik verschwunden und das Selbstverständnis des Fachgebiets in dem schwer zu findenden Text mit dem Titel „Über uns" aufgegangen. Die Berufsorganisation der Allgemeinärzte scheint die familienorientierte Behandlung ebenso wie die Verankerung in der Verhaltenswissenschaft abgelegt zu haben.

Im Gegensatz dazu rät Stanges inspirierender Artikel „Holding On and Letting Go" von 2016 zukünftigen Allgemeinmedizinern dringend dazu, die Gründungswerte der Disziplin in Ehren zu halten, die sich an unsere sich in rasantem Tempo weiterentwickelnde Gesellschaft durchaus anpassen ließen. Er fragt:

> *Was, wenn wir uns entscheiden, auch in unserem neuen Informationszeitalter unser grundlegendes Verständnis, dass eine gute Gesundheitsversorgung nicht nur eine Ware ist, sondern eine auf den Grundsätzen von Partnerschaft und Vertrautheit mit den betroffenen Individuen, ihren Familien und ihren sozialen Kontexten beruhende Beziehung, zu erhalten und zugleich mit neuem Inhalt zu füllen?*

Mein Gedanke dazu: „Möge es so sein." Oder wie Westley in dem Film *Die Braut des Prinzen* zu Buttercup sagt: „Wie Ihr wünscht."

Freude bei der Arbeit mit Genogrammen

Mehr als 20 Jahre lang routinemäßig für meine Patienten Genogramme erstellt zu haben, hat mich zu einem besseren Familienmediziner gemacht, und zwar sowohl in diagnostischer als auch in therapeutischer Hinsicht. Der

Einsatz von Genogrammen hat meine Beziehung zu Patienten und Familien verbessert. Genogramme machen Menschen Mut, ihre Geschichten zu erzählen. Ihre Geschichten zu hören und sich von ihnen berühren zu lassen, war für mich der lohnendste Teil meiner Arbeit. Diese Patientengeschichten habe ich immer am allermeisten geschätzt. Der jüngeren Generation von Familienmedizinern und allen anderen, die im Gesundheitssystem arbeiten, wünsche ich, dass sie erkennen, wie wertvoll es ist, sich auf systemische Weise mit ihren Patienten zu verbinden, und in welchem Ausmaß Genogramme ihr eigenes und das Leben ihrer Patienten bereichern können.

11

Genogramme im Familienspiel

Mit Eliana Gil, Ph. D.

Familienspielgenogramme bieten eine natürliche Erweiterung der diagnostischen und therapeutischen Vorteile von Genogrammen. Entwickelt wurden sie von Eliana Gil, mit der uns eine langjährige Zusammenarbeit verbindet. Im Familienspiel vereint sich die bewährte Struktur der Genogramme mit dem spielerischen Einsatz von Miniaturfiguren – also Menschen, Tieren und Gegenständen aller Art –, um Kindern wie Erwachsenen die Gelegenheit zu geben, imaginäre Genogramme zu schaffen, die wichtige Hinweise auf Diagnose- und Interventionsmöglichkeiten geben können. Auf diese Weise lassen sich Genogramme sehr eindrucksvoll zum Leben erwecken. Eine noch ausführlichere Erklärung und Illustration dieser Technik finden Sie in unserem Video *Using Family Play Genogramms in Psychotherapy* unter www.psychotherapy.net. Für eine weitere interessante, eher kunsttherapeutisch ausgerichtete Erweiterung von Genogrammen siehe Deborah Schroder (2015), *Exploring and Developing the Use of Art-Based Genograms in Family of Origin Therapy*.

Vor der Erstellung eines Familiengenogramms wählen die einzelnen Familienmitglieder aus einer Sammlung von Miniaturfiguren (Menschen, Tiere, Gegenstände) jeweils eines für jedes Familienmitglied aus und stellen es auf ein größeres Stück Papier (Posterformat). In der Regel werden dabei interessante Informationen darüber zutage gefördert, wie die Familienmitglieder einander sehen, was sich natürlich auch auf längst verstorbene Familienmitglieder erstrecken kann. Die Diskussionen, die darüber entstehen, wer welche Miniaturfigur gewählt hat, setzen Kreativität und Fantasie frei, helfen die Familiengeschichte zu klären und ihre Sicht der verschiedenen Beziehungen und Konflikte zu erweitern. Manchmal beeinflussen in der Familie weitererzählte Anekdoten, Gerüchte und Legenden die Wahl der symbolischen Figuren; durch Hörensagen gewonnene Eindrücke werden dann höher bewertet als das Wissen aus erster Hand. Diese Eindrücke können mithilfe von Familienspielgenogrammen weiter exploriert werden, da sie den Familienmitgliedern die Gelegenheit geben, neue Narrative herauszubilden und dabei auf dem aufzubauen, was sie bereits über andere Mitglieder der erweiterten Familie gehört haben.

Die Miniaturfiguren können als Ausgangspunkt dafür dienen, sowohl allgemein bekannte als auch bisher geheime Details der Familiengeschichte offen anzusprechen. Wie beim Psychodrama (Moreno, 2019) und bei der Familienskulptur (Papp et al., 1973), wo die Teilnehmer gebeten werden, veränderte Beziehungen in der Zukunft zu visualisieren und darzustellen, kann das auf Genogrammen basierende Familienspiel die Schaffung imaginärer Genogramme umfassen, mit deren Hilfe die Familienmitglieder ihre Beziehungen zueinander in eine erhoffte Zukunft transportieren und unter anderen Vorzeichen spielerisch ausleben können. Das Spiel mit den Figuren ermöglicht häufig eine größere Flexibilität bei der Vorstellung von Veränderungsmöglichkeiten, auch wenn den Beteiligten klar ist, dass sich die Vergangenheit nicht mehr ändern lässt, wohl aber ihr Umgang damit.

Familienspielgenogramme besitzen in der Familientherapie auch ein transformatives Potenzial. Wie andere Formen der Spieltherapie erlauben sie den Betroffenen, ihren inneren Erfahrungen Ausdruck zu geben, indem sie die eigenen Gedanken, Gefühle und Fantasien sich selbst und den anderen Familienmitgliedern gegenüber in einer imaginären Miniaturwelt zum Ausdruck bringen. Die Miniaturen bieten anschauliche, aber auch spielerische Repräsentationen, die verdeutlichen können, was die einzelnen Familienmitglieder trennt oder verbindet. Die Technik kann bei einem fünfjährigen Kind ebenso zum Einsatz kommen wie bei einer 85-jährigen Urgroßmutter. Sie eignet sich für die Arbeit sowohl mit Einzelpersonen wie auch mit größeren Personengruppen, bei denen ein Vergleich der unterschiedlichen Sichtweisen zusätzliche Einsichten bringen kann.

Die Vorlage vorbereiten

In der Regel zeichnet man bereits im Vorfeld das grundlegende Genogramm der Familie auf ein großes Blatt Papier im Posterformat. Die Familienmitglieder werden gebeten, alle für das Beziehungsgeflecht wichtigen Personen, leibliche wie nicht leibliche Familienmitglieder, aber auch Freundinnen und Freunde sowie Haustiere hinzuzufügen.

Die Figuren aufstellen

Ist die Zeichnung komplett, werden die Beteiligten gebeten, für jede Person im Genogramm (auch für sich selbst) jeweils eine der auf einem Tisch ausliegenden Miniaturfiguren auszuwählen und auf die jeweiligen Kreise oder Vierecke in der Zeichnung zu setzen. Wichtig ist, ihnen dafür so viel Zeit zu lassen wie notwendig; anschließend kann dann über die getroffene Auswahl gesprochen werden. Kleine Kinder kommen oft besser damit zurecht, die Figuren einzeln auszuwählen, brauchen aber Hilfe dabei, sie auf das passende Symbol zu setzen. Eher zurückhaltenden Kindern kann man auch Beispiele für konkrete und abstrakte Wahlentscheidungen geben, um sie zu ermutigen, alle Möglichkeiten auszunutzen.

Manche Klienten wählen mehr als eine Figur zur Darstellung eines Familienmitglieds. Darin kann sich sowohl die Ambivalenz als auch die besondere Komplexität einer Beziehung widerspiegeln. Leben Kinder in Pflegefamilien oder anderen Situationen, in denen sie zahlreiche Bezugspersonen haben, kann es hilfreich sein, mehrere Genogramme zu zeichnen und immer wieder das Gespräch über die verschiedenen Konstellationen zu suchen, damit die vielen Informationen verarbeitet werden können, ehe das Genogramm zu „vollgestellt“ wird.

Mehrere Familienmitglieder können zum Beispiel gebeten werden, eine Figur für jedes Mitglied ihres gegenwärtigen Haushalts (einschließlich Haustiere) auszuwählen. Anschließend kann man über die getroffene Auswahl sprechen. Von dieser Grundformation aus können Pflegekinder in Pflegefamilien frühere Familienkonstellationen abbilden oder man kann erwachsene Klienten bitten, Teilbereiche der erweiterten Familie darzustellen. Darin können auch wichtige Bezugspersonen aus dem Freundeskreis, der Schule oder evtl. vorhandenen therapeutischen Zusammenhängen sowohl aus der Vergangenheit als auch aus der Gegenwart mit einbezogen werden. Auf diese Weise gewinnt der Therapeut einen komplexen und doch übersichtlichen Einblick in die Beziehungswelten seiner Klienten.

Abwechselnd können die beteiligten Familienmitglieder sich nun ihre Auswahl der Figuren erläutern. Gemeinsam erforschen sie so die Bedeutung der Gegenstände, die sie für die verschiedenen Familienmitglieder gewählt haben. Der Therapeut beobachtet den Auswahlprozess ebenso wie die Interaktion der Familienmitglieder untereinander, die ebenfalls wichtige Aufschlüsse über familiäre Muster geben kann. Ein gleichzeitiges Wählen der Figuren fördert weitere diagnostisch relevante Informationen zutage. Entstehen Konflikte um bestimmte Figuren, kann der Therapeut gleich Stil und Muster der Problemlösung beobachten. Haben alle ihre Auswahl getroffen, werden die Familienmitglieder aufgefordert, sich das Familienspielgenogramm anzuschauen, Kommentare zu machen und Fragen zu stellen. Besser als die direkte Frage, zum Beispiel warum ein bestimmtes Objekt gewählt sei, können Fragen einen offenen Dialog darüber anzustoßen, in dem die Betroffenen freiwillig in erzählerischer Form vielfältige Informationen über die Figuren und deren Beziehungen geben. („Hat eine Auswahl Sie überrascht?“ oder: „Welche Figur entspricht Ihrem Bild von der Person am ehesten?“)

Wer als Erstes spricht, legt tendenziell den Tonfall und die Art der gegebenen Informationen fest. Daher kann es hilfreich sein, den Dialog zwischen den Familienmitgliedern mit möglichst offenen Fragen und Aufforderungen zu fördern, zum Beispiel: „Erzählen Sie mir mehr darüber.“

Der symbolische Charakter der Figuren macht sie zu faszinierenden Instrumenten beim Ausloten bisher unerkannter familiärer Eigenheiten und Muster im Rahmen eines zugleich kreativen und fantasievollen Formats. Selbst schwierige Beziehungen lassen sich so leichter humorvoll wiedergeben und individuelle Stärken können sich klarer zeigen. Eine Klientin, die auch in dem Video auf www.psychotherapy.net zu sehen ist und in ihrem Leben viele traumatische Erlebnisse zu verarbeiten hatte, wählte zum Beispiel eine ziemlich kleine Figur für ihren Ex-Ehemann. Im Gespräch darüber sagte sie, ihr Ex-Mann habe auf sie früher überdimensional groß und bedrohlich gewirkt, spiele jetzt aber nur noch eine sehr viel kleinere Rolle in ihrem Leben; die geradezu lächerlich kleine Cowboyfigur könne dies sehr gut wiedergeben. Dieselbe Frau wählte die Figur einer indigenen Frau mit vielen kleinen Babys auf dem Rücken als Darstellung für sich selbst und erklärte dies damit, dass sie über viele Jahre hinweg nur mit der Versorgung ihrer Kinder beschäftigt gewesen sei. Durch die Wahl der Figur brachte sie die wahrgenommene Belastung zum Ausdruck, konnte aber gleichzeitig über die ganz und gar mit Babys bepackte Puppe lachen. Die humorvolle Darstellung erlaubte es ihr, sich selbst und ihre Situation anzunehmen.

Ihre jugendliche Tochter wählte für die Darstellung der Mutter die „wandelnden Zähne" - einen kleinen Mund zum Aufziehen, der sich auf kleinen Füßen fortbewegen konnte. Die Tochter habe in letzter Zeit viel Groll gegen die Mutter verspürt. Die gewählte Figur erzählte von der Frustration der Tochter über die Mutter, die ihr einfach „zu viel redete", aber auch von einem gewissen lächerlichen Aspekt ihrer Interaktion. Im Gespräch darüber lernten die beiden viel darüber, wie die jeweils andere sie und ihre Beziehung wahrnahm. Aber auch die ähnliche bzw. unterschiedliche Wahrnehmung der anderen Familienmitglieder wurde bald diskutiert. Über ihre Wahrnehmungen zu sprechen, gab ihrer bis dahin allzu stark auf die Konflikte zwischen ihnen fokussierten Interaktion einen neuen Impuls. Sie begannen, sich selbst in einem größeren Kontext zu sehen, der viel Verbindendes enthielt.

Haben sich die Familienmitglieder über die gewählten Figuren ausgetauscht, sollte man um die Erlaubnis bitten, von dem Familienspielgenogramm ein Foto schießen zu dürfen. Ein Exemplar sollte die Familie mit nach Hause bekommen, um weitere Gespräche zu fördern, ein anderes bei dem Therapeuten bleiben, um das Familienspielgenogramm zu einem späteren Zeitpunkt für eine Fortsetzung des therapeutischen Dialogs rekonstruieren zu können.

Einsatz von Familienspielgenogrammen zur Belebung des therapeutischen Prozesses

Die Familienspieltechnik umgeht häufig den Widerstand seitens der Klienten und kann sehr offene Aussagen über sie selbst und andere zum Vorschein bringen, die sonst möglicherweise so nicht gefallen wären. Das liegt unter anderem daran, dass die Geschichten, die Menschen über sich selbst, ihre Kindheit und ihre Angehörigen erzählen, im Laufe der Zeit erstarren und eine starke Eigendynamik entwickeln, was zu eingefahrenen Denkmustern und zum Ausschluss bestimmter Informationen führen kann.

Das gemeinsame Erstellen von Genogrammen in der Familientherapie gilt seit Langem als wichtiges Mittel zum Sammeln und Organisieren von Informationen über familiäre Strukturen sowie generationenübergreifende Beziehungskonstellationen und Muster von Erfolg und Misserfolg, Nähe und Distanz sowie Beziehungsabbrüchen. Genogramme verhelfen sowohl dem Therapeuten als auch der Familie zu einem tieferen Verständnis des jeweiligen Familiensystems und der Familiengeschichte und vermitteln neue Einsichten über familiäre Muster und bedeutende Lebensereignisse.

Ähnlich wie bei der Visualisierung erlauben spielerische Elemente eine gezielte Aktivierung der Fantasie. Sie ermöglichen außerdem eine Externalisierung des Problems, wie sie in der rein verbalen Therapie oft schwierig ist. Viele empfinden sich durch kulturelle und persönliche Prägungen beim Sprechen über ihre Probleme eingeschränkt. Schuldgefühle wegen einer möglichen Disloyalität; die Befürchtung, schwierige Punkte allein durch die Aussprache noch zu vergrößern; die Angst, durch das Einräumen von Problemen als verletzlich oder schwach angesehen zu werden, lassen häufig Hemmungen entstehen. In all diesen Fällen erlaubt das Familienspiel einen sanfteren Übergang zu schwierigem oder emotional belastendem Material.

Die Nutzung von Symbolen, um mit sich selbst und anderen zu kommunizieren, ermöglicht verschiedene Prozesse. Fühlt sich ein Klient von seinen Problemen überwältigt, kann das „Miniaturisieren" ein erster Schritt sein, sie in den Griff zu bekommen. Die Spieltherapie erlaubt den Klienten, Gegenstände mit Emotionen oder Persönlichkeitszügen zu belegen. Die spielerische Situation schafft eine Distanz zu schmerzlichen Themen, die als sicher genug empfunden wird, um traumatische Erlebnisse einzugestehen, zu begreifen und therapeutisch zu bearbeiten.

Eine Familienspielsitzung mit Jenny

Als ich (SP) Jenny das erste Mal begegnete, war sie 13 und hatte bereits seit fünf Jahren in verschiedenen Pflegefamilien gelebt (siehe **Abbildung 11-1: Jenny: Pflegefamilien**). Zu der Zeit lebte sie in ihrer dritten Pflegefamilie. Ihr Verhalten war stark schwankend, sie war niedergeschlagen und leicht reizbar. In der Schule bekam sie immer wieder Schwierigkeiten, stritt mit ihren Mitschülerinnen und Mitschülern und weigerte sich, ihre Schularbeiten zu machen. Sie und ihre jüngere Halbschwester Tammy waren fünf Jahre zuvor wegen Drogenproblemen der Eltern aus der Familie herausgeholt worden. Jennys Vater hatte die Familie bald nach Jennys Geburt verlassen. Als Jenny sechs war, hatte ihre Mutter eine zweite Tochter, Tammy, mit einem anderen Vater bekommen, der wenig später wegen Drogenhandels ins Gefängnis gekommen war. Auch Jennys Mutter saß inzwischen wegen Drogenhandels ein.

Anfangs waren die Schwestern gemeinsam in einer Familie untergebracht gewesen, doch Jennys streitbares Wesen hatte die Pflegeeltern überfordert, obwohl sie gehofft hatten, die beiden Schwestern zusammen zu lassen. Tam-

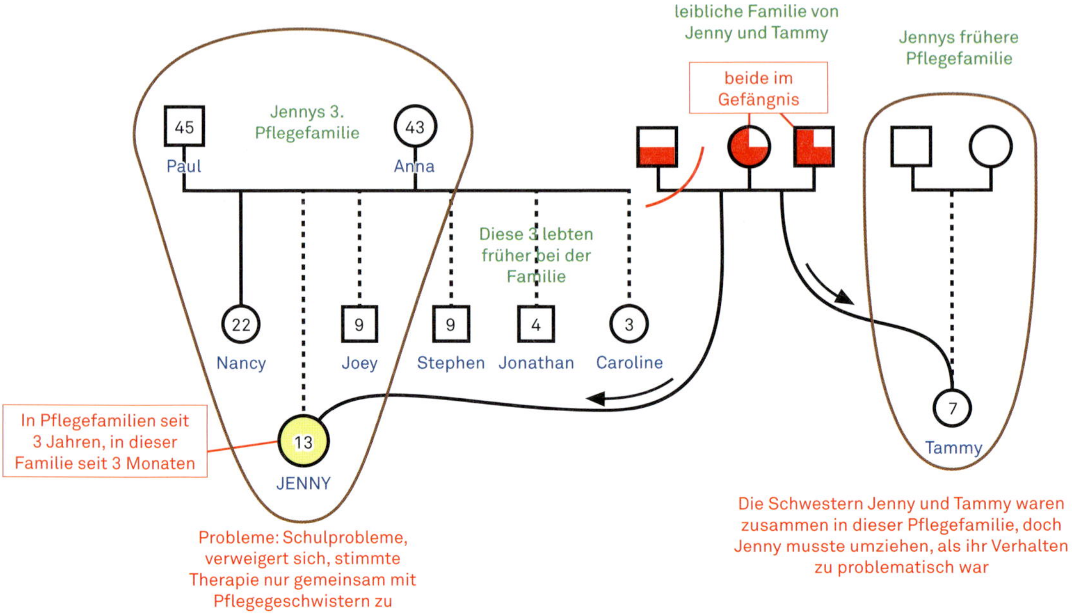

Abbildung 11-1: Jenny: Pflegefamilien

my, inzwischen sieben Jahre alt, war sehr viel umgänglicher, deshalb durfte sie bleiben, während Jenny in einer neuen Pflegefamilie untergebracht wurde. Die Pflegeeltern hatten zugesichert, sie langfristig aufzunehmen. Doch der Wechsel bedeutete, von ihrer Schwester getrennt zu sein, was für sie einen großen Verlust bedeutete.

Jenny weigerte sich, an einer Therapie teilzunehmen, weil die „endlose Laberei“, wie sie sagte, „sowieso nichts bringt“. Jedoch stimmte sie einer Familientherapie mit ihrem neunjährigen Pflegebruder Joey zu, dem einzigen anderen Pflegekind, das gegenwärtig noch in ihrer Pflegefamilie untergebracht war.

Jenny zeigte einen starken Widerstand gegen Gespräche zu familiären Themen, deshalb zeichneten wir mit ihr das Genogramm auf ein großes Stück Papier, beginnend mit den Menschen, mit denen sie zurzeit zusammenlebte: Jenny und Joey, die Pflegeeltern und deren leibliche Tochter Nancy, die schon 22 war. Dann wurden Jenny und Joey gebeten, nach eigenem Belieben weitere Personen hinzuzufügen. Sie wählten drei andere Pflegekinder, Steven, Jonathan und Caroline, die bis vor Kurzem ebenfalls bei ihnen gewohnt hatten. Als Nächstes wurden sie gebeten, Figuren auszuwählen, die für ihre Gedanken und Gefühle für die einzelnen Personen in der Familie wiedergeben könnten, einschließlich sich selbst.

Während des Auswahlprozesses (siehe **Abbildung 11-2: Jennys Pflegefamilie im Familienspielgenogramm**) sprachen Jenny und Joey miteinander über die anderen Pflegekinder, die mit ihnen zusammengewohnt hatten, und wählten die Figuren für sie gemeinsam aus. Sie einigten sich auf einen süßen Babyelefanten und einen Muffin für Jonathan sowie einen Zauberer für Steven, da er gern Zaubertricks machte. Für Caroline wählten sie

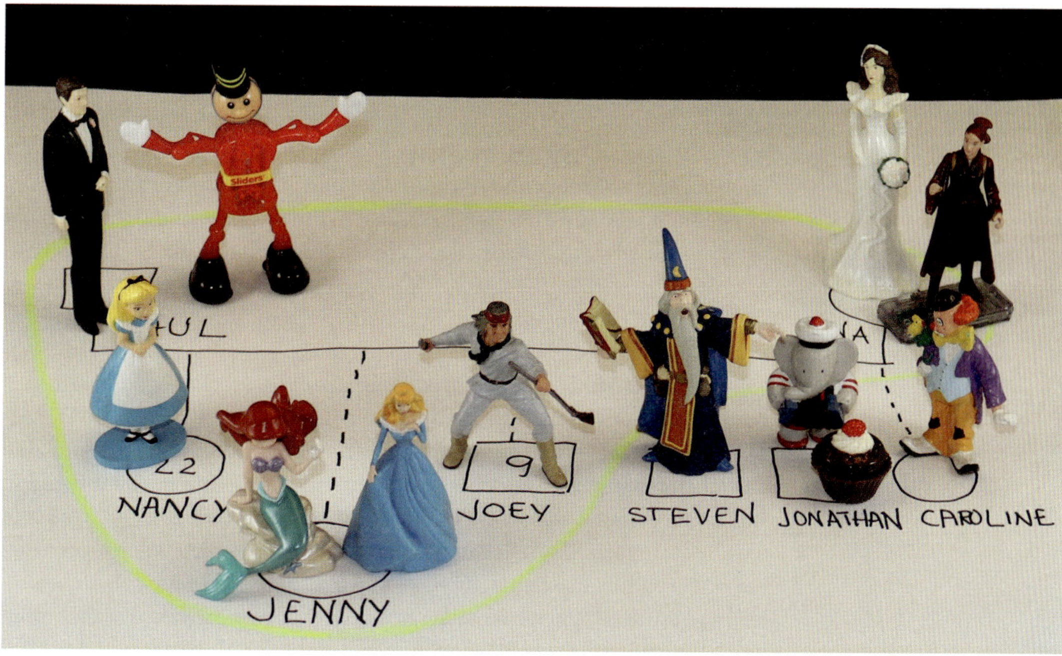

Abbildung 11-2: Jennys Pflegefamilie im Familienspielgenogramm

einen Clown. Sie sagten, sie habe immer einen Stoffclown zum Kuscheln mit ins Bett genommen, und fragten sich, ob sie dies wohl bis heute tue.

Als sie fertig waren, wurden die beiden Kinder gebeten, ihre Auswahl zu kommentieren. Jenny sagte, sie habe für sich selbst eine Meerjungfrau gewählt, weil sie das Gefühl habe, „unter Wasser" zu leben, und es gebe niemanden, der sie verstehe.

Weiter sagte sie, wenn die Meerjungfrau aus dem Wasser komme, um auf dem trockenen Land zu leben, müsse sie sterben. Dieses Gespräch wäre ohne Familienspielgenogramm wohl nicht möglich gewesen, weil Jenny nicht direkt über ihre Gefühle sprechen wollte und der festen Überzeugung war, dass dies ohnehin nichts bringen würde. Mittels der Meerjungfrau war es ihr aber gelungen, ihr existenzielles Dilemma sehr anschaulich in einer geschützten Spielsituation zum Ausdruck zu bringen.

Joey wählte für sich einen bewaffneten Krieger und sagte dazu, wenn er eine solche Waffe hätte, wäre er unbesiegbar. Dass er eine Möglichkeit suchte, sich zu schützen, war sehr deutlich. Beide Kinder brachten ihre Gefühle der Angst, der Trauer und des Verlassenseins zum Ausdruck. Sie sprachen aber auch über ihre Stärken. Joey hatte als Figur für Jenny Aschenputtel gewählt, weil sie „hübsch und nett" sei. Für die Pflegemutter wählte Joey eine Braut und Jenny die mächtige Königin Amidala aus Star Wars. Folgerichtig beschrieb Jenny ihre Pflegemutter als „starke Frau". Für den Pflegevater wählte Joey einen Bräutigam und Jenny wählte eine lustige Spielzeugfigur. Sie meinte, genau so lustig und gelassen käme ihr der Pflegevater vor.

Mit ihren 13 Jahren war Jenny in der Lage, in Bildern über ihre Gefühle für die dargestellten Figuren zu sprechen. Wie bei einem Neunjährigen zu erwarten, waren Joeys Aussagen konkreter. Für die Arbeit mit Kindern unterschiedlicher Alters- und Entwicklungsstufen ist das Familienspielgenogramm ideal. In weiteren Sitzungen waren Jenny und Joey in der Lage, ihre Gefühle auf nicht bedrohliche Weise zu verarbeiten, indem sie sich auf die gewählten Figuren bezogen, also zum Beispiel überlegten, wie die Meerjungfrau sich absichern und Aschenputtel ihre Stärken entfalten könnte. Die Vorstellung, dass die Meerjungfrau „unter Wasser" lebte, nutzten wir für ein Gespräch über Jennys Gefühl der Entfremdung von den anderen Familienmitgliedern.

Wir dachten gemeinsam darüber nach, wie es für sie wäre, „aus dem Wasser zu steigen" und ob sie dann von anderen besser verstanden würde. Wir wiesen darauf hin, dass sie sich, einmal auf dem Trockenen, den anderen Landbewohnern in ihrem Familienspielgenogramm annähern könnte. Als wir Jenny fragten, wie es sich wohl für sie anfühlen würde, auf festem Boden zu stehen, anstatt im Wasser zu schwimmen, antwortete sie, dass sie dann Beine und keinen Fischschwanz mehr hätte. „Wenn ich Beine hätte, könnte ich allein weggehen. Vielleicht würden mir Orte einfallen, die ich gern mal besuchen würde. Es könnte mir Spaß machen zu spielen oder zu laufen, vielleicht würde ich sogar lernen Auto zu fahren. Mit Beinen wäre das alles möglich." Ihr wurde klar, dass Beine ihr ein Gefühl der Mobilität und der Kontrolle über ihr eigenes Leben geben würden. Sie verspürte mehr Bereitschaft, in eigener Sache selbst die Initiative zu ergreifen.

Wir sprachen dann darüber, was es für sie bedeutete, verstanden zu werden, und ich bat sie, eine Liste all der Dinge aufzustellen, von denen sie sich wünschte, dass andere sie über sie verstehen, sowie alle Menschen aufzuschreiben, von denen sie sich am meisten Verständnis erhoffte. Es war eine sehr fruchtbare Diskussion, die es ihr erlaubte, die eigene Zurückhaltung klarer zu sehen. In zukünftigen Sitzungen bezog Jenny ihre lieblichen Verwandten mit in ihr Spielgenogramm ein und sprach über ihre Gefühle von Wut und Verlust. Sie wählte ein Herz mit einem Riss in der Mitte für ihre Mutter und sagte, sie würde ihre Mutter lieben und es würde ihr das Herz brechen, dass sie im Gefängnis sei. Sie wählte den Joker für ihren Vater und erklärte, sie habe immer gehört, er wäre ein „fieser Typ" gewesen, aber „mit viel Humor". Für ihre Schwester Tammy wählte sie einen Welpen und sagte, sie sei lieb und hielte immer zu ihr und sie vermisse sie sehr. Indem ihr klar wurde, auf wie vielfältige Weise sie mit den Menschen in ihrem Leben verbunden war, konnte Jenny beginnen, ihre Gefühle zu verarbeiten und auf gesündere Weise zum Ausdruck zu bringen.

Materialien

Dem Einsatz unterschiedlichster Miniaturfiguren in Familienspielgenogrammen sind einzig und allein durch die Fantasie des Therapeuten Grenzen gesetzt. In unserem Institut (www.multiculturalfamily.org) nutzen wir kleine, selbst zusammengestellte Sets mit diversen, etwa 5–8 cm großen

Spielfiguren, wie man sie in Spielzeug- oder Bastelläden preiswert kaufen kann, auch Puppenhausinventar, Fahrzeuge, Bäume, Tiere, Knöpfe und Steine. Natürlich lassen sich auch aufwendiger gestaltete Figuren verwenden, wie sie auf Spieltherapieseiten im Internet angeboten werden.

Empfehlenswert ist, bei der Zusammenstellung der zur Auswahl stehenden Figuren auf den kulturellen oder ethnischen Hintergrund der Klienten zu achten. Das gilt zum Beispiel für die Hautfarbe der menschlichen Figuren, weil es für dunkelhäutige Familien natürlich viel schwieriger ist, sich auf Figuren mit heller Haut zu beziehen. Muslimische Familien könnten sich dagegen sträuben, ihre Mitglieder mit menschlichen Figuren darzustellen, und eine stärker symbolische Repräsentation bevorzugen. Eine weitere auf den kulturellen Hintergrund Rücksicht nehmende Überlegung wäre, Gegenstände bereitzustellen, die verschiedene Umgebungen repräsentieren – städtische, ländliche, bergige, wüstenartige usw. Wir halten immer auch Modelliermasse und Papier bereit und ermuntern unsere Klienten, ihre eigenen Figuren herzustellen, wenn sie in der vorgegebenen Sammlung nichts Passendes finden sollten.

Wir haben auch schon Sticker benutzt und damit Collagen erstellt, die die Kinder dann mit nach Hause nehmen konnten. Bis es Computerprogramme für Familienspielgenogramme im Internet geben wird, bei denen Familienmitglieder Figuren wählen und ihrem Genogramm hinzufügen können, wie bereits mit Bildern bei www.genopro.com, ist es nur noch eine Frage der Zeit.

Zusätzliche Übungen mit Familienspielgenogrammen

Abhängig von der klinischen Situation lassen sich Familienspielgenogramme darüber hinaus auf sehr vielfältige Arten und Weisen einsetzen. Für spezifische Fälle könnten sich einige der folgenden Vorschläge als nützlich erweisen:

- Ein Genogramm der Familie zu einem bestimmten Zeitpunkt in der Vergangenheit erstellen, der – zum Beispiel wegen eines schmerzhaften Verlusts, eines generationenübergreifenden Konflikts oder eines Beziehungsabbruchs – traumatisch oder besonders schwierig war.
- Ein Genogramm erstellen, das sich ganz auf hilfreiche Ressourcen konzentriert; hierbei kann man die Beteiligten bitten, Personen darzustellen, die in ihrem bisherigen Leben besonders hilfreich und bedeutsam waren.
- Einen schwerwiegenden Konflikt in der Kernfamilie kontextualisieren, indem man spezifische Beziehungen in der erweiterten Familie exploriert.
- Imaginäre Gespräche zwischen den gewählten Miniaturfiguren anregen. Der Therapeut könnte zum Beispiel fragen: „Wenn der Kolibri und das Pferd (Figuren, die für den geliebten, gerade gestorbenen Großvater stehen) sich über die Familie unterhalten könnten, was würden sie

über Taishas Problem sagen?" „Wenn die Gottesanbeterin (die Figur, die ein 11-jähriger Junge für seine Mutter wählte, nachdem sie das Sorgerecht für ihn verloren hatte) zu dem Adler (der von dem Jungen für sich selbst gewählten Figur) sprechen könnte, was, meinst du, würde sie dann sagen? Was würde er antworten? Und was würde er zu dem Chamäleon (seiner Schwester) und dem Bärenjungen (seinem kleinen Bruder) sagen?"

- Über Figuren sprechen, deren Auswahl die Familienmitglieder erst erwogen, dann aber wieder verworfen haben.
- Die Beteiligten auffordern, ihre Figuren zu bewegen, zum Beispiel die für die Kinder stehenden Figuren herumdrehen, um einer Elternfigur eine bestimmte Frage zu stellen.
- Die Klientinnen und Klienten auffordern, die Körperhaltung ihrer gewählten Figuren einzunehmen und zu beschreiben, wie sie sich dann fühlen.
- Bei ernsthaften Konflikten oder Beziehungsabbrüchen die Familienmitglieder Gegenstände wählen lassen, die sie selbst und die andere Konfliktpartei zu ihrer besten Zeit in der Vergangenheit, im schlimmsten Moment ihrer Beziehung sowie in einem guten Moment in der Zukunft (nach einer möglichen Lösung der Probleme) repräsentieren können.

Mit Familienspielgenogrammen die Ressourcen der Familie entdecken

Die Familie Sansone (siehe **Abbildung 11-3: Familie Sansone**) illustriert den Wert von Familienspielgenogrammen für das Freisetzen von Ressourcen. Die Eltern waren seit vier Jahren geschieden, und deren Töchter fingen eine nach der anderen mehr Zeit bei dem Vater zu verbringen an. Die Mutter, seit Jahren von Drogenproblemen und Stimmungsschwankungen belastet, hatte kürzlich das Sorgerecht für den fünfjährigen Sohn verloren, nachdem jemand aufgrund ihres Verhaltens ihm gegenüber in einem Einkaufszentrum die Polizei gerufen hatte.

Der Vater war mit der Aufgabe, allein für die Kinder zu sorgen, überfordert und begab sich in Therapie. Nach einigen Gesprächen mit Mitgliedern der Familie, beschloss ich (MM), ein Familienspielgenogramm mit den Kindern und ihrem Vater zu erstellen (siehe **Abbildung 11-4: Familie Sansones Familienspielgenogramm**). Ich bat die Kinder, zwei Figuren zu wählen, die die beiden Elternteile repräsentierten. Der Vater sollte für jedes Kind eine Figur aussuchen, und sie alle sollten jeweils eine andere Person darstellen, die sie als Quelle der Unterstützung ansahen. Die Kinder wählten einen Drachen, eine Kobra, eine in eine dunkle und eine helle Seite unterteilte Männerbüste und einen Hummer für die Mutter, was auf die Schwierigkeiten hindeutete, die sie damit hatten, ihr zu vertrauen und mit ihr umzugehen. Verbal waren sie nicht in der Lage gewesen, viel über sie zu sagen, und auch jetzt schienen sie unwillig, über ihre Auswahl der Figuren zu sprechen, vor allem die jüngeren Kinder.

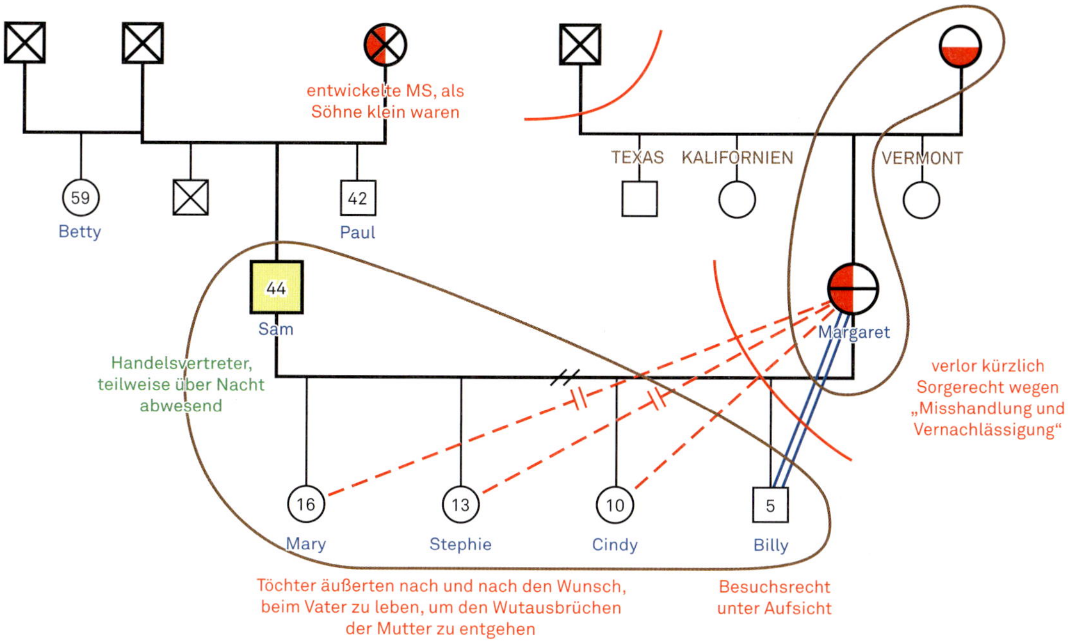

Abbildung 11-3: Familie Sansone

Für den Vater wählten sie einen Geschäftsmann, einen Computer, einen Felsen mit Friedenszeichen und eine Uhr, weil er sie immer antrieb, pünktlich zu sein. Für sich selbst entschied der Vater sich für einen Adler mit aufgespannten Flügeln, weil er das Gefühl hatte, ständig über sie alle wachen zu müssen. Der jüngste Sohn wählte ein Auto für sich selbst (kleine Jungen wählen oft Autos für alle Familienmitglieder!), während die Töchter sich selbst und ihre Schwestern durch ihre sportlichen und modischen Interessen sowie einen rosa Panther charakterisierten. Der Vater entschied sich für eine junge Frau mit Rollerskates, eine Gitarre und einen kleinen Hund für die drei Mädchen und einen kleinen Jungen für seinen Sohn.

Nachdem sie ausgiebig über die Kernfamilie gesprochen hatten, beschrieben sie die Figuren, die sie für Personen ausgewählt hatten, die ihnen in der jetzigen Situation helfen könnten. Der Vater, der zuerst gesagt hatte, es würde ihm niemand einfallen, nahm eine Nonne für seine 15 Jahre ältere Halbschwester, die für ihn eine Art Mutterfigur dargestellt hatte, als er und sein jüngerer Bruder noch klein gewesen waren und ihre Mutter krank geworden war. Die drei Töchter wählten Freundinnen und Freunde der Familie – Eltern von Gleichaltrigen zumeist, die sie besonders gern mochten (dargestellt durch einen Affen mit Baby, ein Känguru und einen Zauberer), während der Jüngste zu seinem Hund griff, was alle anderen zum Lachen brachte, weil sie sich einig waren, dass der Hund tatsächlich ihr liebster und treuester Unterstützer war.

Die beim Erstellen des Familienspielgenogramms sich herauskristallisierenden Spezifika halfen der Familie zu erkennen, welche Hilfsquellen sie an-

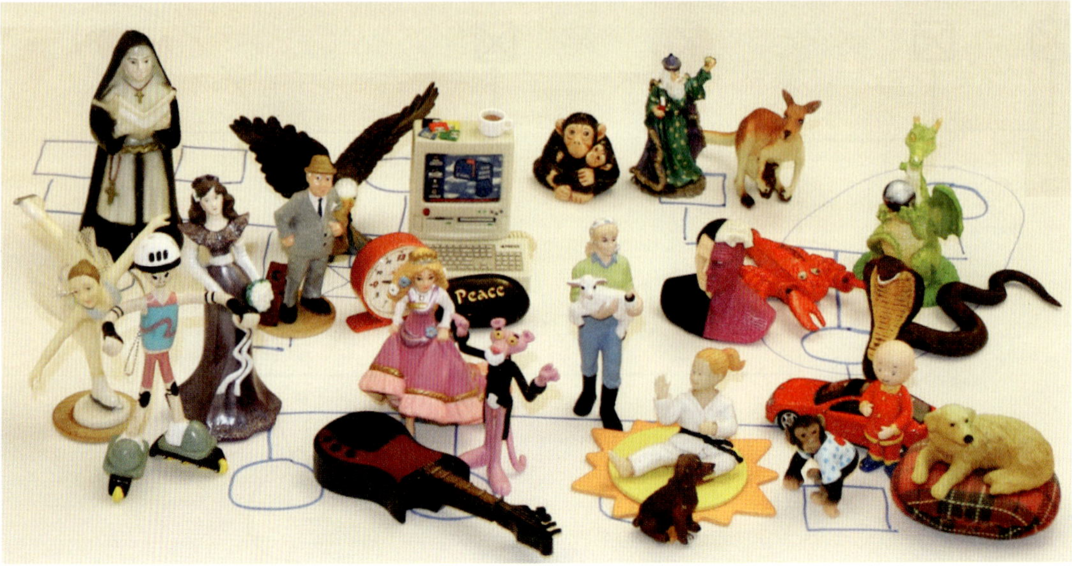

Abbildung 11-4: Familie Sansones Familienspielgenogramm

zapfen könnten, gaben ihnen aber gleichzeitig auch die Gelegenheit, Geschichten von schönen Erlebnissen mit diesen erweiterten „Wahlverwandten" zu erzählen, was das Gefühl der Verbundenheit untereinander stärkte. Mehrere Wochen nach dieser Sitzung kam es zu einer schwierigen Situation, weil der Vater für ein paar Tage die Stadt verlassen musste und nicht wusste, wen er um Hilfe bitten sollte. Ich fragte, wo denn die Nonnenschwester sei. Anfangs konnte er sich nicht vorstellen, seine Schwester um Hilfe zu bitten, doch weil er unbedingt eine Lösung finden musste, rief er sie an, und zu seiner großen Überraschung sagte sie, sie sei gern bereit, für ihn einzuspringen und auf die Kinder aufzupassen. In der Folgezeit wurde sie zu einer immer wichtigeren Stütze für ihre Nichten und Neffen.

Der Fall Alexis: Sexueller Missbrauch in einer Stieffamilie

Die 14-jährige Alexis dominikanisch-amerikanischer Herkunft war über einen Zeitraum von drei Jahren (10. bis 13. Lebensjahr) von ihrem Stiefvater sexuell missbraucht worden (siehe **Abbildung 11-5: Alexis**). Erst als sie in der Schule ihrer Klassenlehrerin davon erzählte, wurde das Ganze aufgedeckt. Der Stiefvater wurde verhaftet, gestand den Missbrauch und bekam eine Gefängnisstrafe. Alexis zeigte diverse Verhaltensprobleme, kam abends nicht zur verabredeten Zeit nach Hause, rauchte Zigaretten und Marihuana und schwänzte die Schule. Sechs Monate lang machte sie eine Therapie, weigerte sich aber, über den sexuellen Missbrauch zu sprechen. Sie sagte, sie habe dazu schon alles gesagt, das Ganze läge in der Vergangenheit und es seien für sie damit keinerlei Gefühle mehr verbunden.

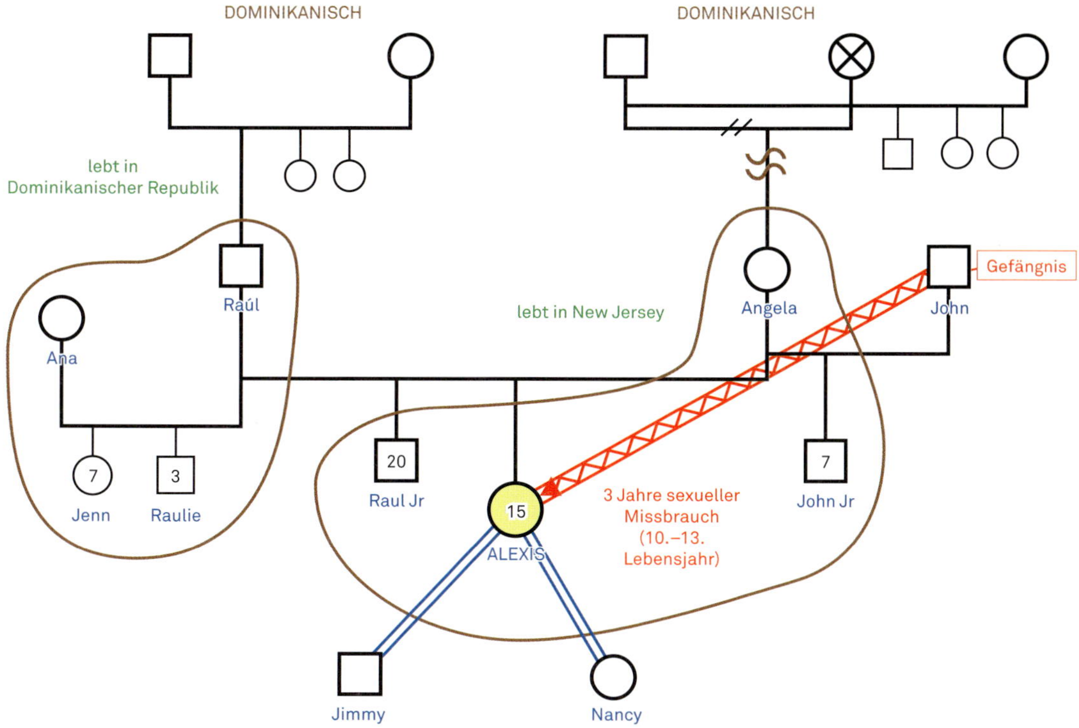

Abbildung 11-5: Alexis

In der Therapie erstellte ich (SP) mit Alexis ein Familienspielgenogramm ihrer Kernfamilie und bat sie, alle Personen hinzuzufügen, die sie gern mit aufnehmen würde (siehe **Abbildung 11-6: Alexis' Familienspielgenogramm**). Sie brachte die neue Familie ihres leiblichen Vaters, ihre beste Freundin und ihren Freund mit ein. Wir zogen eine Ehelinie für die zweite Ehe ihres Vaters und fügten seine Frau und ihre zwei Kinder (ein Mädchen und ein Junge) sowie darunter einen Kreis für ihre beste Freundin, Nancy, und ein Quadrat für ihren Freund, Jimmy, hinzu. Als Nächstes wurde Alexis gebeten, Miniaturfiguren auszuwählen, die ihre Gedanken und Gefühle für die anderen Familienmitglieder – aber auch für sich selbst – am ehesten verkörpern könnten.

Ihren leiblichen Vater stellte Alexis so auf, dass er zu seinen beiden jüngeren Kindern aus seiner zweiten Ehe schaute und Alexis' Teil der Familie den Rücken zukehrte. Für sich selbst wählte sie die kleinste weibliche Figur, die zur Verfügung stand, für ihre Mutter eine Königin. Eine bedrohliche Krakenfigur mit Waffe stand für den Stiefvater. All dies waren sehr einleuchtende visuelle Repräsentationen ihrer Gefühle. Ich kommentierte meine Beobachtungen jedoch nicht, sondern bat Alexis, mir etwas über ihre Auswahl zu sagen.

„Diese Figur hier habe ich für meinen Vater genommen, weil er sehr gut aussieht.“ Dann beschrieb sie die anderen Figuren für die Kinder und erklärte ihre Auswahl. Die Prinzessinnenfigur habe sie für ihre beste Freundin ge-

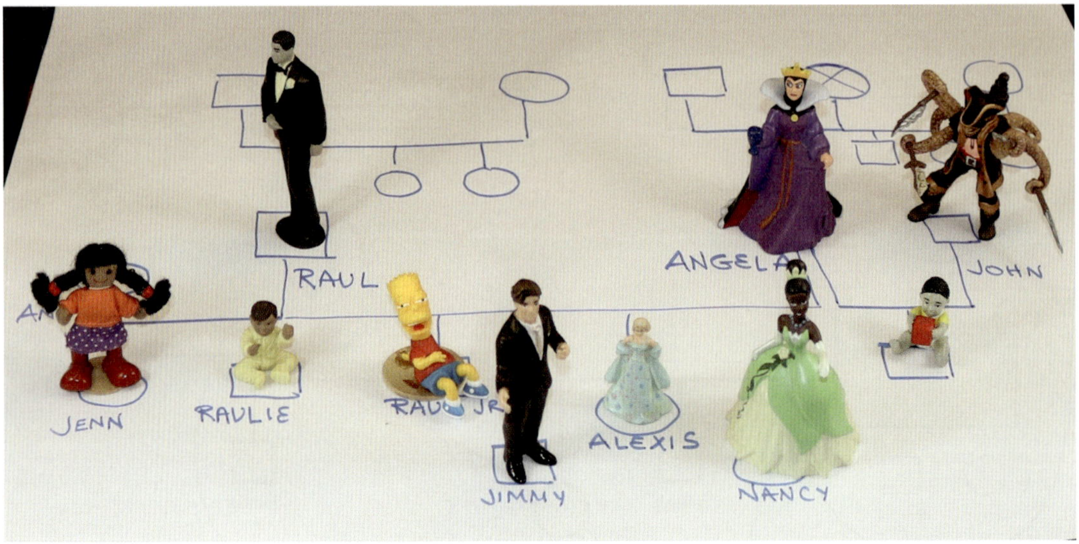

Abbildung 11-6: Alexis' Familienspielgenogramm

wählt, „weil sie hübsch ist“, den „hellhäutigen Typ“ für ihren Freund, weil er gut aussehe und eine helle Haut habe. Sie zeigte auf die Kinderfiguren, die ihre Halbgeschwister repräsentierten, und erzählte davon, wie viel Spaß sie mit ihnen gehabt habe, als sie ihren Vater vor einem Jahr in der Dominikanischen Republik besucht habe. Für ihren älteren Bruder wählte Alexis Bart Simpson, weil er „in der Schule immer Ärger hat. Ständig lässt er sich bei allem erwischen.“ Interessanterweise suchte sie keine Figur für die zweite Frau ihres Vaters aus. Auch dies ließ ich unkommentiert, notierte mir aber die Vermutung, dass sie ihren Gefühlen für die neue Frau ihres Vaters, Grund für die Trennung ihrer Eltern, aus dem Weg ging.

Auch über ihre Mutter und ihren Stiefvater hatte sie noch nicht gesprochen. Ich zeigte auf die entsprechenden Figuren und sagte: „Erzähl mir noch ein bisschen von denen.“ Das reichte aus, um das Gespräch in Gang zu bringen. „Dieser hässliche Typ mit den Waffen hier ist mein Stiefvater, weil er so gemein und gruselig aussieht.“ Sie sagte auch, sie hoffe, er möge für immer im Gefängnis bleiben, und machte sich Sorgen, er könnte herauskommen und wieder bei ihr zu Hause auftauchen. Zu der für die Mutter gewählten Königinfigur sagte sie, ihre Mutter habe vollkommene Macht über sie. Ich bat sie, mehr darüber zu erzählen, und sie berichtete von Gefühlen der Angst, der Wut und der Ohnmacht. Sie sprach über die Rolle ihres leiblichen Vaters und äußerte die Überzeugung: „Wenn er da gewesen wäre, wäre das alles nicht passiert.“ Dass sie ihren Vater mit dem Gesicht zu seiner neuen Familie gedreht hatte, war ein starker Ausdruck ihres Gefühls des Verlassenseins.

Das Familienspielgenogramm eröffnete Alexis die Möglichkeit, über die mit dem sexuellen Missbrauch verbundenen Gefühle zu sprechen, auch wenn sie meinte, nichts mehr dazu sagen zu können. Auch ihre Ambivalenz zur Machtposition der Mutter brachte sie zur Sprache. Die Mutter war machtlos gewesen, als der Stiefvater Alexis missbrauchte. Aber sie hatte Macht gewonnen, als sie von dem Missbrauch erfahren hatte, und war aktiv geworden, um Alexis zu schützen. Sie hatte gegen ihn ausgesagt und die Scheidung eingereicht. Alexis sagte, manchmal habe sie das Gefühl, ihre Mutter habe zu viel Macht über sie. Andererseits räumte sie ein, dass die Mutter ihre Macht zum Guten nutzen und ihre Kinder beschützen würde.

Für die Akte schossen wir ein Foto des Familienspielgenogramms. In späteren Sitzungen bezog sich Alexis immer wieder auf die spielerische Erfahrung, sprach davon, wie die Königin machtvoller wurde, als sie Wissen erlangte und der „hässliche Typ" zu schrumpfen begann, als die Macht der Königin wuchs. Im Laufe der Zeit wurde ihr bewusst, dass ihre eigene Figur unverhältnismäßig klein wirkte, und sie fragte sich, ob ihr neues Wissen nicht auch ihre Macht vergrößern könnte. Mit solchen Bildern zu arbeiten, half Alexis, ihre Gefühle der Angst, Wut und Ohnmacht zu verarbeiten und neue Möglichkeiten für ihre Zukunft ins Auge zu fassen.

Einige Monate später bat ich Alexis, erneut Gegenstände für ihr Familienspielgenogramm zu wählen. Nun wählte sie andere Figuren für sich selbst und ihre Mutter und fügte auch Figuren für andere Familienmitglieder hinzu. Sie wählte eine größere und spielerischere Figur für sich selbst und eine auf ihren Eiern brütende Henne für ihre Mutter. Sie hatte wieder Verbindung mit ihrem Vater und ihrer Familie in der Dominikanischen Republik aufgenommen und sie in den Sommerferien besucht. Sie begann, sich von ihrer Familie stärker unterstützt zu fühlen, und fügte diesmal auch ihre Großmütter und ihre Tanten zu ihrem Familienbild hinzu. Deutlich war, dass sie das Gefühl hatte, mehr familiäre Unterstützung zu bekommen, indem sie all diese Verwandten mit einschloss, deren Figuren spezifische Stärken verkörperten. Sie fühlte sich selbst stärker und tiefer mit ihrer erweiterten Familie verbunden. Sie kam auch besser mit ihrer Mutter zurecht, die sie nun als eine liebevolle Mutterhenne beschrieb, die sie eher beschützte, als Macht über sie ausübte. Wie in **Abbildung 11-7: Alexis' Familienspielgenogramm 2** zu sehen, schien sie noch bereit zu sein, an der Beziehung zu ihrer neuen Stiefmutter zu arbeiten.

Die Nogucis: Eine Familie von Außenseitern

Familie Noguci (siehe **Abbildung 11-8: Familie Noguci**) kam zu uns, weil der 14-jährige Sohn Brandon sich weigerte, in die Schule zu gehen, die ganze Nacht über aufblieb oder gar nicht nach Hause kam und tagsüber nur im Bett lag. Hielten seine Eltern ihm vor, dass er die Einhaltung selbst minimaler Regeln verweigerte, reagierte er wütend und zertrümmerte seine Möbel. Koji, der Vater, war Grafiker und aus Japan in die USA gekommen, um Kunst zu studieren. Terry, die Mutter, war Kunstlehrerin und kam aus einer irisch-

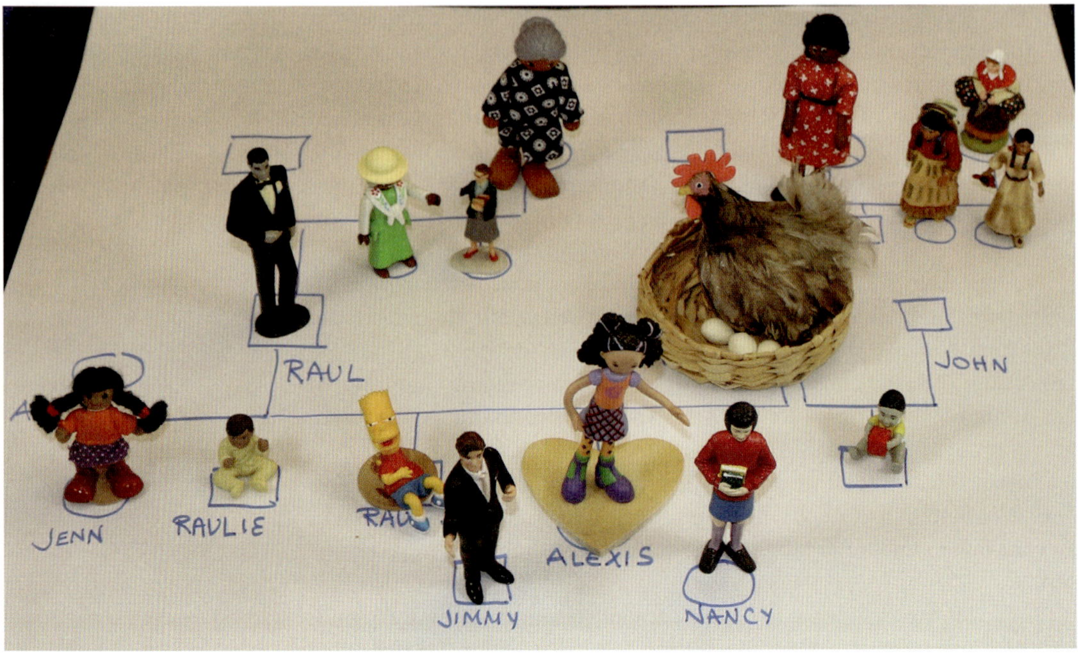

Abbildung 11-7: Alexis' Familienspielgenogramm 2

stämmigen Arbeiterfamilie. Die beiden hatten sich auf dem College kennengelernt.

Koji und Terry begannen die Therapie in dem Glauben, keine guten Eltern zu sein. Man hatte ihnen mehrfach gesagt, dass sie mit ihrem Sohn strenger sein und ihm klarere Grenzen setzen sollten, doch sie waren nicht in der Lage gewesen, dies in die Tat umzusetzen, und fühlten sich deshalb als Versager. Sie waren wütend aufeinander und auf die Schule, aber auch auf ihren Sohn. Außerdem schienen sie nicht in der Lage zu sein, ein längeres Gespräch als Paar zu führen. Wenn sie miteinander zu sprechen versuchten, ging es immer um Brandon.

Obgleich die Eltern die grundlegenden Angaben machten, die zur Erstellung ihres Genogramms notwendig waren, zeigten sie kein Interesse daran, ihre Familiengeschichte zu erzählen, und reagierten auf die Bitte, an Brandons Therapie teilzunehmen, äußerst zurückhaltend. Womöglich sträubten sie sich, systemisch zu denken, weil sie sich von ihren eigenen Herkunftsfamilien gänzlich abgeschnitten fühlten und sich auch nicht mit ihnen identifizieren wollten. Wohl auch aus diesem Grund waren sie völlig hilflos, wenn es darum ging, eine Beziehung zu ihrem Sohn zu knüpfen. Brandon wiederum steckte in seiner Entwicklung irgendwo zwischen Kindheit und Erwachsenenalter fest. Seine Eltern schienen ihm bei diesem wichtigen Übergang keinerlei Hilfestellung geben zu können.

Da seine Eltern ihm keine Grenzen setzten, schien er im Unklaren darüber zu sein, zu welcher Generation er denn nun eigentlich gehörte. Immer wenn die Therapeutin versuchte, auf die Notwendigkeit von Grenzen oder

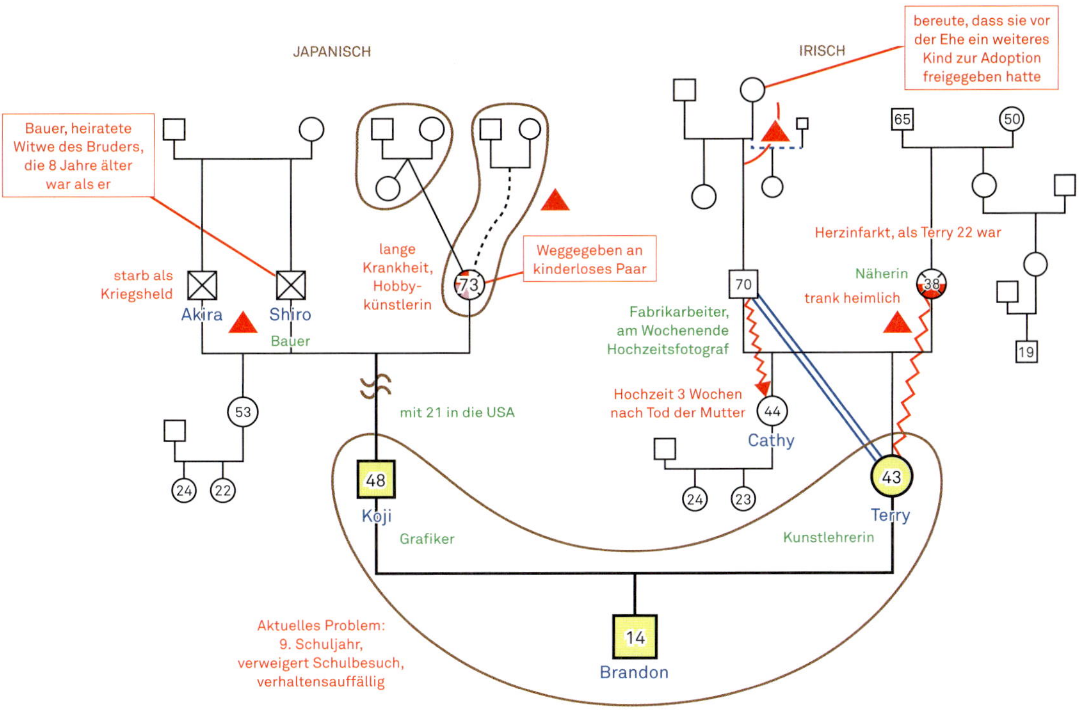

Abbildung 11-8: Familie Noguci

die Beziehung der Eltern zueinander zu sprechen zu kommen, zogen sie sich zurück oder wirkten verärgert. Brandon schien auf die Therapie nicht anzusprechen, ob er nun mit seinen Eltern oder allein daran teilnahm. In dem Versuch, ihn über ein nonverbales Medium anzusprechen, bat ihn die Therapeutin, in einem Tischsandkasten eine Sandwelt mit Miniaturfiguren zu gestalten. Bezeichnend für Brandons Orientierungslosigkeit war, dass er hinsichtlich der Gestaltung keine einzige Entscheidung treffen konnte, bis seine Eltern zu der Sitzung hinzukamen. Ermutigt durch den Vater, trug er dann doch noch, wenn auch zögerlich, ein paar Figuren bei.

In der folgenden Woche entschloss sich die Therapeutin zu einem Familienspielgenogramm, um die Familie so vielleicht doch noch mit ihrer Geschichte sowie zueinander in Verbindung bringen zu können. Das Genogramm der Familie wurde auf ein großes Blatt Papier gezeichnet. Anschließend wählte jedes Familienmitglied Miniaturfiguren, abwechselnd für sich selbst und für die jeweils anderen (siehe **Abbildung 11-9: Familie Nogucis Familienspielgenogramm**).

Überraschenderweise gab es wegen der ausgewählten Figuren lebhafte Gespräche, Nachfragen und viel Gelächter. Brandon bestand darauf, zwei Figuren zu nehmen, die er in der Woche zuvor schon in den Sandkasten gestellt hatte – seit Therapiebeginn das erste Zeichen von „Zugehörigkeit“ und Kontinuität. Er wählt ein lilafarbenes Monster für sich selbst, ein totes Hühnchen für seinen Großvater mütterlicherseits, einen Elefanten für seinen Onkel und einen Löwenjunges für seinen Vater.

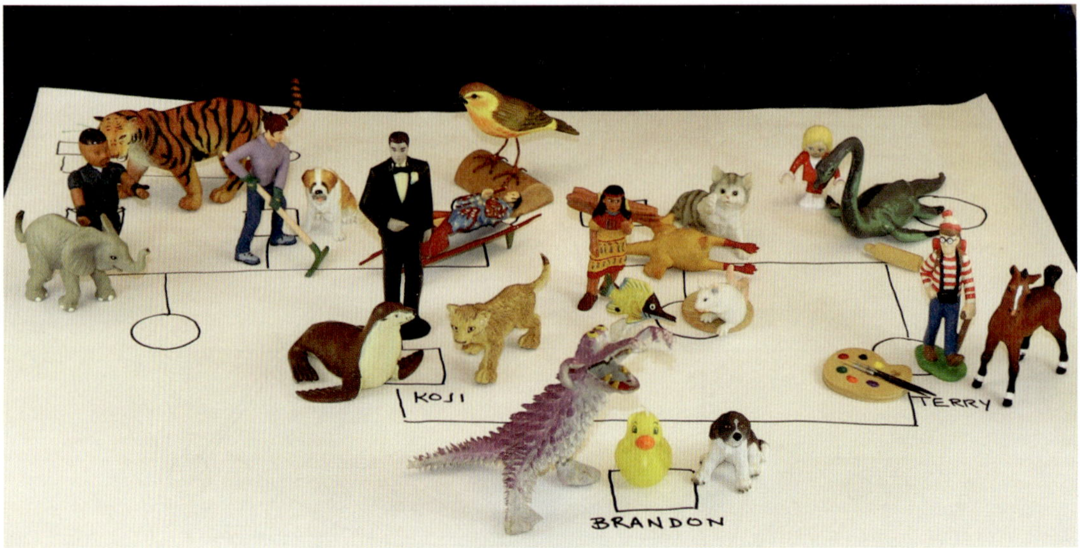

Abbildung 11-9: Familie Nogucis Familienspielgenogramm

Die von Terry für ihre Eltern ausgewählten Figuren führten zu ihrer ersten Konfrontation mit dem Kampf, den sie führen musste, um ihren Platz in ihrer Familie zu bestimmen. Sie wählte ein Nudelholz für ihre Mutter und sagte, eigentlich gehöre sie zu ihrem Vater und nur ihre Schwester gehöre zu ihrer Mutter, einer „komplett langweiligen Hausfrau". Die ohnehin schwierigen Gefühle für ihre Eltern und ihre Schwester seien noch komplizierter geworden, als die Mutter an einem Herzinfarkt gestorben sei, als sie 22 Jahre alt war. Ihre ältere Schwester, Cathy, habe kurz darauf geheiratet und sei weggezogen. Terry sei damals gerade im Begriff gewesen, von zu Hause auszuziehen. Sie habe sich von der Schwester verlassen gefühlt und gleichzeitig Schuldgefühle verspürt, weil ihr Vater sie der Schwester immer vorgezogen habe. Als Brandon sie fragte, warum sie eine Katze für ihren Vater und eine Maus für ihre Schwester gewählt habe, reagierte sie sehr emotional und erklärte, obgleich sie ihren Vater geliebt habe, sei ihr klar geworden, dass er zu ihrer Schwester immer grausam gewesen sei.

Die Beschäftigung mit Kojis Seite des Genogramms führte zu einer interessanten Diskussion darüber, warum zwischen ihm und seiner Familie eine so große Distanz bestand. Koji hatte einen Soldaten gewählt, der Akira verkörpern sollte, seinen Onkel, der auch der erste Mann seiner Mutter gewesen war. Für seinen Vater Shiro hatte er einen Hund ausgesucht, weil er ihn immer als schwach empfunden hatte. Für seine Mutter hatte er eine Tragbahre gewählt.

Terrys Verwunderung darüber brachte Koji dazu, von mehreren Erfahrungen zu erzählen, an die er sich bis dahin selbst kaum noch erinnert hatte. Als Kind war ihm die Geschichte seiner Familie gar nicht bekannt gewesen. Mit acht Jahren hatte er seine ältere Schwester gefragt, warum das Foto des Vaters auf dem Altar bei den Bildern der toten Verwandten stand. Die Schwester hatte gelacht und es den Eltern erzählt, die ebenfalls amüsiert darauf reagierten, dass er seinen Vater Shiro mit seinem Onkel Akira, einem im Krieg gestorbenen Soldaten, verwechselt hatte. Koji hatte sich gedemütigt gefühlt, weil er ausgelacht worden war, und hatte das Erlebnis als Hinweis darauf gedeutet, dass er in seiner Familie ein „Außenseiter“ sei und nach der wahren Geschichte nicht fragen dürfe.

Erst als Koji schon selbst ein junger Erwachsener war und sich anschickte, in die USA zu gehen, erzählte ihm seine damals schon arthritis- und herzkranke Mutter, wie dankbar sie seinem Vater Shiro gewesen sei, weil er zugestimmt habe, sie zu heiraten und ihre kleine Tochter aus erster Ehe aufzunehmen, obwohl er acht Jahre jünger war als sie. Sie hätte sonst nicht gewusst, wohin sie sich hätte wenden sollen. Sie erzählte ihm auch, dass sie als Kind von ihren Eltern an ein kinderloses Paar abgegeben worden sei, während ihre Zwillingsschwester bei den Eltern habe bleiben dürfen. Sie habe das Paar gepflegt, doch seien beide sehr gebrechlich gewesen und bald nach ihrer Heirat mit Akira gestorben.

Koji sagte, die Tragbahre habe er für seine Mutter als passend empfunden, weil sie immer kränklich gewesen sei. In dem Moment ging Brandon, der bis dahin seiner Großmutter noch keine Figur zugeordnet hatte, zum Regal mit den Miniaturen, wählte eine prächtig bunt gekleidete Frau für seine Großmutter und legte sie auf die Bahre.

Koji sagte, nach allem, was er von seiner Mutter erfahren habe, könnte es sein, dass der Vater sein Leben lang das Gefühl gehabt habe, den älteren, als Kriegsheld ruhmvoll gestorbenen Bruder nicht wirklich ersetzen zu können. Als Bauer deutlich weniger gebildet als sein Bruder, hatte er die Verantwortung für die Frau des Bruders übernommen, den Platz des heldenhaften Bruders aber nie ganz ausfüllen können, sodass auch er sich wie ein Außenseiter vorkam, der nicht wirklich zur Familie gehörte. Koji war mit dem Gefühl aufgewachsen, die eigene Geschichte nicht zu verstehen und nicht danach fragen zu dürfen.

Er war das Kind zweier Eltern, die sich beide im Hinblick auf ihre Herkunftsfamilien als Außenseiter empfanden. Als er die in ihrem Zugehörigkeitsgefühl zu ihrer Familie ebenfalls beeinträchtigte Terry kennenlernte, verstärkten die beiden einander möglicherweise in ihrer Schwierigkeit, familiäre Verbundenheit zu leben. Terry schien das Gefühl gehabt zu haben, dem Vater auf Kosten der schlecht behandelten Schwester zu wichtig gewesen zu sein. Dass die Familie zerfallen war, ehe sie bereit war, ihrerseits ein eigenes Leben zu beginnen, hatte ihr ebenfalls zugesetzt.

Mithilfe des Familienspielgenogramms wurden beide Eltern in die Lage versetzt, einander ihre Geschichte zu erzählen. Brandon konnte daran teilnehmen und seinen Eltern so ein neues Gefühl des Verbundenseins vermitteln. Als sie sich über die Bedeutungen der Figuren unterhielten, die sie für sich selbst und die anderen Familienmitglieder gewählt hatten, schienen die drei zum ersten Mal eine Familie zu bilden, die ihre schwierige Geschichte überwinden und ein Gefühl der Zugehörigkeit entwickeln kann. Beide Eltern lachten über die Figuren, die sie für sich selbst gewählt hatten.

Terry beschrieb den von ihr ausgesuchten Waldo als jemanden, der zwar eine Vorstellung davon hatte, wohin er geht, für andere aber nur schwer zu finden ist. Koji und Brandon stimmten darin überein, dass dies für sie tatsächlich zutraf. Für den jeweils anderen wiederum hatten sie sehr viel „geradlinigere" Figuren ausgesucht, die ihre Stärken zum Ausdruck brachten: Koji wählte für seine Frau eine Farbpalette und sagte, sie sei ein äußerst kreativer Mensch, und Brandon wählte ein Pony, weil das so hübsch und lebhaft sei.

Koji sagte, er habe manchmal das Gefühl, so schwer zu fassen zu sein wie ein Seehund, habe das Tier aber auch wegen seiner Kraft und seiner Schwimmkünste für sich gewählt. Terry hatte einen kräftigen Mann für ihn ausgesucht, was nahelag, dass sie ihn anders sah als er sich selbst.

Die Figuren wurden zum Ausgangspunkt für Gespräche über die Rollen, die sie spielten, und die Rollen, die sie spielen wollten. Selbst Brandons Wahl für sich selbst, das lila Monster, schien das Moment der Einschüchterung fast ironisierend umzukehren. Seine Eltern hatten eine Ente und einen kleinen Hund für ihn ausgesucht, die an ein schutzbedürftiges Wesen erinnerten.

In einem späteren Gespräch über seine Rolle in der Familie fragte sich Koji, ob er nicht eine Position finden könne, die zwischen den von ihm für seinen Vater und seinen Onkel gewählten Symbolen (Soldat und Hund) angesiedelt wäre. Er überlegte auch, ob er nicht Aspekte der von seiner Frau und seinem Sohn für ihn ausgesuchten Symbole (Seehund, Löwenjunges, erwachsener Mann) integrieren könne. Das Familienspielgenogramm schien klarzumachen, dass die Eltern für ihren Sohn eine stärkere, schützendere Rolle übernehmen müssten, von ihrer eigenen Geschichte jedoch bisher daran gehindert worden waren.

Sowohl Brandon als auch Terry hatten Koji Alternativen zu dem von ihm für seine Mutter gewählten Symbol (Tragbahre) vorgeschlagen, Brandon hatte eine schöne, bunt gekleidete Frau und Terry einen Vogel beigesteuert, der Koji daran erinnerte, dass seine Mutter eine schöne Singstimme gehabt und in jüngeren Jahren sehr gern gesungen hatte.

Ähnlich schien die Situation bei Terrys Mutter zu sein. Terry hatte ihr ein Nudelholz zugeordnet, das ihre eingeschränkte Rolle als Hausfrau unterstreichen sollte, während Brandon ihr als Ungeheuer von Loch Ness eine Kraft unterstellte, die über den Tod und das unmittelbar Sichtbare hinauszuweisen schien.

Die Sitzung wurde zu einer Schlüsselerfahrung, auf die wir uns immer wieder zurückbeziehen konnten, um Terry und Koji zu einer stärkeren Position gegenüber ihrem Sohn zu ermutigen, den sie jetzt als „Spielmonster" und weniger als echtes Monster sehen konnten – als kleine Ente, der man das Schwimmen erst noch beibringen musste. Bald nach dieser Sitzung waren beide Eltern in der Lage, Brandon klarere Grenzen zu setzen und auch darauf zu bestehen, dass sein Verhalten Konsequenzen haben und er wegen seiner Schulschwänzerei vor Gericht erscheinen musste. Als der Richter ihm unmissverständlich klar machte, dass er bis zu seinem 16. Lebensjahr entweder in die Schule oder ins Gefängnis gehen müsste, begann Brandon wieder mit dem regelmäßigen Schulbesuch.

Die Kombination von spielerischen, fantasievollen und kreativen Elementen mit der Genogrammgeschichte hat oft den Effekt, dass die Familien sich auf einer tieferen Ebene für ihre Geschichte öffnen können. Das Spielerische hilft, Verteidigungshaltungen aufzuweichen und Widerstände zu überwinden. Die Tatsache, dass beide Eltern Künstler waren, erlaubte ihnen auch, die Form des künstlerischen Spiels freier einzusetzen und sich verbal und emotional stärker zu öffnen. Das Gespräch über symbolische Figuren führte, wie bei Koji, dazu, unbewusste, bisher nicht in Worte zu kleidende Verbindungen mit tiefen Kindheitsgefühlen wieder herzustellen. In diesem Fall bot das Familienspielgenogramm eine Struktur, mit deren Hilfe Brandons Eltern einander ihre eigenen, unverstandenen Erfahrungen in ihren jeweiligen Herkunftsfamilien erstmals mitteilen konnten. Die mit den Spielfiguren verbundenen Metaphern halfen ihnen, etwas von ihrer Herkunft zu vermitteln und gleichzeitig ihre eigenen Rollen im Familiensystem bewusst zu verändern. Brandon brauchte klare, eindeutige Grenzen, die seine Eltern, denen nicht bewusst war, wie sehr sie sich selbst stets als Außenseiter gefühlt hatten, ihm nicht hatten geben können. Durch die Übung und die besonderen Gegenstände, die sie gewählt hatten, nutzte die Familie die konkrete, nicht bedrohliche Struktur des Familienspielgenogramms, um sich ihre Vergangenheit anschauen und ihre Gegenwart verändern zu können.

Zusammenfassung

Familienspielgenogramme können in Einzel-, Paar- und Familiensitzungen zum Einsatz kommen. Symbole und Metaphern verhelfen Klienten zu einer besseren Artikulation ihrer Familiengeschichte, Beziehungen, Konflikte, Bündnisse, Stärken und Verletzlichkeiten. Die Spielfiguren nehmen schwierigen Bereichen die Schwere, bringen sich bedrohlich auftürmende Dilemmata auf ein Miniaturformat und erlauben aus der so gewonnenen Distanz einen bewussteren Umgang und eine direktere Problemlösung. Familienspielgenogramme reduzieren den Widerstand gegen Introspektion und Selbstöffnung und setzen eine spielerische Energie frei, die als nützlicher Motivator für kreativen Wandel fungieren kann. Sie helfen Familien, Quellen der Resilienz zu erschließen und einen neuen Blick auf sich selbst und andere zu gewinnen.

Anhang

Die Genogrammlandkarte

- Symbole und Linien zeigen die Mitglieder einer Familie und ihre legalen und biologischen Beziehungen zueinander über drei oder mehr Generationen. Auch Personen, die nicht zur unmittelbaren Familie gehören, wie Freunde, Paten, Haustiere und andere wichtige Beziehungen, werden mit in das Genogramm aufgenommen.
- Beziehungslinien, die für die emotionalen Muster zwischen den Familienmitgliedern stehen, sind die am wenigsten präzisen Aspekte des Genogramms, zumal Beziehungen einem ständigen Wandel unterworfen sind. Dennoch können diese Linien zumindest ein rudimentäres Gefühl für die Beziehungen innerhalb der Familie vermitteln, darunter Nähe, Distanz, Konflikt, Beziehungsabbrüche, körperliche Misshandlung, sexualisierte Gewalt und pflegerische Betreuung.
- Andere Symbole stehen für die Funktionalität von Familienmitgliedern (Sucht, psychische oder physische Gesundheit, Familiengeheimnisse, Migration, Verbindung zu äußeren Ressourcen usw.).
- Zu den typischen familiären Informationen, die in einem Genogramm festgehalten werden, gehören:
  - Alter, Geburtsdatum, Heirat, Trennung, Scheidung, Migration
  - Ethnischer Hintergrund
  - Religion
  - Derzeitiger Wohnort
  - Ausbildung
  - Beschäftigung
  - Militärdienst
  - Konflikte mit dem Gesetz, emotionale oder physische Probleme, Behinderungen
  - Zugehörigkeit zu Vereinen und Verbänden (wie AA, Verbindungen, politische Gruppen)
  - Therapeuten und andere Fachkräfte, die für die Familie wichtig sind

Fragenkatalog zur Durchführung eines kurzen Genogramminterviews

- Mit dem aktuellen Problem beginnen
  - Welche Hilfestellung suchen Sie?
  - Wann hat das Problem angefangen?
  - Wer hat es bemerkt, wie sehen es andere, wie haben die Familienmitglieder darauf reagiert?
  - Wie waren die Beziehungen in der Familie vor dem Einsetzen des Problems und haben sie sich dadurch verändert?
  - Was wird geschehen, wenn das Problem fortbesteht?
  - Auf welche möglichen Veränderungen hoffen Sie?
- Mit Fragen zum Haushalt fortfahren
  - Wer lebt im Haushalt (Name, Alter, Geschlecht, Beruf, Gesundheitszustand)?
  - Wo wohnen die anderen Familienmitglieder?
  - Hat es in der Familie schon einmal ähnliche Probleme gegeben?
  - Welche Lösungen wurden in der Vergangenheit im Umgang mit diesem oder ähnlichen Problemen probiert (Therapie, stationärer Aufenthalt, ärztliche Betreuung, Seelsorge, Hilfe durch Angehörige, Medikation usw.)?
  - Hat es in der Familie in letzter Zeit irgendwelche Veränderungen gegeben?
  - Fragen nach der Herkunftsfamilie: Eltern und Großeltern (Namen, Alter, Beruf, Familienstand, Gesundheitszustand, Geburts- und Sterbedaten, Ethnizität, Religion, Migration)?
  - Geschlechtsspezifische Rollen und Regeln in der Familie?
  - Lebensereignisse und Stressfaktoren: frühzeitige, traumatische Todesfälle, Krankheiten, Konflikte, Beziehungsabbrüche, Resilienz, Misshandlung, sexualisierte Gewalt?
  - Beziehungen: besondere Nähe, zu große oder zu geringe Funktionalität, Engel oder Schurken, Konflikte, Brüche?
- Nach den Stärken der Familienmitglieder fragen
  - Was können sie gut? Talente, sportliche Leistungen, zwischenmenschliche Kompetenzen, Liebe zur Natur
  - Humor, Musik, Kunst, Arbeit, Hobbys?
- Quellen der Hoffnung und Resilienz
  - Spiritualität oder Religion
  - Freunde, soziales Netzwerk, lokale Angebote
  - Natur, Musik, Kunst, Arbeit usw.

Muster, die sich in Genogrammen zeigen können

- Beziehungsmuster und Dreiecke
  - Macht: physische, psychologische, finanzielle, berufliche, intellektuelle, emotionale
  - Grad der Verbundenheit oder Isolation von Familienmitgliedern
  - Gleichgewicht von Funktionalität und Dysfunktionalität, Nähe und Distanz, gute und böse Typen usw.
- Geschwistermuster im Hinblick auf Geschlecht, Altersunterschied, Namensgebung, Fähigkeiten und Behinderungen
- Verluste
  - Insbesondere frühzeitige, traumatische, uneindeutige Verluste
  - Zusammentreffen mehrerer Verluste
  - Ungelöste Trauer – Fähigkeit, sich von einem emotional besonders schmerzhaften Verlust zu erholen (z. B. von einem Suizid im persönlichen Umfeld oder den schwierigen Folgen eines Verlusts von wichtigen Betreuungspersonen oder Hauptverdienern)
- Familiärer Lebenszyklus, Übergänge und Lebenskrisen
  - Verfrühtes oder verspätetes Einsetzen von Übergängen: Geburt, Auszug, Paarbildung, Ausbildung, berufliche Karriere, Betreuung, Pflege, Tod
  - Welchen Kohorten sind die einzelnen Familienmitglieder zuzurechnen, welcher geschichtlichen Epoche waren sie zuzurechnen, was war das Ethos ihrer Ära?
  - Umzüge und Migration
- Fehlende Informationen, Widersprüche und Geheimnisse
  - Neugier der Patienten gegenüber Geheimnissen und fehlenden Informationen wecken
  - Forscherdrang der Patienten hinsichtlich ihrer genetischen Herkunft (DNA-Analyse, z. B. mithilfe von Ancestry et al.) und ihres genealogischen Kontexts entfachen und sie dazu ermutigen, Verwandte und Freunde zu befragen, um Lücken zu füllen oder Geheimnisse aufzudecken
- Gleichzeitigkeit
  - Das Auftreten mehrerer Stressfaktoren zur gleichen Zeit kann zu Beziehungsabbrüchen, Angst, Krankheit, überstürzten Eheschließungen usw. führen.
  - Stressfaktoren können in einem ähnlichen Lebensalter oder in der gleichen Phase im Lebenszyklus auftreten wie in früheren Generationen.

Bibliografie

Adler, A. (1959). *The practice and theory of individual psychology.* Paterson, NJ: Littlefield, Adams.

Ahrons, C. (1998). *The good divorce.* New York, NY: Harper Paperbacks.

Alexander, D. & Clark, S. (1998). Keeping „the family" in focus during patient care. In P.D. Sloane, L.M. Slat, P. Curtis & M.H. Ebell (Eds.), *Essentials of family medicine* (3rd ed., pp. 25–39). Baltimore, MD: Williams & Wilkins.

Altshuler, S.J. (1999). Constructing genograms with children in care: Implications for casework practice. *Child Welfare, 78* (6), 777–790.

American Academy of Family Physicians. (n.d). Retrieved Feb 14, 2019, from https://www .aafp .org/about.html

Andres, F.D. & Lorio, J.P. (1974). *Georgetown family symposia: A collection of selected papers* (Vol 1). Washington, DC: Family Section, Department of Psychiatry, Georgetown University Medical Center.

Anonymous. (1972). On the differentiation of self. In J. Framo (Ed.), *Family interaction: A dialogue between family researchers and family therapists.* New York: Springer.

Anonymous. Mandala. (2019). Wikipedia article. Accessed March 27, 2019. https://en .wikipedia .org/wiki/Mandala \

Anzieu, D. (1986). *Freud's self-analysis.* Madison, CT: International Universities Press.

Appignanesi, L. & Forrester, J. (1992). *Freud's women.* New York: Basic Books.

Arora, K. & Baima, T. (2016). Friendship across the life cycle. In M. McGoldrick, N. Garcia Preto & B. Carter, B. (Eds.), *The expanding family life cycle: Individual, family and social perspectives* (5th ed.). New York, NY: Pearson.

Aten, J.D., Madson, M.B. & Johnston Kruse, S. (2008). The supervision genogram: A tool for preparing supervisors-in-training. *Psychotherapy Theory Research & Training, 45* (1), 111–116.

Bair, D. (2003). *Jung: A biography.* New York, NY: Little Brown.

Baird, M.A. & Grant, W.D. (1994). Families and health. In R.B. Taylor, A.K. David, T.A. Johnson, Jr., D.M. Phillips & J.E. Scherger (Eds.), *Family medicine principles and practice* (4th ed., pp. 10–15). New York: Springer.

Baird, M.A. & Grant, W.D. (1998). Families and health. In R.B. Taylor, A.K. David, T.A. Johnson, Jr., D.M. Phillips & J.E. Scherger (Eds.), *Family medicine principles and practice* (5th ed., pp. 26–31). Baltimore, MD: Williams & Wilkins.

Bank, S.P. & Kahn, M.D. (1997). *The sibling bond.* New York: Basic Books.

Banmen, J. (2002). The Satir model: Yesterday and today. *Contemporary Family Therapy: An International Journal, 24* (1), 3–22.

Bannerman, C. (1986). The genogram and elderly patients. *Journal of Family Practice, 23* (5), 426–427.
Barlow, N. (1958). *The autobiography of Charles Darwin 1809–1882*. New York, NY: W.W. Norton.
Barth, J.C. (1993). *It runs in my family: Overcoming the legacy of family illness*. New York: Brunner/Mazel.
Bateson, G. (1979). *Mind and nature*. New York: Bantham.
Bateson, M.C. (1984). *With a daughter's eye*. New York: William Morrow & Co.
Beck, R.L. (1987). The genogram as process. *American Journal of Family Therapy, 15* (4), 343–351.
Bepko, C.S. & Krestan, J. (1985). *The responsibility trap: Women and men in alcoholic families*. New York, NY: Free Press.
Bernikow, L. (1980). *Among women*. New York: Harper & Row.
Bowen, M. (Anonymous) (1972). On the differentiation of self. In J. Framo (Ed.), *Family interaction: A dialogue between family researchers and family therapists*. New York, NY: Springer.
Bowen, M. (1978). *Family therapy in clinical practice*. New York: Jason Aronson.
Bowen, M. & Butler, J. (2013). *The origins of family psychotherapy*. New York: Jason Aronson.
Boyd-Franklin, N. (2006). *Black families in therapy: Understanding the African American experience* (2nd ed.). New York: Guilford.
Bradt, J. (1980). *The family diagram*. Washington. DC: Groome Center.
Bragg, M. (1990). *Richard Burton: A life*. New York: Warner Books.
Brott, P.E. (2001). The storied approach: A postmodern perspective for career counseling. The Career *Development Quarterly, 49* (4), 304–313.
Burke, J.L. & Faber, P. (1997). A genogrid for couples. *Journal of Gay and Lesbian Social Services, 7* (1), 13–22.
Butler, J.F. (2008). The family diagram and genogram: Comparisons and contrasts. *American Journal of Family Therapy, 36* (3), 169–180.
Byng-Hall, J. (2004). Loss and family scripts. In F. Walsh & M. McGoldrick (Eds.), *Living beyond loss: Death and the family*. New York: W.W. Norton.
Callas, J. (1989). *Sisters*. New York: St. Martin's.
Campbell, C. (1998). *The real Diana*. New York: St. Martin's.
Campbell, T.L., McDaniel, S.H., Cole-Kelly, K., Hepworth, J. & Lorenz, A. (2002). Family interviewing: A review of the literature in primary care. *Family Medicine, 34* (5), 312–318.
Caplow, T. (1968). *Two against one: Coalitions in triads*. Englewood Cliffs. NJ: Prentice Hall.
Carter, B. (1991). Death in the therapist's own family. In M. McGoldrick, C. Anderson & F. Walsh (Eds.), *Living beyond loss: Death in the family*. New York: Norton.
Carter, E.A. (1982). Supervisory discussion in the presence of the family. In R. Whiffen & J. Byng-Hall (Eds.), *Family therapy supervision*. London: Academic Press.
Carter, E.A. & McGoldrick, M. (1976). Family therapy with one person and the family therapist's own family. In P. Guerin (Ed.), *Family therapy*. New York: Gardner.
Chrzastowski, S.K. (2011). A narrative perspective on genograms: Revisiting classical family therapy methods. *Clinical Child Psychiatry and Psychiatry, 16* (4), 635–644.
Chappell, N.L. (1991). *Social supports and aging*. Toronto: Butterworths.
Christie-Seely, J. (1986). A diagnostic problem and family assessment. *Journal of Family Practice, 22* (4), 329–339.
Cicirelli, V.G. (1989). Feelings of attachment to siblings and well-being in later life. *Psychology and Aging, 4* (2), 211–216.

Cicirelli, V. G. (1995). *Sibling relationships across the life span.* New York: Plenum.

Clinton, B. (2005). *My life.* New York: Vintage.

Clinton Kelley, V., with Morgan, J. (1994). *My life: Leading with my heart.* New York: Pocket Books.

Cohen, E. & Brown Clark, S. (2010). *John Romano and George Engel: Their lives and work.* Rochester, NY: Meliora Press.

Cohler, B.A., Hosteler, J. & Boxer, A. (1998). Generativity, social context, and lived experience: Narratives of gay men in middle adulthood. In D. McAdams & E. de St. Aubin (Eds.), *Generativity and adult development. Psychosocial perspective on caring and contributing to the next generation.* Washington, DC: American Psychological Association Press.

Colon, F. (1973). In search of one's past: An identity trip. *Family Process, 12* (4), 429–438.

Colon, F. (1978). Family ties and child placement. *Family Process. 17* (3), 189–312.

Colon, F (2019). The discovery of my multicultural identity. In M. McGoldrick. (Ed.), *Revisioning family therapy: Race, culture and gender in clinical practice.* New York: Guilford.

Colon-Lopez, F. (2005). *Finding my face: The memoir of a Puerto Rican American.* Victoria, BC: Trafford Publishing.

Congress, E.P. (1994). The use of culturagrams to assess and empower culturally diverse families. *Families in Society, 75* (9), 531–540.

Connidis, I.A. & Barnett, A.E. (2018). *Family ties & aging* (3rd ed). New York: Sage.

Crouch, M.A. (1986). Working with one's own family: Another path for professional development. *Family Medicine, 18* (2), 93–98.

Crouch, M.A. (1989). A putative ancestry of family practice and family medicine: Genogram of a discipline. *Family Systems Medicine, 7* (2), 208–212.

Crouch M.A. (2004). A new triangle participant: Commentary on van Walsum, Lawson, and Bramson. *Families, Systems, & Health, 22* (4), 477–480.

Crouch, M.A. (2016). A breath of fresh air: A family ceremony. *Families, Systems, & Health, 34* (1), 64–66.

Crouch, M. & Davis, T. (1987). Using the genogram (family tree) clinically. In M. Crouch & L. Roberts (Eds.), *The family in medical practice: A family systems primer.* New York: Springer.

Crouch, M. & Roberts, L. (Eds.). (1987). *The family in medical practice: A family systems primer.* New York: Springer.

Daily Mail Reporter. (2011). *Still holding on to his son's legacy: Steve Jobs' biological father clings to his iPhone as he reveals his grief.* Retrieved from https://www .dailymail .co .uk/news/article-2047588/References 349Steve-Jobs-dead-Father-Abdulfattah-John-Jandali-son-met.html

Darkenwald, G.G. & Silvestri, K. (1992). *Analysis and assessment of the Newark Literacy Campaign: A report to the Ford Foundation.* Newark, NJ: Newark Literacy Campaign.

Daughhetee, C. (2001). Using genograms as a tool for insight in college counseling. *Journal of College Counseling, 4* (1), 73–76.

Davis, O. & Dee, R. (2000). *With Ossie and Ruby: In this life together.* New York: Harper Collins

Dean, P.H. (1989). Paul Robeson. In E. Hill (Ed.), *Black heroes: Seven plays.* New York: Applause Theatre Book Publishers.

Desmond, A. & Moore, J. (1991). *Darwin: The life of a tormented evolutionist.* New York: W.W. Norton.

Dumas, C.A., Katerndahl, D.A. & Burge, S.K. (1995). Familial patterns in patients with infrequent panic attacks. *Archives of Family Medicine, 4* (10), 862–867.

Dunn, A.B. & Dawes, S.J. (1999). Spirituallyfocused genograms: Keys to uncovering spiritual resources in African American families. *Journal of Multicultural Counseling & Development, 27* (4), 240–255.

Dunn, A.B. & Levitt, M.M., (2000). July. The genogram: From diagnostics to mutual collaboration. *Family Journal: Counseling and therapy for Couples and Families, 8* (3). 236–244.

Eissler, K.R. (1978). *Sigmund Freud: His life in pictures and words.* New York: Helen & Kurt Wolff Books, Harcourt Brace, Jovanovich.

Elder, G.H., Jr. (1977). Family history and the life course. *Journal of Family History, 2* (4), 279–304.

Elder, G.H. (1986). Military times and turning points in mens' lives. *Developmental Psychology, 22* (2), 233–245.

Elder, G. (1992). Life course. In E. Borgatta & M. Borgatta (Eds.), *Encyclopedia of sociology* (Vol. 3, 1120–1130). New York: Macmillan.

Ellenberger, H.F. (1970). *The discovery of the unconscious: The history and evolution of dynamic psychiatry.* New York: Basic Books.

Emerson S. (1995). A different final exam: using students' own family genograms. *The Family Journal, 3* (1), 57–58.

Engel, G. (1975). The death of a twin: Mourning and anniversary reactions: Fragments of 10 years of self-analysis. *International Journal of Psychoanalysis, 56* (l), 23–40.

Erikson Bloland, S. (2005). *In the shadow of fame: A memoir by the daughter of Erik H. Erikson.* New York: Viking.

Erlanger, M.A. (1990). Using the genogram with the older client. *Journal of Mental Health Counseling, 12* (3), 321–331.

Estrada, A.U. & Haney, P. (1998). Genograms in a multicultural perspective. *Journal of Family Psychotherapy, 9* (2), 55–62.

Falicov, C.J. (2012). Immigrant family processes: A multidimensional framework. In F. Walsh (Ed.), *Normal family processes* (4th ed., pp 297–323). New York: Guilford Press.

Falicov, C.J. (2015). *Latino families in therapy: A guide to multicultural practice* (2nd ed.). New York: Guilford Press.

Falicov, C.J. (2016). Migration and the Family life cycle. In M. McGoldrick, N. Garcia Preto & B. Carter (Eds.), *The expanded family life cycle* (5th ed.). Boston, MA: Pearson.

Fink, A.H., Kramer, L., Weaver, L.L. & Anderson, J. (1993). More on Genograms: Modifications to a model. *Journal of Child and Adolescent Group Therapy, 3* (4), 203–206.

Fishel, E. (1979). *Sisters: Love and rivalry inside the family and beyond.* New York: William Morrow.

Fogarty, T. (1973). *Triangles. The Family.* New Rochelle, NY: Center for Family Learning.

Fonda, P. (1998). *Don't tell dad.* New York: Hyperion.

Foster, M.A., Jurkovic, G.J., Ferdinand, L.G. & Meadows, L.A. (2002). The impact of the genogram

on couples: A manualized approach. *The Family Journal, 10* (1), 34–40.

Frame, M.W. (1996). Counseling African Americans: Integrating spirituality in therapy. *Counseling & Values, 41* (1), 16–29.

Frame, M.W. (2000a). Constructing religious/spiritual genograms. In R.E. Watts (Ed.), *Techniques in marriage and family counseling* (Vol. 1. The family psychology). Alexandria, VA: American Counseling Association and counseling series, pp. 69–74.

Frame, M.W. (2000b). The spiritual genogram in family therapy. *Journal of Marital and Family Therapy, 26* (2), 211–216.

Frame, M.W. (2001). The spiritual genogram in training and supervision. *The Family Journal, 9* (2), 109–115.

Framo, J. (Ed.). (1972). *Family Interaction: A dialogue between family researchers and family therapists.* New York: Springer.

Freeman, L. & Strean, H.S. (1981). *Freud and women.* New York: Frederick Ungar Publishing Company.

Freire, P. (1994). *The pedagogy of hope.* New York: Continuum.

Freud, E.L. (Ed.). (1975). *The letters of Sigmund Freud.* New York: Basic Books.

Freud, S. (1988). *My three mothers and other passions.* New York: New York University Press.

Friedman, E.H. (1971). The birthday party: An experiment in obtaining change in one's own extended family. *Family Process, 10* (2), 345–349.

Friedman, E.H. (1985). *Generation to generation: Family process in church and synagogue.* New York: Guilford Press.

Friedman, E.H. (1987). The birthday party revisited: Family therapy and the problem of change. In P. Titelman (Ed.), *The therapist's own family.* New York: Jason Aronson.

Friedman, E.H. (2007). *A failure of nerve: Leadership in the age of the quick fix.* New York: Seabury Books.

Friedman, H.L. & Krakauer, S. (1992). Learning to draw and interpret standard and time-line genograms: An experimental comparison. *Journal of Family Psychology, 6* (1), 77–83.

Friedman, H., Rohrbaugh, M. & Krakauer, S. (1988). The timeline genogram: Highlighting temporal aspects of family relationships. *Family Process, 27* (3), 293–304.

Friedman. L. J. (1999). *Identity's architect.* New York: Scribner.

Friesen, P. & Manitt, J. (1991). Nursing the remarried family in a palliative care setting. *Journal of Palliative Care, 6* (4), 32–39.

Garrett, R.E., Klinkman, M. & Post, L. (1987). If you meet Buddha on the road, take a genogram: Zen and the art of family medicine. *Family Medicine, 19* (3), 225–226.

Gartner, J. (2008). *In search of Bill Clinton: A psychological biography.* New York: St. Martin's Press.

Gelb, A. & Gelb, B. (1987). *O'Neill.* New York: Harper & Row.

Genetic Genealogy. Zugriff am 17. August 2019 unter https://thegeneticgenealogist.com

Gerson, R., Hoffman, S., Sauls, M. & Ulrichi, D. (1993). Family-of-origin frames in couples therapy. *Journal of Marital and Family Therapy, 19* (4), 341–354.

Gewirtzman, R.C. (1988). The genogram as a visual assessment of a family's fugue. *Australian Journal of Sex, Marriage and Family, 9* (1), 37–46.

Gibson, D. (2005). The use of genograms in career counseling with elementary, middle, and high school students. *Career Development Quarterly, 53* (4), 353–362.

Gil, E. (2003). Play genograms. In C.E. Sorit & L.L. Hecker (Eds.), *The therapist's notebook for children and adolescents: Homework, handouts, and activities for use in psychotherapy* (pp. 97–118). New York: Haworth Press.

Gil, E. (2015). *Play in family therapy* (2nd ed., ch. 11). New York: Guilford Press.

Gil, E. (1991). *The healing power of play: Working with abused children.* New York: Guilford Press.

Gladwell, M. (2008). *Outliers: The story of success.* New York: Little Brown & Co.

Glosoff, H.L. & Durham, J.C. (2011). Using supervision to prepare social justice counseling advocates. *Counselor Education and Supervision, 50* (2), 116–129.

Golden, E. & Mohr, R. (2000). Issues and techniques for counseling long-term, later-life couples. *Family Journal: Counseling & Therapy for Couples & Families, 8* (3), 229–235.

Goodman, R.D. (2013). The transgenerational trauma and resilience genogram. *Counseling Psychology Quarterly, 26* (3), 386–405.

Goodyear-Brown, P. (2001). The preschool play genogame. In H.G. Kaduson & C.E. Schaefer (Eds.), *101 more favorite therapy techniques* (pp. 225–228). Northvale, NJ: Jason Aronson.

Gordon H. (1972). The family history and the pedigree chart. *Postgrad Med, 52* (2), 123–125.

Gordon-Reed, A. (2008). *The Hemingses of Monticello: An American family.* New York: W.W. Norton.

Graham, L.O. (2000). *Our kind of people: Inside America's Black upper class.* New York: Harper.

Granello, D.h., Hothersall, D. & Osborne, A.L. (2000). The academic genogram: Teaching for the future by learning from the past. *Counselor Education and Supervision, 39* (3), 177–188.

Green, L.A., Graham, R., Bagley, B., Kilo, C.M., Spann, S.J., Bogdewic, S.P. & Swanson, J. (2004). Task force 1. Report of the task force on patient expectations, core values, reintegration, and the new model of family medicine. *Annals of Family Medicine, 2* (1), S1:S33–S50.

Greenwald, J.L., Grant, W.D., Kamps, C.A. & Haas-Cunningham, S. (1998). The genogram scale as a predictor of high utilization in a family practice. *Family, Systems & Health, 16* (4), 375–391.

Guerin, P.J. (Ed.). (1976). *Family therapy*. New York: Gardner.

Guerin P.J. & Pendagast E.G. (1976). Evaluation of family system and genogram. In P.J. Guerin (Ed.), *Family Therapy: Theory and Practice* (pp. 450–464). New York, NY: Gardner Press.

Guerin, P. & Fogarty, T. (1972). The family therapist's own family. *International Journal of Psychiatry, 10* (1), 6–22.

Guerin, P., Fogarty, T.F., Fay, L.F. & Kautto, J.G. (1996). *Working with relationship triangles*. New York: Guilford.

Gutierrez, C. & Scheid P. (2019). *The history of family medicine and its impact on U.S. health care delivery.* Retrieved from https://www .aafpfoundation .org/content/dam/foundation/documents/who-we-are/cfhm/FMImpactGutierrezScheid .pdf

Gwyther, L. (1986). Family therapy with older adults. *Generations, 10* (3), 42–45.

Hall, C.M. (1987). Efforts to differentiate a self in my family of origin. In P. Titelman (Ed.), *The therapist's own family.* New York: Jason Aronson.

Hardy, K.V. (2018). Family therapy with poor families. In M. McGoldrick & K.V. Hardy (Eds.), *Revisioning family therapy* (3rd ed.). New York: Guilford.

Hardy, K.V. & Laszloffy, T.A. (1995). The cultural genogram: Key to training culturally competent family therapists. *Journal of Marital and Family Therapy, 21* (3), 227–237.

Harmon, A. (2006, June 11). Who's your Great-Great-Great-Great-Granddaddy? *New York Times.* Retrieved from https://www.nytimes.com/2006/06/11/weekinreview/11harmon .html

Hartman, A. (1978). Diagramatic assessment of family relationships. *Social Casework, 59* (8), 465–476.

Hartman, A. (1995). Diagramatic assessment of family relationships. *Families in society, 76* (2), 111–122.

Haskins, J. (1978). *Scott Joplin: The man who made Ragtime.* Briarcliff Manor, NY: Scarborough.

Havel, V. (1991). Speech at Lehigh University, Oct 26, 1991.

Hays, E.R. (1967). *Those extraordinary Blackwells.* New York: Harcourt Brace.

Hockley, J. (2000). Psychosocial aspects in palliative care: Communicating with the patient and family. *Acta Oncologica, 39* (8), 905–910.

Hodge, D.R. (2000). Spiritual ecomaps: A new diagrammatic tool for assessing marital and family spirituality. *Journal of Marital and Family Therapy, 26* (2), 217–228.

Hodge, D.R. (2001a). Spiritual genograms: A generational approach to assessing spirituality. *Families in Society, 82* (1), 35–48.

Hodge, D.R. (2001b). Spiritual assessment: A review of major qualitative methods and a new framework for assessing spirituality. *Social Work, 46* (3), 203–214.

Hodge, D.R. (2004a). Social work practice with Muslims in the United States. In A.T. Morales & B.W. Sheafor (Eds.), *Social work: A profession of many faces* (10th ed., pp. 443–469). Boston, MA: Allyn & Bacon.

Hodge, D.R. (2004b). Spirituality and people with mental illness: Developing spiritualcompetency in assessment and intervention. *Families in Society, 85* (1), 36–44.

Hodge, D.R. (2004c). Working with Hindu clients in a spiritually sensitive manner. *Social Work, 49* (1), 27–38.

Hodge, D.R. (2005a). Spiritual life maps: A clientcentered pictorial instrument for spiritual assessment, planning, and intervention. *Social Work, 50* (1), 77–87.

Hodge, D.R. (2005b). Spiritual ecograms: A new assessment instrument for identifying clients' spiritual strengths in space and across time. *Families in Society, 86* (2), 287–296.

Hodge, D.R. (2005c). Spiritual assessment in marital and family therapy: A methodological framework for selecting from among six qualitative assessment tools. *Journal of Marital and Family Therapy, 32* (4), 341–356.

Hodge, D.R. (2005d). Developing a spiritual assessment toolbox: A discussion of the strengths and limitations of five different assessment methods. *Health and Social Work, 30* (4), 314–323.

Hodge, D.R. & Williams, T.R. (2002). Assessing African American spirituality with spiritual eco-maps. *Families in Society, 83* (5–6), 585–595.

Hof, L. & Berman, E. (1986). The sexual genogram. *Journal of Marital and Family Therapy, 12* (1), 39–47.

Hoffman, E. (1994). *The drive for self: Alfred Adler and the founding of individual psychology.* New York: Addison-Wesley.

Holmes, T.H. & Masuda, M. (1974). Life change and illness susceptibility. In B.S. Dohrenwend & B. Dohrenwend (Eds.), *Stressful life events: Their nature and effects.* New York: Wiley.

Holmes, T.H. & Rahe, T.H. (1967). The social adjustment rating scale. *Journal of Psychosomatic Research, 11* (2), 213–218.

Horn, M. (1983). Sisters worthy of respect: Family dynamics and women's roles in the Blackwell family. *Journal of Family History, 8* (4), 367–382.

Huygen, F.J.A. (1982). Family medicine: *The medical life history of families.* New York: Brunner/Mazel.

Imber-Black, E. (1999). *The secret life of families.* New York: Bantam Books.

Imber-Black, E. (Ed.). (1993). *Secrets in families and family therapy.* New York: W.W. Norton.

Ingersoll-Dayton, B. & Arndt, B. (1990). Uses of the genogram with the elderly and their families. *Journal of Gerontological Social Work, 15* (1–2), 105–120.

Isaacson, W. (2011). *Steve Jobs.* New York: Simon & Schuster.

Jacobs, A.J. (2017). *It's all relative: Adventures up and down the world's family tree.* New York: Simon & Schuster.

Johnson, P. (2005). *George Washington: Founding father.* New York: Harper Collins.

Johnson, S. (2018). *Farsighted: How we make the decisions that matter the most.* New York: Random House.

Jolly, W.M., Froom, J. & Rosen, M.G. (1980). The genogram. *Journal of Family Practice, 10* (2), 251–255.

Jones, E. (1953, 1954, 1955). *The life and work of Sigmund Freud* (3 volumes). New York: Basic Books. (Zitate im Buch: © 1975. Reprinted by permission of Basic Books, an imprint of Hachette Book Group, Inc.)

Jordan, K. (2004). The color-coded timeline trauma genogram. *Brief Treatment and Crisis Intervention, 4* (1), 57–70.

Jordan, K. (2006). The scripto-trauma genogram: An innovative technique for working with trauma survivors' intrusive memories. *Brief Treatment and Crisis Intervention, 6* (1), 36–51.

Kağnıcı, D.Y. (2011). Teaching multicultural counseling: An example from a Turkish counseling undergraduate program. *Egˇ itim Aras¸tırmaları [Eurasian Journal of Education-al Research], 44*, 118–128.

Kağnıcı, D.Y. (2014). Reflections of a Multicultural Counseling Course: A qualitative study with counseling students and counselors. *Educational Sciences: Theory & Practice, 14* (1), 53–62.

Keiley, M.K., Dolbin, M., Hill, J., Karuppaswamy, N., Liu, T., Natrajan, R., Poulsen, S., Robins, N. & Robinson, P. (2002). The cultural genogram: Experiences from within a marriage and family therapy training program. *Journal of Marital and Family Therapy, 28* (2), 165–178.

Kelly, G.D. (1990). The cultural family of origin: A description of a training strategy. *Counselor Education and Supervision, 30* (1), 77–84.

Kerr, M.E. (2019). *Bowen Theory's Secrets.* New York: W.W. Norton.

Kerr, M.E. & Bowen, M. (1988). *Family evaluation.* New York: W.W. Norton.

Kluger, J. (2011). *The sibling effect.* New York: Riverhead Books.

Krüll, M. (1986). *Freud and his father.* New York: W.W. Norton.

Kuehl, B.P. (1995). The solution-oriented genogram: A collaborative approach. *Journal of Marital and Family Therapy, 21* (3), 239–250.

Kuhn, J. (1981). Realignment of emotional forces following loss. *The Family, 5* (1), 19–24.

Laird, J. (1996a). Family-centered practice with lesbian and gay families. *Families in Society: Journal of Contemporary Human Services, 7* (9), 559–572.

Laird, J. (1996b). Invisible ties: Lesbians and their families of origin. In J. Laird & R.J. Green (Eds.), *Lesbians and gays in couples and families.* San Francisco: Jossey-Bass.

Langer, J.C., Filler, R.M., Coles, J. & Edmonds, J.F. (1988). Plication of the diaphragm for infants and young children with phrenic nerve palsy. *Journal of Pediatric Surgery, 23* (8), 749–751.

LaSala, M. (2002). *Triangles, Angels, Villains, and Victims.* Presentation at Multicultural Family Institute, April

Launer, J. (2017). Why doctors should draw genograms – including their own. *Postgraduate Medical Journal, 93* (1103), 575–576.

Leman, K. (2009). *The birth order book.* Grand Rapids, MI: Baker Publishing Group

Lerner, H. (1984). The cosmic countermove: *Family Therapy Networker*, Sept–Oct.

Lerner, H. (1990). *The dance of intimacy.* New York: Harper Collins.

Lerner, H. (1994). *The dance of deception.* New York: Harper Collins.

Lerner, H. (1997). *The dance of anger.* New York: Harper Collins.

Lerner, H. (2002). *The dance of connection.* New York: Harper Collins.

Lerner, H. (2005). *The dance of fear.* New York: Harper Collins.

Lerner, H. (2012). *Marriage rules.* New York: Avery.

Lewis, K.G. (1989). The use of color-coded genograms in family therapy. *Journal of Marital and Family Therapy, I* (2), 169–176.

Libbon, R., Triana, J., Heru, A. & Berman, E. (2019). Family skills for the resident toolbox: The 10-min genogram, ecomap, and prescribing homework. *Academic Psychiatry, 43* (4), 435–439.

Like, R.C., Rogers, J. & McGoldrick, M. (1988). Reading and interpreting genograms: A systematic approach. *Journal of Family Practice, 26* (4), 407–412.

Lipset, D. (1980). *Gregory Bateson: The legacy of a scientist*. Englewood Cliffs, NJ: Prentice.

Luepnitz, D.A. (1989). Virginia Satir. *Journal of Feminist Family Therapy, 1* (3), 73–83.

Maccoby, E.E. (1990). Gender and relationships: A developmental account. *American Psychologist, 45* (4), 513–520.

Magnuson, S. (2000). The professional genogram: Enhancing professional identity and clarity. *Family Journal: Counseling & Therapy for Couples & Families, 8* (4), 299–401.

Magnuson, S. & Shaw, H.E. (2003). Adaptations of the multifaceted genogram in counseling, training and supervision. *Family Journal: Counseling & Therapy for Couples & Families, 2* (1), 45–54.

Magnuson, S., Norem, K. & Skinner, C.H. (1995). Constructing genograms with lesbian clients. *The Family Journal: Counseling and Therapy for Couples and Families, 3* (2) 110–115.

Malott, K.M. & Magnuson, S. (2004). Using genograms to facilitate undergraduate students' career development: A group model. *The Career Development Quarterly, 53* (4), 178–186.

Mandala. (n.d.). Retrieved March 27, 2019, from https://en.wikipedia.org/wiki/Mandala

Manne J. (2009). *Family constellations: A practical guide to uncovering the origins of family conflict*. Berkeley, CA: North Atlantic Books.

Maraniss, D. (1995). *First in his class: The biography of Bill Clinton*. New York: Touchstone.

Masson, J. (Ed.). (1985). *The complete letters of Sigmund Freud to Wilhelm Fleiss: 1887–1904*. Cambridge, MA: Belnap Press.

Mathias, B. (1992). *Between sisters: Secret rivals, intimate friends*. New York: Delacorte Press.

McDaniel, S.H., Hepworth, J.H. & Doherty, W.J. (1993). A new prescription for family health care. *The Family Therapy Networker, 17*, 18-29-62-63.

McDaniel, S. Hepworth, J. & Doherty (2003). *The shared experience of illness*. New York: Basic Books.

McCullough-Chavis, A. & Waites, C. (2004). Genograms with African American families. Considering cultural context. *Journal of Family Social Work, 8* (2), 1–17.

McGill, D.M. (1992). The cultural story in multicultural family therapy. *Families in Society: Journal of Contemporary Human Services, 73* (6), 339–349.

McGoldrick, M. (1981). Problems with family genograms. *American Journal of Family Therapy, 7*, 74–76.

McGoldrick, M. (1982). Through the looking glass: Supervision of a trainee's trigger family. In J. Byng-Hall & R. Whiffen (Eds.), *Family therapy supervision*. London: Academic Press.

McGoldrick, M. (1989). Sisters. In M. McGoldrick, C. Anderson & F. Walsh (Eds.), *Women in families*. New York: W.W. Norton.

McGoldrick, M. (1995). *You can go home again: Reconnecting with your family*. New York: W.W. Norton.

McGoldrick, M. (2004a). Echoes from the past: Helping families mourn their losses. In F. Walsh & M. McGoldrick (Eds.), *Living beyond loss* (2nd ed., pp. 50–78). New York: W.W. Norton.

McGoldrick, M. (2004b). The legacy of loss. In F. Walsh & M. McGoldrick (Eds.), *Living beyond loss* (2nd ed., pp. 104–129). New York: W.W. Norton.

McGoldrick, M. (2011). *The genogram journey: Reconnecting with your family.* New York: W.W. Norton.

McGoldrick, M. (2016a). Becoming a couple. In M. McGoldrick, N. Garcia Preto & B. Carter (Eds.), *The expanding family life cycle: Individual, family and social perspectives* (5th ed.). New York: Pearson.

McGoldrick, M. (2016b). *The genogram casebook: A clinical companion to Genograms: Assessment and Intervention.* New York: W.W. Norton.

McGoldrick, M. (2019). Homelessness and the spiritual meaning of home. In M. McGoldrick (Ed.), *Revisioning family therapy: Addressing diversity in clinical practice and training* (3rd ed.). New York: Guilford.

McGoldrick, M. & Carter, B. (2001). Advances in coaching: Family therapy with one person. *Journal of Marital and Family Therapy, 27* (3), 281–300.

McGoldrick, M. & Carter, B. (2016). The remarriage cycle: Divorced, multinuclear and recoupled families. In M. McGoldrick, N. Garcia Preto & B. Carter (Eds.), *The expanding family life cycle: Individual, family and social perspectives* (5th ed.). New York: Pearson.

McGoldrick, M. & Garcia-Preto, N. (2005). Cultural assessment. In M. McGoldrick, J. Giordano & N. Garcia-Preto (Eds.), *Ethnicity and family therapy* (3rd ed.). New York: Guilford.

McGoldrick, M., Carter, B. & Garcia Preto, N. (2016a). Overview: The life cycle in its changing context: Individual, family and social perspectives. In M. McGoldrick, N. Garcia Preto & B. Carter (Eds.), *The expanding family life cycle: Individual, family and social perspectives* (5th ed.). New York: Pearson.

McGoldrick, M., Garcia Preto, N. & Carter, B. (Eds.). (2016b). *The expanding family life cycle: Individual, family and social perspectives* (5th ed.). Boston: Pearson.

McGoldrick, M., Giordano, J. & Garcia-Preto, N. (Eds.). (2005). *Ethnicity and family therapy* (3rd ed.). New York: Guilford.

McGoldrick, M. & Hardy, K.V. (Eds.). (2019). *Revisioning family therapy: Addressing diversity in clinical practice & training* (3rd ed.). New York: Guilford.

McGoldrick, M., Loonan, R. & Wohlsifer, D. (2006). Sexuality and culture. In S. Leiblum (Ed.), *Principles and practice of sex therapy* (4th ed.). New York: Guilford.

McGoldrick, M. & Ross, M., (2016). Violence and the family life cycle. In M. McGoldrick, N. Garcia Preto & B. Carter (Eds.), *The expanding family life cycle: Individual, family and social perspectives* (5th ed.). Boston: Pearson.

McGoldrick, M. & Walsh, F. (2016). Death and the family life cycle. In M. McGoldrick, N. Garcia Preto & B. Carter (Eds.), *The expanding family life cycle: Individual, family and social perspectives* (5th ed.). New York: Pearson.

McGoldrick, M. & Walsh, F. (2004). A time to mourn: Death and the family life cycle. In F. Walsh & M. McGoldrick (Eds.), *Living beyond loss: Death and the family* (2nd ed.). New York: W.W. Norton.

McGoldrick, M. & Watson, M. (2016). Siblings through the life cycle. In B. Carter & M. McGoldrick (Eds.), *The expanded family life cycle: Individual, family and social perspectives* (5th ed.). Boston: Pearson.

McMillen, J.C. & Groze, V. (1994). Using placement genograms in child welfare practice. *Child Welfare, 73* (4), 307–318.

McNaron, T.A.H. (Ed.). (1985). *The sister bond: A feminist view of a timeless connection.* New York: Pergamon Press.

Medalie J.H. (1978). Family history, data base, family tree, & family diagnosis. In J.H. Medalie (Ed.), *Family medicine: Principles and applications* (pp. 329–336). Baltimore: Williams & Wilkins.

McIlvain, H., Crabtree, B., Medder, J., Strange, K.C. & Miller, E.L. (1998). Using practice genograms to understand and describe practice configurations. *Family Medicine, 30* (7), 490–496.

Milewski-Hertlein, K.A. (2001). The use of a socially constructed genogram in clinical practice. *American Journal of Family Therapy, 29* (1), 23–38.

Miller, J. (2019). *The ethos and ethics of global family therapy*. International Family Therapy Association Annual Conference, Aberdeen, Scotland.

Moon, S.M., Coleman, V.D., McCollum, E.E., Nelson, T.S. & Jensen-Scott, R.cL. (1993). Using the genogram to facilitate career decisions: A case study. *Journal of Family Psychology, 4* (1), 45–56.

Moreno, J.L. (2019). *The essential Moreno: Writings on Psychodrama, Group Method, and Spontaneity.* New Paltz, New York: Tusitala Publishing.

Mullins, M.C. & Christie-Seely, J. (1984). Collecting and recording family data: The genogram. In J. Christie-Seely (Ed.), *Working with the family in primary care*. New York: Praeger.

Nabokov, V. (1959). *The real life of Sebastian Knight.* Norfolk, CT: New Directions.

Nagel, P.C. (1987). *The Adams women.* New York: Oxford University Press.

Nealy, E. (2017). *Transgender children and youth: Cultivating pride and joy with families in transition.* New York: W.W. Norton.

Nealy, E. (2019). Identity transitions and transformations across the life cycle. In M. McGoldrick & K.V. Hardy (Eds.), *Revisioning family therapy: Addressing diversity in clinical practice and training* (3rd ed.). New York: Guilford.

Nerin, W.F. (1986). *Family reconstruction: Long day's journey into light.* New York: W.W. Norton.

Nerin, W.F. (1993). *You can't grow up till you go back home: A safe journey to see your parents as human.* New York: Crossroads Publishing.

Norris, J.E. & Tindale, J.A. (1994). *Among generations: The cycle of adult relationships.* New York: W.H. Freeman.

Oestreich, J.R. (2006, February 19). The asterisks tell the story: What tangled webs operas can weave. That's where a five page diagram comes in. *New York Times*. Retrieved from https://www .nytimes.com/2006/02/19/arts/music/the-asterisks-tell-the-story.html

Okiishi, R.W. (1987). The genogram as a tool in career counseling. *Journal of Counseling and Development, 66* (3), 139–143.

Olsen, S., Dudley-Brown, S. & McMullen, P. (2004). Case for blending pedigrees, genograms and ecomaps: Nursing's contribution to the big picture. *Nursing & Health Sciences, 6* (4), 295–308.

Papadopoulos, L., Bor, R. & Stanion, P. (1997). Genograms in counseling practice (Part 1). *Counselling Psychology Quarterly, 10* (1) 17–28.

Papp, P., Silverstein, O. & Carter, E.A. (1973). Family sculpting in preventive work with well families. *Family Process, 12* (25), 197–212.

Paul, N. (1988). Personal Communication.

Paul, N. & Paul B.B. (1986). *A marital puzzle*. New York: W.W. Norton.

Peluso, P. (2003). The ethical genogram: A tool for helping therapists understand their ethical decision-making roles. *The Family Journal, 11* (3), 286–291.

Pendagast, E.G. & Sherman, C.O. (1975). A guide to the genogram. *The Family, 5* (1), 3–14.

Petry, S.S. & McGoldrick, M. (2005). Genograms in assessment and therapy. In G.P. Koocher, J.C. Norcross & S.S. Hill (Eds.), *The psychologists' desk reference* (2nd ed.). New York: Oxford University Press.

Phelps, E., Furstenberg, F.F. & Colby, A. (Eds.). (2002). *Looking at lives.* New York: Russell Sage.

Phillips, A. (2014). *Becoming Freud: The making of a psychoanalyst*. New Haven: Yale University Press.

Pinderhughes, E. (2019). Black genealogy revisited: Restorying an African American family. In M. McGoldrick (Ed.), *Re-visioning family therapy: Race, culture, and gender in clinical practice*. New York: Guilford.

Pinderhughes, E., Jackson, V. & Romney, P. (2017). *Understanding power: An imperative for human services*. o. O.: NASW Press.

Rainsford, G.L. & Schuman, S.H. (1981). The family in crisis: A case study of overwhelming illness and stress. *Journal of the American Medical Association, 246* (1), 60–63.

Rakel, R.E. (1977). *Principles of family medicine*. Philadelphia: W.B. Saunders.

Rembel, G.R., Neufeld, A. & Kushner, K.E. (2007). Interactive use of genograms and ecomaps in family caregiving research. *Journal of Family Nursing, 13* (4), 403–419.

Richardson, R.W. (1987). *Family ties that bind: A selfhelp guide to change through family of origin therapy* (2nd ed.). Bellingham, WA: Self-Counsel Press.

Richardson, R.W. & Richardson L.A. (2000) *Birth order and you* (2nd ed.). Bellingham, WA: Self-Counsel Press Reference Series.

Rigazio-DiGilio S.A., Ivey, A.E., Kunkler-Peck, K.P. & Grady, L.T. (2005). *Community genograms: Using individual, family, and cultural narratives with clients*. New York: Teachers College Press.

Roazen, P. (1993). *Meeting Freud's family*. Amherst, MA: University of Massachusetts Press.

Robeson, P. (1988). *Here I stand*. Boston: Beacon Press.

Robinson, J. (1972). *I never had it made*. New York: Putnam.

Robinson, S. (1996). *Stealing home*. New York: Harper Collins.

Rogers, J.C. (1994a). Can physicians use family genogram information to identify patients at risk of anxiety or depression? *Archives of Family Medicine, 3* (12), 1093–1098.

Rogers, J.C. (1994b). Impact of a screening family genogram on first encounters in primary care. *Journal of Family Practice, 4*, 291–301.

Rogers, J.C. (1990). Completion and reliability of the self-administered genogram SAGE. *Family Practice, 7*, 149–151.

Rogers, J.C. & Cohn, P. (1987). Impact of a screening family genogram on first encounters in primary care. *Journal of Family Practice, 4* (4), 291–301.

Rogers, J.C. & Durkin, M. (1984). The semistructured genogram interview: l. Protocol, ll. Evaluation. *Family Systems Medicine, 2* (25), 176–187.

Rogers, J.C., Durkin, M. & Kelly, K. (1985). The family genogram: An underutilized clinical tool. *New Jersey Medicine, 82* (11), 887–892.

Rogers, J.C. & Holloway, R. (1990). Completion rate and reliability of the self-administered genogram (SAGE). *Family Practice, 7* (2), 149–151.

Rogers, J.C., Rohrbaugh, M. & McGoldrick, M. (1992). Can experts predict health risk from family genograms? *Family Medicine, 24* (3), 209–215.

Rogers, J.C. & Rohrbaugh, M. (1991). The SAGEPAGE trial: Do family genograms make a difference? *Journal of the American Board of Family Practice, 4* (5), 319–326.

Rohrbaugh, M., Rogers, J.C. & McGoldrick, M. (1992). How do experts read family genograms? *Family Systems Medicine, 10* (1), 79–89.

Rolland, J. (1994). *Families, illness, and disability*. New York: Basic Books

Rolland, J.S. (2018). *Helping couples and families navigate illness and disability: An integrated approach*. New York: Guilford Press.

Rutherford, A. (2017). *A brief history of everyone who ever lived: The stories in our genes*. London: Weidenfield and Nicolson.

Salmon, C. & Schumann, K. (2012). *The secret power of middle children: How middle-borns can harness their unexpected and remarkable abilities.* New York: Plume.

Satir, V. (1968). *Conjoint family therapy.* Palo Alto: Science & Behavior Books.

Satir, V. (1988). *New peoplemaking.* Palo Alto: Science & Behavior Books.

Satir, V., Gomori, M., Gerber, J. & Banmen, J. (1991). *Satir Model: Family therapy and beyond.* Palo Alto: Science and Behavior Books.

Satir, V. & Baldwin, M. (1983). *Satir step by step: A guide to creating change in families.* Palo Alto: Science & Behavior Books.

Scharwiess, s.o. (1994). Step-sisters and half-brothers: A family therapist's view of German unification and other transitional processes. *Contemporary Family Therapy, 16* (3), 183–197.

Schoeninger, D. (2010). Personal Communication.

Scherger, J.E. (2005). The biopsychosocial model is shrink wrapped, on the shelf, ready to be used, but waiting for a new process of care. *Families, Systems, & Health, 23* (4), 444–447.

Schmidt, D.D. (1983). Family determinants of disease: Depressed lymphocyte function following the loss of a spouse. *Family Systems Medicine 1* (1), 33–39.

Schroder, D. (2015). *Exploring and developing the use of art-based genograms in family of origin therapy.* Springfield, Illinois: Charles C. Thomas, Publishers.

Schutzenberger, A.A. (1998). *The ancestor syndrome: Transgenerational psychotherapy and the hidden links in the family tree.* New York: Routledge.

Scrivner, R. & Eldridge, N.S. (1995). Lesbian and gay family psychology. In R.H. Mikesell, D. Lusterman & S. McDaniel (Eds.), *Integrating family therapy: Handbook of family psychology and systems therapy* (pp. 327–345). Washington, DC: American Psychological Association.

Shakespeare, W. *Julius Caesar* (I, ii, 140–141).

Shapiro, D. (2019). *Inheritance: A memoir of genealogy, paternity and love.* New York: Knopf.

Shaw, B.M., Bayne, H. & Lorelle, S. (2012). A constructivist perspective for integrating spirituality into counselor training. *Counselor Education & Supervision, 51* (4), 270–280.

Shellenberger, S., Dent, M.M., Davis-Smith, M., Seale, J.P., Weintraut, R. & Wright, T. (2007). A cultural genogram: A tool for teaching and practice. *Families, Systems & Health, 25* (4), 367–381.

Shellenberger, S. & Hoffman, S. (1998). The changing family-work system. In R.H. Mikesell, D. Lusterman & S. McDaniel (Eds.), *Integrating family therapy: Handbook of family psychology and systems therapy* (pp. 461–479). Washington, DC: American Psychological Association.

Shellenberger, S., Shurden, K.W. & Treadwell, T.W. (1988). Faculty training seminars in family systems. *Family Medicine, 20* (3), 226–227.

Shellenberger, S., Watkins-Couch, K. & Drake, M.A. (1989). Elderly family members and their caregivers: Characteristics and development of the relationship. *Family Systems Medicine, 7* (3), 317–322.

Sherman, M.H. (1990). Family narratives: Internal representations of family relationships and affective themes. *Infant Mental Health Journal, 11* (3), 253–258.

Sherman, R. (2000). The intimacy genogram. In R.E. Watts (Ed.), *Techniques in marriage and family counseling* (Vol. 1. The family psychology and counseling series, pp. 81–84). Virginia, VA: American Counseling Association.

Shernoff, M.J. (1984). Family therapy for lesbian and gay clients. *Social Work, 29* (4), 393–396.

Shields, C.G., King, D.A. & Wynne, L.C. (1995). Interventions with later life families. In R.H. Mikesell, D. Lusterman & S. McDaniel (Eds.), *Integrating family the-*

rapy: Handbook of family psychology and systems therapy (pp. 141–158). Washington, DC: American Psychological Association.

Siegel, D.J. (2016). *Mind: A journey to the heart of being human.* New York: W.W. Norton.

Siegel, D.J. (2015). *The developing mind: How relationships and the brain interact to shape who we are* (2nd ed.). New York: W.W. Norton.

Slater, S. (1995). The lesbian family life cycle. New York: Free Press.

Sloan, P.D., Slatt, L.M., Curtis, P. & Ebell, M. (Eds.). (1998). *Essentials of family medicine* (2nd ed.). Baltimore, MD: Williams & Wilkins.

Soh-Leong, L. (2008). Transformative aspects of genogram work: Perceptions and experiences of graduate students in a counseling training program. *The Family Journal, 16* (1), 35–42G.

Sproul, M.S. & Gallagher, R.M. (1982). The genogram as an aid to crisis intervention. *Journal of Family Practice, 14* (55), 959–960.

Stange K.C. (2016). Holding on and letting go: A perspective from the Keystone IV Conference. *Journal of the American Board of Family Medicine, 29* (Supplement 1), S2–S39.

Stanion, P., Papadopoulos, L. & Bor, R. (1997). Genograms in counselling practice. Counselling practice. *Counselling Psychology Quarterly, 10* (2), 139–148.

Stanton, M.D. (1992). The time line and the „why now?" question: A technique and rationale for therapy, training, organizational consultation and research. *Journal of Marital and Family Therapy, 18* (4), 331–343.

Steinglass, P., Bennett, L., Wolin, S. & Reiss, D. (1987). *The alcoholic family.* New York: Basic Books.

Sternbergh, A. (2018, October 4). The extinction of the middle child: They're becoming an American rarity, just when America could use them most. *New York Times.* Retrieved from https://www.thecut.com/2018/07/the-middle-child-is-going-extinct.html.

Stoneman, Z., Brody, H. & MacKinnon, C. (1986). Same-sex and cross-sex siblings: Activity choices, roles, behavior and gender stereotypes. *Sex Roles, 15* (9–10), 495–511.

Sulloway, F.J. (1996). *Born to rebel: Sibling relationships, family dynamics and creative lives.* New York: Pantheon.

Swales, P. (1982). Freud, Minna Bernays, and the conquest of Rome: New light on the origins of psychoanalysis. *The New American Review, 1, 2* (3), 1–23.

Swales, P. (1986). *Freud, his origins and family history.* UMDNJ-Robert Wood Johnson Medical School.

Taylor, R.B., David, A.K., Johnson, T.A., Jr., Phillips, D.M. & Scherger, J.E. (Eds.). (1998). *Family Medicine Principles and Practice* (5th ed.). Baltimore, MD: Williams & Wilkins.

Thomas, A.J. (1998). Understanding culture and worldview in family systems: Use of the multicultural genogram. *The Family Journal: Counseling and Therapy for Couples and Families, 6* (1), 24–31.

Titelman, P. (1998). *Clinical applications of Bowen family systems theory.* New York: Haworth.

Titelman, P. (Ed.). (2003). *Bowen family systems theory perspectives.* New York: Haworth.

Titelman, P. (2007). *Triangles: Bowen family systems theory perspectives.* New York, Haworth.

Titelman, P. (2015). *Differentiation of self: Bowen family systems theory perspectives.* New York: Routledge.

Toman, W. (1976). *Family constellation* (3rd ed.). New York: Springer.

Troncale, J.A. (1983). The genogram as an aid to diagnosis of distal renal tubular acidosis. *Journal of Family Practice, 17* (4), 707–708.

Turabian, J.L. (2017). Family genogram in general medicine: A soft technology that can be strong. An update. *Research in Medical and Engineering Sciences, 3* (1).

Valliant, G. (1977). *Adaptation to life*. Boston: Little, Brown.

Vaillant, G.E. (2012). *Triumphs of experience*. Cambridge, MA: Belnap Press of Harvard University.

Wachtel, E.F. (2016). *The heart of couple therapy: Knowing what to do and how to do it*. New York: Guilford Press.

Walsh, F. (1983). The timing of symptoms and critical events in the family life cycle. In H. Liddle (Ed.), *Clinical implications of the family life cycle*. Rockville, MD: Aspen.

Walsh, F. (Ed.). (2009). *Spiritual resources in family therapy*. New York: Guilford.

Walsh, F. (Ed.). (2015). *Normal family processes: Growing diversity and complexity* (4th ed). New York: Guilford.

Walsh, F. (2016a). *Strengthening family resilience* (3rd ed.). New York: Guilford Press.

Walsh, F. (2016b). Families in later life: Challenges, opportunities and resilience. In M. McGoldrick, N. Garcia Preto & B. Carter (Eds.), *The expanding family life cycle: Individual, family and social perspectives* (5th ed.). Boston: Pearson.

Walsh, F. & McGoldrick, M. (2004). *Living beyond loss: Death and the family* (2nd ed.). New York: W.W. Norton.

Waters I., Watson W. & Wetzel W. (1994). Genograms: Practical tools for family physicians. *Canadian Family Physician, 40*, 282–286.

Wattendorf, D.J. & Hadley, M.S. (2005). Family history: The three generation pedigree. *American Family Physician, 72* (3), 441–448.

Watts Jones, D. (1998). Towards an African-American genogram. *Family Process, 36* (4), 373–383.

Weiss, E.L., Coll, J.E., Gerbauer, J., Smiley, K. & Carillo, E. (2010). The military genogram: A solution-focused approach for resilience building in service members and their families. *The Family Journal, 18* (4), 395–406.

White, M. (1995). *Family therapy workshop*. O.O.: Family Institute of New Jersey.

White, M. (2006). Personal Communication.

White, M.B. & Tyson-Rawson, K.J. (1995). Assessing the dynamics of gender in couples and families: The Gendergram. *Family Relations, 44* (3), 253–260.

Wikipedia. (2019). *Thomas Wedgewood (photographer)*. Retrieved 8/19/19: https://en.wikipedia.org/wiki/Thomas_Wedgwood_(photographer)

Widmer R.B., Cadoret, R.J. & North, C.S. (1980). Depression in family practice. Some effects on spouses and children. *Journal of Family Practice, 10* (1), 45–51.

Willow, R.A., Tobin, D.J. & Toner, S. (2011). Assessment of the use of spiritual genograms in counselor education. *Counseling and Values, 53* (3), 162–236.

Wimbush, F.B. & Peters, R.M. (2000). Identification of cardiovascular risk: Use of a cardiovascularspecific genogram. *Public Health Nursing, 17* (3), 148–154.

Worby, C.M. & Babineau, R. (1974). The family interview: Helping patient and family cope with metastatic disease. *Geriatrics, 29* (6), 83–94.

Wright, L. (1995, August 7). Double mystery: The nature of twins. *The New Yorker*.

Wright, L.M. & Leahey, M. (2013). *Nurses and families: A guide to family assessment and intervention* (6th ed.). Philadelphia: F.A. Davis.

Wright, L.M. & Leahey, M. (1999). Maximizing time, minimizing suffering: The 15-minute (or less) family interview. *Journal of Family Nursing, 5* (3), 259–274.

Yarrow, P, Stookey P., Travers, M. (1967). *The Great Mandala* (song). http://lyrics.wikia .com/wiki/Peter,_Paul_%26_Mary:The_Great_Mandala_(The_Wheel_Of_Life) https://www.youtube.com/watch?v=xpIh68Kh_-sAccessed. March 27, 2019.

Young-Bruel, E. (1988). *Anna Freud: A biography.* New York: Summit Books.

Yznaga, S. (2008). Using the genogram to facilitate the intercultural competence of Mexican immigrants. *The Family Journal: Counseling and Therapy for Couples and Families, 16* (2), 159–165.

Zide, M.R. & Gray, S.W. (2000). The solutioning process: Merging the genogram and the solutionfocused model of practice. *Journal of Family Social Work, 4* (1), 3–19.

Zill, N. (2015). *More than 60% of U.S. kids live with two parents.* Institute for Family Studies. Retrieved from: https://ifstudies.org/blog/more-than-60-of-us-kids-live-with-two-biological-parents

Videos zu Genogrammen

McGoldrick, M. (1996). The legacy of unresolved loss: A family systems approach. Video available from www.psychotherapy.net .

McGoldrick, M. (2016). Genogram creation in four minutes. Retrieved from https://www.youtube.com/watch?v=qUbfMufq2uo&t=2s

McGoldrick, M. (2016). Harnessing the power of genograms. Video available from www.psychotherapy.net

McGoldrick, M. (2017). Triangles and family therapy: Strategies and solutions. Video available from www.psychotherapy.net

McGoldrick, M. (2018). Couples therapy: A systemic approach. Video available from www.psychotherapy.net

McGoldrick, M. (2018). Assessment and engagement in family therapy. Video available from www.psychotherapy.net

McGoldrick, M. (2018). Using family play genograms in psychotherapy. Video available from www.psychotherapy.net

McGoldrick, M. (2019). Facing Ourselves from the Ghosts of our Families. Available from the Multicultural Family Institute in Highland Park New Jersey (www .multiculturalfamily .org).

McGoldrick, M. (2019). Racism, Family Secrets and the African American Experience. Available from the Multicultural Family Institute in Highland Park New Jersey.

McGoldrick, M., (2019) Creating a genogram. Video available from www.multiculturalfamily.org

Websites

https://thegeneticgenealogist .com

https://www.genopro.com/genogram/examples/

https://www.multiculturalfamily.org

- Eine Quelle für verschiedene Genogramme-Videos, die sich in der Entwicklung befinden

Biografische Quellen

Familie Adams

Levin, P.L. (1987). *Abigail Adams.* New York: St. Martin's Press.

Musto, D. (1981). The Adams Family. *Proceedings of Massachusetts Historical Society, 93,* 40–58.

Nagel, P.C. (1983). *Descent from glory: Four generations of the John Adams family.* New York: Oxford University Press.

Nagel, P.C. (1987). *The Adams women.* New York: Oxford University Press.

Shepherd, J. (1975). *The Adams chronicles: Four generations of greatness.* Boston: Little, Brown.

Alfred Adler

Adler, Alexandra. (March, 1984, August 1984). Personal interviews.

Adler, Kurt. (Alfred's son). (August, 1984). Personal interview.

Adler, Kurt. (Sigmund's son). (August, 1984). Personal communication.

Ansbacher, H. (1984). Personal communication.

Ansbacher, H.L. (1970). Alfred Adler: A historical perspective. *American Journal of Psychiatry, 127* (6), 777–782.

Ellenberger, H.F. (1970). *The discovery of the unconscious: The history and evolution of dynamic psychiatry.* New York: Basic Books.

Furtmuller, C. (1979). Alfred Adler: A biographical essay. In H.L. Ansbacher & R.R. Ansbacher (Eds.), *Superiority and social interest: A collection of later writings.* New York: Norton.

Hoffman, E. (1994). *The drive for self: Alfred Adler and the founding of individual psychology.* New York: Addison-Wesley.

Nicholl, W.G. & Hawes, E.C. (1985). Family lifestyle assessment: The role of family myths and values in the client's presenting issues. *Individual Psychology: Journal of Adlerian Theory, Research & Practice, 41* (2) 147–160.

Rattner, J. (1983). *Alfred Adler.* New York: Frederick Ungar.

Sherman, R. (1993). Marital issues of intimacy and techniques for change: An Adlerian systems perspective. *Journal of Adlerian Therapy, Research and Practice, 49* (3–4), 318–329.

Sperber, M. (1974). *Masks of loneliness: Alfred Adler in perspective.* New York: Macmillan.

Stepansky, P.E. (1983). *In Freud's shadow: Adler in context.* Hillsdale, NJ: The Analytic Press.

Louis Armstrong

Armstrong, L. (1954). *Satchmo: My life in New Orleans.* New York: Perseus Books.
Bergreen, L. (1997). *Louis Armstrong: An extravagant life.* New York: Broadway Books.
Brothers, T. (Ed.). (1999). *Louis Armstrong in his own words.* New York: Oxford University Press.
Collier, J.L. (1983). *Louis Armstrong: An American genius.* New York: Oxford University Press.
Giddins, G. (1988). *Satchmo: The genius of Louis Armstrong.* New York: Perseus Books.
Terkel, S. (1975). *Giants of jazz.* New York: The New Press.

Familie Bateson/Mead

Bateson, M.C. (1984). *With a daughter's eye.* New York: William Morrow & Co.
Bateson, M.C. (1988). *Peripheral visions.* New York: Morrow.
Bateson, M.C. (1990). *Composing a life.* New York: Atlantic Monthly Press.
Cassidy, R. (1982). *Margaret Mead: A voice for the century.* New York: Universe Books.
Grosskurth, P. (1988). *Margaret Mead: A life of controversy.* London Penguin Books.
Howard, J. (1984). *Margaret Mead: A life.* New York: Ballantine Books.
Lipset, D. (1980). *Gregory Bateson: The legacy of a scientist.* Englewood Cliffs, NJ: Prentice.
Mead, M. (1972). *Blackberry winter, my earlier years.* New York: Simon & Schuster.
Rice, E. (1979). *Margaret Mead: A portrait.* New York: Harper & Row.

Alexander Graham Bell

Bruce, R.V. (1973). Bell: Alexander Graham Bell and the conquest of solitude. Boston: Little, Brown.
Eber, D.h. (1982). Genius at work: Images of Alexander Graham Bell. New York: Viking.
Gray, C. (2006). Reluctant genius: Alexander Graham Bell and the passion for invention. New York: Abcade Press.
Grosvenor, E.S. & Wesson, M. (1997). Alexander Graham Bell. New York: Abrams.
Mackay, J. (1997). Alexander Graham Bell: A life. New York: Wiley.

Familie Blackwell/Stone/Brown

Cazden, E. (1983). *Antoinette Brown Blackwell: A biography.* Old Westbury, New York: The Feminist Press.
Hays, E.R. (1967). *Those extraordinary Blackwells.* New York: Harcourt Brace.
Horn, M. (1980). *Family ties: The Blackwells, a study of the dynamics of family life in nineteenth century America.* Ph.D. Dissertation. Tufts University.
Horn, M. (1983). Sisters worthy of respect: Family dynamics and women's roles in the Blackwell family. *Journal of Family History, 8* (4), 367–382.
Wheeler, L. (Ed.). (1981). *Loving warriers: Selected letters of Lucy Stone and Henry B. Blackwell, 1853 to 1893.* New York: Dial Press.

Britische Königsfamilie

Bradford, S. (1996). *Elizabeth.* New York: Riverhead Books.
Campbell, C. (1998). *The real Diana.* New York: St. Martin's Press.

Davies, N. (1998). *Queen Elizabeth II: A woman who is not amused*. New York: Carol Publishing Group.
Delderfield, E.R. (1998). *Kings and queens of England and Great Britain* (3rd ed.). Exeter: David & Charles.
Fearon, P. (1996). *Behind the palace walls: The rise and fall of Britain's royal family*. Secaucus, NJ: Carol Publishing Group.
Kelley, K. (1997). *The royals*. New York: Warner.
Morton, A. (1997). *Diana: Her true story*. New York: Simon & Schuster.

Familie Brontë

Bentley, Ph. (1969). *The Brontës and their world*. New York: Viking.
Cannon, J. (1980). *The road to Haworth: The story of the Brontës' Irish Ancestry*. London: Weidenfeld and Nicolson.
Chadwick, E.H. (1914). *In the footsteps of the Brontës*. London: Sir Isaac Pitman & Sons, Ltd.
Chitham, E. (1986). *The Brontës' Irish background*. New York: St. Martin's Press.
Chitham, E. (1988). *A life of Emily Brontë*. New York: Basil Blackwell.
Chitham, E. & Winnifrith, T. (1983). *Brontë facts and Brontë problems*. London: Macmillan.
du Maurier, D. (1961). *The infernal world of Branwell Brontë*. Garden City, NY: Doubleday.
Frazer, R. (*1988). The Brontës: Charlotte Brontë and her family*. New York: Crown.
Gaskell, E. (1975). *The life of Charlotte Brontë*. London: Penguin.
Gerin, W. (1961). *Branwell Brontë*. London: Thomas Nelson & Sons.
Gerin, W. (1971). *Emily Brontë: A biography*. London: Oxford University Press.
Hannah, B. (1988). *Striving toward wholeness*. Boston: Signpress.
Hanson, L. & Hanson, E. (1967). *The four Brontës*. New York: Archon Press.
Hardwick, E. (1975). *The Brontës. In Seduction and Betrayal: Women and Literature*. New York: Vintage.
Hinkley, L.L. (1945). *The Brontës: Charlotte and Emily*. New York: Hastings House.
Hopkins, A.B. (1958). *The father of the Brontës*. Baltimore: Johns Hopkins Press.
Lane, Margaret. (1969). *The Brontë story*. London: Fontana.
Lock, J. & Dixon, W.T. (1965). *A man of sorrow: The life, letters, and times of Reverend Patrick Brontë*. Westport, CT: Meckler Books.
Mackay, A.M. (1897). *The Brontës: Fact and fiction*. New York: Dodd, Mead.
Maurat, C. (1970). *The Brontës' secret* (Translated by M. Meldrum). New York: Barnes & Noble.
Moglen, H. (1984). *Charlotte Brontë: The self conceived*. Madison: University of Wisconsin Press.
Morrison, N.B. (1969). *Haworth Harvest: The story of the Brontës*. New York: Vanguard.
Peters, M. (1974) *An enigma of Brontës*. New York: St. Martins Press.
Peters, M. (1975). *Unquiet soul: A biography of Charlotte Brontë*. New York: Atheneum.
Ratchford, F.W. (1964). *The Brontës' web of childhood*. New York: Russell & Russell.
Raymond, E. (1948). *In the steps of the Brontës*. o.O.: Rich & Cowan.
Spark, M. & Stanford, D. (1960). *Emily Brontë: Her life and work*. London: Arrow Books.
Stuart, J.A.E. (1888). *The Bronte Country: Its topography, antiquities, and history*. London: Longman, Green & Co.
White, W.B. (1939). *The miracle of Haworth: A Brontë story*. New York: E.P. Dutton.
Wilks, B. (1986). *The Brontës: An illustrated Biography*. New York: Peter Bedrick Books.

Wilks, B. (1986). *The illustrated Brontës of Haworth.* New York: Facts on File Publications.

Winnifith, T.Z. (1977). *The Brontës and their background:* Romance and reality. New York: Collier.

Wright, W. (1893). *The Brontës in Ireland.* New York: D. Appleton & Company.

Familie Burton/Taylor

Bragg, M. (1990). *Richard Burton: A life.* New York: Warner Books.

Ferris, P. (1981). *Richard Burton.* New York: Coward, McCann & Geoghegan.

Kelley, K. (1981). *Elisabeth Taylor: The last star.* New York: Simon & Schuster.

Morley, S. (1988). *Elizabeth Taylor.* New York: Applause Books.

Familie Bush

Kelley, K. (2004). *The family: The real story of the Bush dynasty.* New York: Doubleday.

Minutaglio, B. (2001). *First son: George W. Bush and the Bush family dynasty.* New York: Three Rivers Press.

Phillips, K. (2004). *American dynasty: Aristocracy, fortune, and the politics of deceit in the house of Bush.* New York: Viking.

Familie Callas

Allegri, R. & Allegri, R. (1997). *Callas by Callas.* New York: Universe.

Callas, J. (1989). *Sisters.* New York: St. Martin's.

Huffington, A. (2002). *Maria Callas: The woman behind the legend.* New York: Cooper Square Press.

Moutsatos, K.F. (1998). *The Onassis women.* New York: Putnam.

Stassinopoulos, A. (1981). *Maria Callas: The woman behind the legend.* New York: Simon & Schuster.

Familie Clinton

Brock, D. (1996). *The seduction of Hillary Rodham.* New York: The Free Press.

Clinton Kelly, V., with J. Morgan (1994). *My life: Leading with my heart.* New York: Pocket Books.

Clinton, R. (1995). *Growing up Clinton.* Arlington, TX: Summit Publishing Group.

Clinton, B. (2005). *My life.* New York: Vintage.

Gartner, J. (2008). *In Search of Bill Clinton: A Psychological Biography.* New York: St. Martin's Press.

King, N. (1996). *The woman in the White House.* New York: Carol Publishing.

Maraniss, D. (1988). *The Clinton enigma.* New York: Simon & Schuster.

Maraniss, D. (1995). *First in his class: The biography of Bill Clinton.* New York: Touchstone.

Morris, R. (1996). *Partners in power.* New York: Henry Holt.

Warner, J. (1993). *Hillary Clinton: The inside story.* New York: Signer.

Familie Darwin

Darwin, C. (1958). *The autobiography of Charles Darwin 1809–1882* (Ed. Nora Barlow). New York: W.W. Norton.

Desmond, A. & Moore, J. (1991). *Darwin: The life of a tormented evolutionist*. New York: W.W. Norton.
Heiligman, D. (2011). *Charles and Emma: The Darwin's leap of faith*. Square Fish.
Keynes, R. (2001). *Darwin, his daughter and human evolution*. New York: Riverhead.
Quammen, D. (2006). *The reluctant Mr. Darwin*. New York: W.W. Norton.
Stott, R. (2012). *Darwin's Ghosts*. New York: Random House.
Steffof, A. (1996). *Charles Darwin: And the evolution revolution*. New York: Oxford.

George Engel

Cohen, E. & Brown Clark, S. (2010). *John Romano & George Engel: Their lives and work*. O.O.: Meliora Press.
Engel, G. (1975). The death of a twin: Mourning and anniversary reactions: Fragments of 10 years of self-analysis. *International Journal of Psychoanalysis, 56* (l), 23–40.

Familie Erikson

Erikson Bloland, S. (1999, November). Fame: The power and cost of a fantasy. *Atlantic Monthly*, 51–62.
Erikson Bloland, S. (2005). *In the shadow of fame: A memoir by the daughter of Erik H. Erikson*. New York: Viking.
Friedman. L. J. (1999). *Identity's architect*. New York: Scribner.

Familie Fonda

Collier, P. (1992). *The Fondas*. New York: Putnam.
Fonda, A. (1986). *Never before dawn: An autobiography*. New York: Weindenfeld & Nicolson.
Fonda, P. (1998). *Don't tell dad*. New York: Hyperion.
Fonda, J. (2006). *My life so far*. New York: Random House.
Guiles, F.L. (1981). *Jane Fonda: The actress in her time*. New York: Pinnacle.
Hayward, B. (1977). *Haywire*. New York: Alfred Knopf.
Kiernan, T. (1973). *Jane: An intimate biography of Jane Fonda*. New York: Putnam.
Sheed, W. (1982). *Clare Booth Luce*. New York: E.P. Dutton.
Springer, J. (1970). *The Fondas*. Seacaucus: Citadel.
Teichman, H. (1981). *Fonda: My life*. New York: New American Library.

Familie Foster

Foster, B. & Wagener, L. (1998). *Foster child*. New York: Signer.
Chunovic, L. (1995). *Jodie: A biography*. New York: Contemporary Books.

Sigmund Freud

Anzieu, D. (1986). *Freud's self-analysis*. Madison, CT: International Universities Press.
Appignanesi, L. & Forrester, J. (1992). *Freud's women*. New York: Basic Books.

Bernays, A.F. (Nov. 1940). My brother Sigmund Freud. *The American Mercury*, 336–340.

Bernays, Edward. Personal interview.

Bernays, Hella. Personal interview.

Carotenuto, A. (1982). *A secret symmetry: Sabina Spielrein between Jung and Freud.* New York: Pantheon.

Clark, R.W. (1980). *Freud: The man and the cause.* New York: Random House.

Cooper-White, P. & Kelcourse, F.B. (2019) *Sabina Spielrein and the beginnings of psychoanalysis.* New York: Routledge.

Eissler, K.R. (1978). *Sigmund Freud: His life in pictures and words.* New York: Helen & Kurt Wolff Books, Harcourt Brace, Jovanovich.

Freeman, L. & Strean, H.S. (1981). *Freud and women.* New York: Frederick Ungar Publishing Company.

Freud, E.L. (1975). *The letters of Sigmund Freud.* New York: Basic Books.

Freud, M. (1982). *Sigmund Freud: Man and father.* New York: Jason Aronson.

Freud, S. (1988). *My three mothers and other passions.* New York: New York University Press.

Gay, P. (1988). *Freud: A life for our time.* New York: Norton.

Gay, P. (1990). *Reading Freud.* New Haven: Yale University Press.

Glicklhorn, R. (1979) The Freiberg period of the Freud family. *Journal of the History of Medicine. 24* (1), 37–43.

Jones, E. (1953, 1954, 1955). *The life and work of Sigmund Freud* (3 volumes). New York: Basic Books. (Zitate im Buch: © 1975. Reprinted by permission of Basic Books, an imprint of Hachette Book Group, Inc.)

Krüll, M. (1986). *Freud and his father.* New York: Norton.

Mannoni, O. (1974). *Freud.* New York: Vintage.

Margolis, D.P. (1996). *Freud and his mother.* Northvale, NJ: Jason Aronson.

Masson, J. (Ed.) (1985). *The complete letters of Sigmund Freud to Wilhelm Fleiss: 1887–1904.* Cambridge, MA: Belnap Press.

Masson, J. (1992). *The assault on truth.* New York: Harper Collins.

McGoldrick, M. & Gerson, R. (1985). *Genograms in family assessment.* New York: Norton.

McGoldrick, M. & Gerson, R. (1988). Genograms and the family life cycle. In B. Carter & M. McGoldrick (Eds.), *The changing family life cycle.* Boston, MA: Allyn & Bacon.

McGoldrick, M. & Gerson, R. (1998). History, genograms, and the family life cycle: Freud in context. In B. Carter & M. McGoldrick (Eds.), *The expanded family life cycle: Individual, family, and social perspectives* (3rd ed.). Boston: Allyn & Bacon.

Nelken, M. (In press). *Freud's heroic struggle with his mother.* Manuscript in preparation.

Peters, U.H. (1985). *Anna Freud: A life dedicated to children.* New York: Shocken.

Phillips, A. (2014). *Becoming Freud: The making of a psychoanalyst.* New Haven: Yale University Press.

Roazen, P. (1993). *Meeting Freud's family.* Amherst, MA: University of Massachusetts Press.

Ruitenbeek, H.M. (1973). *Freud as we knew him.* Detroit: Wayne State University.

Schur, M. (1972). *Freud: Living and dying.* New York: International Universities Press.

Sullaway, F. (1992). *Freud: Biologist of the mind.* Cambridge: Harvard University Press.

Swales, P. (1982). Freud, Minna Bernays, and the conquest of Rome: New light on the origins of psychoanalysis. *The New American Review*, 1, 2/3: 1–23.

Swales, P. (1986). Freud, his origins and family history. UMDNJ-Robert Wood Johnson Medical School. November 15.
Swales, P. (1987). What Freud didn't say. UMDNJ-Robert Wood Johnson Medical School. May 15.
Young-Bruel, E. (1988). *Anna Freud: A biography.* New York: Summit Books.

Indira Gandhi-Nehru

Ali, T. (1985). *An Indian dynasty*. New York: Putnam.
Frank, K. (2002). *Indira: The life of Indira Nehru Gandhi.* New York: Houghton-Mifflin.
Tharoor, S. (2005). *Nehru: The invention of India*. New York: Arcade Publishing.
Wolpert, S. (1996). *Nehru*. New York: Oxford University Press.

Heinrich VIII.

Fraser, A. (1994). *The wives of Henry VIII.* New York: Vintage.
Lindsey, K. (1995). *Divorced, beheaded, survived: A feminist reinterpretation of the wives of Henry VIII.* New York: Addison-Wesley.

Familie Jefferson

Binger, C. (1970). *Thomas Jefferson: A well-tempered mind*. New York: Norton.
Brodie, F. M. (1974). *Thomas Jefferson: An intimate history*. New York: Norton.
Fleming, T. J. (1969). *The man from Monticello*. New York: Morrow.
Gordon-Reed, A. (1997). *Thomas Jefferson and Sally Hemings*. Charlottesville, VA: University of Virginia Press.
Gordon-Reed, A. (2008). *The Hemingses of Monticello: An American family*. New York: W. W. Norton.
Halliday, E. M. (2001). *Understanding Thomas Jefferson*. New York: Harper Collins.
Lanier, S. & Feldman, J. (2000). *Jefferson's children*. New York: Random House.
Smith, D. (1998, November 7). The enigma of Jefferson: Mind and body in conflict. *New York Times*, B 7–8.
Wills, G. (2003). *Negro president*. Boston: Houghton Miflin.
Woodson, B.W. (2001) *A President in the family: Thomas Jefferson, Sally Hemings and Thomas Woodson*. Westport, CT: Praeger.

Steve Jobs

Gladwell, M. (2008). *Outliers: The story of success.* New York: Little, Brown & Co.
Isaacson, W. (2011). *Steve Jobs*. New York: Simon & Schuster.
Brennan-Jobs, L. (2018). *Small fry: A memoir.* New York: Grove Press.
Simpson, M. (1992). *The lost father.* New York: Vintage Books.

Familie Joplin

Berlin, E. A. (1994). *King of Ragtime: Scott Joplin and his era*. New York: Oxford University Press.
Curtis, S. (2004). *Dancing to a black man's tune: The life of Scott Joplin*. Columbia, MO: University of Missouri Press.

Gammond, P. (1975). *Scott Joplin and the ragtime era*. New York: St. Martin's Press.
Haskins, J. (1978). *Scott Joplin: The man who made Ragtime*. Briarcliff Manor, NY: Scarborough.
Preston, K. (1988). *Scott Joplin: Composer*. New York: Chelsea House.

Familie Jung

Bair, D. (2003). *Jung: A biography*. New York: Little Brown.
Broome, V. (1981). *Jung: Man and myth*. New York: Atheneum.
Cooper-White, P. & Kelcourse, F.B. (2019). *Sabina Spielrein and the beginnings of psychoanalysis*. New York: Routledge.
Dunne, C. (2015). *Carl Jung: Wounded healer of the soul*. London, England: Watkins Media Limited.
Hannah, B. (1981). *Jung: His life and work: A biographical memoir*. New York: Perigee, Putnam Books.
Jung, C.G. (1961). *Memories, dreams, reflections*. (Recorded and edited by Aniela Jaffe, translated by R. Winston & C. Winstons). New York: Vintage.
Stern, P.J. (1976). *C.G. Jung: The haunted prophet*. New York: Delta, Deli.

Familie Kahlo/Rivera

Alcantara, I. & Egnolff, S. (1999). *Frida Kahlo and Diego Rivera*. New York: Prestel Verlag.
Drucker, M. (1991). *Frida Kahlo. Albuquerque:* University of New Mexico Press.
Grimberg, S. (2002). *Frida Kahlo*. North Digton, MA: World Publications Group, Inc.
Herrera, H. (1983). *Frida: A biography of Frida Kahlo*. New York: Harper & Row.
Herrera, H. (1984). *Frida*. New York: Harper Collins.
Herrera, H. (1991). *Frida Kahlo: The paintings*. New York: Harper Collins.
Kettenmann, A. (2002). *Frida Kahlo, 1907–1954: Pain and passion*. New York: Barnes & Noble Books.
Kahlo, F. (2001). *The diary of Frida Kahlo: An intimate self-portrait*. Toledo: Abradale Press.
Kahlo, F. (1995). *The letters of Frida Kahlo: Cartas apasionadas*. San Francisco: Chronicle Books.
Kahlo, F. (2010). *Frida Kahlo: Sus fotos*. Mexico City: Museo Frida Kahlo. Editorial RM.
Marnham, P. (1998). *Dreaming with his eyes open: A life of Diego Rivera*. New York: Knopf.
Rivera, D. (1991). *My art, my life*. New York: Dover.
Rivera, J.C., Pilego, R., Zavala, M. & Rivera, D. (2008). *Diego Rivera: Illustrious words 1886–1921* (Volume 1). Colonia Cuauhtemoc: Editorial RM, SA, de C.V.
Tibol, R. (1983). *Frida Kahlo: An open life*. Albuquerque: University of New Mexico Press.

Familie Kennedy

Andrews, J.D. (1998). *Young Kennedys: The new generation*. New York: Avon.
Collier, P. & Horowitz, D. (1984). *The Kennedys*. New York: Summit Books.
Davis, J. (1969). *The Bouviers: Portrait of an American family*. New York: Farrar, Straus, Giroux.
Davis, J. (1984). *The Kennedys: Dynasty & disaster*. New York: McGraw-Hill.

Davis, J. (1993). *The Bouviers: From Waterloo to the Kennedys and beyond*. Washington, DC: National Press Books.
DuBois, D. (1995). *In her sister's shadow: The bitter legacy of Lee Radziwell*. New York: St. Martin's.
Gibson, B. & Schwarz, T. (1993). *The Kennedys: The third generation*. New York: Thunder Mouth's Press.
Hamilton, N. (1992). *JFK reckless youth*. New York: Random House.
Heymann, C. David. (1989). *A woman named Jackie*. New York: New American Library.
James, Ann. (1991). *The Kennedy scandals and tragedies*. Lincolnwood, IL: Publications Internations Limited.
Kashner, S. & Schoenberger, N. (2018). *The fabulous Bouvier sisters*. New York: Harper.
Kearns Goodwin, D. (1987). *The Fitzgeralds and The Kennedys*. New York: Simon & Schuster.
Kelley, K. (1978). *Jackie Oh!* Secaucus, NJ: Lyle Stuart.
Kennedy, R. (1974). *Times to Remember.* New York: Bantam Books.
Klein, E. (1998). *Just Jackie: Her private years*. New York: Ballantine.
Klein, E. (2003). *The Kennedy curse*. New York: St. Martin's Press.
Latham, C. & Sakol, J. (1989). *Kennedy Encyclopedia*. New York: New American Library.
Leamer, L. (2001). *The Kennedy men: 1901–1963.* New York: Harper Collins.
Maier, T. (2003). *The Kennedys: America's Emerald Kings*. New York: Basic Books.
McTaggart, L. (1983) *Kathleen Kennedy: Her life and times*. New York: Dial Press
Moutsatos, K.F. (1998). *The Onassis women*. New York: Putnam's.
Rachlin, H. (1986). *The Kennedys: A chronological history 1823–present*. New York World Almanac.
Rainie, H. & Quinn, J. (1983). *Growing up Kennedy: The third wave comes of age*. New York: G.P. Putnam's Sons.
Saunders, F. (1982). *Torn lace curtain: Life with the Kennedys*. New York: Pinnade Books.
Taraborrelli, J.R. (2018). *Jakie, Janet & Lee.*, New York: St. Martin's Press.
Wills, Garry. (1981). *The Kennedy imprisonment: A mediation on power.* New York: Little, Brown.

Familie King

Carson, C. (Ed.). (2001). *The autobiography of Martin Luther King*. New York: Warner Books.
Franklin, V.P. (1998). *Martin Luther King, Jr. Biography.* New York: Park Lane Press.
King, M.L., Sr., with C. Riely (1980). *Daddy King, An autobiography.* New York: Morrow.
Lewis, D.L. (1978). *King: A biography* (2nd ed.). Chicago: University of Illinois Press.
Oates, S.B. (1982). *Let the trumpet sound: The life of Martin Luther King, Jr.* New York: New American Library.

Eugene O'Neill

Black, S. (1999). *Eugene O'Neill: Beyond mourning and tragedy.* New Haven: Yale University Press.
Bowen, C. (1959). *The curse of the misbegotten*. New York: McGraw-Hill.

Gelb, A. & Gelb, B. (1987). *O'Neill.* New York: Harper & Row.
Scovell, J. (1999). *Oona: Living in the shadows.* New York: Time/Warner.
Sheaffer, L. (1968). *O'Neill: Son and playwright.* Boston: Little, Brown.
Sheaffer, L. (1973). *O'Neill: Son and artist.* Boston: Little, Brown.

Familie Reich

Corrington, R.S. (2003). *Wilhelm Reich: Psychoanalyst and radical naturalist.* New York: Farrar, Straus & Giroux.
Mann, W.E. & Hoffman, E. (1980). *The man who dreamed of tomorrow: The life and thought of Wilhelm Reich.* Los Angeles: Tarcher.
Reich, L.O. (1969). *Wilhelm Reich: A personal biography.* New York: Avon.
Sharaf, J. (1983). *Fury on earth: A biography of Wilhelm Reich.* New York: St. Martins
Wilson, C. (1981). *The quest for Wilhelm Reich: A critical biography.* Garden City, NY: Anchor Press/Doubleday.

Familie Robeson

Dean, P.H. (1989). Paul Robeson. In E. Hill (Ed.), *Black heroes: Seven plays.* New York: Applause Theatre Book Publishers.
Duberman, M.B. (1988). *Paul Robeson.* New York: Alfred Knopf.
Ehrlich, S. (1988). *Paul Robeson: Singer and actor.* New York: Chelsea House Publishers.
Larsen, R. (1989). *Paul Robeson: Hero before his time.* New York: Franklin Watts.
Ramdin, R. (1987). *Paul Robeson: The man and his mission.* London: Peter Owen.
Robeson, P. (1988). *Here I stand.* Boston: Beacon Press.

Familie Robinson

Falkner, D. (1995). *Great time coming: The life of Jackie Robinson from baseball to Birmingham.* New York: Simon & Schuster.
Rampersad, A. (1997). *Jackie Robinson: A biography.* New York: Knopf.
Robinson, J. (1972). *I never had it made.* New York: Putnam.
Robinson, R. (1996). *Jackie Robinson: An intimate portrait.* New York: Abrams.
Robinson, S. (1996). *Stealing home.* New York: Harper Collins.
Tygiel, J. (1997). *Baseball's great experiment: Jackie Robinson and his legacy.* New York: Oxford University Press.

Familie Roosevelt

Asbell, B. (Ed.). (1982). *Mother and daughter: The letters of Eleanor and Anna Roosevelt.* New York: Coward McCann & Geoghegan.
Bishop, J.B. (Ed.). (1919). *Theodore Roosevelt's letters to his children.* New York: Charles Scribner's Sons.
Brough, J. (1975). *Princess Alice: A biography of Alice Roosevelt Longworth.* Boston: Little, Brown & Co.
Collier, P., with D. Horowitz (1994). *The Roosevelts.* New York: Simon & Schuster.
Cook, B.W. (1992). *Eleanor Roosevelt 1884–1933: A life: Mysteries of the heart* (Vol. 1). New York: Viking Penguin.
Dallek, R. (2017). *Franklin D. Roosevelt: A political life.* New York: Viking.
Donn, L. (2001). *The Roosevelt cousins.* New York: Alfred A Knopf.

Felsenthal, C. (1988). *Alice Roosevelt Longworth*. New York: G.P. Putnam's Sons.
Fleming, C. (2005). *Our Eleanor.* New York: Simon & Schuster.
Fritz, J. (1991). *Bully for you, Teddy Roosevelt*. New York: G.P. Putnam's Sons.
Hagedorn, H. (1954). *The Roosevelt family of Sagamore Hill*. New York: Macmillan.
Kearns Goodwin, D. (1994). *No ordinary time. Franklin and Eleanor Roosevelt: The home front in World War II*. New York: Simon & Schuster.
Lash, J.P. (1971). *Eleanor and Franklin*. New York: Norton.
McCullough, D. (1981). *Mornings on horseback*. New York: Simon & Schuster.
Miller, N. (1979). *The Roosevelt chronicles*. Garden City, NY: Doubleday.
Miller, N. (1983). *FDR: An intimate biography*. Garden City, NY: Doubleday.
Miller, N. (1992). *Theodore Roosevelt: A life*. New York: Morrow.
Morgan, T. (1985). *FDR: A biography*. New York: Simon & Schuster.
Morris, E. (1979). *The rise of Theodore Roosevelt*. New York: Ballantine.
Pringle, H.F. (1931). *Theodore Roosevelt*. New York: Harcourt, Brace, Jovanovich.
Roosevelt, E. (1984). *The autobiography of Eleanor Roosevelt*. Boston: G.K. Hall.
Roosevelt, E. & Brough, J. (1973). *The Roosevelts of Hyde Park: An untold story*. New York: Putnam.
Roosevelt, E. & Brough, J. (1975). *A rendezvous with destiny: The Roosevelts of the White House*. New York: Dell.
Roosevelt, J. (1976). *My parents: A differing view*. Chicago: The Playboy Press.
Roosevelt, T. (1925). *An autobiography*. New York: Charles Scribner's Sons.
Youngs, W.T. (1985). *Eleanor Roosevelt: A personal and public life*. Boston: Little, Brown.

Königin Viktoria

Auchincloss, L. (1979). *Persons of consequence: Queen Victoria and her circle*. New York: Random House.
Benson, E.F. (1987). *Queen Victoria*. London: Chatto & Windus.
Hibbert, Ch. (1984). *Queen Victoria in her letters and journals*. London: Penguin.
James, R.R. (1984). *Prince Albert*. New York: Alfred A. Knopf.
Strachey, L. (1921). *Queen Victoria*. New York: Harcourt, Brace, Jovanovich.
Weintraub, S. (1987). *Victoria*. New York: E.P. Dutton.
Wilson, E. (1990). *Emminent Victorians*. New York: Norton.
Woodham-Smith, C. (1972). *Queen Victoria*. New York: Donald Fine, Inc.

George Washington

Bourne, M.A. (1982). *First family: George Washington and his intimate relations*. New York: W.W. Norton.
Ellis, J.J. (2004). *His excellency: George Washington*. New York: Knopf.
Furstenberg, F. (2006). *In the name of the father: Washington's legacy, slavery and the making of a nation*. New York: The Penguin Press.
Johnson, P. (2005). *George Washington: The founding father*. New York: Harper Collins.
McCullough, D. (2005). *1776*. New York: Simon & Schuster.
Mitchell, S.W. (1904). *The youth of Washington*. New York: The Century Company.
Moore, C. (1926). *The family life of George Washington*. Boston: Houghton Mifflin Company.
Randall, W.S. (1997). *George Washington: A life*. New York: Henry Holt.
Wiencek, H. (2003). *An imperfect god: George Washington, his slaves and the creation of America*. New York: Farrar, Strauss & Giroux.

Personen- und Sachwortverzeichnis

G

H